GERSMEYER · KREISLAUFKOLLAPS

DER KREISLAUFKOLLAPS

VON

ERNST F. GERSMEYER

DR. MED. PRIVATDOZENT FÜR INNERE MEDIZIN
AN DER UNIVERSITÄT MAINZ

MIT EINEM GELEITWORT VON
PROF. DR. MED. R. DUESBERG

MIT 25 ABBILDUNGEN

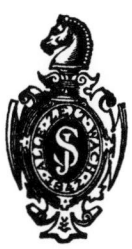

SPRINGER-VERLAG
BERLIN · GÖTTINGEN · HEIDELBERG
1961

ISBN-13: 978-3-642-86146-8   e-ISBN-13: 978-3-642-86145-1
DOI: 10.1007/978-3-642-86145-1

Alle Rechte, insbesondere das der Übersetzung in fremde Sprachen,
vorbehalten
Ohne ausdrückliche Genehmigung des Verlages
ist es auch nicht gestattet, dieses Buch oder Teile daraus
auf photomechanischem Wege (Photokopie, Mikrokopie)
zu vervielfaltigen
© by Springer-Verlag OHG / Berlin · Gottingen · Heidelberg 1961
Softcover reprint of the hardcover 1st edition 1961

Die Wiedergabe von Gebrauchsnamen, Handelsnamen, Warenbezeichnungen usw. in diesem Werk
berechtigt auch ohne besondere Kennzeichnung nicht zu der Annahme, daß solche Namen im Sinn
der Warenzeichen- und Markenschutz-Gesetzgebung als frei zu betrachten waren und daher von
jedermann benutzt werden durften

Geleitwort

Die Lehre von den Erkrankungen des Herzens liegt systematisch geordnet vor und befriedigt für den klinischen Anwendungsbereich in der Darlegung von Kausalität und Folgerung das Bedürfnis nach Erkenntnis. Über Physiologie und Pathologie des Gefäßapparates ist unser Wissen wesentlich unvollständiger; dies mag insbesondere darauf beruhen, daß die vasale Motorik sowohl lokalen als auch übergeordneten nervösen Impulsen untersteht, die in ihrem Range zentralwärts abgestuft sind, so daß ein kompliziertes Zusammenspiel der einzelnen Gefäßrohren und -strecken resultiert. Nicht zuletzt hat die Auffindung neuroplegisch wirksamer Substanzen deutlich vor Augen geführt, an wie vielen chemisch different empfindlichen Stellen die Gefäßtätigkeit beeinflußt werden kann; ihre reaktive Modulationsfähigkeit ist in ihrer Variationsbreite kaum übersehbar. So bewirkt z. B. auch die große Zahl an pressorisch und depressorisch wirksamen Substanzen jeweils spezifisch abgrenzbare Funktionsänderungen. Ebenso wie eine intakte autonome Steuerung stellt auch ein geordneter Elektrolytbestand im extracellulären Raum wie in den Zellen eine grundsätzliche Voraussetzung für die physiologische Ansprechbarkeit der motorischen Gefäßwandzellen dar.

Diese Ausführungen erweisen, daß die nur deskriptive Behandlung des Themas bereits gründliche Kenntnisse voraussetzt und einen breiten Raum erfordert, da jedem der zahlreichen, in ihrer Ursache so heterogenen Hypotonie-Zustände eine eigene Dynamik zugehört. Die Darstellung könnte sich in der Aufzählung der differierenden Symptomatik verlieren, würden nicht übergeordnete und strukturell vergleichbare Funktionsabläufe eine analytische Abtrennung und systematische Einteilung ermöglichen.

Nachdem eigene Studien während des Krieges über Wundschock, Entblutungszustände und febrile Gefäßinsuffizienz zu einer neuartigen Gruppierung der vasomotorischen Dysregulationen geführt hatten und in einer Abhandlung niedergelegt worden waren, wurde bei Errichtung und Ausbau der Medizinischen Universitäts-Poliklinik Mainz besonderer Wert auf die Ausstattung des kardiologischen Laboratoriums gelegt, um sowohl klinisch als auch im Tierversuch die Kollapsuntersuchungen fortzusetzen. Der Autor des vorliegenden Buches hat sich seit seiner Studienzeit mit dem Thema der peripheren Kreislaufinsuffizienz befaßt und ist durch eigene experimentelle Beiträge, insbesondere über die Blutbewegung im Niederdrucksystem, hervorgetreten. Die großen pharmazeutischen Errungenschaften der Nachkriegszeit wurden einer eingehenden kritischen Untersuchung unterzogen, weiterhin die in dem kaum übersehbaren internationalen Schrifttum niedergelegten Fortschritte gesichtet und in die gewählte Klassifizierung eingeordnet.

Der besondere Wert der vorgelegten Monographie besteht darin, daß nicht nur die kardio-vasculäre Struktur der jeweiligen peripheren Insuffizienz eingehend dargestellt, sondern daß darüber hinaus die pathophysiologische Gesamtsituation des Organismus in ihrer Bezogenheit zur Zirkulationstätigkeit analysiert wird. Durch die allseitige Betrachtungsweise wird die Schrift aus der durch das Thema festgelegten Begrenzung hinausgehoben und vermittelt Einblicke in die Fülle biologischer Korrelationen; sie zeichnet sich durch Präzision der Gliederung sowie Vollständigkeit in der Behandlung des Stoffes aus. Als Grundlage für die Differentialdiagnose und -therapie der vasculären Dysfunktion dürfte das Buch ebenso wie in der inneren Medizin auch in der Chirurgie und Anaesthesiologie dankbar aufgenommen werden.

Mainz, den 14. November 1960   R. DUESBERG

Inhaltsverzeichnis

I. Spannungskollaps (Zentralisation) 6
  1. Spannungskollaps bei Oligämie 6
    a) durch Blutverlust 6
      Klinisches Bild 6 — arterielles System 7 — venöses System 9 — Capillarsystem und arteriovenöse Anastomosen 12 — vegetative Steuerung 13 — kleiner Kreislauf 14 — Anastomosen der Lungenstrombahn 18 — Organe im Spannungskollaps bei Oligämie 19 — Herz 19 — Lungen 19 — Blut 20 — Zentralnervensystem (Gehirn) 23 — peripheres Nervensystem (animalisches Nervensystem) 24 — autonomes Nervensystem 24 — Niere 27 — Leber 28 — Nebenniere 30 — Magen-Darm-Kanal 32 — Muskulatur 32 — Haut 33 — Stoffwechsel (Sauerstoff) 34 — Zellstoffwechsel 35 — Kohlenhydrate 35 — Protein 36 — Fette 36 — Flüssigkeitsraume 36 — Elektrolyte 38 — Natrium 38 — Kalium 38 — Bicarbonat 38 — Therapie 39 — Medikamente 43 — Narkose 45 — Sauerstoff 45 — ACTH und Nebennierenrindenhormone 46 — physikalische Therapie 46 — Zusatzschädigungen 46
    b) Kollaps durch große Thrombosen 47
    c) durch Plasmaverluste 48
      Verbrennungen 48 — Therapie 50 — Extremitätenunterbindung 51 — Erfrierung 51
    d) durch Plasma- und Blutverluste 52
      Posttraumatischer Kollaps (Crush-Syndrom) 52 — Ileus 54 — Peritonitis 54 — anaphylaktischer Schock 55
    e) durch renale und extrarenale Wasser-Salzverluste 57
      Exsiccosen 57 — oligämischer Kollaps bei Hitze 59
    f) durch endokrine Oligämie 60
      Endokrine Hypovolämie 60 — chronische Nebenniereninsuffizienz 60 — Simmonds-Sheehan-Syndrom (Hypopituitarismus) 63 — Kachexie und Inanition 63
  2. Spannungskollaps bei Isovolamie 64
    a) Funktionelle Ursachen 64
      Orthostatischer Kollaps 66 — zusätzliche Faktoren des orthostatischen Spannungskollaps 73 — Valsalva-Bürger-Versuch 74 — Therapie 76 — Beschleunigungskollaps 78 — Kälte 79 — „supine hypotensive syndrome" 79 — Dumping-Syndrom 80
    b) Funktionelle und organische Ursachen 81
      pulmonal bedingter Spannungskollaps 81 — Myokardinfarkt 82 — finale Zentralisation ante exitum 86 — Carotissinussyndrom 86 — cardiales Carotissinussyndrom 87 — Kollaps bei Lungenembolie 87
    c) Barbituratkollaps 92
    d) Kollaps bei Infekten 101
    e) Kollaps bei Rückenmarkanaesthesie und Grenzstrangresektion 107
    f) Intoxikationen 111
II. Entspannungskollaps 112
  Physiologische und pathophysiologische Voraussetzungen 112
  1. Einfache Ohnmacht (vagovasale Synkope) 116
    a) Klinisches Bild 117
    b) Partialkreisläufe und Einzelorgane bei der Ohnmacht 123
    c) Ursache und Sinn der Ohnmacht 130
    d) Therapie 138

        2. Acetylcholinkollaps als Modell 139
      Andere Auslosungsmechanismen des Entspannungskollaps 141
        3. Carotissinussyndrom, vasale Form 141
        4. Goltzscher Versuch 142
        5. Kinetosen 143
        6. Morbus Menière 144
        7. Luftdruckkrankheit und Kollaps 145
      Organische und funktionelle Ursachen 146
        8. Wundschock 146
        9. Hirn- und Ruckenmarkschädigung 148
       10. Entspannungskollaps bei artifizieller Pleurareizung 151
       11. Entspannungskollaps bei Myokardinfarkt 151
       12. Bezold-Jarisch-Reflex 153
       13. Lungenembolie und Entspannungskollaps 154
       14. Entspannungskollaps bei Allergie und Anaphylaxie 155
       15. Entspannungskollaps und Vergiftungen 157
       16. Kombinationsformen 158
    III. Paralytischer oder febriler Kollaps bei Isovolamie 159
        1. Kreislauf unter Einwirkung von Hitze 160
        2. Kollapszustände bei Hyperthermie 164
        3. Kreislauf bei infektiosen Fieberzustanden 167
        4. Kollaps bei Morbus Basedow 173
        5. Arteriovenose Fisteln 179
        6. Kollaps bei Beri-Beri 180
        7. Intoxikationen und paralytischer Kollaps 181
     IV. Neuroplegischer Kollaps 182
      Sonderformen des paralytischen Kollaps 182
        1. Lumbalanaesthesie 183
        2. Kollaps bei organischen Nervenleiden 183
        3. Kollaps bei endokrinen Krankheiten 192
        4. Neuroplegischer Kollaps durch Ganglienblocker, Neuroplegica, Antihypertensiva, Sympathicolytica, Sympathicusblocker 194
        5. Kollaps bei Curare 208
        6. Mischformen (Paralytischer Kollaps mit Oligamie) 209
Schlußwort 210
Literaturverzeichnis 212
Verzeichnis der Pharmaka 259
Namenverzeichnis 262
Sachverzeichnis 290

Einleitung

Der lebende Organismus bedarf eines ständigen Austauschprozesses zur Aufrechterhaltung seines Stoffwechsels. Sowohl in seiner Gesamtheit als auch in seinen Einzelzellen bietet er nicht statische Bedingungen, sondern die dynamischen Verhältnisse eines offenen Systems, und dieses „Fließgleichgewicht" [106, 107] ist neben der Fähigkeit des Wachstums, der Vermehrung und der Reagibilität eine primäre Qualität des Begriffes Leben. Während in den unteren Stufen des Daseins neben den chemischen Prozessen vorwiegend einfache physikalische Vorgänge für den An- und Abtransport der erforderlichen Substanzen verantwortlich zu machen sind, ist der vielzellige Organismus der Metazoen im Lauf der Entwicklungsgeschichte auf zunehmend kompliziertere Versorgungs- und Transporteinrichtungen angewiesen, unter denen — verflochten mit den Atmungsorganen und dem Lymphsystem — der Blutkreislauf an erster Stelle steht. Wenn auch eine geordnete Protoplasmaströmung zur Mischung des Zellinhaltes für Vielzeller gleichfalls angenommen wird [112], so genügt diese nach Überschreiten einer gewissen Körpermasse nicht mehr. Ein Blutkreislauf, bestehend aus Röhrensystem und Pumpwerk, muß die Aufgaben des Nahrungstransportes von der Aufnahme- zur Verbrauchsstelle oder zu Depots, die Bewegung von Stoffwechselprodukten für Verarbeitung oder Ausscheidung, die Weiterleitung der Atemgase zur respirierenden Oberfläche und zurück, die Beförderung der Hormone und Schutzstoffe und schließlich beim homoiothermen Lebewesen den Wärmetransport übernehmen [112]. Als unausweichliche Folge dieser Entwicklung ist gleichzeitig die zunehmende Störanfälligkeit des Kreislaufes gegenüber äußeren und inneren Schädlichkeiten in Kauf zu nehmen. Ein Versagen der Versorgung durch Insuffizienz des Motors, der Leitbahnen oder der Füllung führt konsequenterweise zu Störungen der normalen Funktionen des Organismus, die im ungünstigsten Fall tödlich enden können. Der Vergleich mit dem Zusammenbruch der Transportsysteme eines hochzivilisierten Staatswesens mit allen eingreifenden Folgen für dessen Lebensfähigkeit drängt sich hier auf.

Dem Arzt, der in Kenntnis dieser allgemeinen biologischen Tatsachen am Unfallort oder am Krankenbett einen Menschen im Zustand schweren Kreislaufversagens verantwortlich zu betreuen hat, ist die schwierige Aufgabe gestellt, bei einer Vielfalt von klinischen Symptomen und daran gemessen oft relativ wenigen objektiv meßbaren pathophysiologischen Daten aus der bunten Fülle der in Betracht kommenden Ursachen die richtige zu erkennen, um möglichst rechtzeitig eine kausale Therapie einzuleiten. Die oft widerspruchsvolle Mannigfaltigkeit der klinischen Symptomatik, der dabei vorliegenden Krankheitsprozesse und der unterschiedlichen Vorgeschichten mag dazu beigetragen haben, daß für das nicht primär kardial bedingte Versagen des Zirkulationssystems keine einheitliche Nomenklatur existiert. Mißverständnissen in der ärztlich-praktischen wie in der wissenschaftlichen Tätigkeit wird dadurch Vorschub geleistet. Diese Situation der Kollaps- und Schockforschung charakterisiert CANNON 1923 [232] „every writer on shock has his own idea as to its nature; I have not broken the tradition", und bis heute scheint hier keine grundsätzliche Änderung eingetreten zu sein. Ein kurzer Rückblick auf die Geschichte dieses Gebietes der Kreislaufforschung möge die Wegmarken der Kollapsforschung aufzeigen [*120, 232, 243, 286, 302, 347, 632, 1537*]. — Wenn auch vermutlich den Ärzten der Antike und des Mittelalters der klinische Zustand des peripheren Kreislaufversagens bekannt gewesen ist (die „Exhämie" soll schon HIPPOKRATES geläufig gewesen sein) [*232*], so dürfte doch erst etwa in der Mitte des 18. Jahrhunderts die Abgrenzung von Scheintod und verwandten Zuständen möglich und nach dem Krimkrieg klinisches Allgemeingut geworden sein [*1537*]. Der Begriff Schock soll auf LEDRAN und LATTA (1743; 1795) zurückgehen [*891, 894*]. Die erste Monographie über Schock erschien 1867 [*1013*]. Ähnlichkeit mit der Symptomatik der Cholera wird bereits 1832 betont [*1055*]; seither wurde auch der toxische Faktor beim Kollaps beachtet. Neue Impulse gab die Entdeckung der Herzhemmung durch den Vagus im Jahr 1845 [*1537*] und der Vasomotorennerven 1850 sowie der vasomotorischen Zentren in der Medulla 1870 [*1537*]. Die Untersuchungsergebnisse von GOLTZ über den Klopfversuch [*586, 587, 588*] fanden klinisch ihre Anwendung z. B. in der klassischen Beschreibung FISCHERS (1870) [*450, 632*] vom Krankheitsfall eines jungen Mannes, der ohne Blutverlust nach Abdominaltrauma im Kollaps starb. Hier wurde in Übereinstimmung mit den Vorstellungen von GOLTZ [*586—588*] und DASTRE u. MORAT [*301*] eine Verblutung in die Splanchnicusgefäße mit Leerschlagen des Herzens als Ursache des letalen Ausgangs angeschuldigt. ROMBERG u. PÄSSLER [*1171*] gebührt das Verdienst, die klare Trennung des peripheren Kreislaufversagens von der Herzinsuffizienz vollzogen zu haben. GROENINGEN [*632*] lehnte in seinem Buch über den Shock 1885 die vagale Hemmung als prinzipielle Grundlage des Kreislaufversagens ab.

Um 1900 beginnt nach WIGGERS [*1537*] die eigentliche experimentelle Ära der Kollapsforschung. LEWIS sowie COTTON u. LEWIS [*276, 906, 907*] konnten in ihren Atropinversuchen demonstrieren, daß der Blutdrucksturz bei der Ohnmacht nach Aufhebung der Reflexbradykardie fortbestand und somit vasaler Genese sein mußte. Nachdem der Beweis erbracht worden war, daß eine Erschöpfung der vasomotorischen Zentren oder der Peripherie nicht der Grundmechanismus war [*232, 302*], entwickelte Y. HENDERSON [*704—709*] seine Vorstellung vom Abfall des venösen Rückflusses als Kardinalfaktor beim Schock, wobei anfangs der Akapnie, später der Gefäßatonie entscheidender Einfluß zugesprochen wurde. Während des ersten Weltkrieges setzte sich die Erkenntnis durch, daß der kardiale Faktor, zunächst wenigstens, bei den Kollapszuständen von geringerer Bedeutung ist. Für die vermutete Arteriolendilatation und periphere Speicherung, zum Teil in den Bauchgefäßen, wurden u. a. nervöse [*257*] und humorale Faktoren [*523*], so das Histamin [*293, 294, 295*] angeschuldigt. Daneben wurden zentrale Fettembolien [*632, 1537*], toxische Faktoren [*1084, 1112, 1114*], übermäßige Adrenalinwirkung [*410*] und Acidose [*234, 235*] als Ursache diskutiert. Zwar begann gegen Ende des ersten Weltkrieges die Anschauung an Boden zu gewinnen, daß Verlust [*529, 530, 814*] und nicht Versacken des Blutes infolge von Atonie die überwiegende Grundlage des posttraumatischen Kollaps ist [*74, 75, 814, 1165*]; doch diskutiert CANNON (1923) [*232*] daneben weiterhin eine Blutverschiebung in die Capillargebiete als bedeutsamen pathogenetischen Teilvorgang. SWINGLE [*1402*] betont die Analogien zwischen dem Kreislaufeffekt einer Adrenalektomie und dem Kollaps. Zu Beginn des zweiten Weltkrieges waren nach WIGGERS [*1537*] nur wenig systematische Tierversuche zu Fragen des Shocks und des Kollaps angestellt worden, Standardmethoden fehlten, die Kriterien der Untersuchungen stimmten nicht überein, und die Kenntnisse pathophysiologischer Kreislauf- und Stoffwechselgrößen im menschlichen Kollaps waren gering [*514*].

Ebenso wie im ersten Weltkrieg [*232—236, 814, 1546*] setzte während des zweiten Weltkrieges eine neue Periode intensiver Kollapsforschung ein. Nunmehr begann die Erkenntnis Allgemeingut zu werden, daß in den weitaus meisten Fällen frischer, größerer innerer und äußerer Verletzung der Blutverlust die entscheidende Rolle für das Zustandekommen des Kollaps spielt [*251, 252, 281, 396, 603, 681, 1006—1008, 1046, 1089, 1386, 1544*]. Die bereits während des ersten Weltkrieges begonnenen Versuche mit Volumenersatzmitteln erfuhren, gestützt auf die in der Zwischenzeit gewonnenen serologischen und hämatologischen Wissensdaten, mit der Herstellung von Blutplasma- und Serumkonserven eine weitgehende Vollendung [*243, 280, 302, 347, 490, 603, 885, 886, 1007, 1290, 1537*]. Auf der anderen Seite wurden in der Klinik und im Laboratorium mit neuen Methoden grundlegende Untersuchungen über die Hämodynamik bei Kollapszuständen angestellt [*120, 347, 362, 445, 446, 487, 488, 489, 678, 784, 878, 1045, 1077, 1159, 1160, 1161, 1288, 1544*]. Gleichzeitige klinische und tierexperimentelle Erforschung der Hämatologie und der Serumproteine bei Kollapsformen führte zur Abrundung der neuen Erkenntnisse [*280, 305, 347, 354—356, 885, 886, 1007*]. Neben dem Studium der drei Flüssigkeitsräume waren die Untersucher um die Erfassung der chemisch-physiologischen Veränderungen im traumatischen Kollaps sowie besonders um den Ausbau tierexperimenteller reproduzierbarer Verfahren für Schockerzeugung und experimentelle Therapie bemüht [*8a, 8b, 120, 302, 445, 446, 488, 1043, 1542, 1543, 1544, 1548, 1585*].

Im letzten Jahrzehnt wurde, vorwiegend von anglo-amerikanischen Autoren, die Erforschung der Kollaps- und Schockzustände intensiv fortgesetzt [*483, 1294*]. Hier seien die umfangreichen Monographien von BLALOCK [*120*], WIGGERS [*1537*] und DAVIS [*302*] erwähnt*. Andere Experimentatoren haben die Kenntnis der Wirkung von Bakterientoxinen [*440—446, 484—486, 855—858*], körpereigenen Substanzen [*246—248, 1322, 1323, 1598—1606*] und von nervös-reflektorischen Einflüssen auf die periphere Zirkulation entscheidend bereichert [*56, 383, 401 bis 403, 1007, 1315—1319, 1547*]. Während viele experimentelle Studien bis vor wenigen Jahren sich vorwiegend mit den hämodynamischen Größen des großen Kreislaufs beschäftigten, sind dem diagnostischen Fortschritt durch Katheterisierung des Herzens und der Pulmonalgefäße [*279, 467, 1407*] zum Teil bereits die Ergebnisse der Kollapsforschung gefolgt [*277—279, 416, 598, 1015*]. Die sprunghafte Entwicklung der verschiedenartigen Narkoseverfahren, die ständige Bereicherung des Arzneischatzes um äußerst kreislaufwirksame Substanzen (z. B. Neuroplegica, Ganglienblocker) und die mit der modernen Flugtechnik verknüpften Probleme von Kreislaufregulation und -versagen [*18, 332, 333, 335, 1187, 1393*] haben in den letzten Jahren die Kollapsforschung vor eine Fülle neuer Fragen gestellt, zu deren Untersuchung gleichzeitig neben anderen modernen Methoden die Verfahren mit radioaktiven Substanzen getreten sind [*518, 572, 625, 728, 1048—1050, 1123, 1124, 1505*].

Die Diskussion der Begriffe Kollaps und Schock ist durch die sehr unterschiedlichen Definitionen und das Fehlen einer allgemein anerkannten Nomenklatur anfangs nahezu ein philologisches Problem. Während im englischen und im französischen Sprachraum shock resp. choc und collapse oder circulatory collapse wahlweise, jedoch bei Bevorzugung des Ausdrucks Schock als Oberbegriff, wenn auch sehr unterschiedlich definiert, für die Zustände des peripheren Kreislaufversagens gebraucht werden [*243, 302, 832, 1537*], hat sich im deutschen Sprach-

---

* Im Handbuch der Inneren Medizin ist inzwischen von BUCHBORN (193a) eine ausführliche, deutschsprachige Darstellung von „Schock und Kollaps" veröffentlicht worden. Da ihr Erscheinen zeitlich mit den Druckarbeiten zu der hier vorgelegten Abhandlung zusammentraf, konnte sie nicht im verdienten Umfang gewürdigt werden.

gebiet der Leitbegriff Kollaps (lat. collabi = zusammenbrechen) für den allgemeinen „Zusammenbruch" der vasalen Funktionen behauptet [*347, 832, 861, 1149*]. Der Ausdruck Kollaps hat den Vorteil, nicht bereits in der Wortgebung das akute äußere Gewaltereignis (shock = Stoß oder Schlag) vorwegzunehmen, das keineswegs eine conditio sine qua non darstellt. Von BERGMANN empfahl, bei den resultierenden Zuständen den Begriff Kollaps, bei der Frage nach der Ursache den Begriff Schock zu verwenden [*95, 96, 581*] (s. auch Definition des Wundschocks unter *Entspannungskollaps*, Seite 146).

Heute wird unter Kollaps ein Zustand von Kreislaufschwäche verstanden, der weniger durch eine Abnahme der Herzkraft als durch eine krankhafte Tätigkeit des Gefäßapparates veranlaßt wird [*347, 348*]. Die wechselvollen klinischen Bilder, auf die bei oft außerordentlich verschiedenen Reaktionsformen und variabler Symptomatik die angeführte Definition zutrifft, zwingen zu einer weiteren Unterteilung des Kollapsbegriffes, die eine optimale Kongruenz zwischen den pathophysiologischen Daten einerseits und dem klinischen Symptomenbild andererseits anzustreben hat. Da die einzelnen Kreislaufabschnitte und -größen bei Kollapszuständen in sehr unterschiedlicher Weise und Richtung verändert sein können, müssen die Unterbegriffe notgedrungen den Charakter eines Kompromisses in sich tragen. Ebensowenig wie es möglich ist, die außerordentlich zahlreichen Kollaps- und Schockdefinitionen an dieser Stelle zu zitieren, können die ihnen zugrunde liegenden Einteilungserwägungen in extenso diskutiert werden. Hier muß auf die Monographien verwiesen werden [*120, 232, 243, 286, 347, 483, 581, 1537*]. Dennoch seien einige der gegebenen Möglichkeiten kurz aufgezeigt. Eine größere Zahl von Autoren [*243, 1537*] unterteilt nach dem gesamten Kreislaufvolumen in hypovolämische (oligämische) und normovolämische (iso- oder orthämische) Kollapsformen bzw. absolute oder relative Oligämie [*120, 193a, 1290*]. Weitere oft benutzte Ordnungssysteme sind zeitliche Faktoren (primärer und sekundärer Schock nach COWELL [*282, 1006—1008*]), Fachgebiete (surgical, medical oder obstetrical shock), Herzzeitvolumen (hyper- und hypozirkulatorische Kreislaufregulationen [*739, 740, 888*]), venöser Reflux zum Herzen [*706*], klinisch- oder physiologisch-kausale Definitionen (hämatogener, neurogener und vasogener Schock nach BLALOCK [*120*], Wärme- und Kältekollaps, posttraumatischer [*681*] oder Wundschock), der arterielle Mitteldruck (normotone, hyper- und hypotone Kollapsformen), Therapieeffekt (reversibler und irreversibler Schock), die Herzfrequenz (tachykarder und bradykarder Kollaps), der O_2-Verbrauch usw. Von dieser keineswegs vollständigen Aufzählung erscheint zunächst besonders die nach dem Gesamtvolumen orientierte Einteilung überzeugend, zumal sie sich mit der ersten Überlegung trifft, die der zum kollabierten Menschen tretende Arzt anstellt. Jedoch steht demgegenüber (neben der Schwierigkeit diese Größe methodisch routinemäßig zu erfassen) besonders das Argument, daß dabei eine den derzeitigen Grundzustand des Kreislaufs möglichst gut wiedergebende klinisch-physiologische Beschreibung des funktionellen Kreislaufzustandes nicht immer erfolgt. So finden sich häufig Zustände hochgradigen zirkulatorischen Versagens bei normalem Blutvolumen. Die zunächst vorwiegend nach der Regulation des arteriellen Systems und seines peripheren Widerstandes vorgenommene Einteilung von DUESBERG u. SCHROEDER [*347, 348*] mit den Untergruppen: 1. Spannungskollaps oder Zentralisation, 2. Entspannungskollaps und 3. febriler oder paralytischer Kollaps (Abb. 1) besitzt den Vorzug, sowohl morphologisch das klinische Bild als auch die zugrunde liegende pathophysiologische Situation zu charakterisieren, und zwar nicht nur für die Arterien des großen Kreislaufes, sondern bei den wesentlichen Formen des peripheren Versagens auch für das Venensystem. Sie wurde aus diesem Grunde auch hier als Nomenklatur gewählt, zumal sie sich im deutschsprachigen Schrifttum weithin durchgesetzt hat [*149—151, 311—314, 832, 861, 1149, 1212, 1213*]. Der Begriff der Zentralisation hat neuerdings auch Eingang in die amerikanische Literatur gefunden [*511*].

In der folgenden Abhandlung wird der Versuch unternommen, einen kurzen Abriß des derzeitigen Standes der Kollapsforschung zu geben, der angesichts der außerordentlich umfangreichen Literatur auf diesem Gebiet notwendigerweise fragmentarisch bleiben muß.

I. Spannungskollaps (Zentralisation)

1. Spannungskollaps bei Oligämie

a) Durch Blutverlust

Klinisches Bild: Als akutes Ereignis reißt im typischen Fall die plötzliche arterielle große Blutung den Betroffenen aus dem Zustand voller Gesundheit und läßt seine Vitalität in Abhängigkeit von Größe und Geschwindigkeit des Blutverlustes innerhalb kurzer Frist zusammenbrechen. Der Kollaps im wörtlichen Sinne ist eingetreten. Jedoch kann sich ebensogut das gleiche letztlich resultierende klinische Bild in protrahierter Form entwickeln, wenn beträchtliche Verluste intravasaler Flüssigkeit nach außen, in Gewebe oder in Körperhöhlen die Kapazität der kurzfristigen Volumenkompensation durch Einströmen extravasaler Flüssigkeit übersteigt. Der Kranke bietet, besonders bei Verwundungen und Verletzungen, klinisch einen charakteristischen Zustand, der über Stunden unverändert in diesem Stadium fixiert sein kann. Sein Hautorgan ist blaß und kalt [120, 243, 347, 483, 1290, 1537] und zeigt in schweren Fällen fleckige Cyanose der Extremitäten und des Stammes [347, 483]. Gelegentlich kann die Haut auch livide oder aschgrau verfärbt sein; sie hat ihren Turgor verloren und ist oft trocken und unelastisch. Die Schleimhäute sind blaß. Die Hautoberfläche ist manchmal feucht und mit kaltem Schweiß bedeckt [243, 632], oft aber trocken [347]. Häufig sind die Augen haloniert und eingesunken, die blassen Conjunctiven glanzlos [1537]. Manchmal zeigen die Oberlider der gelegentlich leicht aufwärts gerichteten Augen eine geringe Ptose [302]. Die Zunge wird blaß, trocken und runzlig gefunden. Oberflächliche Hautvenen sind nicht sichtbar, füllen sich auch bei Stauung kaum und können selbst bei Venaesectio manchmal nur als kontrahierter Strang dargestellt werden. Die Atmung ist vertieft und zeigt häufig mäßige Frequenzzunahme auf 25 bis 35 Atemzüge/min [347]. Der Betroffene wirkt hochgradig erschöpft und ruhebedürftig; es herrschen im allgemeinen Apathie, Bewegungsarmut und Muskelschwäche vor. Die Sehnenreflexe sind oft herabgesetzt [1537]. Der Kollabierte ist an seiner Umwelt kaum interessiert; allerdings kann diese scheinbare Ruhe von kürzeren Phasen der Exzitation durchbrochen werden [302, 483], aus denen meist wieder ein Zurücksinken in die Teilnahmslosigkeit erfolgt. Trotz störender Faktoren der Umgebung besteht Schlafneigung [347, 351]; das Bewußtsein ist nicht völlig erloschen. Kontaktaufnahme gelingt meist, und mehrfach wiederholte Fragen werden zwar zähflüssig aber richtig beantwortet. Regelmäßig wird über heftigen Durst geklagt [232, 347, 483]; hingegen stehen die Schmerzen infolge der oft vorhandenen Verletzung keineswegs an erster Stelle [483]. Die Körpertemperatur ist herabgesetzt, doch besteht manchmal bei niedriger Hauttemperatur auch deutlich erhöhte Temperatur des Körperkerns bei rektaler Messung.

Die eingehendere klinische Untersuchung zeigt, daß die peripheren Arterienpulse, wenn überhaupt tastbar, klein und gespannt sind [347, 1545]. In extremen Fällen kann der periphere Durchblutungsmangel, etwa an den unteren Extremitäten, so intensiv sein, daß der Gedanke an embolische Verschlüsse auftaucht [*832*] und die Gefahr peripherer Gangrän besteht. Das gesamte Kreislaufvolumen und damit auch das zirkulierende Blutvolumen [*1567*] haben erheblich abgenommen, eine alte Erfahrung („shock is hemorrhage and hemorrhage is shock" nach CANNON [*232*]), die während des letzten Krieges durch die systematischen Volumenbestimmungen zahlreicher Untersucher klinisch-experimentell verifiziert wurde [*120, 603*]. Überraschend war hier die bisher wesentlich unterschätzte Größe der Verlustvolumina [*8a, 8b*], auf die bei der Therapie eingegangen werden soll.

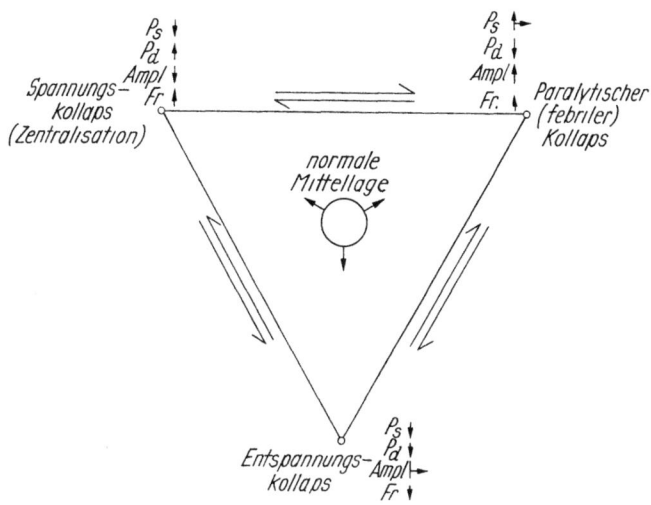

Abb. 1. Schematische Darstellung. Es sollen unter Beschränkung auf den arteriellen Teil des großen Kreislaufs die möglichen Verschiebungen der hämodynamischen Regulation aus der normalen Mittellage wiedergegeben werden. Die charakteristischen Veränderungen der klinisch am leichtesten objektiv erfaßbaren hämodynamischen Größen bei den drei Kollapsformen sind in ihrer Richtung durch Pfeile gekennzeichnet. ↓ Abnahme, ↑ Zunahme, → keine typische Änderung. P_s = systolischer Druck, P_d = diastolischer Druck, Ampl. = Amplitude des arteriellen Drucks, Fr. = Herzfrequenz

Arterielles System: Der Puls der A. radialis ist manchmal noch drahtförmig zu tasten [*347, 1537*], jedoch kann dieses Gefäß, wie auch die A. cubitalis, vom palpierenden Finger oft nur als kompakter Strang eruiert werden, so daß die A. carotis zur Frequenzzählung aufgesucht werden muß. Die Pulsfrequenz zeigt erhöhte Werte von ca. 100—160 Schl./min. Bei der Blutdruckmessung ist der diastolische Wert mit etwa 70—80 mm Hg annähernd erhalten [*347*] bei deutlicher Reduktion des systolischen Druckes auf Werte von höchstens 100 mm Hg. Hierdurch wird die Blutdruckamplitude beträchtlich, meist über die Hälfte des Normalwertes verkleinert, auch der arterielle Mitteldruck sinkt mäßig ab; gelegentlich kann jedoch in Abhängigkeit von der Reaktionsfähigkeit des Gefäßsystems auch trotz Volumenverlust eine Phase erhöhten diastolischen Druckes gegenüber den Normalwerten durchlaufen werden, doch wird die Amplitudenreduktion auch hier kaum vermißt (Abb. 1 und 2). (Allerdings muß auf die methodischen Grenzen der auskultatorischen Blutdruckmessung hingewiesen werden, da bei extremer peripherer Gefäßkonstriktion und entsprechend reduzierter Strömungsgeschwindigkeit die Wirbelbildung an der Staustufe und damit das Auftreten der typischen Gefäßgeräusche vermindert wird [*17, 1080*]). Am Herzen finden sich außer relativ leisen Tönen klinisch keine Auffälligkeiten. Bei spezieller Untersuchung des arteriellen Systems ergibt sich eine erhebliche Steigerung der Pulswellengeschwindigkeit als Ausdruck aktiver Spannungszunahme der Gefäßwände und des Windkessels [*347*]. Die Kreislaufanalysen [*180, 181, 1521*] weisen sowohl in der Klinik als auch im

Tierversuch eine hochgradige Zunahme des peripheren und des elastischen Widerstandes nach sowie eine derartig starke Reduktion des Schlagvolumens, daß trotz beschleunigter Herzfrequenz das Minutenvolumen entscheidend verringert ist [347]. Die Strömungsgeschwindigkeit und die Stromstärke in den arteriellen Gefäßen sind sehr herabgesetzt und in den peripheren Gewebsabschnitten des Körpers, besonders den Extremitäten, aber auch in bestimmten inneren Organen nur noch minimal [1479, 1482]. Bei diesem ausgeprägten Zustand des Spannungskollaps (Zentralisation des Kreislaufes), der vom Organismus über Stunden, evtl. sogar Tage, aufrecht erhalten werden kann, ist mit dem Verschluß ausgedehnter distaler Stromgebiete die Kapazität des arteriellen Systems dem reduzierten Volumen soweit wie möglich angepaßt. Eine gesteigerte Wandspannung der großen Arterien trägt zur Erhaltung des arteriellen Mitteldruckes bei, der überschießend sogar zeitweise leicht gesteigert sein kann. Auf diese Weise gelingt es dem Organismus, mit dem im Körperkern zentralisierten Rest seines Blutvolumens eine Notversorgung der lebenswichtigen Organe aufrecht zu erhalten [347, 511], ein Zustand, an dem bei fehlendem Volumenersatz, teilweise auch noch danach, langfristig festgehalten werden kann. Bevor jedoch dieses Stadium im Zuge der langsam zum Körperinneren hin fortschreitenden Zentralisation erreicht ist, wird nicht selten eine Phase durchlaufen, die offenbar von einer völlig gegensätzlichen neurovegetativen Steuerung beherrscht wird. Oft schon nach geringen Blutverlusten kann ein Zustand bei den betreffenden Patienten (oder Blutspendern) auftreten, der — voll ausgeprägt — mit der banalen Ohnmacht praktisch identisch ist [347]. Blässe, Schweißausbruch, Schwindel, Übelkeit und schließlich Bewußtseinsverlust gehen nunmehr mit Bradykardie, stark erniedrigten systolischen wie diastolischen Blutdruckwerten, jedoch nicht nennenswert verminderter Druckamplitude einher. Dieser Zustand der vago-vasalen Synkope [906, 1316] entspricht etwa dem primären oder neurogenen Schock im Sinne von COWELL und von BLALOCK [120,

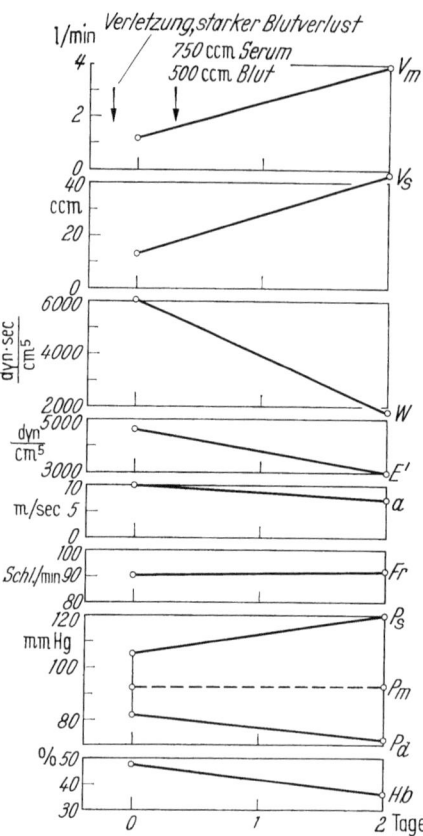

Abb. 2. Physikalische Kreislaufanalysen (nach DUESBERG u. SCHROEDER 1944). Pat. P., 30 Jahre. Verletzung der Arteria axillaris. Starker Blutverlust. Charakteristisch sind: Abnahme von Schlag- und Minutenvolumen, hoher peripherer Widerstand des arteriellen Systems, gesteigerter Elastizitätsmodul des Windkessels. Normalisierung der Kreislaufgrößen nach Transfusionen. V_m = Minutenvolumen, V_S = Schlagvolumen, W = peripherer arterieller Widerstand, E' = elastischer Widerstand des Windkessels, a = Pulswellengeschwindigkeit im Aorten-Iliacalrohr, $Fr.$ = Herzfrequenz, P_S = syst. Druck, P_d = diastolischer Druck, P_m = arterieller Mitteldruck, Hb = Hämoglobin

282]. Der individuelle Schwellenwert für diesen vorübergehenden, dem Entspannungskollaps entsprechenden vasculären Versagenszustand ist offenbar sehr unterschiedlich. Eine gewisse Abhängigkeit von der Größe des Volumenverlustes besteht insofern, als bei Blutspendern statistisch mit der Größe der Blutabnahme die Häufigkeit einer derartigen Synkope zunimmt, bis bei ca. 1000 ml über die Hälfte aller Spender kollabiert [48, 56, 172, 1316]. Die psychische Situation mag während dieser

Zwischenphase beim Menschen eine Rolle spielen, ist jedoch nicht allein ausschlaggebend, wie aus analogen Verhältnissen bei Tierexperimenten an wachen trainierten Hunden [*347*] ersichtlich ist. Vielleicht darf der teleologische Wert dieser Anfangsreaktion (s. auch unter Entspannungskollaps) in einer primären Verminderung des Blutverlustes bei gleichzeitiger Begünstigung der physiologischen Blutstillung gesehen werden [*347*]. Nach dem gelegentlichen Pendelausschlag der vegetativen Regulation zu dieser Seite hin erfolgt dann die grundsätzlich gegenteilige Reaktion des Spannungskollaps bzw. der Zentralisation, in welcher für den zeitlich längsten Teil der Kompensationsreaktion der restliche Inhalt der peripheren Gefäße durch Kontraktion den vital wichtigen Organen zugetrieben wird [*347, 406, 407, 511*]. Es verdient hier hervorgehoben zu werden, daß eine rechnerisch ermittelte Steigerung des peripheren Gefäßwiderstandes allein keine Aussage über den Aktivitätszustand der Gefäßmuskulatur darstellt, und eine Widerstandsteigerung bei Volumenverlust ebenso durch druckpassives Kollabieren der elastischen Wandung eintreten kann, sofern der Durchströmungsdruck sinkt [*1330, 1511*]. Doch sprechen zahlreiche andere Faktoren, besonders auch die gesteigerte Produktion pressorischer Amine, für den aktiven Faktor beim Spannungskollaps [*624, 629, 1281*].

Venöses System: Das venöse Strombett des großen Kreislaufs ist ebenso in die erzwungene Umstellung mit einbezogen [*5, 1180*]. Da die Arterien nur ca. 15%, die Venen in ihrer Gesamtheit aber etwa 70% des gesamten Blutvolumens enthalten [*1331, 1332*], muß auf die hier im sog. Niederdrucksystem [*532, 535, 538, 539, 1425*] vorhandene Reserve zurückgegriffen werden. Entgegen früheren Auffassungen verfügt das venöse Strombett über die Fähigkeit aktiver Kontraktion [*5, 7, 170, 456, 457, 579, 580, 582, 597, 1252, 1425*], für die entsprechende anatomische Voraussetzungen vorhanden sind (das Auftreten starker Venenspasmen ist aus der ärztlichen Praxis geläufig). Nicht nur lokale mechanische oder chemische Reize [*216*], sondern auch Erregung der vasomotorischen Zentren oder des peripheren autonomen Nervensystems können ausgedehnte und anhaltende Venoconstrictionen veranlassen [*170, 213, 216, 456, 582, 735, 1580*]. Viele Untersuchungen sprechen für das Vorhandensein vasomotorischer Zentren, die auch das Venensystem steuern, wie sie von GOLLWITZER-MEIER [*582*] postuliert worden sind. Entsprechend der Größe des venösen Anteils am Gesamtvolumen müssen evtl. vorhandene Blutreserven vorwiegend hier zu finden sein. Blutdepots im eigentlichen Sinne [*58, 60, 1144, 1145*], d. h. zeitweise völlig passivierte Blutmengen, besitzt der Mensch nach neuerer Auffassung nicht [*378, 1331, 1332, 1452*]. Es ist daher zweckmäßig, allenfalls von Blutreserven zu sprechen, die entweder im Hauptschluß durch regulierte venöse Kapazitätszunahme vorhanden sind oder aber in Nebenschlüssen relativ langsam zirkulieren, um bei Bedarf aktiviert zu werden [*916—918, 1138, 1331*]. Beim Menschen kommen als Organe relativ großen Blutgehaltes, die in Notfällen herangezogen werden können, in Frage die Herzhöhlen mit ihrem Restblut [*1149*], die Lungen [*277—279, 281, 670, 744—748, 915—918*], die subpapillären Hautplexus [*1572, 1575—1577*], die Leber [*593, 1139, 1140*] und, im Gegensatz zu anderen Species, als fraglich das übrige Splanchnicusgebiet [*26, 546, 551, 552, 554, 1293*]. Ob immer eine bestimmte Organreihenfolge im Heranziehen von Blutreserven eingehalten wird, steht nicht sicher fest und dürfte von den unterschiedlichen Verhältnissen des Einzelfalles abhängig sein. Es ist aber wahrscheinlich, daß im allgemeinen zuerst die „Sofortdepots" [*1149*] des kardialen Restblutes bei Abfall des Aortendruckes, etwa infolge Blutung, aktiviert werden. Als nächstes dürften dem Sog der Ventilebene [*94, 168—170, 983*] und dem Abfall des linken Vorhofdruckes [*670, 1245*] infolge des erhöhten Druckgradienten die in der Lungenstrombahn liegenden erheblichen Blutmengen

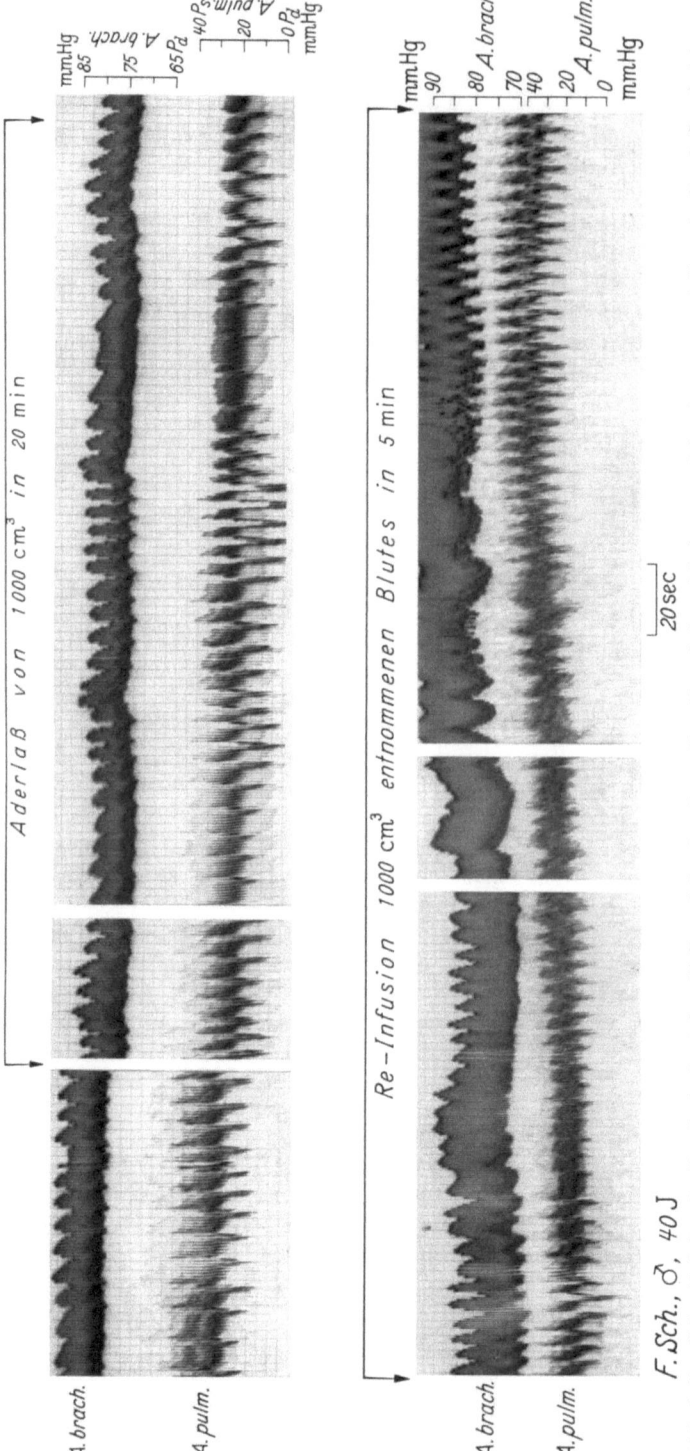

Abb. 3. Paralleles Absinken des Drucks in der A. brachialis und der A. pulmonalis während eines Aderlasses und den Ausgangswert überschreitende Drucksteigerung in diesen Gefäßen nach späterer Reinfusion. Blutdruckmessung in der A. pulm. mittels Herzkatheter und Druckgerät nach NEUHAUS, an der A. brachialis unblutig nach SCHROEDER

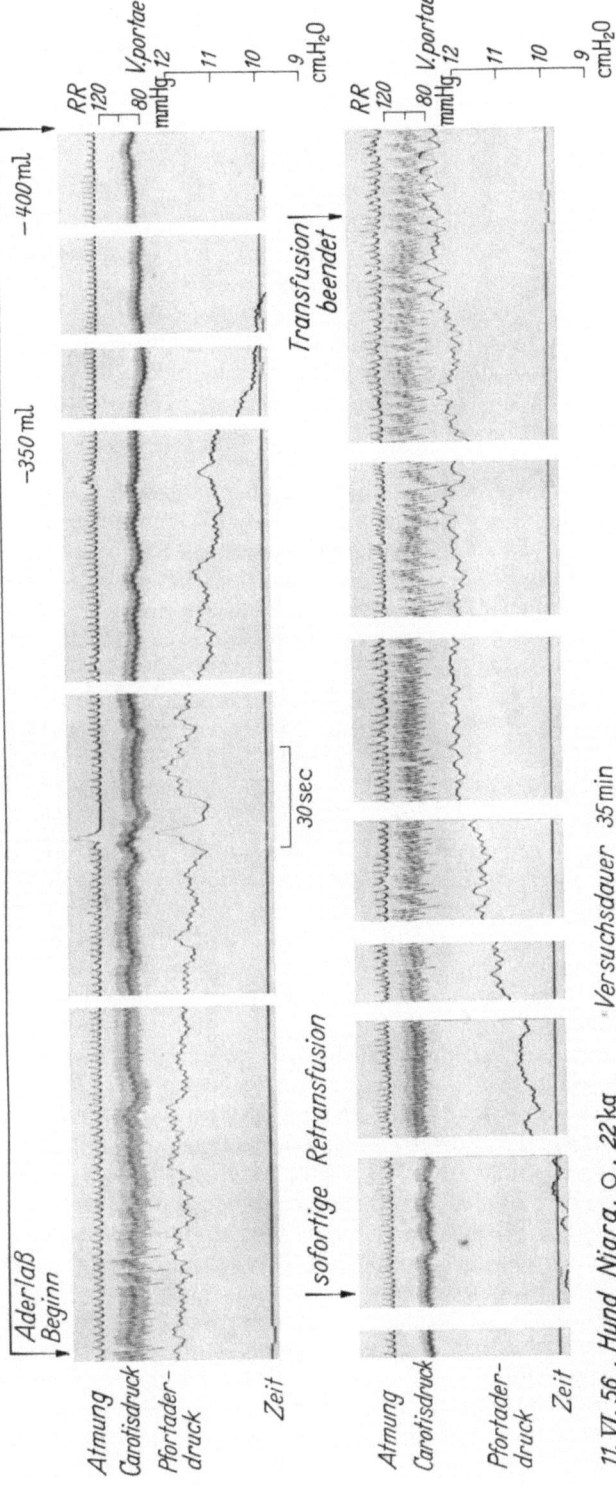

Abb. 4. Abfall des Pfortaderdrucks bei Verminderung des intravasalen Volumens und Zentralisation des arteriellen Systems (siehe Amplitude des Carotisdrucks). Normalisierung bei Retransfusion; nach deren Beendigung liegen die Drucke etwas höher als zuvor, offenbar infolge von zwischenzeitlichen Kompensationsvorgängen. Druckmessung in der Pfortader direkt mittels Katheter; Carotisdruck nach SCHROEDER unblutig an der Carotisschlinge gemessen

(ca. 15—20% des Gesamtvolumens [*512, 745—748, 879, 918*]) in Richtung zum linken Ventrikel hin folgen (Abb. 3 u. 5), unterstützt von der Reflextachykardie bei Carotissinusentlastung [*730, 735, 838*]. Das venöse Reservoir distal des rechten Vorhofes kann nach GAUER [*532, 535*] vereinfacht als großer elastischer Behälter gedacht werden, aus dem durch die Atemtätigkeit und den Sog des Herzens als vis a fronte [*170, 983*] sowie durch allgemeine periphere venöse Constriction als vis a tergo [*7*] das Blut zum rechten Ventrikel befördert wird, der es auf erhöhtem Druckniveau wieder den Lungen und dem linken Herzen zuführt [*168, 535*]. Gleichzeitig werden das aktuelle Blutvolumen der Haut, der Muskulatur, der Nieren und des Splanchnicusgebietes vermindert und zugleich die Minutenvolumina dieser Organe stark reduziert (Abb. 4). Mit der Verminderung des zirkulierenden Volumens sinken die venöse Stromstärke [*655*], die Strömungsgeschwindigkeit und der Venendruck [*951*] ab, wodurch Thrombenbildung in den Venen (in gleicher Weise wie in Arterien) von der hämodynamischen Seite sehr begünstigt wird. Trotz der enggestellten Strombahn sind die Zirkulationszeiten, am einschneidensten in der Körperperipherie, in späteren Stadien stets herabgesetzt [*559, 566, 1050, 1427*].

Capillarsystem und arteriovenöse Anastomosen: Hinsichtlich der Güte der Capillardurchblutung bestehen bei den einzelnen Organen extreme Unterschiede [*781, 887, 1599, 1600*], die der vom Körper getroffenen Rangordnung, gemessen an der jeweiligen Bedeutung für die Lebenserhaltung, entsprechen (s. unter Einzelorgane, Haut usw.). Alle für eine gewisse Zeit entbehrlichen Gewebe werden nur minimal versorgt zugunsten der Durchblutung derjenigen Organe, die wie Gehirn und Herz besonders begünstigt sind [*347, 348*]. (Zur Frage von Permeabilitätsänderungen s. unter „Flüssigkeitsräume".)

Die arteriovenösen Anastomosen [*254*] sind von anatomischer Seite beim Menschen hinsichtlich der quantitativen Verhältnisse erst für einzelne Organe systematisch untersucht worden [*604—607, 1021, 1354—1356, 1111*]. Sie kommen stellenweise in sehr großer Zahl vor, für viele Gewebe wird jedoch noch immer die Frage diskutiert, ob sie generell zur normalen Struktur des peripheren Gefäßbettes gehören, oder ob sie hier als „Webfehler" Zufallsbildungen ohne große hämodynamische Wirksamkeit darstellen. In Tierexperimenten konnten wertvolle Aufschlüsse über die Funktion dieser postarteriolären Querverbindungen unter dem Einfluß von Temperaturveränderungen und vasoaktiver körpereigener Wirkstoffe gewonnen werden [*255, 256, 604, 776, 1256, 1262, 1264—1266, 1268*]. Es ließ sich für das Hautorgan wahrscheinlich machen, daß Acetylcholin die arteriovenosen Anastomosen (avA) erweitert, Adrenalin, Noradrenalin und Histamin dagegen sie verschließen und damit das Blut dem Capillarbett zuleiten. Warme erweitert die avA betrachtlich, besonders an den Acren, während Kälte sie zu verengern scheint. Diese Befunde der experimentellen Physiologie in bestimmten Geweben und mit verschiedenen Methoden müssen nicht notwendigerweise mit den anatomisch streng definierten Strukturen [*1368, 1369*] parallel gehen, da es bei Zugrundelegung des von ZWEIFACH [*1598—1606*] angenommenen Schemas der Mikrozirkulation durchaus denkbar ist, daß auch bevorzugt durchströmte große sog. Stromcapillaren (preferential channels) der Kurzschlußdurchblutung unter den experimentellen Veränderungen dienen, wenn man unter einer solchen den Ausschluß der nutritiven Netzcapillaren versteht. Auch in diesem Falle wäre hinsichtlich der Funktion das gleiche Ergebnis einer Abschaltung der Capillaren im engeren Sinne und eine beschleunigte Ruckleitung des Blutes zu den Venen erreicht. Allerdings wird die generelle Gültigkeit dieser Schemata der Mikrozirkulation in letzter Zeit wieder bezweifelt [*781* usf.]. Den außerordentlich großen methodischen Schwierigkeiten ist es zuzuschreiben, daß bisher eine letzte Klärung dieses für Klinik und

Physiologie gleich wichtigen Fragenkomplexes nicht erzielt werden konnte. Hinsichtlich des hier zu besprechenden Volumenmangelkollaps sind, wie bezüglich des Kreislaufkollaps überhaupt, nur wenige Untersuchungsergebnisse über das Verhalten der avA bekannt im Gegensatz zu den zahlreichen Befunden unter physiologischen Verhältnissen [*23—25, 776, 777, 1090, 1092—1094, 1244, 1262, 1264—1266*]. Es darf beim Zentralisationszustand des Kreislaufes vermutet werden, daß hier die Anastomosen eine geringere Bedeutung haben, da unter den Verhältnissen der Oligämie und des Spannungskollaps die Drosselung der peripheren Zirkulation bereits in den Arteriolen oder sogar den noch weiter zentral gelegenen arteriellen Gefäßen einsetzt, so daß die Reaktion der postarteriolär gelegenen avA hier vermutlich von den vorgeschalteten Gefäßbahnen bereits vorweggenommen ist.

Vegetative Steuerung: Von zahlreichen Untersuchern ist große Mühe darauf verwendet worden, die übergeordnete vegetative Steuerung der verschiedenen Kollapsformen nach einer jeweils überwiegenden sympathischen oder parasympathischen Gesamtinnervation zu erfassen und festzulegen. Wenn man die Richtung und den Grad der biologischen Grundsituation nach Funktionszielen im Sinne der *tropho-* oder *histotropen*, nach innen gerichteten Ruhe- und Schoneinstellung oder aber der nach auswärts, der Umwelt zugewendeten *ergotropen* Leistungsphase im Sinne von W. R. HESS [*724, 725, 726*] zugrunde legt, so könnte der Versuch unternommen werden, wegen der Analogien im Verhalten des arteriellen Gefäßsystems den Spannungskollaps und die dabei vorliegende Zentralisation mit hohem peripheren Widerstand und Verminderung des Herzzeitvolumens einer extrem histotropen vegetativen Situation zuzuordnen. Dabei ist jedoch grundsätzlich zu betonen, daß eine befriedigende Übereinstimmung bei Anwendung von Definitionen der normalen Physiologie auf Fälle extremer pathophysiologischer Verhältnisse e principio kaum erreichbar ist. Das geht u. a. im vorliegenden Beispiel besonders deutlich aus der nicht zum histotropen Bild passenden Steigerung der Herzfrequenz im Spannungskollaps, der erhöhten Wandspannung des Gefäßsystems sowie der Durchblutungsverschlechterung innerer Organe hervor. Es erscheint auch nach dem derzeitigen Stand unserer Erkenntnisse kaum möglich, eine für die verschiedensten Abschnitte des Kreislaufes gleichzeitig zutreffende Ordnung zu geben (Beispiel der ergotropen Kreislaufsituation bei vermindertem peripheren Widerstand, erhöhtem Minutenvolumen, *Vergrößerung* der arteriellen Kapazität bei gleichzeitiger *Verminderung* der venösen Kapazität [*26*]). Da der Kollaps beim Volumenmangel zusammen mit dem ihn auslösenden Ereignis das gesamte autonome Nervensystem in zum Teil hochgradige Erregung versetzt, können an den einzelnen Teilabschnitten (z. B. Arterien, Venen oder Capillaren) zum gleichen Zeitpunkt Verhältnisse angetroffen werden, die wir unter physiologischen Bedingungen in dem *einen* Strombett früher einem Sympathicusüberwiegen und in einem *anderen* einem Dominieren des Parasympathicus zuzuordnen gewohnt waren.

Die bereits allgemein-klinisch nicht durchführbare Trennung nach der anatomischen Systematik der vegetativen Antagonisten wird hinsichtlich des Kreislaufes dadurch erschwert, daß offenbar auch sympathische Vasodilatatoren großer Gefäßprovinzen vorhanden sind [*462*], und die Entdeckung des Noradrenalins als des eigentlichen neurohumoralen Wirkstoffes des Sympathicus [*417, 758, 759, 760—764*] läßt es offen, ob man die generalisierte vasoconstrictorische Antwort auf diesen Stoff mit verkleinertem Herzzeitvolumen als „sympathicotone" Kreislaufeinstellung bezeichnen will [*347*] oder aber die zirkulatorische Reaktion mit großem Minutenvolumen [*1519, 1521*], d. h. den „Leistungskreislauf" nach physiologischen Adrenalindosen, wie etwa bei der Notfallsreaktion [*229, 230, 231*].

Am ehesten dürfte der Vergleich des Spannungskollaps mit dem noradrenergischen Kreislaufzustand nach geringen Dosen zutreffen, da auch hier eine

,,Zentralisation" mit Verkleinerung des Herzzeitvolumens sowie Arterio- und Venoconstriction, allerdings auf höherem Druckniveau, vorliegt. Frühere unterschiedliche Auffassungen des ,,sympathicotonen" Kreislaufes [*141, 347, 1521*] finden ihre Erklärung durch die heutigen Kenntnisse der beiden Sympathicuswirkstoffe.

Kleiner Kreislauf: Im Gegensatz zu der constrictorischen Reaktion, mit der das ,,Hochdrucksystem" einen Volumenverlust beantwortet, steht das Verhalten des Lungenkreislaufes. Obwohl die anatomischen Voraussetzungen einer genügenden, wenn auch, verglichen mit dem großen Kreislauf, schwächeren glatten Muskulatur und einer sympathischen und parasympathischen Innervation an Lungenarterien und -venen vorhanden sind, ist die Frage einer aktiven vasomotorischen Tätigkeit der Lungenstrombahn bereits unter normalen Verhältnissen noch Gegenstand der Diskussion. Namhafte Autoren [*277—279, 359, 416, 966, 1167*] vertreten den Standpunkt, daß physiologischerweise Druck und Stromstärke in den Lungenarterien und -venen einerseits durch die Volumenzufuhr und die Art der Herztätigkeit gesteuert werden (und dabei besonders vom Druck im linken Vorhof abhängen); andererseits besteht offenbar eine wirksame hämosensible Regulation (O_2- und CO_2-Spannung) [*277, 360, 418, 473, 843, 1030, 1041*]. Hingegen sprechen sich u. a. HOCHREIN u. KELLER [*745, 746*], DALY [*297, 298, 299*], EDWARDS [*385*] u. a. m. eher für nervale Einflüsse auf den Pulmonalkreislauf aus. Daß die Lungenarteriolen sich unter experimentellen Bedingungen kontrahieren können, darf als gesichert gelten [*154, 155, 359, 360, 1554*]. Nach HALMAGYI [*670*] geben die bisherigen Untersuchungen keine endgültige Antwort auf die Frage, ob eine regulatorische Vasoconstriction moglicherweise auch an den Lungenvenen ansetzt, wo, besonders in der Nähe des linken Vorhofes, entsprechende Strukturvoraussetzungen gegeben sind [*390, 670*]. Die sehr unterschiedlichen Auswirkungen beider Möglichkeiten der entweder arteriellen oder venösen Widerstandserhöhung auf die Lungenblutfülle und besonders den Lungencapillardruck liegen auf der Hand. Die endgültige Beantwortung dieser Frage und die Deutung derartiger Regulationsmechanismen für viele physiologische und pathologische Bedingungen steht noch aus.

Da bei Anerkennung vasomotorischer Aktivität der pulmonalen Strombahn die Möglichkeit einer Sperre im Hauptschluß des Kreislaufes existieren könnte, die dann als Staudamm den Nachschub für das linke Herz entscheidend beeinflussen würde, dürfen von der zukünftigen Klärung dieser Probleme wichtige Aufschlüsse erwartet werden.

Der Einfluß von rascher Senkung des arteriellen Druckes im großen Kreislauf auf die Lungenarterien [*741*], die dem Effekt der Aorten- und Carotissinusreflexe [*697, 733, 838*] nicht unterliegen sollen, ist verschiedentlich tierexperimentell untersucht worden [*670*]. Dabei stellte sich heraus, daß ein Teil des Lungenblutgehaltes dem großen Kreislauf zugeführt wird und zur Erhaltung der Windkesselfüllung beiträgt. Gleichzeitig fiel der Lungenarteriendruck ab (Abb. 3; 5). Umgekehrt wirkte sich Flüssigkeitszufuhr in einem Anstieg des Lungenarteriendruckes aus (Abb. 3; 5). Auch beim Menschen wurde dieser Druckanstieg nach Zufuhr isotonischer Salzlösungen beobachtet [*341, 550, 1358*], wobei sich gleichzeitig der Widerstand der Lungenstrombahn niedriger errechnete. AUINGER und Mitarbeiter [*34*] zeigten am Hund die Drucksenkung in der Lungenschlagader bei großen Blutentnahmen und Normalisierung unter Reinfusion. Die Auswirkung von Volumenverlust, Transfusion und Volumenüberschuß auf den Pulmonalarteriendruck muß mit der Lungenblutfülle in Zusammenhang gebracht werden. Nach LOCHNER u. SCHOEDEL [*916, 917*] übertrifft die Zunahme des Lungenblutvolumens nach Transfusion sogar relativ die Vermehrung der übrigen Blutmenge. Auch in den Lungenvenen tritt dabei offenbar eine deutliche Drucksteigerung ein, die dem Druckzuwachs der Lungenarterie parallel geht. Es zeigt sich bei größeren Volumenverlusten, daß das von GAUER [535] als physiologische Funktionseinheit zusammengefaßte Niederdrucksystem, welches die Venen des großen Kreislaufes sowie die arterielle und venöse Lungenstrombahn bis zum linken Vorhof umfaßt, bei großen Blutverlusten in einem Spannungskollaps einheitlich reagiert [545, 546, 552]. Während jedoch die peripheren Venen des großen Kreislaufes an der Zentralisation und Kontraktion teilnehmen, scheint zwischen den Lungenarterien und Lungenvenen eine aktive Verengerung nicht stattzufinden, und der arteriovenöse Druckgradient soll konstant bleiben [670]. Es ergibt sich zwar rechnerisch auch eine Widerstandszunahme im Lungenkreislauf, die jedoch offenbar nicht durch eine aktive Vasoconstriction der Lungengefäße zustande kommt; eine solche wäre bei teleologischer Betrachtung auch sehr unzweckmäßig, da sie als Barriere den Zusammenbruch der gesamten noch notdürftig aufrechterhaltenen Zirkulation auslösen würde.

Während Druckabfall in der Lungenarterie bei Volumenmangel bekannt ist [556, 660], sind fortlaufende Messungen von Druck und Geschwindigkeit nur wenig durchgeführt worden. Bei eigenen Untersuchungen [545] an wachen, dressierten Carotisschlingenhunden ergab sich als regelmäßige Antwort auf die kontinuierliche Reduktion des intravasalen Volumens (bis zu 1,5% des Körpergewichts oder etwa $1/_5$ des Gesamtblutvolumens) ein synchroner Abfall des Druckes in der Lungenschlagader und in den Hohlvenen; gleichzeitig verkleinerten sich die Druckamplituden der Pulmonalarterie beträchtlich (Abb. 5). Während die normalen Druckwerte bei 20/10 mm Hg lagen, waren sie nach Aderlaß in der angeführten Größenordnung nur noch bei durchschnittlich etwa 12/5 mm Hg zu messen. Die Strömungsgeschwindigkeit [549, 594, 596] pflegte nach ausgeprägter Volumenreduktion regelmäßig deutlich verringert zu sein, konnte jedoch in einer kurzen Anfangsphase zu Beginn des Aderlasses bei einsetzender Tachykardie gegenüber den Ausgangswerten ansteigen. Unter der Retransfusion stellten sich die Ausgangswerte bereits wieder ein, ehe das gesamte entzogene Volumen substituiert war. Nach vollendeter Rückübertragung lagen die Drucke der Pulmonalarterie und der Vv. cavae deutlich über den Ausgangsgrößen, ein Zeichen für entweder inzwischen erfolgten Volumeneinstrom in den vasalen Raum oder noch vorhandene Engerstellung des Niederdrucksystems (Abb. 3, 4, 5). Im Verein mit den Angaben in der Literatur [670] darf angenommen werden, daß der Widerstand in der Lungenstrombahn infolge der Verringerung des durchfließenden Volumens erhöht ist, allerdings nicht über die Baroreceptoren, die keinen direkten Einfluß auf die Lungenarteriolen ausüben können. Der arteriovenöse pulmonale Druckgradient erfährt keine grundsätzliche Veränderung, die Widerstandserhöhung muß auf eine druckpassiv-elastische Verengerung des Querschnitts zurückgeführt werden [1330, 1511]. Eine aktive Widerstandssteigerung wäre auch in dieser Situation biologisch wenig verständlich, und die Tatsache, daß die arterielle O_2-Sättigung gleich bleibt, spricht gegen eine „Lungensperre". Die unter der Anfangstachykardie gelegentlich in einer ersten Phase zunehmende Strömungsgeschwindigkeit in der Lungenschlagader scheint darauf hinzudeuten, daß nunmehr die Entleerung des Reservoirs stattfindet, welches von den Lungen gebildet wird. Hinsichtlich der Klinik und der Therapie darf der Schluß gezogen werden, daß nur Volumenersatz die sinnvolle Gegenmaßnahme in diesen Fällen darstellt. Die constrictorische Potenz der arteriellen peripheren Gefäße hat allerdings auch bei Verschiebung der Ausgangslage durch die Zentralisation des Kreislaufs keineswegs die Grenzen ihrer Möglichkeit erreicht (Abb. 5). Bestimmte Pharmaka (u. a. Noradrenalin, Hypertensin II, Vasopressin, Effortil in hohen Dosen) führen zu einer Druckerhöhung [209, 210, 512, 545, 564, 1134], jedoch ist diese anscheinend kein Vorteil, da pressorische

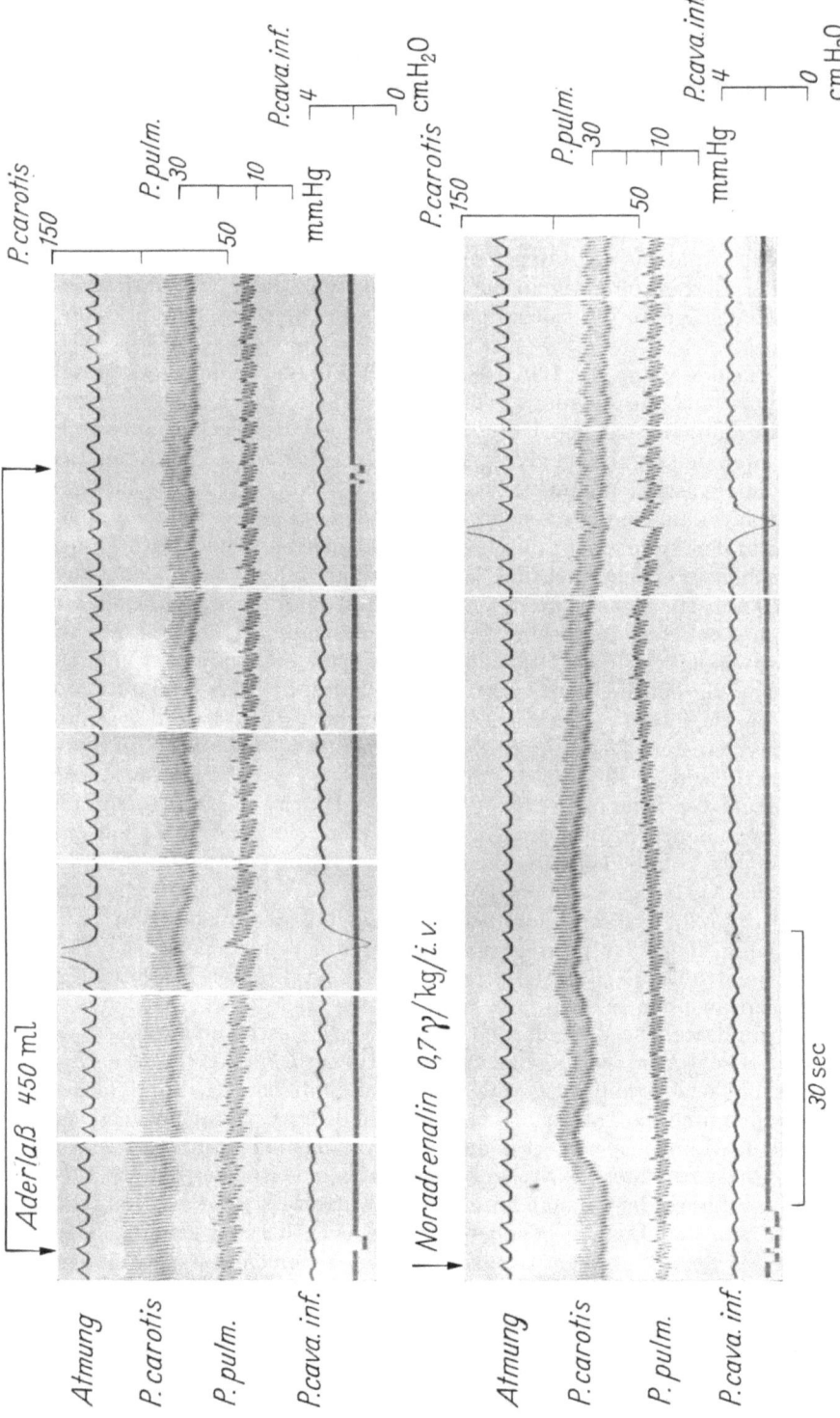

Abb. 5 a. Aderlaß senkt Carotis-, Pulmonalis- und Cavadruck. Auch bei Oligämie lassen sich eine Steigerung des Carotisdruckes und eine verzögert einsetzende Erhöhung des mittleren Pulmonalisdruckes durch Noradrenalin i.v. und in noch stärkerem Maße durch Hypertensin II i.v. erzielen. Die Dauer dieser Drucksteigerung ist gegenüber normaler Ausgangslage verkürzt, eine nennenswerte Amplitudenvergrößerung kommt nicht zustande. Nur Retransfusion ist zur Wiederherstellung der Ausgangsdaten in der Lage. Pulmonalis- und Cavadruck direkt mittels Katheter, Carotisdruck unblutig (SCHROEDER) an der Schlinge gemessen. Atemregistrierung mit Thoraxmanschette

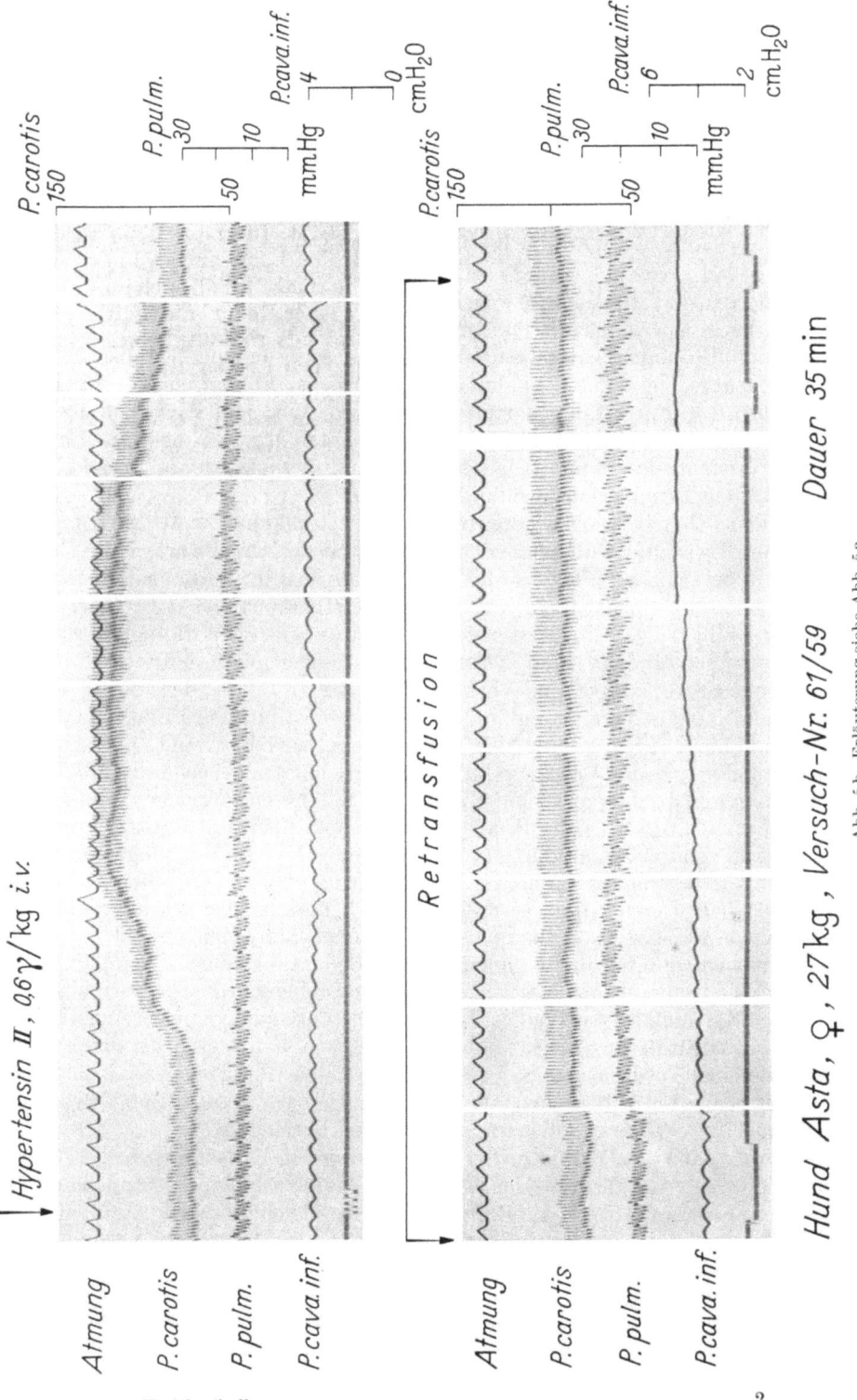

Abb. 5b. Erläuterung siehe Abb. 5a

Mittel, wie den eigenen Untersuchungen entnommen werden kann, die Strömungsgeschwindigkeit senken, während Lungenarterien- und Hohlvenendrucke ansteigen [545]. Dies ist nicht nur bei rein peripher-muskulär angreifenden Substanzen der Fall sondern auch bei Effortil, d. h. einem sympathicomimetisch wirkenden, mehr adrenalinähnlichen Mittel. Die Drucksteigerung der Lungengefäße und der Hohlvenen ist nicht ausschließlich durch eine Volumenauspressung der bereits kontrahierten Peripherie des venösen Systems erklärbar. Eine pulmonale Vasoconstriction durch diese Mittel erscheint ebenfalls unwahrscheinlich, da die arteriovenöse pulmonale Druckdifferenz unverändert bleibt. In erster Linie wird man zusätzlich die Veränderung der Herztätigkeit für den Druckanstieg in der A. pulmonalis und den Vv. cavae unter pressorischen Pharmaka [474], auch im Volumenmangelzustand, anschuldigen müssen, die infolge einer Reflexbradykardie die Abschöpfung reduziert. Daneben ist wegen der Widerstandserhöhung in den peripheren Arterien des Körperkreislaufs mit einem rückläufigen Anstieg des Aortenmitteldrucks, unvollständiger Kammerentleerung, Steigerung des enddiastolischen linken Ventrikeldrucks, dann mit Zunahme des Drucks im linken Vorhof und infolge Rückstaus auch in der Lungenarterie zu rechnen. Vielleicht darf noch auf einen weiteren Nachteil stärkeren Druckanstiegs im rechten Atrium hingewiesen werden, der darin besteht, daß damit gleichzeitig der Abfluß aus den Coronarvenen gegen einen erhöhten Druck erfolgen muß.

Auf die bei pharmakologisch erzwungener Druckerhöhung im arteriellen System des großen Kreislaufes entstehenden Nachteile für den Organismus ist bereits vor Jahren aufmerksam gemacht worden [347]. Die Annahme, mit Wiederherstellung des arteriellen Mitteldruckes einen befriedigenden therapeutischen Erfolg erzielt zu haben, ist häufig trügerisch. Es zeigt sich, daß eine ungünstige Wirkung pressorischer Substanzen auch für das venöse System und die Lungengefäße eintritt und hier zur Abnahme der Stromstärke und Verminderung der zirkulierenden, durch den Volumenmangelkollaps bereits empfindlich reduzierten Blutmenge führt. Es darf erneut darauf hingewiesen werden, daß eine nur vom Druck bestimmte Betrachtungsweise hämodynamischer Vorgänge Anlaß zu Fehlschlüssen geben kann [1509, 1511].

Anastomosen der Lungenstrombahn. Den Anteil der *arteriovenösen Anastomosen* halten HALMAGYI [670] sowie BOSTROEM u. PIIPER [156] mit etwa 2% des Zeitvolumens an venöser Beimischung (von der Pulmonalarterie zur Lungenvene unter Umgehung der alveolären Capillaren) für so gering, daß er vernachlässigt werden kann [699, 700]. In der Klinik wird dem auf 10% und darüber geschätzten Shuntvolumen von der Arteria pulmonalis zu den Bronchialvenen bzw. den Lungenvenen unter bestimmten Bedingungen größere Bedeutung beigemessen [801, 1313]. Zu der methodischen Problematik, die an den Geweben der Körperperipherie eine eindeutige Klärung der physiologischen Funktion der arteriovenösen Anastomosen und ihres quantitativen Ausmaßes bisher erschwert hat, treten bei den avA der Lunge die enge Verflechtung mit den respirierenden Oberflächen und die phylogenetisch bedingten zahlreichen Querverbindungen der Lungen- und Bronchialgefäße auch im capillären sowie im präcapillären Bereich [670].

Die Frage nach dem Verhalten der *bronchopulmonalen* Anastomosen der Lungenzirkulation (sog. Aortalisation der Lunge) bei Kreislaufkollaps ist ungeklärt, und es ist nicht bekannt, ob sich die Bronchialarterien gleichfalls an der Zentralisation im Volumenmangel beteiligen. Bisher besteht kein Grund, ihnen besondere Beachtung zu schenken.

Das **Lymphgefäßsystem,** dessen Physiologie und Pathologie in jüngerer Zeit wieder erhebliche Beachtung geschenkt wurde [365, 366, 458, 1191, 1192], ist bei den regulatorischen Veränderungen zur Volumenrestitution nach Blut- und Flüssigkeitsverlusten ebenfalls beteiligt; einige Untersucher [Lit.: 1191] haben ein vermehrtes Zeitvolumen des Ductus thoracicus nach experimenteller Oligämie finden können, einen jedoch noch nicht übereinstimmend bestätigten Befund [459, 460].

Organe im Spannungskollaps bei Oligämie

Das **Herz** ist im Zentralisationszustand gezwungen seine Dynamik den veränderten Bedingungen anzugleichen [1113]. Nach Entleerung des etwa ein Schlagvolumen betragenden Restblutes [826, 1149] führt seine Tätigkeit zur Entleerung der nächstgelegenen Reservoire, besonders der Lungen. Zum Heranziehen dieser Sofortdepots trägt die über die Pressorreceptoren veranlaßte Frequenzsteigerung bei. Mit zunehmend geringerer Füllung verlängert sich nach BLUMBERGER [131—134] die Anspannungszeit, hingegen wird die Austreibungszeit kürzer. Von den beiden Komponenten der Anspannungszeit, nämlich Umformungszeit und Druckanstiegszeit, ist die erstere gleichfalls verlängert. Die Schlagvolumina nehmen ab und dabei ändert sich die Aktionsweise des Herzens. Während bei guter Füllung und langsamer Frequenz das Herz vorwiegend mit Hilfe seiner Ringmuskulatur das angebotene Volumen auswirft und der Nachstrom ein eigener Arbeitsgang in der Diastole ist, saugt das „kleine, schnelle" Herz [168, 538, 542], einer Membranpumpe vergleichbar, das Blut systolisch an. Systolen- und Diastolendauer verkürzen sich. Entspannungs- und Füllungszeit als Komponenten der Diastole nehmen gleichzeitig ab, wobei über den relativen Anteil dieser beiden an der im Kollaps verringerten Diastolendauer systematische Untersuchungen nicht vorzuliegen scheinen. Sekundär kann, besonders bei langfristigem und hochgradigem Volumenmangelkollaps, auch der Herzmuskel nachteilig beeinflußt werden. Wenn der arterielle Mitteldruck trotz der Gegenmaßnahmen des Organismus absinkt, ist eine Minderung der Coronardurchblutung auf längere Sicht unvermeidlich [118, 175, 379, 991, 992, 1511]. Dabei bleibt der unter vermehrter Frequenz besonders beanspruchte Stoffwechsel des Myokards nicht unbeeinflußt [1227]. Ob, wie bei der Herzinsuffizienz, die Energieverwertung gemindert ist, oder ob im Entblutungskollaps eher die Störung der Energiebildung vorherrscht, ist noch nicht entschieden [219, 311]. Hypoxämische Fermenthemmungen und Erschwerung des Kohlenhydrat- und Fettstoffwechsels werden für diese Veränderungen verantwortlich gemacht [117, 118, 483]. Das gilt allerdings erst für fortgeschrittene Stadien der Zentralisation und besonders für ältere Menschen, deren Herzkranzgefäße bereits organische Veränderungen aufweisen und zudem thrombosegefährdet sind. Es können zuletzt eine akute Coronarinsuffizienz [201, 313, 955, 986] resp. Infarkte [135] entstehen, die letztlich irreversibles Myokardversagen auszulösen vermögen [303, 1537] (Abb. 6). Pathologisch-anatomisch finden sich dann degenerative morphologische Schädigungen wie Nekrosen und fettige Vacuolisierung [483]. In diesem letzten Stadium des Kollaps können sich die vorher klaren Grenzen zwischen vasalem Versagen und sekundär eingetretener energetischer Herzinsuffizienz verwischen [1539]. Dagegen ist bei mittleren Schweregraden des Kollaps das Herz offenbar weniger als andere Organe gefährdet [1567]. Klinisch sind entsprechend den geringen Möglichkeiten einer Coronargefäßdiagnostik die verschiedenen Störungsstufen unter diesen Umständen nicht zu präzisieren [309—311].

Das Elektrokardiogramm bietet hier keine verläßliche Unterstützung, da dessen Veränderungen widerspruchsvoll sein können [223]. So lassen sich z. B. beim vasolabilen, sonst gesunden Menschen deutliche funktionelle Veränderungen des Kammerendteiles beim sog. sympathicotonen EKG unter Erregung registrieren, während im Entblutungskollaps oft nur geringe Störungen, wenn überhaupt, gefunden werden [1150, 1567].

Lungen. Die Atemexkursionen haben großen Einfluß auf die Blutzirkulation, denn die inspiratorische Senkung des intrathorakalen Druckes vergrößert den venösen Zustrom [*8, 168*]. Die Füllung des rechten Vorhofes und der rechten Kammer nimmt zu, der effektive Pulmonalarteriendruck steigt trotz Erweiterung der Lungenarterie und der Lungenarteriolen [*670*]. Die Lungenblutmenge nimmt infolgedessen zu, und für kurze Zeit übersteigt das Zeitvolumen des rechten Herzens dasjenige des linken [*744, 745, 746*]. Währenddessen wird durch die Alveolenerweiterung gegen Ende der Inspiration eine Verengerung der Lungencapillaren bewirkt [*670, 1467*]. Neuerdings sind auch Reflexbeziehungen zwischen Lungendehnung und großem Kreislauf beschrieben worden [*1193*]. Diese Verhältnisse erfahren beim Spannungskollaps keine grundsätzlichen Veränderungen, ebensowenig wie die umgekehrte Entwicklung während der Ausatmung. Die häufig beobachtete Beschleunigung und Vertiefung der Atmung [*577*] kann als unterstützender Faktor bei verringertem venösen Reflux betrachtet werden. Die respiratorische Funktion des Gasaustausches in der Lunge ist, falls sich nicht, wie beim Lungenödem, der Volumenverlust in diesem Organ selbst abgespielt hat, nicht gestört, was aus der normalen Sauerstoffbeladung des arteriellen Blutes zu entnehmen ist. (Eine Ausnahme dürfte der tierexperimentelle Histaminschock bei bestimmten Species darstellen.) Die Sauerstoffkapazität soll jedoch auch im Entblutungskollaps nach verschiedenen Untersuchern leicht verringert sein. Allerdings vermag auch durch Einatmung reinen Sauerstoffes, wie aus verschiedenen Tierexperimenten hervorgeht, eine entscheidende Änderung nicht herbeigeführt zu werden [*1537*]. Der Stoffwechsel ist bei dieser Kollapsform nach REIN [*1136*], GOLLWITZER-MEIER [*581*], DUESBERG u. SCHROEDER [*347*], SCHWIEGK [*1290*] zentral gedrosselt. Dieser Mechanismus wird aber von WIGGERS [*1537*] und FRANK [*483*] nicht angenommen. Die im Spannungskollaps vorhandene starke Verminderung des Sauerstoffgehaltes des venösen Blutes und die damit sehr vergrößerte arteriovenöse O_2-Differenz demonstrieren, daß eine vermehrte Utilisation in den Geweben die verminderte Stromstärke der lokalen Zirkulation auszugleichen sucht [*347*]. Auch bei Kollaps infolge großen Blutverlustes ist der Hämoglobingehalt für einen minimalen Ruheumsatz ausreichend [*243, 513, 1290*]. Angesichts der im Kollaps nicht gestörten Lungenfunktion erscheint es fraglich, ob eine Beatmung mit reinem Sauerstoff in der Lage ist, die normale O_2-Aufnahme zu verbessern. WIGGERS [*1537*] ist der Ansicht, daß von therapeutischen Maßnahmen dieser Art keine nennenswerten Erfolge zu erwarten seien. Hingegen halten BLALOCK [*120*] wie CAZAL [*243*] und HADORN [*662*] Gaben von reinem Sauerstoff (3—6 l/min) im Gegensatz zu HENDERSON [*705, 709*] für nützlich.

Blut. Das Blut als flüssiges Organ, phylogenetisch und physiologisch untrennbar verknüpft mit dem Zirkulationssystem, stellt mit der Verbindung der einzelnen Körpergewebe zu einer Funktionseinheit die Voraussetzung für einen gemeinsam reagierenden Organismus dar. Bereits rein quantitativ zeigt sich diese Bedeutung darin, daß nach der Muskulatur (28% des Körpergewichtes), dem Hautorgan (17%) und dem Skelet (11%) bereits das Blut mit 4,5% des Körpergewichtes (= 3,4—4,5 l) an 4. Stelle steht [*513, 1560*]. Dennoch ist bei Kollapszuständen infolge von Blutverlusten nicht der Verlust von Erythrocyten als der Sauerstoffträger für das klinische Bild entscheidend, sondern die gestörte Relation zwischen Fassungsvermögen bei normalem Gefäßtonus und Gefäßinhalt [*347*]. Erst in späteren Stadien der Zentralisation bei Oligämie tritt die periphere Hypoxie als schädlicher Faktor auf. Im Gegensatz zu vielen anderen Kollapsformen ist nicht nur die zirkulierende, sondern auch die Gesamtblutmenge vermindert. Nach dem 1. Weltkrieg und in vollem Umfange erst während des 2. Weltkrieges konnte sich die Erkenntnis durchsetzen, daß dieser Blutverlust die Hauptursache der posttraumatischen Kollapszustände und der sog. sekundären Schocks ist. Die zuerst von KEITH 1919 [*814*] verwendeten Farbstoffmethoden zur Blutvolumenbestimmung (aus Plasmavolumen und Hämatokrit) haben zur heutigen Bewertung des Volumenverlustes entscheidend beigetragen. Bis zu dieser Zeit waren aus Hämoglobinbestimmungen [232] häufig irrtümliche Schlüsse auf die Volumenverhältnisse gezogen worden. Auch im zusammenfassenden Bericht der alliierten Schockkommission ist dieser Faktor nach WIGGERS [1537] nicht genügend gewürdigt worden. Ausgedehnte Blutmengenbestimmungen mit Farbstoffmethoden wurden später von EVANS [423], WOLLHEIM [1567], COURNAND [281], NOBLE u. GREGERSEN [1044], DAVIS [302] sowie von DECKWITZ u. ZISSLER [306] u. a. m. angewandt (Lit. s.: GREGERSEN [625] sowie WENNESLAND [1505]). GRANT u. REEVE [603] betonen auf Grund ihrer klinischen Untersuchungen die zentrale Rolle des Verlustes an Vollblut. Die Farbstoff- und Isotopenverfahren und ihre Fehlerquellen werden von REEVE [603] DAVIS [302] sowie in jüngerer Zeit von GÖTTE u. FRIMMER [518, 572], HOFFMANN [750], WENNESLAND [1504], GREGERSEN [625] sowie in den Berichten der Genfer Atomkonferenz [1123, 1124] dargestellt. Nach GRANT u. REEVE [603] werden die Volumenverluste in der Kriegs- und Unfallchirurgie ebenso wie bei chirurgischen Eingriffen aus anderer Indikation oft erheblich unterschätzt. Z. B. betrug der Volumenverlust bei 5 durchschnittlichen Laparatomien nach GRANT i. M. 2,2 l. [603].

Da jedoch eine einfache klinische Bestimmung ebenso wie Laboratoriumsmethoden zu schnellen Blutmengenmessungen bei akuten Kollapsfällen fehlen (Mindestzeit für eine Bestimmung 1 Std), haben GRANT u. REEVE [603] auf Grund ihres großen Untersuchungsgutes die Korrelationen der mit Farbstoffverfahren ermittelten Verlustvolumina zum klinischen Bild der Verletzung, dem Brachialisblutdruck und der Herzfrequenz ermittelt. Aus den Ergebnissen wurden anscheinend brauchbare Schemata für die grobe Kalkulation des Blutverlustes entwickelt, auf die bei der Besprechung der Therapie eingegangen werden soll. Wenn auch die Farbstoffverfahren für exakte Gesamtvolumenbestimmung im Kollaps wenig geeignet sind (GIBSON [560, 561] fand bei Kontrolle mit radioaktiven Verfahren, daß bis 7% des Plasmas nicht erfaßt werden), so geben sie doch die Größenordnung von Volumenverlusten richtig wieder [603]. EVANS [423] sah bei schwerem traumatischem Kollaps eine durchschnittliche Volumenverminderung von nahezu 40%. Trotz angegebener Korrekturformeln ist bereits beim Normalen eine Überschätzung des Erythrocytenvolumens bis zu 15% und des gesamten Blutvolumens bis zu 6% möglich, wobei die Ursache in einer gegenüber den großen Gefäßen veränderten Plasma-Erythrocytenrelation in kleinen und kleinsten Gefäßen gesucht wird. Es ist daher treffender, von der aktiven Blutmenge [1567, 1568, 1569] zu sprechen, die nach großen Blutungen bis fast auf die Hälfte der Kontrollwerte vermindert sein kann [1133, 1567]. Der Grad des Blutverlustes kann nach CAZAL [243] schematisch eingeteilt werden in benigne (0—10% des Blutvolumens), schwere (10—30%), bedrohliche (30—60%) und sofort tödliche (über 60%).

Bei reinem Blutungskollaps sind anfänglich Hämoglobinwert und Erythrocytenzahl normal oder zeitweise erhöht [354, 355, 356]. Wenn, besonders etwa bei Kombinationsverletzungen (Trauma + Verbrennung [243]; Lösen von Unterbindung + Trauma [1288, 1289]) zu dem Blutverlust ein weiterer Plasmaverlust tritt, so findet sich ein erhöhter Hämatokrit. In diesem Fall wird seine Feststellung auf die Wahl der Therapie und die Frage, ob Blut- oder Plasmasubstitution erfolgen soll, Einfluß haben, da mit erhöhter Viscosität ein weiterer ungünstiger Faktor in das Kollapsgeschehen eintritt. In Endstadien kann, vielleicht infolge generalisierter hypoxämischer Capillarschädigung [302, 811, 1537] erneut eine Permeabilitätszunahme in Richtung zum extravasalen Raum [243, 404] mit Plasmaverlust aus der Blutbahn eintreten, die den Hb-Wert beeinflußt. Da die corpusculären Elemente den entscheidenden Faktor der Blutviscosität darstellen [513, 1095], muß deren prozentuale Steigerung als ein weiteres nachteiliges Ereignis betrachtet werden.

Der venöse Hämatokrit ist beim gewöhnlichen Volumenmangelkollaps zunächst normal (ca. 45% beim Mann), bei überwiegendem Plasmaverlust von 10 ml/kg etwa 52%, bei 20 ml/kg sogar auf 65% erhöht [243].

Das leukocytäre System wird innerhalb kurzer Frist in die akute Krise mit einbezogen, und es sind z.T. erhebliche Leukocytosen von über 50000 pro mm^3 [232, 234] beobachtet worden, wobei gleichzeitig eine Linksverschiebung mit Auftreten unreifer Formen vorkommen kann, ohne daß bereits infektiöse Prozesse eingesetzt hätten. Gleichzeitig soll die phagocytierende Funktion der Kupfferschen Sternzellen bei Blutungskollaps bis zu 30% unter dem Normalbereich liegen [1596]. Der Gehalt der Leukocyten an alkalischer Phosphatase wird gesteigert gefunden [1448].

Sofort nach dem Blutverlust setzen die Ausgleichsvorgänge des Körpers ein, die sich in der Reihenfolge Hämodilution durch Einstrom extravasaler Flüssigkeit, Plasmaersatz (mit relativem und absolutem Plasmaüberschuß analog der chronischen Anämie), Erythrocytenneubildung und endlich Eisenersatz abspielt [243, 349, 352, 354]. Die individuelle Streuung ist dabei groß. Der Einstrom extravasaler Flüssigkeit beginnt nach ca. 10—20 min und nach 5—96 Std nach Blutentnahme von 1,0 l haben Gesunde das alte Gesamtvolumen wieder hergestellt [243]. Das Maximum der Blutverdünnung wird nach 36 Std gefunden. Hämoglobin und Erythrocyten benötigen nach Verlust von 500 ml Blut bei Gesunden 50—55 Tage zur Restauration, wobei täglich ca. 0,49 g Hämoglobin pro Liter Blut gebildet werden [243]. Der Eisenverlust ist nach Entnahme von 20% der Blutmenge in unkomplizierten Fällen erst nach 4 Monaten wieder aufgeholt, normale Kost vorausgesetzt [513]. Der spätestens nach 30—50 Minuten einsetzende Zustrom von Flüssigkeit [347, 352, 354] aus dem interstitiellen Raum, der überschlagsweise das 1,5- bis 2fache des Blutvolumens beträgt (nach CAZAL 150 ml/kg) wird durch die Druckminderung ausgedehnter Capillarbezirke mit Verschiebung des Starlingschen Umkehrpunktes und dadurch erleichterter Rückfiltration in die Gefäße gefördert, während gleichzeitig die noch nicht völlig geklärte Volumenregulation von intrathorakalen Receptoren [532, 534, 538], den hypothetischen Zwischenhirnreceptoren, evtl. Receptoren in den arteriellen Hirngefäßen [1453, 1582], hormonalen Faktoren der Hypophyse [189] und Änderung der Nierenfunktion eingeleitet wird.

Das normale Blutvolumen von 76 ml/kg Gewicht für den Mann und 66 ml/kg für die Frau [243] ist nach einmaliger großer Blutung auf diese Weise im Laufe von Stunden oder von Tagen wieder erreicht. Die zwischenzeitliche Zentralisation des Kreislaufes überbrückt als Notregulation diese Zeitspanne.

Der Bluteiweißgehalt, der kurz nach Blutverlusten sich noch in normaler Höhe von 7—8 g-% bewegt, kann während der 1. Phase der Volumenrestitution trotz absoluter Zunahme prozentual bis 2 oder 3 g-% abfallen; die vollwertige Plasmaregeneration setzt erst nach 1—2 Tagen ein, nachdem das intravasale Volumen aufgefüllt ist [352]. Die dabei in die Blutbahn abgegebenen Eiweißmengen können beträchtlich sein, so z.B. nach Blutspende von 775 ml innerhalb der ersten 3 Std 32 g [349, 1525]. Wenn ein Patient somit in 2 Tagen ca. 100—110 g Eiweiß (= 1 g Eiweiß/kg/Tag) in seine Gefäße abgibt, so genügt diese Menge, um bei 7,0 g-% Gesamteiweiß 1500 ml Wasser zu binden [349, 352]. Dabei beträgt der Albuminanteil am Wasserbindungsvermögen 80% [243]. Der große, nach akuten Verlusten benötigte Proteinnachschub erfolgt in erster Linie über die Leber [349]; im Gegensatz zu früheren Vorstellungen scheint der Organismus des Warmblüters je nach Ernährungszustand in der Lage zu sein, eine gewisse Eiweißmenge zu speichern [1525].

Neben den angedeuteten Veränderungen der Gesamtproteine bestehen bei bestimmten hämodynamischen Situationen Abweichungen in Teilsystemen der Bluteiweißkörper, die erst zum Teil erforscht sind. So konnten LASCH, HILD u. MECHELKE in tierexperimentellen und klinischen Untersuchungen feststellen, daß die zentralisierte Kreislaufeinstellung infolge Oligämie mit einer deutlichen Zunahme der Gerinnungstendenz des Blutes einhergeht, während gegensinnige Zirkulationsverhältnisse einen umgekehrten Einfluß haben [*888*]. In Spätstadien kann das Gerinnungspotential dagegen abfallen [*1439*].

Zentralnervensystem (Gehirn). Aus Untersuchungen von OPITZ u. SCHNEIDER [*1053*] und der aktuellen klinischen Problematik der großen Kardiochirurgie bei zeitweilig ausgeschaltetem Herzen [*153, 198*] ist die hohe Empfindlichkeit des Warmblütergehirns gegen Sauerstoff- und Glucosemangel bekannt. Mit 3—5 min bis zum Eintritt irreversibler Schäden ist sie die kürzeste Toleranzfrist aller Organe. Um so erstaunlicher ist, daß auch schwere Kollapszustände bei Blutverlusten nur selten zu faßbaren Schädigungen führen (extrapyramidale Störungen, Opticusatrophie [*102*]). Zwar sind die höheren psychischen Funktionen bei ausgeprägter Zentralisation beeinträchtigt, die Schwellenwerte für akustische und optische Reize heraufgesetzt, und das Bewußtsein kann, wenn auch durchaus nicht regelmäßig, getrübt sein [*637*]; jedoch sind diese Veränderungen offenbar meist funktionell und bei nicht zu langer Dauer reversibel. Bei tierexperimentellen elektrencephalographischen Untersuchungen finden sich allerdings Symptome wie verminderte Frequenz und kleine Amplitude der registrierten Wellen [*483*], doch werden diese durch Transfusion in reversiblen Kollapsstadien schnell korrigiert. Untersuchungen an Hirngewebe von Tieren im experimentellen Blutungskollaps lassen in vitro normale Oxydationsleistungen erkennen, und verschiedene fermentchemische Untersuchungen waren nicht regelmäßig imstande, sichere Schädigungen aufzudecken [*1178*]. Daß dennoch gewisse Veränderungen vorliegen können, zeigen neueste Untersuchungen an Hirnmitochondrien im Blutungskollaps. PACKER und Mitarbeiter [*1057*] fanden eine verminderte Synthese von Adenosintriphosphat und Veränderungen der Elektrolytzusammensetzung. Sie halten für möglich, daß hier eine veränderte Verteilung von Natrium und Kalium eine Rolle in den abweichenden Phosphorylierungsprozessen spielt.

Offenbar ist die Hirndurchblutung, wenigstens für den Erhaltungsstoffwechsel und die Spülfunktion, noch langfristig ausreichend und der arterielle Teilwiderstand nicht im gleichen Ausmaß wie in weniger lebenswichtigen Organen gesteigert [*102, 890*]. Zwar stellen sich im oligämischen Kollaps oft die Retinagefäße verengt dar, doch repräsentieren diese keineswegs das Verhalten der Hirngefäße [*1187*]. Während früher an ein vorwiegend passives Verhalten der Hirngefäße geglaubt wurde [*1428*], hat sich heute die Auffassung durchgesetzt, daß sie trotz ihrer geringen Muscularis sich qualitativ in der Reaktion auf pharmakologische Einflüsse nicht grundsätzlich von anderen Strombahnen unterscheiden [*890*], quantitativ jedoch ca. eine Zehnerpotenz tiefer liegen [*1187*]. Ein die Hirnzirkulation begünstigender Faktor kann in der Tatsache erblickt werden, daß die großen Venen des Schädels im Gegensatz zu vielen anderen Regionen nicht kollabieren können und damit nicht mit einer Erhöhung ihres Widerstandes [*168*] sich dem Atemsog der Thoraxcavität widersetzen. Hinzu kommt, daß bei Anstieg des CO_2-Gehaltes im Blut die Hirndurchblutung zu- und der Hirngefäßwiderstand abnimmt [*202*]. Außerdem pflegt der Liquordruck bei fallendem Venendruck zu sinken [*1187*]. Während mit modernen Methoden [*102, 557, 818*] die Hirndurchblutung beim Menschen im Spannungskollaps nach Blutverlust noch nicht systematisch untersucht worden zu sein scheint, hat BERNSMEIER [*103*] unter dem Einfluß von Ganglienblockern mit der Stickoxydulmethode beim Kollaps in Orthostase festgestellt, daß bei

Senkung des arteriellen Mitteldruckes die Hirndurchblutung prozentual wesentlich weniger vermindert wird als die Stromstärke anderer Provinzen. Wahrscheinlich gelten analoge Verhältnisse auch für den oligämischen Kollaps bei Blutverlust. Das Auftreten von Amblyopie infolge Oligämie [283] zeigt, daß die Retinadurchblutung gegenüber der Hirnzirkulation benachteiligt ist [1187].

Peripheres Nervensystem (Animalisches Nervensystem). Der Einfluß einer Beeinträchtigung peripherer Nerven auf Eintreten, Erhaltung und Verstärkung von hypovolämischen und anderen Kollapsarten ist eingehend untersucht worden, wobei die Ergebnisse nicht einheitlich sind [120, 483, 1084, 1085, 1086]. Eine primäre Rolle dürfte bei Oligämiezuständen den sensorischen Bahnen und den sensiblen Reizen (sog. nociceptive stimuli) nicht zukommen. So erzielten BLALOCK [120, 123, 126] und SWINGLE [1399] keine eindeutige Besserung der Lebenserwartung ihrer Tiere nach Nervenresektion bei Kollapszuständen. Die bekannte Blutdruckreaktion mit Anstieg bei geringer und Abfall bei starker Reizung sensibler Nerven darf nicht mit Kollapszuständen gleichgesetzt werden. Die älteren Tierexperimente zu dieser Frage stammen vorwiegend aus einer Zeit, in der die überwiegende Bedeutung des Volumenmangels beim traumatischen Kollaps nicht mit der heutigen Klarheit feststand. In den letzten Jahren haben WANG und Mitarbeiter [1056] diese Frage wieder aufgegriffen. In ihren Versuchen starben 50% der Hunde nach Hinterbeintrauma schon bei einem mittleren restlichen Blutvolumen von 73 ml/kg, während nach Blutverlust allein der Tod erst bei Volumenreduktion auf 59 ml/kg bei der Hälfte der Tiere eintrat. Führten sie vorher eine ausgedehnte Durchtrennung der hinteren Spinalwurzeln durch, überlebten die Hunde den sonst tödlichen Blutverlust. Ähnliche Unterschiede fanden sich auch bei Blutung und zusätzlicher Reizung des proximalen Ischiadicusstumpfes [1056]. Es scheint daher berechtigt, bei Volumenmangel in intensiver peripherer Nervenreizung einen kollapsfördernden Faktor zu sehen. Die von sensiblen Zentren auf das autonome Nervensystem und von hier weitergeleitete Erregung des Nebennierenmarks, der Hypophyse und der Nebennierenrinde (Alarmreaktion nach SELYE [1308, 1309, 1311]) mit vorzeitiger Erschöpfung dieses Systems gibt eine der möglichen Erklärungen für diese Befunde. Eine durch ausgeschüttete Steroidhormone bewirkte Verminderung der Capillarpermeabilität [990, 1120] könnte einem weiteren Plasmaverlust nach Trauma entgegenwirken. Eine andere Deutung wäre die unterschiedliche Produktion von vasodilatorischen und vasoconstrictorischen Substanzen (in Leber bzw. Niere) nach SHORR [1322, 1323], ZWEIFACH [1600, 1601, 1604], CHAMBERS [246, 247], deren indirekt nerval beeinflußte Ausschüttung hier gleichfalls einwirken könnte. Allerdings fehlen hinsichtlich der letztgenannten Substanzen die Bestätigungen durch andere Untersucher; ZWEIFACH und Mitarbeiter haben die Gültigkeit ihrer Theorie selbst später beträchtlich eingeschränkt [1598, 1599]. Beweise für derartige Erklärungsmöglichkeiten liegen allerdings bisher nicht vor. WIGGERS [1537] beharrt auf dem Standpunkt, daß auf jeden Fall Volumenverluste von 3,5—5,5% des Körpergewichtes zum Tod des Betroffenen führen, und daß bei Erreichen dieser Größenordnung die Diskussion anderer Faktoren überflüssig ist. Während zahlreiche Untersuchungen der Frage einer Einwirkung peripherer Nerven auf die Kollapsentwicklung gewidmet sind, scheinen umgekehrt die Auswirkungen von Volumenmangelkollaps auf das periphere animalische Nervensystem bisher experimentell nicht angegangen worden zu sein.

Autonomes Nervensystem. Im Gegensatz zum animalischen Nervensystem spielt das vegetative System bei Kollapszuständen eine entscheidende Rolle. Es bestimmt im Zusammenwirken mit den endokrinen Drüsen (besonders der Hypophyse und der Nebenniere) den Ablauf und das Ausmaß der Gegenregulation des betroffenen Organismus. Nach heutiger Auffassung untersteht das gesamte Gefäßsystem einer aktiven sympathischen Dauerinnervation [*461, 462, 463, 464*], die von den Kreislaufzentren bzw. Halbzentren [*1203, 1204, 1205, 1206*] des bulbopontinen Hirnareals, höherer hypothalamischer, mesencephaler und corticaler sowie medullärer und tieferer spinaler Regionen ausgeht [*522, 1051*], wobei für die Erhaltung einer sympathicotonen Vasoconstriction der periphere Überträgerstoff vorwiegend das Noradrenalin (Sympathin) ist [*413—415, 417, 758, 759, 760*]. Gleichzeitig bestehen enge Querverbindungen zum Atemzentrum sowie den Chemoreceptoren im großen Kreislauf [*1035*], so daß eine völlig unabhängige Reaktion beider kaum möglich ist [*641, 1175, 1181*]. Über die Meßstellen bzw. Fühler der erst zum Teil bekannten Pressor- oder besser Dehnungsreceptoren der verschiedenen Gefäßprovinzen, des Herzens und der Lungen [*35—37*] werden Druck- und Füllungsschwankungen zentripetal gemeldet und je nach Intensität des auslösenden Reizes von den verschiedenen Stufen des Systems [*621, 848, 1051, 1461, 1462, 1463*] mit entsprechenden zentrifugalen Impulsen beantwortet. Im Falle eines Volumenmangelkollaps als besonders massiver Störung muß mit einer entsprechend intensiven Antwort des autonomen Systems und reichlicher Neurosekretion pressorischer Stoffe gerechnet werden. Während normalerweise die „Grobregulation" des Arteriendruckes zentral geregelt wird, erfolgt die „Feineinstellung" der lokalen Durchblutung des Gewebes, wo sich in den Capillaren die eigentliche Aufgabe des Kreislaufes erfüllt [*729, 1512*], vorwiegend über örtliche Stoffwechselprodukte [*649, 1136—1138, 1141, 1146*], besonders durch energiereiche Phosphate, p_H-Wert-Verschiebung und Kohlensäureanhäufung, um für das jeweils aktive Capillargebiet das Hochdrucksystem im benötigten Umfang anzuzapfen. Das örtlich geregelte Blutbedürfnis [*26, 788, 995, 1136* usf.] konkurriert mit dem Regelsystem der zentralen Blutleiter. Dabei kann, wenn die entnommenen Quanten zu Druckabfall führen, nur durch kollaterale Vasoconstriction [*1136—1138, 1147*] oder durch Minutenvolumenvergrößerung [*26, 57, 1510, 1513, 1514*] der arterielle Mitteldruck als lebenswichtige Größe erhalten bleiben. Diese Entwicklung führt bei Volumenmangelkollaps infolge der Unfähigkeit, das Minutenvolumen aufrecht zu erhalten, bei gesteigerter Noradrenalin- und Adrenalinfreisetzung [*624, 629, 1003, 1281*] zur fortschreitenden Zentralisation, wenn der Störfaktor massiv genug ist, wobei die primär lebenswichtigen Gewebe, wie diejenigen von Gehirn und Herz, durch ihre Tätigkeit und die Lebhaftigkeit ihres Stoffwechsels sich den Löwenanteil des noch verfügbaren zirkulierenden Blutes erzwingen. (Die normale arteriovenöse Sauerstoffdifferenz kann, gemeinsam mit dem Stromvolumen, als Maß für die Stoffwechselintensität der Organe angesehen werden; sie beträgt für die Niere 11 ml/l, für das Gehirn hingegen 62 ml/l und für die Coronarien 137 ml/l [Lit.: *118, 380, 381, 462, 463, 735, 838, 966, 991, 1138, 1203*].)

Nach jüngeren Untersuchungen darf außer einem constrictorisch wirksamen sympathischen Nervensystem auch noch ein vasodilatierendes sympathisches System für bestimmte Organe angenommen werden, das entsprechenden, z.T. corticalen Zentren unterstellt ist [*48, 49, 50, 221, 383, 461*]. Im Gegensatz zu anderen Kollapszuständen scheint dieses im Spannungskollaps beim Volumenmangel ursächlich keine Rolle zu spielen.

Eine streng anatomisch-lokalistische Auffassung *des* Vasomotorenzentrums läßt sich heute nach CHRISTIAN [*250*] nicht mehr aufrechterhalten; vielmehr müssen Vasomotorentonus und Kreislaufeinstellung als Funktionssumme zahlreicher gefäßwirksamer Foci zwischen Hirnrinde und Medulla, die sich in enger Verflechtung zueinander befinden, betrachtet werden. Dabei ist die übergeordnete Steuerung der Gefäßregulationen vom zentralen Höhlengrau des dritten Ventrikels, dem hypothalamischen Bereich und bulbopontinen Gebieten von besonderer Bedeutung [*1051, 1149*]. Von hier bestehen vielfache doppelläufige Verbindungen zur Hirnrinde, wie aus zahlreichen Reizversuchen an Primaten und Carnivoren hervorgeht [*250, 522*]. So können von unterschiedlichen Rindenarealen nahe den motorischen Rindenzentren Blutdruckanstieg oder -senkung, Frequenzänderungen, Umstellung der Herztätigkeit, Variationen der Nieren- und Extremitätenvolumina sowie veränderte lokale Gefäßregulation auf thermische Einflüsse ausgelöst werden [*522*]. Diese Effekte weisen auf die aus der Alltagserfahrung bekannte Möglichkeit der Auswirkung psychischer Vorgänge auf die cardiovasculäre Antwort, hier im Kollapszustand, hin. Entscheidend dürfte für den bei der Zentralisation resultierenden Zustand die Hirnrindentätigkeit nicht sein, denn auch in flacher Narkose, die angeblich zunächst diese Bereiche ausschaltet, entwickelt sich im Entblutungszustand das Bild der Zentralisation, herbeigeführt von den tieferen Kreislaufzentren. Diese werden, sobald die lokale Regulation über periphere Ganglien nicht ausreicht [*966, 1463*], über zahlreiche zentripetale autonome Fasern erregt, die aus den verschiedensten Fühlstellen der Regelsysteme von allen Stellen des Organismus hier zusammenlaufen. Bis zur Einstellung eines erhöhten Vasoconstrictorentonus ist anfangs auch eine kurzfristig überwiegende Erregung vasodilatorischer Zentren möglich (Kippschwingung im Sinne von BETHE [*110, 111*] und SELBACH [*1298*], réaction oscillante nach LABORIT [*874*]). Diese muß keineswegs nur parasympathischer Natur sein, wie die Untersuchungen von FOLKOW [*461, 462*], CELANDER [*244*], BARCROFT [*50*], ANDERSON [*15*] sowie EDHOLM [*383*] über die vasodilatierende Sympathicuswirkung auf Gefäße verschiedener Organe beweist. Wenn auch damit die alte Zweiteilung der den vasomotorischen Zentren unterstellten distalen autonomen Nerven in Sympathicus einerseits und Parasympathicus andererseits mit jeweils getrennten Funktionsbereichen nicht mehr aufrecht erhalten werden kann [*1149*], so muß doch der Hauptteil des sympathischen Systems hinsichtlich seiner Bedeutung für die Blutversorgung der Vitalorgane und die Temperaturregelung über die Hautdurchblutung als eine Reaktionseinheit angesehen werden [*966, 1051*]. Daneben existieren zentral überwachte, vasodilatierende Fasern an verschiedenen Stellen, die teils dem Sympathicus, teils dem Parasympathicus angehören [*966*] (s. auch Abb. 17).

Im Spannungskollaps bei Oligämie darf eine erhebliche Erregungssteigerung der Zentren mit Erhöhung des Constrictorentonus bzw. Verminderung seiner aktiven, meist vorhandenen Dauerhemmung angenommen werden [*1478*], die peripher über Noradrenalinausschüttung auf die Gefäße wirkt [*624, 1281*]. Während die kurzfristige Regulation primär nerval ist, dürfte in späteren Stadien, zumal wenn das Hypophysen-Nebennierenrindensystem in die Reaktion mit einbezogen worden ist, eine Trennung in nervale und hormonale Regulation kaum noch aufrecht zu erhalten sein. Zahlreiche Reflexzonen sorgen dafür, daß der erhöhte Erregungszustand in den Kreislaufzentren lange Zeit bis zur Beseitigung des Auslösungsmomentes oder zum endgültigen Zusammenbruch beibehalten wird. Der Aufbau, die Funktion, die Vermaschung mit anderen Systemen bei diesen Regeleinrichtungen des Kreislaufs ist bei WAGNER [*1463*] monographisch dargestellt. (Weitere zusammenfassende Literatur: *15, 50, 722, 975, 977, 978, 979, 1149, 1461* usf.). Es ist dem Kliniker nicht möglich, die außerordentliche Vielfalt der vasomotorischen Reaktionen an den Einzelorganen im Entblutungskollaps in jedem Fall und noch weniger ihren jeweiligen Anteil hinsichtlich der verschiedenen möglichen Mechanismen zu erfassen, zumal in Abhängigkeit von der Grundschädigung mit ausgedehnter Irradiation autonomer Reflexe zu rechnen ist [*1280*]. Hier ist von besonderer Wichtigkeit, daß beim einfachen oligämischen Kollaps die neurohumorale Regulation offenbar sehr widerstandsfähig ist und bei Ausbleiben einer geeigneten Therapie keineswegs durch primäres Versagen der Zentren das letale Ende herbeizuführen scheint [*1384*]. Die frühere Vorstellung der „Vasomotorenerschöpfung" [287] darf als widerlegt gelten, da in Tierexperimenten und nach klinischem Verblutungstod die vasomotorischen Zentren wie auch die peripheren Gefäße als das Erfolgsorgan auf Reizung noch längere Zeit in genügendem Umfang reagieren [874, 1537]. Nach DAVIS [302] soll beim Menschen nicht der Ausfall der Vasomotorik, sondern kardiales Versagen letztlich die Todesursache bei unbeeinflußbarem schwerem Volumenmangelkollaps darstellen.

Niere. Bei normalen Kreislaufverhältnissen erhalten die Nieren mit 1160 (+/—256) ml/min rund $1/3$—$1/4$ des Minutenvolumens, während ihr aktueller Blutgehalt mit ca. 80 ml sehr klein ist [497, 966]. Im Verhältnis zum Organgewicht sind sie bei einem Zeitvolumen von etwa 420 ml/100 g das am reichlichsten durchströmte Organ des gesamten Körpers. Infolgedessen decken sie mühelos ihren eigenen großen Blutbedarf trotz der von allen Organen niedrigsten av O_2-Differenz von 11 ml/l (nach ASCHOFF 1,4 Vol.-% av-O_2-Differenz [26]). Rein hämodynamisch betrachtet stellen sie nahezu ein arteriovenöses Aneurysma dar, das einen großen Teil des Minutenvolumens schnell zum Herzen zurückleitet [243]. Innerhalb weiter Bereiche ist die Niere infolge ihrer Eigenregulation in der Lage, eine Homoiostase ihrer Stromstärke sowie von Plasmadurchfluß und Glomerulumfiltrat aufrecht zu erhalten [510, 823, 824, 1307, 1342]. Der Tonus einer reichen sympathischen Innervierung scheint normalerweise keine große Rolle zu spielen; jedoch soll bei ausreichender nervaler Reizung eine Umleitung des Nierenblutes über Markgefäße unter besonderen Bedingungen bei bestimmten Species möglich sein [497, 498, 966, 1437, 1438]. Nach neuerer Auffassung hat dieser sog. Oxford-Shunt für den Menschen keine Bedeutung [483]. Auch vasoaktive körpereigene Substanzen wie Noradrenalin und Hypertensin können in Abhängigkeit von der Dosis die Nierendurchblutung trotz starker Zunahme des Aortendruckes erheblich vermindern [137, 823], wobei die Constriction besonders der rindennahen kleinen Arterien die Normalisierung des Druckes überdauern kann. Es ist verständlich, daß die Nieren bei großem Blutbedarf anderer Abschnitte herangezogen werden, und bei Körperarbeit kann bereits eine gewisse Reduktion ihrer Durchblutung zugunsten anderer Provinzen festgestellt werden [893]. In vermehrtem Umfange scheint der Organismus im Entblutungskollaps zur renalen Gefäßdrosselung zu greifen [243, 497, 823, 847, 1199, 1200], da hier der Weg einer Minutenvolumenvermehrung zur Druckerhaltung nicht mehr beschritten werden kann. Die dabei nach einiger Zeit auftretende Häufung harnpflichtiger Substanzen, bereits im 1. Weltkrieg bekannt, ist gegenüber der sonstigen Gefährdung bei starker Kreislaufzentralisation zunächst ohne Bedeutung. Die Oligurie oder sogar Anurie kann als weitere Notmaßnahme zur Erhaltung von Körperflüssigkeit angesehen werden, die gleichzeitig mit der Retention der zur Erhaltung einer Isotonie notwendigen Salze unter Einschaltung des Aldosteron- und Adiuretinmechanismus einhergeht [1281]. Diese Oligurie kann auf der Minderdurchblutung der Nieren beruhen, jedoch ist ein Unterschreiten der kritischen Druckhöhe von 60—80 mm Hg für die drastische Reduktion der Harnbildung keineswegs erforderlich [847]. Es liegt nahe, das Adiuretin des Hypophysenhinterlappens hierfür anzuschuldigen. Bereits vor Jahren ist dieser Faktor von BRUN und Mitarbeitern [189] sowie TAYLOR u. NOBLE [1042, 1408, 1409] wahrscheinlich gemacht worden. Hinzu tritt die Möglichkeit eines Circulus vitiosus, der diuresehemmend wirkt, wenn bei Nierenischämie im Kollaps pressorische Substanzen freigesetzt werden, wie Renin bzw. Hypertensin [167, 325, 635, 1060] sowie noch fragliche Substanzen (VEM von SHORR, CHAMBERS u. ZWEIFACH [246, 1322, 1323, 1600]), die ihrerseits wiederum die Nierendurchblutung drosseln [635]. Daß hiermit die Lebenserwartung von Kollapstieren nicht beeinträchtigt wird, geht aus Experimenten hervor, in denen Kontrolltieren die Nieren exstirpiert wurden [1153]. Die Produktion antidiuretischen Hormons in großen Mengen [966] soll im Kollaps nach GAUER über Dehnungsreceptoren des linken Vorhofes vermittelt werden [535]. VERNEY [1453] glaubt hingegen, daß Osmoreceptoren im Gebiet der Carotis interna seine Ausschüttung veranlassen. Die Ergebnisse der neuen Untersuchungen über das Aldosteron und seine große Bedeutung für die Natriumrückresorption lassen vermuten, daß dieses Hormon eine noch weitaus wichtigere Rolle bei derartigen Zuständen spielt als das antidiuretische Hormon [439, 532, 1281]. Die gleichzeitige Salzretention sichert den osmotischen Druck der zurückgehaltenen Körperflüssigkeit. Außer an Natrium steigt der Serumgehalt an Kalium, Phosphaten und Lactaten sowie Ammoniak an. Auch bei reduzierter Nierendurchblutung wurde die renale arteriovenöse O_2-Differenz gering gefunden, woraus DOLE [339] schloß, daß sie ihren Bedarf im Gegensatz zu anderen Organen herabsetzen könne. Quantitative Berechnung stützt diese Annahme nicht [1138]. Deshalb vergeht auch bei minimaler Durchblutung im oligämischen Kollaps einige Zeit, bis irreversible Schäden im Sinne eines akuten Nierensyndromes, einer Schockniere, eines tubulären Nierensyndroms bzw. einer tubulären Insuffizienz [382, 1564] einsetzt. Histologisch finden sich dann degenerative Veränderungen, fettige Vacuolisierung und Nekrosen, besonders an den Epithelien der aufsteigenden Henleschen Schleife [483]. Während in den späteren Stadien des oligämischen Kollaps der Anstieg verschiedener Salze, des Harnstoffes und die zunehmende Säuerung des Organismus renaler Genese sein dürften, ist zu erwarten, daß die bereits zu Beginn des Kollaps einsetzende Vermehrung bestimmter Elektrolyte und anorganischer Säuren prärenaler Herkunft aus den Geweben und ihrem geschädigten Stoffwechsel ist. SHANNON [1314] hält die Niere bei schweren Zentralisationszuständen für sehr gefährdet; allerdings gründet sich seine Auffassung auf Tierexperimente mit völliger Nierenischämie von 3 Std, die irreversible Schäden zur Folge hat. Auch SELKURT [1307] fand bleibende Tubulusdegenerationen nach anurischen Phasen im Blutungskollaps. Ist allerdings der Spannungskollaps bei Blutverlust durch zusätzliche Faktoren, insbesondere große Gewebs- und Muskelzertrümmerungen, schwere Verbrennungen und Hämolysen kompliziert, so entwickelt sich zu der eigentlichen Schockniere ein akutes schweres Nierensyndrom, das zuerst von FRANKENTHAL 1916 beschrieben worden ist [496] und heute nach BYWATERS [224] benannt wird. Hier treten zusätzlich Hämoglobinurie, Cylindrurie, Oligurie bis Anurie und hochgradige Retention harnpflichtiger Stoffe sowie starke Acidose auf, und es kommt häufig zum letalen Ausgang, auch wenn der primäre Volumenmangelkollaps in der Zwischenzeit längst behoben ist.

Während also die Niere durch teils passive, teils aktive Minderung ihres großen Anteils an der Aortenstromstärke eine wichtige kompensatorische Rolle bei Volumenmangelzuständen spielt, ist nach Auffassung von WIGGERS [1537] ihr Einfluß auf Irreversibilität und letalen Ausgang eines Spannungskollaps bei Oligämie meist gering. Die endokrine Funktion von pressorisch wirkenden Substanzen der Niere (Renin-Angiotensin, evtl. auch VEM) wird unter physiologischen Bedingungen bisher nicht übereinstimmend beurteilt. Beim Volumenmangelkollaps sehen jedoch manche Autoren trotz der unzureichenden Kenntnisse der Normalverhältnisse in der Produktion dieser Stoffe einen Kompensationsmechanismus mit dem Ziel einer Aufrechterhaltung des Blutdruckes [325, 635, 673, 1025].

Leber. Auf Grund ihrer anatomischen Situation ist die Leber bei zentralisierter Kreislaufeinstellung im Spannungskollaps besonders gefährdet. Die A. hepatica ist relativ klein, und etwa 60% des O_2-Bedarfes der Leber werden aus dem bereits venösen Blut der Pfortader bestritten, die sich am Minutenvolumen der Leber normalerweise mit etwa 80% beteiligt [249, 515, 593, 1293, 1303]. Die Größe des mit der Bromsulfaleinmethode bestimmten Zeitvolumens von etwa 1200—1500 ml/min weist auf die biologische Bedeutung des Organs hin. Da die Leitfähigkeit der Splanchnicusgefäße, die die Pfortader versorgen, groß ist [26], werden sie schon bei normalen regulatorischen Umstellungen bevorzugt zur peripheren Widerstandserhöhung herangezogen und bei Volumenverlust in noch verstärktem Ausmaß, so daß ihre Constriction das Leberzeitvolumen stark beschneidet (Abb. 4). Zwar sind lokale Reflexmechanismen nachgewiesen, die über den sog. Hepaticareflex [595, 1139, 1140, 1196, 1293] bei verminderter Pfortaderströmung für einen gewissen Ausgleich durch die arterielle Blutzufuhr sorgen; es darf jedoch vermutet werden, daß die Leberarterie ebenfalls mit sinkendem Aortendruck im Volumenmangelkollaps in die Zentralisation mit einbezogen wird, und damit im Ausmaß ihrer Kompensationsfähigkeit eingeschränkt ist. Jedenfalls sind Sauerstoffsättigung und Stromstärke der Lebervenen im Tierexperiment im Entblutungskollaps stark reduziert [516, 1537]. Auch der Bromthaleintest zeigt oft erhebliche Einschränkung [79, 80], die auf Durchblutungsverminderung zu beziehen ist. Wenn auch für die Leber gleichfalls angenommen werden darf, daß analog zu anderen Geweben die Anhäufung lokaler Stoffwechselprodukte zu Durchblutungssteigerung führt, so bleibt diese doch offenbar unzureichend. MCSHANN [974] hält die Ansammlung von Milchsäure, Aminosäuren, Stickstoff, Ammoniak im Blut bei ausgeprägtem Kollaps für einen weiteren die Leber schädigenden Faktor. Daß die Leberdurchblutung bei oligämischen Zuständen ganz erheblich eingeschränkt ist (Abb. 4) und eine Blutansammlung im Pfortader-Lebergebiet, wie sie früher häufig angenommen wurde, hierbei keine Rolle spielt, konnten SELKURT u. BRECHER [1303—1306] sowie eigene Untersuchungen über die Pfortaderdurchblutung zeigen [551, 552]. Es fand sich hierbei, daß kontinuierliche Entnahme von etwa $1/4$—$1/5$ des intravasalen Volumens Druck und Strömung in der Pfortader erheblich verminderten. Dabei ist zu betonen, daß für Volumenmangelkollaps im Gegensatz zu manchen anderen experimentellen Kollapsformen die anatomischen Sperrmechanismen der Lebervenen des Hundes ohne Einfluß auf die gefundenen Reaktionen sind. Nur Ersatz des verlorenen Blutvolumens war in der Lage, die Ausgangsverhältnisse wieder herzustellen (lediglich innerhalb eines zeitlich geringen Umfanges ersatzweise auch Elektrolytlösungen) [546, 551, 552, 554].

Als Folge der Leberhypoxie im Kollaps sind beim Menschen eingreifende Störungen in der Bereitstellung von Glucose, energiereichen organischen Verbindungen, Albumin, Prothrombin, Fibrinogen und zahlreicher anderer Stoffe vorhanden [483]. Der Glykogenvorrat erschöpft sich während der fortschreitenden Zentralisation, da die Synthese aus Glucose und Milchsäure reduziert ist. Die De- und Transaminierungsprozesse sind gestört, der Gehalt an Adenosindi- und triphosphorsäure ist gleichfalls gemindert [302]. Anorganische Phosphate und Kreatinin häufen sich intracellulär, und es kommt zum Anstieg von Aminostickstoff, Milch- und Brenztraubensäure im Blut [1537]. Der Glucosemangel wirkt sich offenbar im Tierexperiment besonders ungünstig aus, und Traubenzuckerinfusion gleicht die Überlebenszeit hepatektomierter Hunde fast derjenigen der Kontrolltiere an [302, 1303]. Es ist nicht erwiesen, ob für den Menschen im Spannungskollaps die gleichen Bedingungen gelten.

SHORR [1322, 1323], CHAMBERS [246] und ZWEIFACH [1603] wollen eine vasoaktive Substanz, VDM genannt (vasodilating material), bei Hunden im Entblutungskollaps gefunden haben, die evtl. mit Ferritin identisch ist, und die nach Angabe der Autoren nur von der sauerstoffverarmten Leber gebildet oder freigesetzt werden soll; diese Substanz oder ein Blutdruckeffekt in der beschriebenen Weise nach Ferritin konnten von FINE [440] und FRANK [483] bei bis zu 1000mal höherer Dosis nicht nachgewiesen werden. ZWEIFACH und Mitarbeiter haben sich später selbst gegen eine Allgemeingültigkeit ihrer Befunde ausgesprochen [1598,

1600]. FINE schreibt dem Leberstoffwechsel für irreversible Kollaps- und Schockstadien eine entscheidende Bedeutung zu, da er den sonst letalen Kreislaufzustand durch Leberperfusion von Spenderhunden aus verhindern konnte [*440, 444*], ein auch von DELORME [*317*] bestätigter Befund.

Frühzeitige histologische Veränderungen in Form von zentralen Läppchennekrosen [*394, 1326*], die sogar während des Verlaufes einer Operation auftreten können [*483*], sind überraschenderweise kein regelmäßiges Ereignis bei schwerem Volumenmangelkollaps [*483, 1537*]. Es findet sich bei experimentellem Blutungskollaps auch keine Korrelation zwischen dem Schweregrad der morphologischen Veränderungen und dem letalen Ausgang. Ebenfalls die Bromthaleinausscheidung bietet kein Maß für den Grad der Zentralisation bei Kriegsverletzungen oder Blutung. Dagegen kann die Galactoseverwertung vermindert sein, während der Bromthaleintest noch normal ist [*483, 486*]. Auf Grund klinischer Beobachtungen hält FRANK [*483*] ebenso wie WIGGERS [*1537*] eine ausgeprägte Leberinsuffizienz bei Blutungskollaps, die die Todesursache darstellen würde, für ein seltenes Ereignis. Offenbar ist der Zeitfaktor hier von großer Bedeutung, und das Leberversagen ist eine Funktion von Dauer und Grad des Kollapszustandes.

Nebenniere. In den letzten Jahren ist der Tätigkeit des Hypophysen-Nebennierenrindensystems große Aufmerksamkeit geschenkt worden [*481, 870, 874, 1135, 1308, 1309, 1310, 1311, 1312, 1435*], und es hat sich gezeigt, daß es in dem Abwehr- und Anpassungsmechanismus bei Schädigungen der verschiedensten Genese (Stress) eine entscheidende Rolle spielt. Während das Nebennierenmark dem Sympathicus unterstellt ist, der bei Bedarf kurzfristig große Hormonmengen in Form artspezifisch wechselnder Adrenalin-Noradrenalingemische hier freisetzen kann, ist die Nebennierenrinde von der Produktion des entsprechenden Hypophysenvorderlappenhormons abhängig. Jedoch indirekt ist sie gleichfalls eng gekoppelt mit Funktionsänderungen des autonomen Nervensystems bei Störungen biologischer Gleichgewichte. SELYE [*1308—1312*] hat in seiner Konzeption des allgemeinen Anpassungssyndroms der Nebenniere und dem Hypophysenvorderlappen eine zentrale Funktion eingeräumt. Er unterteilt das sog. Adaptationssyndrom in die Stufen Alarmphase, Widerstandsphase und Erschöpfungsphase. Dabei zerfällt nach SELYE die Alarmphase in einen ersten sog. Schockanteil und eine zweite Abwehrphase. Es entspricht der Erwartung, daß ein so eingreifendes Ereignis wie ein oligämischer Kollaps mit Umstellungen des gesamten endokrinen Systems einhergeht. SELYE ordnet die Kollapszustände bei Blutverlusten nach Operationen sowie Traumata und Kälteeinwirkung der Alarmreaktion zu. Im oligämischen Spannungskollaps besteht eine erhöhte Erregung des gesamten zentralen vegetativen Nervensystems, überwiegend seines sympathischen Anteils, die durch die zahlreichen Reflexe der verschiedensten Kreislaufabschnitte unterhalten wird. Diese Erregung wirkt teils direkt über das Zwischenhirn, teils indirekt über andere Hormonsysteme auf die Nebenniere ein. Das Nebennierenmark wird durch Sympathicuserregung in der Notfallsituation [*229, 230*] zur Ausschüttung seiner Adrenalin- und Noradrenalinreserven veranlaßt. Der Organismus soll durch maximalen Einsatz aller biologischen Reserven befähigt werden, einer drohenden Gefahr durch Kampf oder Flucht zu entgehen. Nach HOLTZ u. SCHÜMANN [*762*] genügt bereits eine Erregung der Carotissinusnerven durch Blutdruckabfall, um eine Ausschüttung von Nebennierenmarkhormonen auszulösen. Diese, besonders Adrenalin, entfalten einerseits ihre Herz- und Gefäßwirkung und tragen zur zirkulatorischen Leistungssteigerung bzw. in späteren Stadien, jetzt vorwiegend durch Noradrenalin, zur Kompensation eines Blutverlustes bei [*624, 629, 1281*]. Andererseits wirkt Adrenalin seinerseits auf den Hypophysenvorderlappen stimulierend und von dort indirekt wieder auf die Nebennierenrinde ein [*1003, 1120, 1122*]. Die Adrenalinabgabe zeigt sich in einer deutlichen Verminderung dieses Stoffes in der menschlichen Nebenniere nach Belastungen [*759, 760*]. Diese Freisetzung ist beim Spannungskollaps in den ersten Stunden gesteigert, später eher reduziert [*1120, 1122*]. Das vermehrt zirkulierende Adrenalin bewirkt eine verstärkte Abgabe von ACTH aus dem Hypophysenvorderlappen, teils über die Erregung hypothalamischer Zentren, teils auch direkt. Hierdurch kommt es zu einer erhöhten Produktion von Nebennierenrindenhormonen, die u. a. wahrscheinlich über Natriumresorption (Aldosteron) und intracelluläre Natriumanhäufung, auch in der glatten Muskulatur, nun ihrerseits die Gefäßreaktion auf Noradrenalin und Adrenalin steigert [*1120—1122, 1308*]. Außerdem wirkt die u. a. von Volumenreceptoren gesteuerte Ausschüttung der früher sog. Mineralocorticoide [*1325*] und besonders des in jüngerer Zeit erforschten Aldosteron [*192, 439, 634, 839, 1281, 1282, 1308, 1562, 1563*] auf die tubuläre Natrium-Rückresorption in der Niere und damit gleichzeitig volumensparend im Interesse der Kreislauffüllung (sekundärer Hyperaldosteronismus). Neben den funktionellen Veränderungen treten im Kollaps, wie auch bei anderen Stresszuständen, morphologische Veränderungen der Nebenniere auf als sog. progressive Transformation mit Hypertrophie und Lipoidverlust [*1308, 1435*]. Sterben Versuchstiere nach langem oligämischen Kollaps, so zeigen sich lokale Stauungserscheinungen, blutige Extravasate, degenerative Zellveränderungen und Granulocyteninvasion bei histologischer Untersuchung [*481, 483*] als Zeichen der Nebennierenerschöpfung in späteren Phasen. Da eine direkte Bestimmung der Nebennierensekretion im Kollaps nicht möglich ist, muß auf indirekte Verfahren zurückgegriffen werden (Eosinophilen- und Lymphocytenzählung, Elektrolytbestimmungen und renale Hormonexkretion [*481, 482, 1118—1121, 1308—1312*]). Der Corticoidgehalt der Nebennierenvene soll bei Blutungszuständen erhöht sein [*481, 482*]. Während bei langer Kollapsdauer in Tierversuchen Verarmung der Nebennierenrinde an Gesamtlipoiden, Cholesterol und Ascorbinsäure gefunden wird, kann nach Tod an rapider Blutung nur geringer oder überhaupt kein Verlust dieser Substanzen auftreten [*483*], ein Befund, der als Folge plötzlicher Reduktion der Blutversorgung der Nebenniere betrachtet wird.

Die Bedeutung der Nebennierenrinde und des übergeordneten Hypophysenvorderlappens für Blutdruckregulation und Kollapszustände zeigt sich in der deutlichen Resistenzminderung hypophysektomierter oder adrenalektomierter Tiere gegen Blutverlust. Aber trotz zahlreicher hämodynamischer Ähnlichkeiten klinischer Nebenniereninsuffizienz mit Kollaps bei Oligämie bestehen grundsätzliche Unterschiede, wie RAAB [*1120*] betont. Er sieht in der späteren Nebennierenerschöpfung im Kollaps nur noch einen Teilfaktor des Geschehens, nicht die Ursache des letalen Versagens. WIGGERS [*1537*] steht auf dem gleichen Standpunkt. Er weist darauf hin, daß ACTH und Rindenhormone therapeutisch keine oder nur zweifelhafte Erfolge hatten [*483, 1045, 1310, 1400, 1402*], und daß unter langdauerndem Kollaps offenbar die Gewebe die Fähigkeit verloren haben, auf diese Stoffe anzusprechen. Der gleichen Auffassung ist RAAB [*1120*], der auf Grund ausführlicher Darlegung der widersprechenden Literaturangaben Nebennierenrindenhormone sowohl als Therapie als auch als Prophylaxe bei Kollaps infolge von Volumenverlust für wenig wirkungsvoll hält. Andererseits ist aber für eine ausreichende Gefäßcontractilität ein optimales Verhältnis von Nebennierenrindensteroiden, Elektrolyten und sympathischen Neurohormonen die Voraussetzung, und klinisch werden immer wieder Fälle beobachtet, die auf die genannten Einzelfaktoren bei Hypotonie verschiedener Ursachen nicht, auf ihre Kombination jedoch gut ansprechen, so daß bei langfristigen Kollapszuständen dennoch ein entsprechender Substitutionsversuch gemacht werden kann [*97, 889*].

Magen-Darm-Kanal. Klinisch stehen im Blutungskollaps mit zentralisiertem Kreislauf meist Symptome am Magen-Darm-Kanal im Hintergrund, falls dieser nicht Ursprungsort der Oligämie ist. Wenn gelegentlich Nausea, Erbrechen, Stuhldrang oder Durchfälle auftreten, so häufiger in zeitlichem Zusammenhang mit der manchmal dem Spannungskollaps vorangehenden ohnmachtsähnlichen Situation oder aber als Folge zusätzlicher Faktoren, etwa Blutungen in den Magen-Darm-Kanal oder Trauma. Wie bereits betont, ist die arterielle Blutzufuhr zum Intestinaltrakt drastisch reduziert. Die alte Vorstellung vom Versacken des Blutes in das Splanchnicusgebiet trifft nicht zu und ist auch für einige andere Kollapsgruppen fraglich geworden [26, 546, 1331, 1334]. Im Gegensatz zu früherer Anschauung steht die Kapazität des Splanchnicusgebietes beim Menschen mit etwa 600 ml (davon 80% in der Leber) erst nach Haut, Lunge, großen Venen und Muskulatur an 5. Stelle. Die Mesenterialgefäße werden bei arteriellem Druckabfall und reaktionsfähiger Peripherie sofort zur Widerstandserhöhung herangezogen. Sie sind infolge ihrer großen Leitfähigkeit bevorzugtes Stellglied der Regulation des peripheren Gesamtwiderstandes [26]. Hingegen ist von dem nicht sehr großen aktuellen Blutgehalt auch bei einer aktiven oder passiven Entleerung mehr als eine mäßige Verbesserung des Gesamtvolumens nicht zu erwarten. Die Stromstärke sinkt in den Splanchnicusgefäßen und der Pfortader stark ab. Dieses Verhalten kann sowohl durch hämodynamische Untersuchungen [546, 552, 1282, 1537], wie auch durch Röntgenkontrastdarstellung [570] bewiesen werden und bestätigt die alte chirurgische Erfahrung, daß bei Eingriffen unter starken Blutverlusten die Eingeweide blaß und blutleer vorgefunden werden [120, 165, 232, 603].

Die Motilität des Verdauungskanals verhält sich unterschiedlich [164, 302, 1537]. Nach NECHELES [1034] führt jede Blutung zur Herabsetzung der muskulären Aktivität von Magen, Duodenum und Dünndarm, doch war die Peristaltik des Colons bei Hunden in diesen Untersuchungen gesteigert. Nach Aderlaß von 20% des Blutvolumens soll die Dünndarmmotilität aufgehoben sein [302]. Isotonische Glucoselösung oder Wasser werden von isolierten Dünndarmschlingen nicht mehr aufgenommen, während physiologische Kochsalzlösung bis zu sehr schweren Kollapsstadien resorbiert wurde [573, 1537]. Transfusion besserte die Resorptionsleistung des Dünndarms, aber normalisierte sie nicht vollständig. Überraschend ist, daß oral gegebene Antibiotica im Blutungskollaps gut resorbiert werden [9]. Die Magen- und Darmschleimhaut des Menschen soll nach schwerem Kollaps erhebliche Stauungserscheinungen mit Ulcerationen zeigen können [1537]. Vielleicht entwickelt sich, vorwiegend nach Kollaps bei Verbrennung, auf dieser Basis das 1842 von CURLING [290] beschriebene Ulcus [1007, 1537]. Über das Verhalten der Drüsen des Verdauungskanals bei Kollapszuständen scheinen systematische Untersuchungen bisher nicht angestellt worden zu sein [483].

Muskulatur. Die quergestreifte Muskulatur ist mit 28% der Körpermasse das größte Organ. Daran gemessen ist ihr Blutgehalt mit 700—800 ml [26] gering. Bei wechselnder Belastung ändert sich in großem Umfang ihre Stromstärke, nicht aber ihr Blutvolumen. Wenn damit die Muskulatur auch als Blutreserve weniger in Betracht kommt, so ist doch im oligämischen Spannungskollaps ihr Blutgehalt reduziert, und der Pathologe findet ein trockenes, blasses Gewebe vor. Die Ruhedurchblutung von etwa 360 ml/min [26] wird durch die Zentralisation gedrosselt, so daß in extremen Fällen der Eindruck arterieller Embolie entstehen kann [832]. Es ist möglich, daß die große Körperschwäche des Kollabierten nicht nur einer zentralen Regulation folgt, sondern auch in dem stark reduzierten Stoffwechsel der Muskulatur ihre Ursache hat. Wird durch körperliche Bewegungen in diesem Zustand eine Mehrdurchblutung der Muskulatur über die lokale Regulation erzwungen, so kann hierdurch der völlige Zusammenbruch des zentralisierten Kreislaufes eintreten. HENDERSON [706] hat der Muskulatur im Blutungskollaps besondere Bedeutung zugesprochen. Er hielt den bei Gesunden etwa 8 cm H_2O betragenden Innendruck der entspannten Muskeln für eine entscheidende refluxfördernde Kraft und sah unter anderem im Abfall des Muskeltonus während des Kollaps die Ursache des verminderten venösen Rückstroms, der zum Versagen führen soll. Nach heutiger Auffassung ist zwar die aktive Muskeltätigkeit ein wichtiger Faktor des Refluxes [50, 196, 197, 1471], doch wird die Bedeutung des nachlassenden Muskeltonus von WIGGERS [1537] geringer eingeschätzt. Zahlreiche Untersucher [89, 196, 197, 404, 405, 860] haben bei verschiedenen Kollapsformen einen deutlichen Abfall des Gewebsdruckes der Muskulatur auf etwa die Hälfte der Ausgangswerte gemessen und die Beobachtung von HENDERSON bestätigt. BUDELMANN [196, 197] fand bei Aderlaß von 500 ml nur geringe, bei größerer Volumenabnahme dagegen stärkere Reduktion des Muskelinnendruckes, der dann eindeutige Beziehungen zur Größe des entnommenen Quantums und der dazu benötigten Zeit aufwies. Über Relationen des Muskeltonus zur Irreversibilität im Spätstadium des Spannungskollaps ist wenig bekannt.

Haut. Mit einem Anteil von 17% am Körpergewicht des Erwachsenen folgt das Hautorgan nach der Muskulatur an zweiter Stelle. Seine Gefäße sind für die Regulation des peripheren Widerstandes und des Blutdruckes von großer Bedeutung [722]; der Blutgehalt der Haut ist beträchtlich und zwar unter normalen Bedingungen etwa 1400 ml [26]. Diese große Blutreserve befindet sich vorwiegend in den subpapillären Venenplexus [1572, 1577] und wird in weitem Umfang bei regulatorischen Umstellungen, Volumenbedarf tätiger Organe, Lagewechsel des Körpers und zur Wärmeregulation herangezogen. Die Hautgefäße sind für das Extremitätenvolumen und seine Schwankungen verantwortlich [722, 966]. Sie werden von sympathischen Vasoconstrictoren versorgt, während ein Vorhandensein von Vasodilatoren sympathischer oder parasympathischer Genese noch nicht endgültig geklärt ist [461, 462, 463, 464, 966]. Bei Kollapszuständen wird der erste klinische Eindruck außer vom Bewegungsgesamt des Kranken durch die Hautinspektion bestimmt. Für die Hautfarbe sind die oberflächlichen Venen, Capillaren und die subpapillären Plexus verantwortlich [161, 493, 908, 966]. Die blaß-kalte Haut mit kontrahierten Arteriolen, Capillaren und Venen gehört zu den typischen klinischen Zeichen bei schwerer Blutung. Die im Spannungskollaps gesteigerte Innervation vasoconstrictorischer Zentren und der gesteigerte Katecholaminspiegel [624, 629] führen mit Verminderung der Gefäßkapazität der Haut zu einer Entleerung ihrer Blutreserven; auf Kosten der Körperschale wird ihr Blutvolumen dem lebenswichtigen Körperkern zur Verfügung gestellt. Angesichts der geringen av O_2-Differenz der Haut, die mit 2 Vol.-% neben der Niere von allen Organen am niedrigsten liegt, sind durch diese Maßnahme Stoffwechselschäden zunächst nicht zu erwarten. Gelegentliche fleckige Cyanose einzelner Hautpartien, besonders tiefer gelegener Anteile, ist ein Hinweis auf sauerstoffarme gefüllte Capillarschlingen bei kontrahierten Arteriolen und Venolen und darf keineswegs als repräsentativ für den Blutbestand des Hautorganes angesehen werden. Besonders guten Einblick in die distalen Zirkulationsverhältnisse der Haut bietet das Capillarnetz unter den Nägeln. Wenn nach leichtem Druck auf den Fingernagel die darunterliegende blutleere Fläche sich nach Aufhören des Druckes nicht kurzfristig zurückbildet, sondern als weißer Fleck bestehen bleibt, so ist dieses als ominöses Zeichen aufzufassen [874, 1535], das auf Erschöpfung der Hautreserven hinweist.

BRACK [161] hat den klinischen Befund des Hautorgans unter dem Aspekt der Durchblutung in 8 Gruppen eingeteilt, die eine Beurteilung erleichtern sollen. Die trocken-kalt-weiße Haut zeigt allgemeine Vasoconstriction an (Oligämie, Kälte), die trocken-kalt-blaue eine dabei später vorhandene, vorwiegend den venösen Schenkel betreffende Capillarlähmung; bei trocken-warm-weißer Haut ist die Kreislauflage gut, nur die oberste Capillarschicht wurde abgeschaltet; ein trocken-kalt-hellrotes Integument soll eine analeptische Kreislauflage mit rascher Durchströmung der oberen Capillarschicht bei Drosselung der Radiatorengefäße anzeigen. Feucht-kalt-weiß wird nach BRACK [161] die Haut bei Sympathicusreizung, allgemeiner Vasoconstriction und gleichzeitiger Schweißdrüsenerregung gefunden; ist sie dagegen feucht-kalt-blaurot, dürfen O_2-Mangel und Sympathicuserregung angenommen werden. Der letztere Typus soll selten sein, ebenso wie auch die feucht-warm-weiße Haut, die sich durch Abschaltung der oberen Capillarschicht bei Eröffnung der zweiten Capillaretage ergibt und mit gleichzeitiger Sympathicuserregung, etwa im Fieber, auftritt. Als letzte Kombination wird die feucht-warm-rote Haut genannt als Hinweis auf analeptische Kreislauflage, große, strömende Blutmenge, starke Capillardurchflutung und vermehrte Wärmeabgabe.

Die durch cutane Arterio- und Venoconstriction herbeigeführte Verminderung der Hautdurchblutung kann gelegentlich dazu führen, daß entgegen der verringerten Hauttemperatur im Spannungskollaps die rectale Temperatur erhöht ist [243, 1535]. Jedoch entspricht im allgemeinen die Abnahme des Sauerstoffverbrauchs derjenigen des Minutenvolumens [578, 581, 584], und mit dem Sinken des Gesamtstoffwechsels fällt auch die Wärmebildung ab [1411—1419]. Für diese Drosselung des Gasstoffwechsels wird von manchen Untersuchern eine zentrale Steuerung angenommen [1136, 1138]. In der beschriebenen Anpassung der Hautzirkulation bei Volumenmangelkollaps muß eine sinnvolle biologische Regulation gesehen werden. Wird dieser durch reichliche Applikation von äußerer Wärme entgegengewirkt und eine Eröffnung der cutanen Gefäßprovinz erzwungen, so müssen zuvor die möglichen Nachteile für den Gesamtkreislauf und die lebenswichtigen Organe in Rechnung gestellt werden.

Stoffwechsel (Sauerstoff). Da die Atmung beim Blutungskollaps, falls das auslösende Ereignis nicht ihre Mechanik und Oberflächen betroffen hat, ungestört ist, ist die Sauerstoffversorgung von der respiratorischen Seite her nicht beeinträchtigt. Die meist vorgefundene Verminderung der O_2-Aufnahme [483] ist durch die Kreislaufleistung begrenzt, da nach GOLLWITZER-MEIER Sauerstoffkonsumption und Abnahme des Herzzeitvolumens im Kollaps parallel gehen. Gleichzeitig besteht anscheinend eine zentrale Stoffwechseldrosselung [1136, 1138]. Dieser Zustand von normaler arterieller O_2-Sättigung, starker Reduktion des venösen Sauerstoffgehaltes und damit hoher Differenz, wie er im Spannungskollaps nach Hämorrhagie vorliegt, kann als ischämische oder stagnierende Anoxie (gegenüber anoxischer, anämischer oder histotoxischer Anoxie) bezeichnet werden. Entgegen der allgemeinen Annahme muß aber der Sauerstoffverbrauch keineswegs regelmäßig reduziert sein [302, 1537]; bei Unruhe und Steigerung von Verbrennungsprozessen kann er auch normale, gelegentlich sogar erhöhte Werte aufweisen [483]. Der Sauerstoffverbrauch stellt kein geeignetes Kriterium für den Grundumsatz im Kollaps dar, da hier die O_2-Transportkapazität, die Stärke der respiratorischen, hier meist gesteigerten Aktivität und die Intensität anaerober Stoffwechselvorgänge verändert sind. Der herabgesetzte venöse Sauerstoffgehalt sowie die Hinweise auf steigend anaeroben Kohlenhydratstoffwechsel zeigen die Gewebshypoxie an. So fand GOLLWITZER-MEIER im Blutungskollaps eine Zunahme der av O_2-Differenz auf 6,92—9,15 Vol.-% gegenüber den Kontrollwerten von 3,73—4,28 Vol.-% [581]. Die Organe werden unterschiedlich von der Gewebshypoxie benachteiligt, die sich besonders an der Leber auswirken soll [399, 443, 444, 1303, 1540, 1541]. Der arterielle Sauerstoffgehalt war nach Blutverlust bis 4% des Körpergewichtes nicht [1107] oder nur leicht von 21,8 auf 20,5 Vol.-% verändert [1027].

Umgekehrt führte Atmung von reinem Sauerstoff nur zu leichtem Anstieg der arteriellen Sättigung auf 22 Vol.-% [*120*], allerdings erfolgte dabei in der Pfortader eine deutlichere Zunahme von 12,5 auf 15,2 Vol.-%. Bei kontinuierlicher Registrierung des O_2-Verbrauches fand POST [*1102*] nach massiver Blutung einen Abfall von 38%, der sich aber während des Kollaps mit Erhöhung des Atemvolumens bis zum Kontrollwert erholte. Wurde durch eine zweite Blutung der arterielle Druck auf 30 mm Hg reduziert, fiel der Sauerstoffverbrauch steil ab trotz der Tatsache, daß nunmehr wenig Blut entzogen wurde. Als Vorgang, der im Kollaps die Sauerstoffabgabe im Gewebe begünstigt, müssen die CO_2-Anreicherung sowie die Acidose angesehen werden (Bohr-Effekt); ein Absinken der Kerntemperatur dagegen wird sich hier ungünstig auswirken.

Der p_H-Wert des Blutes kann unter Kollapsbedingungen auf 7,1 und darunter fallen [*483*].

Zellstoffwechsel. Bei schweren und langdauernden Zentralisationszuständen ist oft die biologische Energietransformation gestört. ATP und Kreatinin-Phosphat werden nach Gewebsischämie abgebaut [*145*], und eine Resynthese findet nicht statt [*969*]. Dabei treten große Mengen anorganischer Phosphate in den Kreislauf über [*808, 1029*]. Bestehen größere Gewebstraumata, so sind ebenfalls ATP und Phosphokreatin reduziert und das Plasmaphosphat erhöht [*260, 620, 900*]. Die sog. Energiereservoire in Hirn und Herz sollen längere Zeit relativ gut konserviert bleiben [*1178*], doch fanden SCHMITT, KETY u. PENNES [*1224*], daß nach längerer cerebraler Anämie der O_2-Verbrauch von Hirngewebe in situ irreversibel herabgesetzt war. Nach GOVIER [*590*] bestehen Beziehungen zwischen dem Thiamingehalt des Blutes [*3*] und der Blutungsresistenz, worin ein Hinweis auf den Einfluß der Cocarboxylase gesehen wird. Steigerung der Plasmapeptidaseaktivität und Hemmung der Aminosäureoxydase sowie der Milchsäuredehydrogenase im Plasma treten bei Kollapszuständen gelegentlich auf [*483*]. Die fibrinolytische Aktivität des Plasmas ist später oft gesteigert. Im Muskel wird die Cocarboxylase gespalten [*483*]. Die Konzentrationen von diesem Ferment sowie von Thiamin in der Leber steigen [*3*]. Die Cozymaseaktivität im Gehirn, im Muskel und seltener im Leber- und Nierengewebe nimmt ab [*483*]. Bei zahlreichen Fermentsystemen sind die Verhältnisse im Kollaps noch unbekannt. Doch scheinen die oxydativen Zellfunktionen nach großen Blutverlusten nicht entscheidend oder irreversibel gestört zu sein, da nach Normalisierung der Hämodynamik der Sauerstoffverbrauch schnell wieder ansteigt. Von zukünftigen Untersuchungen auf diesem Gebiet dürfen wichtige Aufschlüsse zu der Frage erwartet werden, wann ein Volumenmangelkollaps in das Stadium der Irreversibilität eintritt, da dieser Zeitpunkt durch Kreislaufuntersuchungen häufig nicht erfaßbar ist [*1537*].

Kohlenhydrate. Die anfängliche Hyperglykämie nach Blutverlust war CLAUDE BERNARD 1877 [*99*] bereits bekannt. Bei den Kollapsuntersuchungen der alliierten Schockkommission im 1. Weltkrieg bestätigte sich dieser Befund [*232, 234, 235*]. Nach MYLON [*1028*] wird das Maximum nach etwa 30 min erreicht, und vor dem späteren z. T. sehr erheblichen Abfall besteht oft für einige Stunden ein konstant erhöhter Wert. Offenbar entstammt die vermehrte Blutglucose der Leber, da der Zuckerspiegel ihrer Venen besonders hoch gefunden wird, und Abklemmen der Pfortader die Hyperglykämie verhindert [*1537*]. Aus dem Ausbleiben des Blutzuckeranstieges bei der Ratte nach Adrenalektomie wurde auf eine Adrenalinwirkung geschlossen [*398, 399*]. Auch bei Labortieren, deren Leber durch Fasten glykogenarm war, wurde ein Glucoseanstieg vermißt. In späteren Kollapsstadien sinkt der Blutzuckerspiegel häufig tief ab, denn die Glykoneogenie aus Lactat, Brenztraubensäure und Aminosäuren ist vermindert [*81, 399*]. Muskel und Gehirn behalten offenbar länger ihren Glykogenvorrat [*669, 900, 1537*]. Bei längerem

Bestehen des Kollaps kann der Milchsäurespiegel sinken, während die Brenztraubensäure weiter konstant bleibt [*1299, 1300, 1301, 1302*]. Das letale Ende des irreversiblen Blutungskollaps scheint nicht auf den Störungen des Kohlenhydratstoffwechsels zu beruhen [*1537*].

Protein. Seit langem ist die Erhöhung des Rest-N in Serum und Liquor bei Volumenmangelkollaps geläufig [*232, 285, 1177*]. Auch der Aminosäurestickstoff erhöht sich im Blut [*398, 399, 628*], wobei als Ursache teils Leberversagen [*1549, 1550*], teils Freisetzung aus Muskel und Eingeweiden [*827*] angenommen wird. Ein Teil der Aminosäuren soll zu Harnstoff umgewandelt werden, der gleichfalls retiniert bleibt [*398, 399, 483*]. Weitere nicht identifizierte organische Säuren treten ebenfalls im Blut auf und tragen zur Entwicklung der Acidose bei, zumal, wenn später Nierenversagen hinzutritt [*1010*].

Bei Hunden steigt im Entblutungskollaps die Harnsäure an, bei Menschen jedoch seltener [*483*]. Dabei ist nicht zu entscheiden, ob und in welchem Anteil die Stoffwechselstörungen und die renale Ausscheidungsbehinderung die Ursachen hierfür sind; später dürfte letztere überwiegen. Auch ohne Kreislaufversagen kann ein ausreichender Stress zum Eiweißabbau führen (katabole Phase des Stress). LASCH und Mitarbeiter [*888*] stellten während des Volumenmangelkollaps eine Hyperfibrinogenämie fest und fanden im Tierexperiment eine Vermehrung von Prothrombin, Faktor VII, Faktor IX, Acceleratorglobulin und antihämophilem Globulin, und entsprechend war die Gesamtgerinnungszeit verkürzt [*479, 480*]. In einer zweiten Phase kommt es hingegen zu einem Abfall des Gerinnungspotentials [*1404, 1453*]. Trotz eingeschränkter Zirkulation bleiben markierte Aminosäuren in ständigem Austausch mit Gewebseiweiß [*1191, 1192, 1223, 1282*]. Der Kreatin- und Kreatiningehalt des Blutes erhöht sich in Abhängigkeit von der Schwere des Kollaps und der Volumenreduktion [*302*]. Nach WIGGERS sind die De- und Transaminierungen, besonders der Leber, beim Kollaps erheblich gestört. Transfusionstherapie ist in der Lage, den Aminosäurestickstoff zu normalisieren, selbst wenn eine endgültige Wiederbelebung der Versuchstiere nicht gelingt. In späten Stadien können pathologische Häminfarbstoffe gefunden werden [*911*]. Das Auftreten toxischer vasoaktiver Stoffwechselprodukte [*33*] ist nicht allgemein akzeptiert [*302*]; gegenüber der Oligämie tritt dieser Faktor völlig in den Hintergrund.

Fette. Über das Verhalten des Fettstoffwechsels im Kollaps bei Volumenmangel ist wenig bekannt geworden [*798*]. Bei Ratten soll eine Lipämie entsprechend der Schwere der Hämorrhagie bestehen; allerdings waren hier Muskeltraumata vorangegangen [*302*]. Nach LABORIT [*870*] ist der Fettgehalt des Blutes zu Anfang reduziert, in den späteren Stadien jedoch gesteigert. Es muß jedoch entsprechend der Beeinträchtigung der verschiedenen Organe durch die Gewebshypoxie, besonders der Leber, hier mit weiteren Störungen gerechnet werden. Der früher häufig diskutierten Fettembolie als Kollapsursache nach Trauma und Blutverlust [*632*] wird in der neuen Literatur keine grundsätzliche Bedeutung mehr zugemessen [*1207, 1208*].

Flüssigkeitsräume. Bei hämodynamischen Untersuchungen darf hinsichtlich der Meßergebnisse intravasaler Volumina und ihrer Veränderungen nie vergessen werden, daß es sich bei dem aktuellen Flüssigkeitsgehalt um dynamische Größen handelt. Der Inhalt des Gefäßraumes befindet sich in stetigem, quantitativ beträchtlichem Austausch mit dem extravasalen interstitiellen Raum, der mit ca. 10 l das 1,5- bis 2fache des Blutvolumens beträgt [*128, 391, 392, 527, 1275*]. Die radioaktive Markierung von Salzen und Eiweißen hat gezeigt, daß auch letztere, oft innerhalb weniger Minuten, in der Gewebsflüssigkeit wiedergefunden werden können [*1191*], und auch für Eiweißkörper (131-Jodalbumin) ist nach einigen Stunden eine gleichmäßige Verteilung in den beiden Flüssigkeitsräumen, sowohl intravasal, als auch interstitiell, eingetreten [*61, 1223*]. Die bei pathologischen Bedingungen in Körperhöhlen auftretende Flüssigkeit ist keineswegs abgeschlossen. So wird z. B. Asciteseiweiß in einigen Tagen, Asciteswasser nach wenigen Stunden völlig ausgetauscht [*1282*]. Wenn also unter diesem Gesichtspunkt der Kreislauf in seinem capillaren Bereich ein offenes System gegenüber dem extravasalen Raum darstellt und sein labiles Volumengleichgewicht durch erhöhten kolloidosmotischen Druck und hämodynamische Beeinflussung im peripheren Gefäßnetz aufrecht erhält [*1261, 1262, 1367*], so müssen massive Veränderungen auf der Seite des intravasalen Volumens Regulationen auslösen, die um ein neues Gleichgewicht bemüht sind.

Beim Blutungskollaps sowie auch bei anderen Zuständen von primärem Verlust intravasaler Flüssigkeit wird der interstitielle Raum als Volumenreserve und großes Ausgleichsreservoir sofort beansprucht, während gleichzeitig über Osmo-, Chemo- und Volumenreceptoren [*532, 534—536, 539, 1325, 1453, 1582*] zentral veranlaßte hormonale Einflüsse auf Salz- und Wasserreduktion der Nieren (Aldosteron, Adiuretin) unter gesteigertem Drang zu peroraler Flüssigkeitsaufnahme die Wasser- und Elektrolythomoiostase der Flüssigkeitsräume (intravasaler Raum, interstitieller Raum, intracellulärer Raum) angestrebt wird [*391, 393, 1582*]. Hämodynamisch reduziert sich in der Gefäßperipherie bei Volumenmangelkollaps infolge der Arteriolenconstriction der hydrostatische Filtrationsdruck in den Capillaren [*627, 1065, 1066, 1262, 1367, 1582*]; der ihm gegenüber nunmehr relativ erhöhte interstitielle hydrostatische Druck und der zunächst nicht geminderte onkotische intravasale Plasmadruck begünstigen die Einwärtsfiltration. In welchem Ausmaß zusätzliche Faktoren, so etwa die frühzeitig ausgeschütteten, capillarpermeabilitätsmindernden Hormone der Nebennierenrinde und veränderte Membranpotentiale der Capillarwandendothelien hier eingreifen, ist noch wenig bekannt. Tierexperimentell findet sich nach großen Blutungen [*128, 302, 349, 352, 354, 544*] ein anfänglicher Anstieg des Plasmavolumens durch reichlich eiweißarme Flüssigkeit bei gleichzeitiger Verkleinerung des interstitiellen Raumes (Thiozyanatraum). Dagegen scheint der intracelluläre Raum, der mit ca. 30 l der größte der drei Flüssigkeitsräume ist, keinen wesentlichen Beitrag zur Vermehrung der Gefäßfüllung oder zum Auffüllen des angezapften interstitiellen Raumes zu leisten. Es vermag im Gegenteil eine intracelluläre Flüssigkeitszunahme einzutreten [*243, 391, 439, 870*]. ELKINTON [*391*] erklärte die vermehrte Wasseraufnahme der Zellen mit Abfall des interstitiellen Elektrolytgehaltes und hält für möglich, daß die Vergrößerung des intracellulären Raumes sich in Spätstadien oligämischen Kreislaufversagens an der Irreversibilität beteiligen könne. Nach längerem Bestehen schwerer Oligämie und hypoxischer Capillarschädigung soll ein der Einwärtsfiltration entgegengesetzter Mechanismus zunehmend dominieren, wobei mit Steigerung der Capillarpermeabilität und konsekutivem Volumenverlust aus dem Gefäßsystem der endgültige Zusammenbruch der zentralisierten Notregulation besiegelt würde [*120, 302, 1537*]. LANDIS fand nach längerer Anoxie eine um das 4fache vermehrte Capillardurchlässigkeit für Proteine [*882, 883, 884, 1191*]. Jedoch haben neuere Untersuchungen diese Annahme für radioaktiv markierte Proteine nicht bestätigen können [*446, 1106*]. Klinisch entsprechen der Reduktion des extravasalen Flüssigkeitsraumes bei großen Blutverlusten der schlechte Turgor, die oft trockene faltige Haut, die eingesunkenen halonierten Augen, verringerter Druck der Bulbi und der starke Durst der Kranken. Falls intensive Schweißabsonderung auftritt, bedeutet diese eine weitere zusätzliche Belastung des Wasserhaushaltes. In Fällen mit Erbrechen oder Diarrhoen kann der Kollabierte durch diesen kombinierten Wasser- und Elektrolytverlust bei bereits vorhandener Oligämie schnell in einen Circulus vitiosus hineingeraten, der das Ende beschleunigt herbeiführt.

Elektrolyte. Für die Volumenverhältnisse auf dem Weg über das Wasserbindungsvermögen und für den elektrophysikalischen Anteil der Kreislaufregulation durch die Salzkonzentration beiderseits der Membranen spielen die Elektrolyte eine wichtige Rolle, denn die Zufuhr und der intra-extracelluläre Austausch von Ionen unter dem Einfluß der entsprechenden Corticoide ist auch im vasculären und kardialen Gewebe für die contractilen Antworten auf depolarisierende Wirkstoffe verantwortlich [*1118—1122*]. Über die Auswirkungen von Ionenverschiebungen der glatten Muskulatur selbst liegen bei Kollapszuständen noch relativ wenige Befunde vor, und die Meßergebnisse in entnommenen Blutproben können nicht den Konzentrationsgradienten der Muskel- und Gefäßzellmembranen entsprechen.

Natrium. Die bedeutende Funktion des Natriums für die pressorische Gefäßreaktion ist vorwiegend aus der Hypertonieforschung bekannt [*19, 116, 1198*]. Wenn unter dem Einfluß von Aldosteron und Doca der Natriumgehalt in den Muskelzellen der Arteriolen vergrößert wird, ist auch beim Normalen die Druckreaktion auf Noradrenalin wesentlich höher als zuvor [*1118*]. Dagegen vermindert Natriummangel die maximale Kontraktionsantwort der glattmuskulären Zellen. Doch stellt das Natriumion nur einen Teilfaktor des Elektrolytgleichgewichtes dar. Entscheidend ist das von intra- und extracellulären Ionen gebildete Membranpotential. Bei hämorrhagischen Kollapszuständen werden in der Literatur keine eindeutigen Veränderungen des Natriumspiegels mitgeteilt. PRICE [*1106*] stellte in Tierexperimenten eine leichte Natrium- und Chloriderhöhung im Serum erst in terminalen Stadien fest. ROOT [*1174*] sah keine sichere Abweichung des Natrium- und Chloridgehaltes, desgleichen MANERY [*941*]. Zufuhr von hypertonischer Kochsalzlösung war bei Hunden [*1537*] von günstiger Wirkung auf den Blutdruck im Kollaps. DAVIS [*302*] warnt aber vor einer Übertragung der Elektrolytveränderungen des tierexperimentellen Kollaps auf menschliche Verhältnisse, und hier sind nach BEECHER [*82*] und DAVIS [*302*] Na und Cl im Plasma bei Volumenmangelkollaps nach Blutung normal.

Kalium. Unter sonst physiologischen Verhältnissen führt Kaliumverlust ebenso wie Natriummangel zu einem Blutdruckabfall und reduziertem Effekt pressorischer Substanzen [*664, 1120*]. Werden jedoch Kalium und Natrium gleichzeitig entzogen, so ist die depressorische Wirkung von Kaliumverminderung wieder aufgehoben. Der fördernde Einfluß von Doca auf blutdruckerhöhende Mittel kann durch zusätzlichen Kaliumverlust vermindert werden. Im Spannungskollaps nach Hämorrhagie wird Kalium wie bei allen Permeabilitäts- und Zellschädigungen in vermehrter Menge freigesetzt, sein Blutspiegel ist erhöht [*391, 435, 874, 1106, 1607*]. Einzelne Untersucher [*435*] glauben, daß die Hyperkaliämie über eine toxische kardiale und vasculäre Schädigung die Anpassung des Kreislaufes vermindere und dadurch am letalen Ausgang beteiligt sei. Doch treten derartige Einflüsse erst bei sehr hohem Kaliumspiegel im Serum auf [*1537*]. LABORIT mißt der Kaliumzunahme bei Kollapszuständen keine große Bedeutung bei [*874*]. Wie auch bei anderen Stoffen ist im Blutungskollaps die renale Ausscheidung von Kalium beeinträchtigt.

Bicarbonat. Im Verlauf der Acidose, die sich bei Kollapszuständen entwickelt, sinkt der Bicarbonatgehalt des Blutes ab, und die Alkalireserve ist damit vermindert [*232, 483*]. Terminal kann der Bicarbonatwert nach schwerer Hämorrhagie bis 10—15 mval/l betragen [*1174*], nach NASTUK [*1031*] minimal 5 mval/l. Reinfusion vermindert tierexperimentell die Acidose, hebt sie jedoch nicht auf [*1537*]. Erst nach Wiederherstellung der Nierenfunktion steigt der Bicarbonatspiegel langsam an [*1031*]. Die teils durch neurogene zentrale Erregung, teils durch die Acidose bewirkte zeitweilige Hyperventilation kann beim Menschen durch Akapnie nur eine ungenügende Kompensation herbeiführen [*705, 1157*].

Der Gehalt des Blutes an anorganischen Phosphaten und Sulfaten, charakteristisch auch für die renale Insuffizienz, ist im Blutungskollaps beim Menschen in den späteren Stadien meist gesteigert, doch spielt dieser Befund vermutlich keine entscheidende Rolle [*483*].

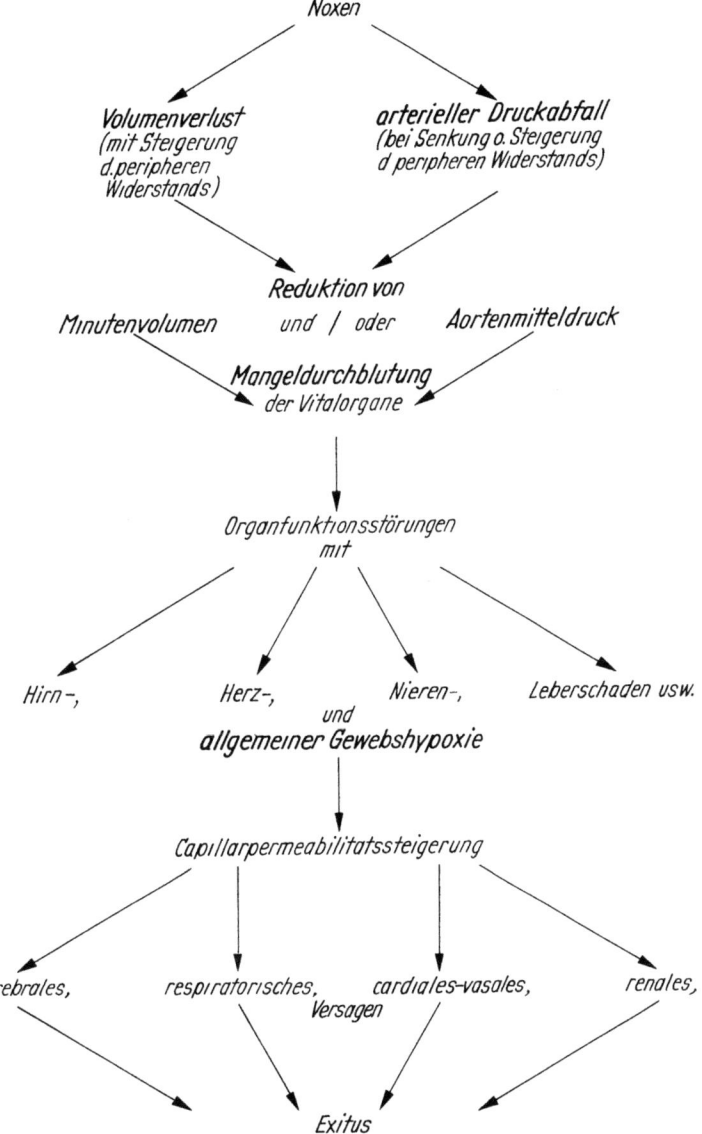

Abb. 6. Schematische Darstellung der häufigsten Reihenfolge von Störungen, welche bei Kreislaufkollaps auftreten und zu Organschädigung und im ungünstigen Fall zum Tode führen.

Therapie. Das klinische Erkennen und die quantitative Beurteilung des Blutverlustes als Ursache eines vorgefundenen Kollaps kann im Einzelfall ebenso leicht wie schwierig sein. Wenn ein Zentralisationszustand mit reduzierter Durchblutung des Hautorgans und der Körperperipherie, deutlich erniedrigtem systolischen bei nur wenig reduziertem diastolischen Blutdruck, stark verkleinerter Blutdruckamplitude und beschleunigter Herzfrequenz diagnostiziert wird, und gleichzeitig Traumata und äußere Blutungen vorliegen, so bestehen wenig Zweifel an der hämorrhagischen Genese. Andererseits kann hämodynamisch ein gleichartiges Bild vorhanden sein bei Blutungen in Körperhöhlen und Gewebe, die ohne vorangegangene größere Gewalteinwirkung weniger leicht zu eruieren sind. Schließlich muß die Abgrenzung von primär kardialen Leiden oder Erkrankungen anderer Art (Myokardinfarkt, akute kardiale Dekompensation, Mediastinalemphysem, Cor pulmonale acutum, Perikarderguß usw.) vorgenommen werden, die zunächst einen formal ähnlichen Zustand auslösen können. Da die therapeutischen Erfolge einer Volumensubstitution entscheidend von ihrem möglichst frühzeitigen Einsetzen abhängen [*261, 262, 263, 264, 265, 347, 348, 603, 768, 1103, 1104, 1157, 1529*] und von einem bestimmten Zeitpunkt ab auch eine quantitativ und qualitativ optimale Auffüllung des Kreislaufvolumens nicht mehr wirkungsvoll ist (sog. irreversibler hämorrhagischer Schock der amerikanischen Literatur), liegt die Bedeutung einer schnellen Differentialdiagnose auf der Hand. Ist der Blutverlust als Ursache des Spannungskollaps erkannt und wird nun als nächster Schritt nach der zu ersetzenden Menge gefragt, so ist im Einzelfall von den Labormethoden der Volumenbestimmung (Farbstoffverfahren, radioaktive Methoden) eine Unterstützung meist nicht zu erwarten. Die außerordentliche Bedeutung dieser Verfahren [*243, 306, 625, 626, 750, 1123, 1124, 1505*] in der normalen und pathologischen Physiologie, ohne welche die moderne klinische Betrachtungsweise mit allen therapeutischen Konsequenzen nicht denkbar wäre, wird durch diese Feststellung nicht geschmälert. Weil aber im Einzelfall selten die apparativen und zeitlichen Voraussetzungen vorhanden sind, und, etwa bei kontinuierlichen Verlusten, fortlaufende Bestimmungen des aktuellen Volumens bisher nicht möglich sind, und auch die Fehlerbreite der Methoden im Kollaps zunimmt [*603*], müssen vorläufig Schätzungen der Verlustvolumina die exakte Messung ersetzen. Dagegen kann die Bestimmung des venösen Hämatokrit eine wichtige Unterstützung für die Entscheidung zwischen Blut- oder Plasmatransfusion sein [*349, 352, 354*). Kontrollen mit markierten Erythrocyten [*603, 750*] weisen im Blutungskollaps bei Capillarhämatokritbestimmung eine Überschätzung des Erythrocytenvolumens bis 32% nach.

Für eine provisorische Kalkulation des Blutvolumens nach Katastrophen und unter Kriegsbedingungen haben GRANT u. REEVE [*603*], gestützt auf ausführliche Farbstoffbestimmungen, folgendes Schema für äußere Verletzungen aufgestellt, das die menschliche Hand als Maßstab benutzt:

1. Kleine Wunde = weniger als 1 Hand = selten über 20% des Volumens verloren;
2. Mäßige Wunde = 1 Hand bis unter 3 Hände = 20—40% des Volumens verloren;
3. Große Wunde = 3—5 Hände = 40% verloren;
4. Sehr große Wunde = 5 und mehr Hände = etwa 50% des Volumens verloren.

Daß bei derartiger Vereinfachung die Verhältnisse des Einzelfalles (kleine Verletzung mit Arterienläsion) nicht erfaßt werden, wird betont. Eine gewisse Korrelation der von GRANT u. REEVE [*603*] bestimmten Volumenverluste zum arteriellen Blutdruck ließ sich bei Extremitätenverletzungen ebenfalls zeigen. Bei Verlust von 30—40% lag der systolische Druck ihrer Patienten bei 100 mm Hg, gelegentlich auch etwas höher; betrug die Volumenverminderung deutlich unter 70% des Normalwertes, war meist auch der systolische Druck unter 100 mm Hg. Die entsprechenden Volumenbestimmungen wurden $1/2$—3 Std nach den Verletzungen vorgenommen. Diese Werte haben nur sehr beschränkte Gültigkeit, wie aus der Tatsache hervorgeht, daß Bauchverletzungen meist annähernd normale systolische Drucke bei gemessenen Volumina von 70% der Norm hatten [*603*]. An größerem statistischen Material konnte gezeigt werden, daß die Herzfrequenz ein besserer

Indicator war, und bei Werten von über 100 Schl./min lag das Volumen meist unter 80% des Normalwertes. EVANS [*423*] hat, ebenfalls gestützt auf Volumenbestimmungen, diese Beziehung für weniger sicher gehalten. Die deutliche statistische Relation zwischen vorhandenem Blutvolumen und intra- bzw. postoperativer Mortalität zeigt die zentrale Bedeutung optimaler präoperativer Kreislaufauffüllung. CLARKE und Mitarbeiter [*261—265*] haben in den letzten Jahren die Volumenverluste bei geschlossenen Frakturen sowie im Verlaufe chirurgischer Eingriffe bei Kollapszuständen untersucht. Die Vollblutmengen, die z. B. bei großen oder multiplen geschlossenen Knochenbrüchen dem Kreislauf entzogen wurden, waren unerwartet groß und konnten bis über 2 l betragen.

KILLIAN [*819*] hat die Blutverluste zahlreicher Operationen zusammengestellt, und die Zahlen entsprechen einer ähnlichen Tabelle von CAZAL [*243*]. So beträgt der Verlust maximal z. B. bei Hirnoperationen bis über 1400 ml, Laminektomie 1200 ml, Strumektomie 1000 ml, Mammaamputation 1600 ml, Thoraxoperationen 1800 ml und darüber; Magenresektionen bis 1600 ml, Rectumexstirpation 1100 ml, größere Darmresektionen 1300 ml und Nephrektomien bis zu 3000 ml, wobei diese Verminderung des Vollblutvolumens zwar oft unterschritten, in atypischen Fällen aber auch noch überschritten werden kann. Nach SCHWALM [*1276, 1277*] sind bei großen gynäkologischen Eingriffen und peripartal Verluste von 2 l und mehr möglich. Häufig werden, wie CLARKE und Mitarbeiter [*261—265*] in sorgfältigen Untersuchungen mit Gewichtskontrolle sämtlicher Tupfer und Kompressen feststellen konnten, die verlorenen Blutquanten weit unterschätzt.

Wenn auch von einem bestimmten Grad der Oligämie ab sich fast regelmäßig das Syndrom der Zentralisation einstellt, so sind doch in quantitativer Hinsicht große individuelle Variationen möglich in Abhängigkeit von der Zeit des Volumenverlustes, der Regulationsfähigkeit des Kreislaufes der Betroffenen, dem Lebensalter, der Narkose, der Ernährung, dem extravasalen Flüssigkeitsbestand und zahlreichen anderen Faktoren. Es sind daher für die Grenzfälle mit scheinbar noch normalem arteriellen Druck (wobei häufig der Normalwert des Betreffenden nicht bekannt ist) verschiedene Verfahren entwickelt worden, um die verbliebene zirkulatorische Reagibilität und die Kreislaufgefährdung zu prüfen, so z. B. der Veritoltest [*1237*]. Am zweckmäßigsten scheint, besonders wenn Blutverluste unbekannten Ausmaßes der Einlieferung vorangegangen sind, der auf physiologischen Erwägungen beruhende Kollapstest nach SCHWALM [*1276*] zu sein, bei dem die Blutdruck- und Frequenzänderung nach zeitweiligem weiteren Volumenentzug durch hohe Stauung beider Beine und der Grad der sich entwickelnden Zentralisation als Maßstab benutzt werden. Liegt bereits ein Spannungskollaps vor, so bedarf es derartiger Prüfungen nicht mehr.

Die entscheidende Erkenntnis des 2. Weltkrieges, daß Volumenmangel, meist als Vollblutverlust, der praktisch allein maßgebliche Faktor des posttraumatischen Spannungskollaps ist [*261, 302, 347, 885, 886, 1290, 1480, 1481*], hat die frühere Annahme von nervösen und zentralen Ursachen oder Inaktivierung von Blut in bestimmten Gefäßprovinzen völlig verdrängt und ist in den letzten Jahren, besonders auch während des Koreakrieges [*768, 1104, 1157, 1158*], bestätigt und ergänzt worden.

Die Wahl des zu ersetzenden Volumens wird bestimmt von der Zusammensetzung des erlittenen Verlustes einerseits und den technischen Möglichkeiten der Beschaffung andererseits. Die quantitative Volumensubstitution steht bei der Frage, ob Vollblut oder Plasma transfundiert werden soll, völlig im Vordergrund [*243, 348*], da auch die Hälfte des normalen Erythrocytenvolumens zur Sauerstoffversorgung ausreicht, falls nur Gesamtvolumen und Gefäßfüllung in normale Bereiche gebracht werden. Nach Möglichkeit sollten Vollblutverluste mit Blut- und

Plasmaverluste bei erhöhtem Hämatokrit mit Plasmatransfusion behandelt werden. Es hat sich nach den später zusammengestellten Erfahrungen des 2. Weltkrieges gezeigt, daß Patienten, die nach Blutverlusten lediglich Plasma erhielten, notwendige chirurgische Eingriffe weniger gut tolerierten [261—264, 603]. Außerdem können trotz normalisierten intravasalen Volumens nach größeren Eingriffen und besonders bei Verbrennungen, Entzündungen und Infekten, ursächlich nicht sicher geklärte weitere Erythrocytenverluste auftreten, die den geminderten Bestand zusätzlich reduzieren [243, 261, 483, 874]. Wird intra operationem nach ausreichender Plasmasubstitution zusätzlich Vollblut verabfolgt, besteht die Gefahr der Hypervolämie [470, 472] mit Lungenstauung und -ödem; allerdings sind diese, gemessen an dem meist unzureichenden Volumenersatz, ein selteneres Ereignis. Hat sich der Blutverlust über längere Zeit erstreckt, oder ist die Distanz zwischen Eintritt der Oligämie und Transfusion groß, so darf der volle Ersatz der verlorenen Blutmenge, auch wenn diese bekannt ist, nicht immer als wünschenswert betrachtet werden, da inzwischen die eigene Volumenregulation eingesetzt hat. Aus Untersuchungen am wachen Hund geht hervor, daß Retransfusion eines großen Aderlaßvolumens schon 20 min später den Pulmonalarteriendruck um 30% steigen lassen kann, ein Befund, der bei dem Niederdrucksystem der Lunge eher auf Volumenzuwachs als auf noch andauernde vasale Querschnittsverminderung bezogen werden muß [545].

Die Möglichkeit einer Übertragung von Virushepatitis wächst bei Plasmagaben mit der Zahl der beteiligten Spender und beträgt damit ein Mehrfaches gegenüber der Bluttransfusion; beim Abwägen gegenüber der akuten Lebensgefährdung tritt dieser Faktor jedoch zurück. Die Normalisierung des arteriellen Blutdruckes kurz nach Transfusion ist kein ausreichender Indicator, ob das übertragene Quantum genügt, da die zentralisierte Zwangseinstellung mit peripherer Tonuserhöhung der Gefäße sich erst allmählich löst. Es müssen als zusätzliche Kriterien Rückgang der Frequenz, einsetzende Hautvenenfüllung, Ausgleich von Schalen- und Kerntemperatur sowie klinischer Gesamteindruck herangezogen werden. Als einer der wichtigsten Maßstäbe ausreichender Volumenrestitution wird neben Normalisierung der Kreislaufgrößen heute die Urinproduktion angesehen, die häufig mit Dauerkatheter kontrolliert werden muß und erst bei einer Harnmenge von 1 ml/min auf annähernd ausreichende Nierendurchblutung schließen läßt. Kommt es im Kollaps, besonders nach massiven Gewebszertrümmerungen, zu einem akuten Nierensyndrom (Crush-Syndrom, Bywaters-Syndrom) mit Anurie und Hämoglobinurie, so darf nach Kreislaufauffüllung die weitere Flüssigkeitszufuhr nur den extrarenalen Verlusten entsprechen, da sonst akutes Lungenödem auftreten kann.

Die Anwendung makromolekularer Volumenersatzmittel wie Dextran oder Periston wird auf diejenigen oligämischen Zentralisationszustände beschränkt bleiben müssen, bei denen Blut-, Plasma-, Serumkonserven oder Albuminlösungen nicht verfügbar sind [348], und erst nachdem die akute Gefährdung infolge des Volumenmangels gegen mögliche Spätschädigungen [1207, 1208] durch diese korperfremden Substanzen abgewogen worden ist. Gleichzeitig ist die Verdünnung der Plasmaeiweiße durch unphysiologischen Volumenersatz zu bedenken; die Ernährung und der Aufbau der geschädigten Gewebe, für die besonders der Albumingehalt wichtig ist, werden durch diese Mittel beeinträchtigt [347].

Physiologische Elektrolytlösungen (z. B. Ringer-, Tyrode-) vermögen bei Fehlen von Blut- oder Proteinersatz nur unvollkommen akute Verluste zu überbrücken, obwohl sie für kürzere Zeit die physikalischen Kreislaufgrößen normalisieren und damit einen flüchtigen therapeutischen Effekt erzielen können [347, 1556]. Allenfalls als Mobilisationswasser für Proteine aus dem extravasalen Raum sind salinische Lösungen in begrenztem Umfang nützlich [348]. Andererseits lassen schon bald nach solchen Infusionen nachweisbare Frequenzsteigerungen und formoscillatorische Abweichungen der arteriellen Pulse vermuten, daß die Verdünnung der Plasmaeiweiße oder Veränderungen des Ionenmilieus der Muskelzellen auch nachteilige Wirkungen haben. Wegen der schnellen Diffusion durch die Capillarmembran bleiben kristalloide Lösungen nur sehr kurzfristig in der Gefäßbahn. Solange perorale Flüssigkeitsaufnahme möglich ist, sollte diese der parenteralen Zufuhr vorgezogen werden [*1209, 1210*]. Sind die Volumina infundierter Elektrolytlösungen groß, so ist das Risiko eines Lungenödems offenbar beträchtlich höher als bei Blut oder Plasma [*690*], da Capillardrucksteigerung und schnelle Abwanderung ins Gewebe zusammentreffen. Experimente am Hund zeigten, daß bei Normovolämie und zusätzlicher Tyrode-Infusion von $^1/_4$ des errechneten Gesamtblutvolumens mit einer Steigerung des Lungenarteriendruckes um 30% schon Lungenödeme auftreten können [*545, 671*].

Ob der intravenöse oder der intraarterielle Applikationsweg gewählt wird, ist nach heutiger Auffassung weniger entscheidend als die Schnelligkeit, mit der im akuten Blutverlust der verlorene Betrag ersetzt wird [*70, 483, 895, 1033, 1046*]. Die intraarterielle Transfusion, zuerst vorwiegend von russischen und amerikanischen Autoren während des 2. Weltkrieges in größerem Umfange erprobt, hat sich besonders in Fällen bereits eingetretenen Herzstillstandes bewährt, weil mit der schnellen Erhöhung des intraaortalen Blutdrucks die Coronar- und Hirndurchblutung sofort günstig beeinflußt werden [*483, 565, 1166, 1295, 1457*]. Das Herz wird sozusagen für kurze Zeit durch Druckinfusion ersetzt [*896*]. Venöse Blutzufuhr würde hier lediglich eine Füllung des Niederdrucksystems bewirken. Weiterhin kann in dringlichen Ausnahmefällen bei erhaltener Herztätigkeit eine intraarterielle Transfusion angelegt werden, wenn die Punktion peripherer Venen auf Schwierigkeit stößt, und auch der kurze Zeitaufwand für eine Venae sectio bedenklich erscheint. Im allgemeinen besteht aber kein Grund zur Annahme, daß intraarterielle Infusionen wirkungsvoller seien [*70, 483*]. Das Herzzeitvolumen steigt mit der Venenfüllung, und der sozusagen physiologische Transfusionsweg ist meist vorzuziehen. Die Coronardurchblutung im Tierexperiment bessert sich auf intravenöse genau so wie auf arterielle Blutzufuhr. Bei Tieren mit gesundem Herzen war im irreversiblen Volumenmangelkollaps intraarterielle Transfusion ebenso wirkungslos wie intravenöse [*242*]. In Einzelfällen soll, wenn intravenöse Zufuhr nur steigende Venenfüllung bewirkt, ein kleines intraarteriell appliziertes Volumen eine deutliche Wendung zum Besseren bringen können. Als Erklärung wird, besonders bei älteren Menschen mit vorgeschädigter Coronarzirkulation, die Beseitigung einer akuten Coronarinsuffizienz diskutiert [*483*].

Medikamente. Grundsätzlich ist als kausale Therapie bei Volumenverlusten entsprechender Ersatz angezeigt [*347, 348*]. Das Durchbrechen einer zentralisierten Notregulation mit vasodilatierenden Mitteln muß sich während der Oligämie unter allen Umständen ungünstig auswirken und hat als kontraindiziert zu gelten. Das gleiche gilt im allgemeinen für Ganglienblocker, Neuroplegica (Phenothiazine) und für Sympathicolytica [*348, 768*]. So hat sich z. B. herausgestellt, daß das zeitweilig von amerikanischen Autoren als günstig angesehene Dibenamin [*1155, 1537*] die Blutungstoleranz vorbehandelter Tiere reduzierte und bei Gabe im Volumenmangelkollaps erfolglos oder nachteilig war [*483*]. Eine Ausnahme stellen diejenigen Fälle dar, bei denen ein hochgradiger Spannungskollaps auch nach adäquater Transfusion weiterhin starr beibehalten wird, die zugeführte Blutmenge sich fast nur in das Niederdrucksystem begibt, und infolge abgeschalteter Körperschale die Kerntemperatur weiter ansteigt. Hier kann unter sorgfältiger kontinuierlicher Überwachung von Blutdruck, Pulsfrequenz, Hautdurchblutung, Venenfüllung, Axillar- und Rectaltemperatur und klinischem Gesamtbild die

Verwendung von Neuroplegica (Phenothiazinen, sog. Coctail lytique) sehr wirkungsvoll sein [*1430, 1535*].

Die Anwendung zentral erregender Pharmaka (Cardiazol, Coramin, Pikrotoxin) ist im Volumenmangelkollaps kontraindiziert, falls nicht gleichzeitig, etwa narkosebedingt, Symptome einer zentralen Lähmung vorhanden sind. Die in der älteren Literatur häufig diskutierte Erschöpfung vasomotorischer Zentren gilt heute als widerlegt [*483, 874, 1537*].

Die Applikation pressorischer, auch biologisch vorkommender Wirkstoffe (Noradrenalin, synthetisches Hypertensin II, Vasopressin) oder synthetischer Sympathicomimetica (z. B. Effortil, Sympatol) ist prinzipiell ebenfalls sehr bedenklich [*347, 348*]. Insbesondere besteht die Gefahr, daß die darniederliegende Nierendurchblutung weiterhin reduziert wird [*823, 866, 1307*], und daß bei Vasopressin (Hypophysin) die Coronararterien in die aufgezwungene Zusatzconstriction mit einbezogen werden [*1374, 1470*]. Allerdings dürfte für Ausnahmefälle eine medikamentös-pressorische Behandlung der Zentralisation beim Volumenmangel dennoch in Betracht kommen, vorausgesetzt, daß Volumenersatz nicht verfügbar ist, Verletzungen größerer Arterien versorgt sind, und lediglich eine kritische Phase bis zum Einsetzen kausaler Therapie überbrückt werden muß [*471, 477, 1551*]. Wenn nämlich der arterielle Mitteldruck unter 70 mm Hg sinkt, besteht akute Gefahr, da die kritische Druckgrenze für die Hirndurchblutung damit erreicht ist. Gleichzeitig ist die Versorgung der Herzmuskulatur stark gefährdet [*175, 241, 380, 381, 991, 992, 1052*]. Hier können unter den genannten Einschränkungen pressorische Substanzen im Einzelfall nützlich sein, indem sie auf Kosten anderer Gefäßprovinzen ein Versagen der Vitalorgane noch einige Zeit hinausschieben. Tierexperimente im Blutungskollaps haben gezeigt, daß Noradrenalin das Herzzeitvolumen nicht erhöht, die Nieren- und Leberdurchblutung reduziert, jedoch Hirn-, Coronar- und Nebennierendurchblutung eine Zeitlang verbessert. Dennoch waren Noradrenalininfusionen nicht eindeutig in der Lage, eine Verlängerung der Überlebenszeit im experimentellen Kollaps zu erzielen [*483, 487*]. Mit der Progredienz des Kollaps wird der pressorische Effekt ständig vermindert, wobei neben hypoxämischen und anderen energetischen Schädigungen auch an Erschöpfung der Nebennierenrindenhormone gedacht werden darf. Ähnlich liegen die Verhältnisse für das neuerdings auch schon therapeutisch verwendete synthetische Hypertensin II [*820*], das pressorisch mindestens die doppelte Wirksamkeit des Noradrenalin besitzt [*137, 138, 547*]. Selbst der in Zentralisation befindliche Kreislauf ist zu weiterer Kontraktionssteigerung, besonders seines muskelstarken arteriellen Systems, fähig, deren Ausmaß von der Dauer des Kollaps abhängt und zunehmend schwächer wird (Abb. 5). Untersuchungen im Volumenmangelkollaps zeigten, daß bei Verwendung pressorischer Substanzen brüske Druckanstiege, die zu einer reflektorischen Bradykardie führen, und besonders bei Einzelinjektionen auftreten, vermieden werden müssen. Ein dabei überschießend erhöhter Aortendruck kann, neben der Volumenzufuhr aus der Peripherie, rückläufig über Anstieg des linken Ventrikel- und Vorhofdruckes zur Erhöhung des Lungenvenen- und -arteriendruckes führen [*545*]. Dabei steigt die Blutfülle der Lungen an [*512, 914*], während das Herzzeitvolumen keine Zunahme erfährt. Bei bereits gemindertem zirkulierenden Blutvolumen dürfen hiervon Nachteile erwartet werden. Bei der Verwendung adrenalinähnlicher synthetischer Sympathicomimetica (z. B. Effortil, Veritol) muß neben allen anderen Erwägungen die den Sauerstoffverbrauch steigernde Wirkung auf den Herzmuskel in Rechnung gestellt werden. Ist bereits Volumenersatz erfolgt, vermag Noradrenalin, besonders bei vorgeschädigtem Herzen, zu Lungenstauung infolge akuter Refluxsteigerung zu führen [*1134*]. Falls der Entschluß zur Applikation pressorischer Substanzen im Volumenmangelkollaps gefaßt wird, sollten diese grundsätzlich intravenös, zur Vermeidung von Druckspitzen am zweckmäßigsten als steuerbare Infusion, gegeben werden, da subcutane Applikation hier nur verzögert zur Resorption führt und ein gefährliches Depot bei späterer Besserung der Hautzirkulation darstellt. Höhere Noradrenalindosen, besonders bei Oligämie, können Ursache peripherer Nekrosen werden [*433*].

Grundsätzlich anders liegen die Verhältnisse, wenn nach Kreislaufauffüllung ohne erneute Blutverluste wiederum pathologische Veränderungen auftreten. Hier besitzen Sympathicomimetica vom Typ des Effortil bei Zentralisationszuständen und die pressorischen Pharmaka vom Typ des Noradrenalin sowie Hypertensin II bei paralytischen Zuständen ein breites Indikationsgebiet. Vasopressin (Hypophysin, Pitressin) sollte wegen der Gefahr coronarer Vasoconstriction nicht gegeben werden.

Seit die primär nervale Genese des Blutungskollaps als widerlegt gelten kann, hat die Gabe von starken Analgetika in der Kollaps- und Schocktherapie an Bedeutung abgenommen, zumal bei vielen Patienten eine gewisse biologische „Analgesie" vorhanden ist [*82, 83, 84, 483*]. Die unter diesen Bedingungen grundsätzlich intravenös vorzunehmende Applikation von z. B. Morphin (10 mg) oder verwandten Präparaten kann aber bei starken Schmerzzuständen oder großer Unruhe mit vermehrter motorischer Muskeltätigkeit notwendig sein [*302, 483*].

Narkose. Wenn chirurgische Eingriffe ohne vorherige optimale Volumenrestitution erforderlich sind, so bestehen wegen der an anderer Stelle dargelegten Kreislaufwirkungen gegen die Verwendung von Barbituraten, Spinalanaesthesie, Neuro- und Ganglioplegica bei Volumenmangel grundsätzlich Bedenken. BEECHER und Mitarbeiter warnen entschieden vor Barbituratnarkosen. Der weniger zurückhaltenden Einstellung von GRANT u. REEVE [*603*] widersprechen hinsichtlich der Barbituratnarkose die Beobachtungen während des Koreakrieges [*768*]. HOWARD [*768*] betont, daß bei 4500 verwundeten Soldaten die Haupttodesursache Nierenversagen und Kollaps nach Narkose waren.

Sauerstoff. Die Einstellung zur Sauerstofftherapie im hämorrhagischen Kollaps ist in der Literatur wenig einheitlich [*619, 1537*]. Während bei Blutungszuständen in Tierversuchen nur gelegentlich günstige Einflüsse festgestellt wurden, tritt BLALOCK [*120, 121*] sehr für den therapeutischen Nutzen der Inhalation von reinem O_2 ein, ebenso auch andere Untersucher [*152, 243*], weil der physikalisch gelöste Sauerstoffanteil des Blutes auf jeden Fall steigt. HENDERSON [*704, 705, 706*] hatte Sauerstoffzufuhr im Kollaps abgelehnt, da normalerweise das Hämoglobin bei Lungenpassage völlig gesättigt und die Sauerstofflöslichkeit im Plasma gering sei. Er errechnete, daß bei reiner Sauerstoffatmung nach Lungenpassage nur etwa 5% mehr Sauerstoff aufgenommen werden würde. WIGGERS [*1537*] hält auf Grund seiner Experimente eine O_2-Therapie im Volumenmangelkollaps für überflüssig und betont, daß die Leber das einzige Organ sei, dessen Sauerstoffversorgung signifikant beeinflußt werde. Obwohl CAZAL [*243*] das nach Blutung verbliebene Erythrocytenvolumen für ausreichend hält, empfiehlt er in jedem Fall Sauerstoffgabe von 12—15 l/min. FRANK [*483*] mißt dieser Maßnahme dagegen keine besondere Bedeutung bei. Auf Grund der widersprechenden Auffassungen und der Tatsache, daß die Gewebshypoxie im Kollaps primär eine kardiovasculäre Ursache hat, dürfte es in der Regel erlaubt sein, der Sauerstoffbehandlung eine untergeordnete Bedeutung beizumessen [*432*] und ihre Anwendung vorwiegend auf Fälle von pulmonalen Diffusionsstörungen und Einschränkung der respirierenden Oberfläche zu beschränken. HADORN [*662*] spricht sich gegen das Sauerstoffzelt aus, rät jedoch bei verschiedenen Kollapszuständen zur Verabfolgung von 3—5 l O_2/min mittels Sauerstoffbrille oder Nasensonde; CAZAL [*243*] steht auf dem gleichen Standpunkt.

ACTH und Nebennierenrindenhormone. Die für alle Streßsituationen wichtige Rolle des Hypophysen-Nebennierenrindensystems ist beim Kollaps nach akutem Blutverlust erst zum Teil bekannt und z. Z. besonders hinsichtlich der Aldosteronwirkung mit ihrem Einfluß auf den Flüssigkeitshaushalt aktueller Gegenstand der klinischen und experimentellen Forschung [u. a. *128, 192, 439, 634, 839, 1275, 1325, 1562, 1563*]. Bisher scheint die Anwendung von ACTH, Nebennierenrindenextrakt und synthetischen Rindenhormonen nicht zu eindeutigen Erfolgen in Fällen geführt zu haben, die auf Transfusionsbehandlung ungenügend reagierten [*271, 348, 447, 483, 769, 778, 1118, 1120, 1400, 1402*]. Erst bei Nachlassen der Wirkung nunmehr angewendeter pressorischer Katecholamine sind synthetische Corticoide indiziert [*193a*].

Physikalische Therapie. Stark vermehrte Wärmezufuhr, oft ausgelöst durch den Eindruck der schlecht durchbluteten Körperschale, deren Temperatur reduziert ist, kann ungünstige, sogar letale Folgen haben [*302, 602, 603, 768*], wenn damit eine vermehrte Hautdurchblutung erforderlich wird, die durch Widerstandsminderung und Volumenentzug die zweckmäßige Zentralisation hinfällig macht. Es genügt vielmehr das Vermeiden von Auskühlung, entsprechend der jeweiligen Umgebungstemperatur, denn Kälte und Durchnässung haben ebenfalls nachteiligen Einfluß, wie die Erfahrungen des 1. Weltkrieges gelehrt haben. Die Zufuhr peroraler Flüssigkeit muß mit Zurückhaltung erfolgen, da häufig Brechreiz, Erbrechen mit weiterem Elektrolytverlust oder Aspiration bei Benommenheit die Folge sein können. Die Bedeutung horizontaler Lagerung oder leichter Kopftieflage betont GRANT [*603*] nach seinen Erfahrungen aus dem letzten Krieg. Eine durch Orthostase oder aktive Muskeltätigkeit zusätzlich beanspruchte, vorher noch notdürftig kompensierte Zirkulation kann unter diesen Einflüssen endgültig zusammenbrechen.

Zusatzschädigungen. Bei Blutverlusten kann ein Spannungskollaps durch zusätzliche maligne Infektion in gleichsinniger hämodynamischer Richtung gesteigert werden, wenn diese sich ohne stärkere allgemeine Temperaturerhöhung im geschädigten Gewebe ausbreitet, da bereits in Abwesenheit beträchtlichen Volumenmangels toxische Bakterienprodukte, etwa bei Gasbrand, allein ein peripheres Gefäßversagen von diesem Typ herbeiführen können [*347*]. Auf diese rein bakteriotoxische Zentralisation wird später eingegangen werden. Umfangreiche Untersuchungen sind dem bakteriellen Faktor im hämorrhagischen Kollaps und der Frage des bakteriotoxischen Anteils an der Irreversibilität gewidmet worden [*289, 440—442, 443, 855—858*]. Die äußerst ungünstige Kombination von Veränderungen der cellulären und humoralen Abwehrmechanismen [*267*] durch Blutverlust mit verschlechterter Durchströmung bei darniederliegendem Kreislauf, zusammen mit äußeren und inneren Verletzungen, muß als günstige Basis einer bakteriellen Invasion betrachtet werden [*859, 1002*]. Bei großen Versuchsserien von FINE [*440—442*] mit Blutungskollaps von Hunden stellte sich heraus, daß bei Volumenverlust von 53 ml/kg und Reinfusion nach einigen Stunden nur 14% der Tiere überlebten. Durch antibiotische perorale Vorbehandlung hingegen überlebten 88% trotz größerer Entblutungsvolumina. Wurden die Antibiotica parenteral verabfolgt, so war der intraportale Weg am wirkungsvollsten mit einer Überlebensquote von 80%, blieb aber hinter dem Erfolg peroraler Vorbehandlung zurück. Es lag nahe, die toxischen Produkte von Darmbakterien, die im Blutungskollaps von dort her die Leber befallen hatten, als Ursache der hohen Mortalität unbehandelter Hunde anzuschuldigen [*478*]. Systematische Prüfung von Sera ließen darauf schließen, daß vorwiegend Clostridien als Erreger in Betracht kamen, und in späteren Untersuchungen gelang der bakteriologische Nachweis aus Leber, Bauchhöhle, Pfortader und Vena cava. Wenn auch bei den einzelnen Species sehr verschiedene

Verhältnisse hinsichtlich oft normalerweise vorhandener ubiquitärer Erreger vorliegen können, so zeigen die Untersuchungen von FINE und seiner Arbeitsgruppe doch, in welchem Umfang innerhalb von Stunden ein bakteriotoxischer Prozeß durch oligämischen Kollaps infolge der Zirkulationseinschränkung in Gang gesetzt werden kann, der auch nach Volumenersatz und damit Beseitigung des Primärschadens weiterläuft und unbehandelt letal ausgeht. Doch haben neuere Experimente gezeigt, daß der Einfluß eines derartigen Kollaps auf Bakteriotoxikose und die therapeutische Beeinflußbarkeit beim Versuchstier komplizierter sind, als es zunächst den Anschein hatte. Zwar genügt beim Hund eine leichte Leberhypoxie durch Ligatur der A. hepatica [440, 444], um einen letalen Kollaps auszulösen, die auf den begünstigenden Einfluß leichter Hypoxie auf Clostridienwachstum in der Leber bezogen wurde [440, 943], und prophylaktische Applikation von Neomycin hob diesen Einfluß auf, doch ist Neomycin nicht gegen diese Erreger wirksam, und ein spezifisches Toxoid war nur wenig effektvoll. Die damit auftauchenden Probleme der Schutzwirkung im Tierexperiment sind z. Z. Gegenstand der Untersuchung, wobei noch offen ist, ob nicht andere als die antibakteriellen Eigenschaften der Antibiotica lebensverlängernd eingreifen [440]. Es stellte sich dazu heraus, daß Vorbehandlung wirksamer war als Verabfolgung während des Blutungskollaps; Aureomycin, das in vitro seine antibakteriellen Eigenschaften verloren hatte, besaß noch einen, wenn auch schwächeren Schutzeffekt im Tierexperiment [440—444]. Die Deutung dieser Verhältnisse und erst recht ihre Übertragungsmöglichkeit auf den menschlichen Kollaps stehen noch dahin.

b) Kollaps durch große Thrombosen

Nicht allein Blutungen, sondern auch kurzfristig eintretende drastische Verminderung des intravasalen Volumens aus anderen Anlässen kann zu ausgeprägtem Spannungskollaps führen. Eine derartige Situation liegt vor, wenn durch mechanische Ursachen der Rückstrom zum Herzen vermindert ist, Blutmengen in den großen Stämmen des Venensystems zurückgehalten werden, und über intakte arterielle Gefäße noch eine weitere Auffüllung stattfindet, durch welche zusätzliche Blutquanten dem übrigen Kreislauf entzogen werden. Bei akuten Zuständen bedeutet Blockade des lokalen venösen Refluxes zuerst nur eine Reduktion der zirkulierenden Vollblutmenge, doch schon nach kurzer Zeit entwickelt sich zunehmender Plasmaverlust, teils durch den erhöhten Filtrationsdruck der Capillaren, teils infolge hypoxischer Endothelschädigung der Haargefäße mit Permeabilitätssteigerung. Die Mechanismen der Volumenregulation sind hier, auch wenn Flüssigkeitsaufnahme peroral möglich ist, erst nach einiger Zeit in der Lage, für die nicht betroffenen Zirkulationsabschnitte ein genügendes Volumen zu beschaffen, da auch von der mobilisierten Flüssigkeit wieder ein Teil in den gestauten Bezirk versickert. Klinisch findet sich ein derartiger Spannungskollaps besonders bei akuten großen Venenthrombosen, die gelegentlich fast „explosionsartig" ablaufen können [344]. Ein typisches Beispiel ist die Phlegmasia coerulea (phlebite bleue, blue phlebitis), bei welcher, manchmal auf der Basis einer Polyglobulie, eine klinisch nahezu schlagartige Gerinnung im Venensystem einer Extremität eintritt. Obwohl häufig gleichzeitig eine begleitende, reflektorisch gedeutete Constriction der zuführenden Arterien vorhanden ist, schwillt das betroffene Glied extrem an, ist tiefblau verfärbt und wird trotz verringerter Zufuhr sozusagen vollgepumpt. Der damit eintretende starke Blutverlust läßt eine lebensbedrohliche Zentralisation entstehen, deren Bekämpfung zu den ersten Maßnahmen gehören muß. Außer einer erhöhten Gerinnungsaktivität des Blutes disponieren verlangsamte Zirkulationsgeschwindigkeit, Intimaschädigungen, Polyglobulie, posttraumatische, postoperative oder marantische Zustände und Colitis ulcerosa zu dieser Erkrankung [*344, 1390*]; entsprechend dem Entstehungsmechanismus sind die häufigsten Todesursachen der Kollaps und die Lungenembolie. Die Kreislaufverhältnisse entsprechen allen Kriterien des Spannungskollaps mit niedrigem systolischen bei erhaltenem diastolischen Blutdruck, stark reduzierter Amplitude und erhöhter Frequenz. Eingehende Kreislaufanalysen während dieses Syndroms scheinen bisher nicht vorzuliegen. Bei schweren Formen kann der arterielle Blutdruck unmeßbar werden [*344*]. Die peripheren arteriellen Gefäße sind maximal kontrahiert und werden in Fällen einer chirurgischen Intervention stets stark verengert angetroffen; dieser Befund wurde als reflektorischer Schutzmechanismus gegen Überfüllung des geschlossenen Venenbezirkes aufgefaßt [*901*]. Wenn auch FONTAINE und Mitarbeiter [*465*] in ihren tierexperimentellen Ergebnissen zu ähnlichen Schlüssen kamen, so muß doch daran gedacht werden, daß nicht unbedingt „venoarterielle Schutzreflexe" die Ursache sein müssen, sondern daß die arterielle Zentralisation wie an den übrigen Gefäßen auch hier eine starke Drosselung peripherer Arterien bewirkt. Obwohl therapeutisch Blut- bzw. Plasmatransfusionen in Abhängigkeit vom Hämatokrit die kausale Therapie des Kollaps darstellen, muß gleichzeitig erwogen werden, daß eine zu reichliche Auffüllung den Lokalbefund verstärken und seine Rückbildung, die oft mit bleibenden Schäden einhergeht, nachteilig beeinflussen kann. Auf die subjektiven Beschwerden vermag Panthesin-Hydergin (0,2 g Panthesin, 0,3 mg Hydergin) als i.v.-Tropfinfusion unter häufiger Blutdruckkontrolle günstig zu wirken.

Als weitere ähnliche Erkrankungen, die analog bei schnellem Auftreten zur Zentralisation führen können, seien die akuten Thrombosen der V. cava, der Lebervenen (Budd-Chiari-Syndrom) und Pfortaderthrombosen genannt. Hier scheinen, vielleicht weil sich der Kollaps häufig nicht in so dramatischer Weise wie bei der perakuten Venenblockade der Phlegmasia coerulea entwickelt, systematische Untersuchungen der physikalischen Kreislaufgrößen kaum vorgenommen worden zu sein. Die Ausbildung der hämodynamischen Veränderungen des Gesamtkreislaufes hängt bei diesen Zuständen vom Zeitfaktor ab, da bei langsamer Thromboseentstehung die physiologische Volumenregulation den Kollaps verhütet. So werden bei den meisten Beinvenenthrombosen, beim Cava superior-Syndrom [*395, 1350*] und bei der Axillarvenenthrombose (Paget-v. Schroettersches Syndrom) meist Kreislaufsymptome der Gesamtzirkulation klinisch vermißt.

c) Kollaps durch Plasmaverluste

Verbrennungen. Das bei ausgedehnten Verbrennungen von Körperoberflächen, meist des Hautorgans, nicht selten auch der Lungen durch Dampf- oder Stichflammeninhalation [*38, 128, 243*], und anderer innerer Organe einsetzende Flüssigkeitsdefizit darf praktisch als reiner Plasmaverlust betrachtet werden [*349, 352, 354*]. CAZAL [*243*] faßt daher die Verbrennungskrankheit mit Plasmaverlusten anderer Genese unter dem Namen Plasmorrhagie zusammen. Zahlenmäßig spielen die Verbrennungen eine erhebliche Rolle (in den USA sterben jährlich über 5 von 100000 Einwohnern daran [*678, 679, 680*]). Die bisherigen Ursachen in Form von direkter Hitzeeinwirkung, heißen festen, flüssigen oder gasförmigen Substanzen, Säuren und Laugen, Röntgenstrahlen, Elektrizität und Sonneneinwirkung dürften zukünftig durch das breite Strahlenspektrum und andere Auswirkungen der Atombomben beträchtlich bereichert werden [*129*]. Der Plasmaverlust erfolgt zum großen Teil nach außen, zu einem anderen Teil in die betroffenen Gewebe selbst, deren Capillar- und Lymphbahnen geschädigt sind [*272, 349, 352*] und kann erhebliche Grade erreichen [*687*]. So ist bei 10% verbrannter Hautoberfläche mit mindestens 1 l/24 Std zu rechnen [*243, 687, 1474*]. Sehr großflächige Verbrennungen können zu einem Plasmaverlust mit Extremwerten von 10 l/24 Std führen [*349, 352*]. Die Ödementwicklung erreicht nach 6—20 Std ihren Hohepunkt. Bei tierexperimenteller Halbseitenverbrennung betrug hier der Gewichtszuwachs i. M. 3,34% des Körpergewichtes [*120, 682, 683, 685*]. Infolge der lokalen Gefäßschädigung erfolgt die Resorption nur sehr langsam und ist frühestens am 6. Tage beendet. Eine allgemeine exzessive Permeabilitätssteigerung auch außerhalb der betroffenen Partien, etwa infolge von Toxinen oder durch Histaminfreisetzung, scheint nicht einzutreten. FINE [*446*] zeigte mit radioaktiv markierten Eiweißen, daß generalisierte Permeabilitätszunahmen höchstens terminal einsetzen. Die ödematöse Schwellung der betroffenen Gewebe und der Verlust nach außen zwingen zu weitreichenden Verschiebungen der Reserven an Eiweißkörpern, Wasser und Elektrolyten entsprechend dem durch die Schädigung eingetretenen Gefälle. Während die weiteren Folgen der Verbrennungskrankheit [*352*] fast alle Organe durch Fernwirkung sekundär in Mitleidenschaft ziehen [*426—428*], besonders, wenn im späteren Verlauf Infektionen hinzutreten, steht anfangs die Wirkung auf die Zirkulation als Vermittler der Flüssigkeitsbewegungen ganz im Vordergrund. Bei einem Plasmaverlust von 10 ml/kg steigt der Hämatokrit von 45 auf 52, bei 20 ml/kg auf 65 an, und es resultiert daraus eine starke Hämokonzentration mit Hb-Werten von 117% und mehr [*1290, 1443*], die erst später nach Erholung des Wasserhaushaltes durch Hämodilution und Hypoproteinämie abgelöst wird [*243, 376*]. Die anfängliche Exsiccose der nicht verbrannten Partien zeigt sich in extremer Trockenheit von Muskulatur und serösen Häuten bei der Obduktion [*120*]. Andere parenchymatose Organe können hingegen, obwohl nicht direkt betroffen, später Flüssigkeitsanreicherung und ödematöse Schwellung zeigen, wie Hirn, Leber und Niere [*352*]. Der Wasserverlust des Blutes vermag bei Verbrennung von $^1/_6$ der Körperoberfläche bis 70% zu betragen [*120, 1443*].

Die Reduktion des intravasalen Volumens nimmt innerhalb der ersten 12 Std zu und erreicht Minimalwerte unter 50 ml/kg (normal 70 ml/kg), spiegelbildlich zum Verhalten des Hämatokrit. Trotz des großen Proteinverlustes [*352*] bleibt während der Konzentrationsphase der Serumproteingehalt anfangs gleich, und das hohe Eiweißdefizit zeigt sich erst mit der nach ca. 12 Std einsetzenden Hämodilution, wenn inzwischen Flüssigkeit aufgenommen wurde.

Die Verminderung der zirkulierenden Blutmenge durch Plasma- bzw. Blutverlust bestimmt das Verhalten des Kreislaufes und ist für den letalen Ausgang in den ersten Stadien der Verbrennungskrankheit verantwortlich zu machen. Während gleich nach der Verbrennung analog zum hämorrhagischen Kollaps manchmal eine kurze Phase zentralreflektorischer Kreislaufdepression vom Typ der Ohnmacht (Entspannungskollaps, Schock nach DUESBERG u. SCHROEDER [*347*]) durchlaufen werden kann, liegt hämodynamisch in den folgenden Stunden das Bild hochgradiger Zentralisation vor. Der systolische Druck ist stark gemindert, der diastolische Druck gleich oder leicht erhöht, die Blutdruckamplitude stark reduziert und die Herzfrequenz beschleunigt. Die Schlagvolumenverkleinerung kann auch durch Frequenzanstieg nicht ausgeglichen werden, und daher sinkt das Minutenvolumen ab. Die vorwiegend von der corpusculären Phase und der Temperatur abhängige Blutviscosität ist durch den Eindickungsprozeß sehr vergrößert, womit eine weitere Erschwerung der Durchströmung distaler Gefäße eintritt. Daher leidet trotz relativer Erythrocytenvermehrung die Sauerstoffversorgung, und hinzutretende hypoxämische Schädigungen wirken sich besonders stark im Ödemgewebe aus, wo sie auf dem Wege über weitere Capillarpermeabilitätssteigerung zu einer Summation schädlicher Effekte führen können [*272, 273*]. Die Zunahme des Hämatokrit zeigt lediglich die relative Vermehrung roter Blutkörperchen an, ihre absolute Zahl ist gleichfalls, wenn auch mäßig, reduziert, da die Verbrennung auch zur Erythrocytenzerstörung führt. Mit radioaktiver Markierung waren in Tierversuchen beim Hund nach Verbrennung von 20% der Körperoberfläche innerhalb der ersten 6 Std 11% der Erythrocytenmenge verlorengegangen [*243, 1194*]. Die ersten therapeutischen Maßnahmen werden von der hochgradigen Verarmung des intra- und extravasalen Raumes an Proteinen, Wasser und Elektrolyten diktiert, um den Gefahren eines Circulus vitiosus zu entgehen, da die Funktion der Vitalorgane besonders bedroht ist, die von der beeinträchtigten Blutzirkulation wie von der Verbrennung selbst betroffen werden [*352, 1011*].

Therapie. Die Infusion von großen Plasmamengen steht an erster Stelle, und überschlagsweise müssen mindestens 1 ml Plasma × kg Gewicht × % verbrannter Oberfläche gegeben werden [*352, 421*]. WALLACE [*1474*] hat zur vereinfachten Flächenkalkulation die sog. „Regel der 9%" angegeben, nach welcher Kopf und Arm mit je 9%, Bein, Brust und Rücken mit je 2×9%, Hals und Genitale mit je 1% der Gesamtkörperoberfläche eingeschätzt werden. Neben den Plasmatransfusionen [*420*] soll die Zufuhr physiologischer Elektrolytlösungen in etwa gleicher Menge erfolgen [*352, 942*]. Nach Möglichkeit ist jedoch für den Einzelfall die laufende Kontrolle des Hämatokrit, der Serumproteine und Elektrolyte und des Rest-N anzustreben mit dem Ziel einer individuellen Korrektur der pathologischen Veränderungen. Gleichzeitig ist ständige Überwachung von Blutdruck und Pulsfrequenz erforderlich, da infolge der kontinuierlichen, wenn auch im Laufe der Zeit geringer werdenden Volumenverluste, besonders innerhalb der ersten 24 Std, erneut sich eine Kreislaufzentralisation entwickeln kann. Während in der Hämokonzentrationsphase der Verbrennung Vollbluttransfusionen kontraindiziert sind [*243, 352, 1117*], können diese in der späteren, nach ca. 14—20 Std vorhandenen Verdünnungsphase zum Mittel der Wahl werden, da außer der sekundären Anämie auch noch die Hypoproteinämie damit erfolgreich behandelt wird, die als Folge der großen Verluste von maximal 500 g Eiweiß in den ersten 24 Std eintritt.

Für die Verwendung von zentral oder peripher angreifenden kreislaufwirksamen Pharmaka besteht beim Spannungskollaps der Verbrennungskrankheit zunächst keine Indikation. Eine Alkalitherapie der sich meist entwickelnden Acidose wird in der Literatur nicht empfohlen; Antibiotica können die Prognose verbessern [*41*].

Der quantitative und qualitative Ersatz der intra- und extravasalen Flüssigkeitsverluste ist erschwert, wenn teils durch die Verbrennungskrankheit selbst, in erster Linie aber infolge des schweren Kollaps [*1199, 1200*] sich ein akutes tubuläres Nierenversagen (lower-nephron-nephrosis, Crush-Syndrom) mit Anurie entwickelt hat. Hier ist einerseits die optimale Kreislauffüllung unbedingt erforderlich, um die Nierendurchblutung zu normalisieren oder mindestens nicht noch weiter zu schädigen. Andererseits kann zeitweilig überschießende Zufuhr, besonders von Elektrolytlösungen, zum Lungenödem und, in Verbindung mit dem Grundleiden, zum Hirnödem führen [*352*], wenn die Infusionen den verbrennungsbedingten Verlust kurzfristig wesentlich überschreiten. Da wiederholte Blutvolumenbestimmungen meist nicht vorgenommen werden können, ist klinische Beobachtung von Venenfüllung und Venendruck neben der Kontrolle der Harnproduktion durch Blasenkatheter bei großen Verbrennungen angezeigt. Es soll damit vermieden werden, bei akutem Nierenversagen dem Körper mehr an Flüssigkeit zuzuführen als durch die extrarenalen Verluste abgeströmt ist. Die Bedeutung frühzeitiger und ausreichender Behandlung des Kollaps bei der Verbrennungskrankheit geht aus statistischen Untersuchungen hervor [*243, 284*]. Innerhalb der ersten Wochen lag hier die höchste Mortalität gegen Ende des 1. Tages; sie wurde überwiegend auf den „sekundären Schock", d. h. die Hypovolamie bezogen. Ein zweiter, aber wesentlich niedrigerer Sterblichkeitsgipfel zeigte sich am 5. Tag und ging gleichzeitig mit dem Höhepunkt infektiöser Komplikationen einher. Auch HARKINS u. HARMON [682, 683, 685] führen $^2/_3$ der Todesfälle von großen Verbrennungen auf das zirkulatorische Versagen zurück.

Extremitätenunterbindung. Die dem medizinischen Hilfspersonal wie dem Laien geläufige Möglichkeit, mit Hilfe einer zentralwärts angelegten, auf suprasystolische Drucke gebrachten zirkulären Ligatur große Gliedmaßenblutungen zum Stillstand zu bringen, birgt gleichzeitig erhebliche Gefahren. Wird die Unterbindung nach längerem Bestehen gelöst, kann sich innerhalb von Stunden oder auch schon in viel kürzerer Frist ein schweres Zustandsbild entwickeln mit Abfall des systolischen Blutdruckes, starker Amplitudenreduktion, etwa erhaltenem diastolischen Druck, Tachykardie, Hautblässe und -kälte und oft Schweißausbruch — das typische Syndrom eines Spannungskollaps. Zur Erklärung dieses nicht selten deletären und schon lange dem Chirurgen geläufigen Ereignisses [120, 232, 302] waren Erregungen afferenter Nerven und besonders toxische Produkte [232] herangezogen worden, die nach Lösen der Abbindung angeblich den Organismus überschwemmen sollen. Doch konnte der Nachweis derartiger Produkte, auch des Histamin [293, 294, 295], dabei bisher nicht erbracht werden [120]. Seit der Aufklärung des zugrunde liegenden pathogenetischen Mechanismus durch SCHWIEGK dürfen diese Vorstellungen als widerlegt oder mindestens quantitativ nicht bedeutend gelten [193a, 1288, 1289]. Es handelt sich bei der Zentralisation nach längerer Extremitätenligatur gleichfalls um eine Plasmorrhagie großen Ausmaßes [243, 1043, 1288, 1289, 1401]. Die Unterbindung führt nach einiger Zeit in den nicht durchströmten Geweben zu schweren hypoxischen Schädigungen der Blutgefäße, besonders der Capillaren, und nach Freigabe der Zirkulation wandern große Plasma- und Flüssigkeitsmengen in die extravasalen Räume ab, so daß ohne therapeutische Maßnahmen häufig ein letales Kreislaufversagen eintritt, weil auch die vasomotorische Gegenregulation den Verlust nicht zu kompensieren vermag. Das Auftreten von gefäßwirksamen Stoffwechselprodukten ist damit nicht völlig ausgeschlossen, doch dürften diese eher lokal wirksam sein [1001, 1137, 1463] und über die Erweiterung der arteriellen Endgefäße durch örtliche Regulation im hypoxischen Gewebsbereich den Plasmaabstrom in den interstitiellen Raum noch begünstigen, da der Filtrationsdruck der geschädigten Capillaren hierdurch erhöht wird. Gegen eine allgemeine Gefäßdilatation sprechen alle Kreislaufdaten sowie die auftretende Hämokonzentration. Entscheidend ist der Sauerstoffmangel der zeitweise abgesperrten Gefäßprovinz. Die Entwicklung der Zentralisation benötigt in Abhängigkeit von der Gewebsmasse, deren Gefäße betroffen waren, und der Dauer der Unterbindung gelegentlich nur Minuten [243]; in extremen Fällen kann schon 15—20 min nach Entfernung der Unterbindung der Tod eintreten. Wird dagegen das akute Stadium überstanden, so besteht bei unzureichender Behandlung auch hier die Gefahr, daß infolge der hochgradigen Minutenvolumenreduktion die Nierendurchblutung Schaden nimmt und ein akutes Nierensyndrom auftritt [1410]. Das therapeutische Vorgehen ergibt sich aus dem pathogenetischen Mechanismus und besteht in ausgiebigen Transfusionen von Plasma bis die Kreislaufwerte sich normalisiert haben und die Hämokonzentration beseitigt ist. Daß der Volumenverlust sehr große Ausmaße annehmen kann, zeigen Tierexperimente, bei denen nach Lösung der Unterbindung beider Hinterextremitäten des einen Tieres, die sich zudem noch in einem heißen Bad von 47°C befanden, auch noch ein Spenderhund einen schweren Kollaps erlitt [1026]. Dieser Befund muß nach den heutigen Erkenntnissen vorwiegend auf den Volumentransfer zum Empfängertier und nicht primär auf toxische Produkte zurückgeführt werden.

Erfrierung. Bei allgemeiner Erfrierung finden pathophysiologisch später ähnliche Gewebsveränderungen statt wie bei Verbrennungen [638, 639, 1290]. Zunächst setzt bei Abkühlung eine allgemeine starke arterielle und venöse Gefäßconstriction der Körperschale ein [*23—25, 27, 28, 368, 371, 1375, 1411, 1412, 1414 bis 1419, 1473, 1510, 1513—1515, 1518*], die einer weiteren Wärmeabgabe entgegenwirken soll [*347*]. Während dieser Zeit beginnt die Volumenregulation im Organismus, nach dem derzeitigen Wissensstand möglicherweise über Druckzunahme in den zentralen Gefäßen des Niederdrucksystems, die offenbar über neurohumorale Vermittlung zu vermehrter renaler Flüssigkeitsabgabe führt [*535, 1510*]. Die zunächst isovolämische Kältezentralisation des Kreislaufes [*347, 1411* u. s. f., *1510, 1513—1518*] geht damit innerhalb physiologischer Grenzen in eine gering hypovolämische Zentralisation über.

KLUSSMANN und Mitarbeiter haben kürzlich die Verminderung des zirkulierenden Blutvolumens bei Konstanz des extracellulären Raumes an Hunden nachgewiesen [*828*]. Das Minutenvolumen verringert sich, während der periphere Widerstand steigt [*862*]. Später kann auch einmal die nachfolgende Kältedilatation zur Kollapsursache werden [*23*]. Treten bei tieferen Temperaturen zusätzlich allgemeine Erfrierungen auf, so entwickelt sich trotz temperaturabhängig erniedrigten Sauerstoffverbrauchs schließlich eine hochgradige Hypoxie der Gewebe [*1290, 1380*] mit Gefäßschädigungen und endlichem Absterben. Kommt bei Wiedererwärmen die Zirkulation hier erneut in Gang, dann entstehen nach anfänglicher Hyperämie analog zur Verbrennung große Plasmaverluste in die Gewebe mit Ödemen, Blasenbildung [*638, 639*] und damit den Allgemeinfolgen der Hämokonzentration bei Plasmorrhagie, die zum Kollaps führen. So fanden HARKINS u. HARMON [*682, 686*] bei Hunden mit Erfrierungen von $1/4$ der Körperoberfläche am nächsten Tage einen Plasmaverlust von 2,5% des Körpergewichtes, einen Hb-Wert von 134% und einen Blutdruck von etwa 80 mm Hg. Die Volumenregulation ist, zumal bei schneller Erwärmung, nicht in der Lage, derartige Verluste auszugleichen. Daß zusätzliche Blutung, Traumata, Infektion oder Narkose das Ausmaß der Schädigung steigern, ist selbstverständlich [*1290*]. Gleichzeitig können bei Erfrierung auch ohne erheblichen Plasmaaustritt Kollapszustände, wahrscheinlich durch Störung der zentralen Regulation, beobachtet werden, wie dem Vorhandensein von Reflexabschwächung, Schlafneigung, Koordinationsstörungen und Cheyne-Stokesschem Atmen entnommen werden darf [*638, 639, 1290*]. Hier kann, wenn der Plasmaverlust nicht das therapeutische Handeln hinsichtlich des Kreislaufes bestimmt, die Verwendung zentraler Analeptika angezeigt sein [*645*]. Sonst steht die kontrollierte Auffüllung des Volumenverlustes neben den üblichen erforderlichen Lokalmaßnahmen bei der Behandlung großer Allgemeinerfrierungen im Vordergrund. Während bei einfacher Auskühlung allgemein schnelles Aufwärmen, ggf. im warmen Bad, empfohlen wird, muß bei ausgedehnten Erfrierungen mit einer Begünstigung der Kollapsentwicklung infolge rascher Aufwärmung gerechnet werden. Bei tiefen Unterkühlungen ist jedoch nicht der Kreislaufkollaps sondern die energetische Stoffwechselstörung des Herzmuskels mit Kammerflimmern oder die zentrale Lähmung als Todesursache anzusehen [Lit. s.: *639, 645*].

d) Kollaps durch Plasma- und Blutverluste

Posttraumatischer Kollaps (Crush-Syndrom). Der Zustand peripheren Kreislaufversagens nach ausgedehnten Gewebszertrümmerungen ist erst in den letzten 20 Jahren als Volumenmangelkollaps erkannt worden [*120, 939*], und es hat zahlreicher experimenteller Untersuchungen bedurft, ehe die früheren Vorstellungen einer nervalen oder toxischen Genese [*33, 122, 813, 1084*] entkräftet worden sind [*183, 302, 617, 618, 1597*]. Im Verlaufe dieser Tierversuche zeigte sich, daß Blutübertragungen keine Kollapserscheinungen bei den Empfängern auslösten [*120, 1055, 1077*], und auch nach ausgedehnten Muskelzertrümmerungen gelang es im Gegensatz zu anaphylaktischen Zuständen nicht, Histamin in der Lymphe des Ductus thoracicus nachzuweisen [*343*], zumal der Histamingehalt der Muskulatur nach DALE [*294, 295*] gering ist. Damit ließ sich die Annahme einer Histaminfreisetzung als Ursache des posttraumatischen Kollaps nicht bestätigen. Im Gegensatz zur Deutung älterer Untersucher [*1328, 1335, 1336*] stellte sich heraus, daß sowohl nervöse Afferenzen als auch lokale vasomotorische Regulationen [*1001*] der traumatisierten Gewebe keinen grundsätzlichen Einfluß auf den posttraumatischen Kollaps haben, denn lumbale Querschnittsläsionen [*120, 232*] oder völlige Denervierung der geschädigten Extremität ließen das gleiche Kollapsbild eintreten [*120, 228*]. Mit der Erkenntnis, daß Plasma- und Blutverlust der bestimmende Faktor des Kreislaufversagens nach massiver Gewebszerstörung sind, war zugleich die alte Vorstellung hinfällig, daß periphere Vasoconstriction das primäre Ereignis des Kollaps sei [*1366*], und die Drosselung distaler Gefäße wurde jetzt als Folge der Volumenverluste erkannt [*120, 1023*]. Dabei kann, falls es nicht zur Rhexis größerer Gefäße kommt [*261, 262*], die Plasmorrhagie überwiegen [*243*]. Auf den als Primärreaktion manchmal zu beobachtenden Schockzustand im Sinne von DUESBERG u. SCHROEDER [*347*], seine Charakteristika und Definition wird bei der Besprechung des Entspannungskollaps eingegangen.

Das Verhalten der Mikrozirkulation im Kollaps bei Volumenmangel durch Plasmorrhagie und Blutverluste haben ZWEIFACH und Mitarbeiter im Mesenterialgewebe vielfach untersucht. Die sofort bei Beginn der Volumenreduktion unter Abfall des arteriellen Drucks auf etwa 60/50 mm Hg einsetzende Arteriolenconstriction hielt über Stunden bis kurz vor dem letalen Ausgang an [*1598, 1599, 1601, 1602, 1604*]. Während aber anfangs eine verstärkte Reaktion auf lokale Adrenalingabe festzustellen war, wurde diese nach einigen Stunden zunehmend schwächer und kurz vor dem Tode minimal. Der Blutstrom in den Capillaren kam in der Phase aktiver Drosselung während der ersten Stunden fast zum Stehen, während eines späteren geringen und vorübergehenden arteriellen Druckanstieges aber zum Teil wieder in Gang, wurde zunehmend langsamer und stagnierte zuletzt. Wie auch bei anderen Kollapsformen infolge Volumenmangels messen CHAMBERS, SHORR und Mitarbeiter [*246, 247, 248, 1322, 1323, 1601, 1603, 1605*] im Mesenterialbereich vasoaktiven Substanzen große Bedeutung bei. Ihre Vorstellung der vasoexzitierenden Wirkung eines von der hypoxischen Niere gebildeten Materials (VEM) und eines in späteren Schockphasen dominierenden vasodilatierenden Stoffes (VDM) hat sich jedoch offenbar nicht allgemein bestätigen lassen [*1600*]. Es scheint daher noch offen zu sein, ob diese Stoffe, die bei bestimmten Versuchstieren und besonderen Tests nur für einzelne Kreislaufabschnitte geprüft wurden, generelle Bedeutung besitzen [*440, 483, 1600*].

Wie bei jedem oligämischen Spannungskollaps ist die Nierendurchblutung auch bei der posttraumatischen Plasmo-Hämorrhagie entscheidend reduziert, und bei Abfall des Herzzeitvolumens auf 70—50% der Norm beträgt der Nierendurchfluß nur noch 5—10% des Normalwertes [*224, 243, 281, 1307*]. Trotz des großen renalen Sauerstoffverbrauches können bei leichteren Kollapsformen und nicht zu langer Dauer klinisch manifeste Nierenschädigungen vermißt werden. Besteht jedoch ein oligämischer Spannungskollaps unbehandelt über viele Stunden, so resultiert nicht selten auch bei Fehlen sonstiger Schädigungen bereits eine anoxische Tubulusläsion [*243, 300, 874, 1307*], die angesichts der Tatsache verständlich ist, daß ein Volumenverlust von 40%, selbst wenn der arterielle Mitteldruck noch im Bereich von 80—100 mm Hg liegt, die Nierendurchblutung auf nahezu Null reduzieren kann [*1088*]. Außerdem scheint die renale Vasoconstriction noch einige Zeit anzudauern, wenn bereits Herzzeitvolumen und arterieller Druck durch therapeutische Maßnahmen wiederhergestellt sind [*1088, 1307*]. Daß bei verminderter Stromstärke die Niere anscheinend nicht den üblichen Weg verstärkter Sauerstoffausnutzung beschreiten, und die av. O_2-Differenz entgegen anderen Organen nicht ansteigen soll [*339*], widerspricht einer teleologischen Betrachtungsweise und hält quantitativen Berechnungen nicht stand [*1138, 1199*]. Zusatzschädigungen, besonders bei großen Gewebszertrümmerungen oder Verbrennungen, erhöhen bei gleichzeitiger Hypovolämie die Wahrscheinlichkeit eines Nierenschadens. Daher wurde das von FRANKENTHAL (1916) [*496*] beschriebene Bild, das von BYWATERS (1941) [*224*] als Crush-Syndrom bezeichnet wurde, erstmals im Zusammenhang mit Blutverlust und großen Gewebszerstörungen entdeckt. Es kann dabei innerhalb von Minuten zum hypovolämischen Kollaps kommen [*243*], nach 2—15 Std zu Hämo- und Myoglobinurie, Anurie, Acidose, Rest-N-Erhöhung, Wasserretention bei parenteraler Zufuhr, Elektrolytretention, besonders hohem Kaliumspiegel usw. [*940*]. Die Kollapsbekämpfung führt häufig nicht zur Besserung dieses Zustandes; bei später zunehmender Urämie werden oft Blutdruckanstieg, Krämpfe, Erbrechen und gelegentlich Ödeme beobachtet und nach 5—10 Tagen [*243*] tritt in etwa 90% [*302*] der Tod infolge Nierenversagens ein. Der Befund entspricht auch histologisch demjenigen bei schweren intravasalen Hämolysen, und FRANK [*483*] hält große Vollbluttransfusionen bei posttraumatischem Kollaps für einen begünstigenden Faktor, wenn voluminöse Gewebe zerstört wurden. Daher sollte Plasmatransfusionen in diesen Fällen der Vorzug gegeben werden [*361*]. Ist ein akutes Nierensyndrom eingetreten, so bestimmt dieses und nicht mehr der inzwischen auch meist therapeutisch gebesserte Zentralisationszustand den weiteren Ablauf. Nunmehr dient die sorgfältige Überwachung der Kreislaufgrößen und -symptome sowie der Flüssigkeitszufuhr vorwiegend dazu, eine Hypervolämie durch parenterale Applikation zu vermeiden, da mit dieser die Gefahr des Lungen- bzw. Hirnödems droht. Welche zahlenmäßige Bedeutung das Crush-Syndrom besitzt, ist während des 2. Weltkrieges und des Koreakrieges wiederholt festgestellt worden. Nach Überstehen der Primärverletzung soll Nierenversagen noch vor dem Kreislaufversagen in Narkose als Todesursache an erster Stelle stehen [*768*].

Ileus. Bei Darmverschluß, Invaginationen oder Volvulus abdomineller Organe sowie Mesenterialvenenthrombose muß mit einer Summe verschiedener pathophysiologischer Erscheinungen gerechnet werden, die in unterschiedlichem Ausmaß am Kollaps beteiligt sein können. Volumenverluste an Plasma spielen hier neben Wasser- und Elektrolytverlust, Erregung nociceptiver vegetativer Nerven und reflektorischer Beeinflussung verschiedener Schaltstellen vasomotorischer Regulation [*874, 901, 1463*] eine wichtige Rolle. Als erste Gefäße werden die zartwandigen, unter geringem Innendruck stehenden Venen der betroffenen Bauchorgane bei Drehungen, Druck oder Einstülpung komprimiert, während die wandstarken Arterien mit ihrem hohen Druck länger durchgängig bleiben und den abflußgestauten Gefäßbezirk auffüllen. Nach kurzer Zeit bewirkt die Stagnation durch Hypoxie der Capillarendothelien zusammen mit der Drucksteigerung Permeabilitätsstörungen, und das Gewebe der Organe sowie deren Hohlräume nehmen erhebliche Plasmamengen auf, die neben der neuerdings bestrittenen Toxinresorption [*1483*] und neben Flüssigkeits-Salzverlust infolge Erbrechens zum oligämischen Spannungskollaps führen können. Der adäquate Volumenersatz [*124, 348*] hat bei der Behandlung dieser Kollapszustände zunächst zu erfolgen, ehe „reflektorischer Vaguserregung" die führende Rolle für den Kreislaufzustand zugesprochen wird.

Peritonitis. Die Facies hippocratica bei akuter schwerer Entzündung des Bauchfelles mit fahler Gesichtsfarbe, halonierten zurückliegenden Augen, die kühle, oft von kaltem Schweiß bedeckte Haut, eine schlecht durchblutete Körperperipherie, ängstliche Spannung im psychischen Verhalten des Kranken, die trockene Zunge und oft quälender Durst, kurz der gesamte klinische Aspekt zeigt, zumal, wenn wie oft, hohe Temperaturanstiege nicht vorhanden sind, weitgehende Übereinstimmung mit dem Eindruck, den ein Mensch im schweren Spannungskollaps nach Blutverlusten bietet. In der Tat ist neben den bakteriotoxischen Prozessen oft beträchtlicher Mangel an intravasaler und interstitieller Flüssigkeit vorhanden, die in den Peritonealraum bzw. die Hohlorgane verloren ging und meist eiweißreich und plasmaähnlich ist. Hinzu treten Elektrolyt- und Wasserverluste, teils in die Entzündungsgebiete, teils nach außen durch Erbrechen und Diarrhoen, und die minimale Menge konzentrierten Harns zeigt den Notstand des Flüssigkeitshaushaltes an. Der arterielle Druckabfall betrifft vorwiegend den systolischen Wert, der Minimaldruck bleibt relativ lange erhalten, und die Amplitude ist stark reduziert, so daß auch hohe Pulsfrequenzen von 100—125 Schl./min kein ausreichendes Minutenvolumen bereitstellen können. Treten mit höheren Temperaturen die Forderungen der Wärmeabgabe mit (wenn auch im Rahmen der Möglichkeit relativ geringer) Durchströmungssteigerung der Haut hinzu, so bedeutet dies eine starke Mehrbelastung. Außerdem werden mit dem weiteren Verlauf zunehmend toxische bakterielle und körpereigene Produkte mit schädlichem Einfluß auf Zentren und Gefäße wirksam [*684*]. Obwohl systematische Untersuchungen der Volumina des intra- und extravasalen Raumes des Menschen bei Peritonitis in Zuordnung zu den klinisch faßbaren Kreislaufdaten wenig vorgenommen worden sind, dürfte doch die Annahme zutreffen, daß Plasma- und Salz-Wasserverluste eine entscheidende Rolle spielen, und daß eine Schädigung der vasomotorischen Zentren in vielen Fällen erst in späteren Stadien führend wird. In der Reihenfolge der Behandlungsmaßnahmen wird infolgedessen der kontrollierte Plasma- und Flüssigkeitsersatz [*431*] noch vor der Verwendung peripher pressorischer oder zentral erregender Pharmaka stehen. Daß die Oligämie nicht allein Ursache des Spannungskollaps ist, geht aus Untersuchungen über den rein bakteriotoxischen Kollaps hervor [*347*] sowie aus der Tatsache, daß Plasmaersatz bei septischen Zuständen erst dann zur endgültigen Korrektur des pathologischen Kreislaufzustandes führt, wenn die Sepsis selbst unter Kontrolle gebracht worden ist [*97, 143, 281, 319, 373, 375, 377, 483, 1537*].

Anaphylaktischer Schock. Infolge der Mannigfaltigkeit der Manifestierungsmöglichkeiten akuter anaphylaktischer Vorgänge stößt die Einordnung der Kreislaufsymptome des sog. anaphylaktischen Schocks auf große Schwierigkeiten, denn das Gefäßsystem kann einerseits führendes Schockorgan und andererseits gleichzeitig Träger und Vermittler der allergisch-hyperergischen Reaktion des Organismus sein [*136, 342, 675, 676, 678, 805, 806, 1226*]. Die sich abspielenden Vorgänge sind beim Menschen weit ausgebreitet und häufig schwer zu übersehen [*136*]. Während im anaphylaktischen Schock ein mehr kurzzeitiger, geraffter Ablauf mit schwerem, oft letalem Kollaps auftritt, stellt die sog. Serumkrankheit ein protrahiertes Geschehen dar [*675, 1149*]. Ein arteigenes, speziell bevorzugtes Schockorgan (wie z. B. beim Hund die Leber, beim Meerschweinchen die Lunge und beim Kaninchen die Pulmonalarterie) scheint der Mensch nicht zu haben. Doch auch bei ihm sind die Schockgewebe die vasale und die extravasale glatte Muskulatur sowie die Capillaren [*675, 1038*]. Während gleichzeitig mit der Motilitätssteigerung anderer glattmuskulärer Organe (Magen, Darm, Blase) sich die Arteriolen und zum Teil auch die Venen nach Antigenzufuhr kontrahieren, sind die Capillaren weit gedehnt, häufig gestopft voll roter Blutkörperchen und zeigen ebenso wie die anderen Gefäße Wandverquellungen und große, perivasculäre Ödeme sowie zusätzlich oft Erythrocytenaustritte und Fibrinablagerungen [*869*]. Im anaphylaktischen Geschehen spielen sich die ausgeprägtesten Veränderungen immer in den Gefäßen, auch des Coronarsystems [101], ab [136]. Wenn diese in jedem Fall auftretende capilläre Dysfunktion [675], oft nach minimalen, nicht einmal immer i. v. zugefuhrten Allergenquanten innerhalb weniger Minuten sich zum tödlich ausgehenden Kollaps entwickelt [136], so liegt die Vermutung nahe, daß hier das Zentralnervensystem bevorzugtes Reaktionsorgan war [108, 805, 806, 869], und daß infolge von hierdurch ausgelöster Erregung dilatorischer oder Lähmung pressorischer Zentren ein Zirkulationsversagen das Leben beendet, ehe eine Ausbildung weiterer allergischer Symptome anderer Körpergebiete möglich war. Ein derartiger „anaphylaktischer Frühkollaps" wäre im hier gewählten Schema am ehesten als paralytische Form (siehe dort) oder, wie KÄMMERER u. MICHEL [805] glauben, als Entspannungskollaps anzusprechen.

Dagegen spricht die bei weniger akuten Formen des anaphylaktischen Schocks und bei der Serumkrankheit vorhandene allgemeine Arteriolenconstriction und das protrahierte Einsetzen des Kollaps dafür, daß hier zwar nicht pathogenetisch, aber doch hinsichtlich der Auswirkung auf die Kreislaufgrößen andere Verhältnisse vorliegen können; diese scheinen nicht allein von Störungen der zentralen Regulation [108, 806, 869] abzuhängen, sondern in größerem Umfang von der Verminderung des zirkulierenden Blutvolumens, und die hämodynamischen Daten lassen einen Spannungskollaps annehmen [1149, 1151]. Das in seiner Permeabilität stark geschädigte und dilatierte Capillargefäßnetz wird in zunehmendem Maße für Plasmaeiweißkörper durchgängig, wie lokale und generalisierte äußere und innere Ödeme sowie feingewebliche Untersuchungen zeigen. Daher ist nach Ablauf einer gewissen Zeit mit einer Oligämie durch Plasmorrhagie zu rechnen. Besonders evident wird der Plasmaverlust beim allergischen Lungenödem [829], wobei zusätzlich die Respiration beeinträchtigt ist mit allen Folgen für den Pulmonalkreislauf (s. Kollaps aus pulmonaler Ursache). Histamin, das den anaphylaktischen Schock „vollziehen hilft" [675], wirkt ebenfalls in diesem Sinne. Wenn sich im gesamten Organismus eine analoge Reaktion zur Histaminquaddel abspielt (die EBBECKE „choc en miniature" nannte [369, 370, 372]), so darf mit größeren Plasmaverlusten gerechnet werden. Allerdings sind Volumenbestimmungen während eines anaphylaktischen Schocks beim Menschen bisher kaum bekannt geworden. Neben der Betrachtung der nervalen Faktoren dürfte gerade wegen der Universalität der Capillarprozesse eine gleichzeitige Beeinträchtigung des Herzmuskels eine Rolle spielen, und hier muß über die zahlreichen zentripetalen Nerven des Herzens [792, 1206] wiederum mit reflektorischen Veränderungen der Kreislaufregulation gerechnet werden [789, 790, 1206]. Bei schweren Infektionskrankheiten vermögen sich ausgedehnte hyperergische Reaktionen mit bakteriotoxischen Schädigungen des Zirkulationssystems und pathophysiologisch gleichsinnigen Effekten zu vereinen (generalisiertes Sanarelli-Shwartzman-Phänomen [142]).

Gleichzeitig kann, besonders bei Einwirkung des Allergens auf die Lungen, eine deutliche Minderung der Sauerstoffsättigung des arteriellen Blutes auftreten [675], die ihrerseits über die Chemoreceptoren der großen Arterien wiederum die nervale Regulation beeinflußt.

Der Kreislaufkollaps beim anaphylaktischen Schock nimmt trotz zunehmender Volumenverluste bei generalisierter Capillarschädigung therapeutisch insofern eine Sonderstellung ein, als hier die Anwendung sympathicomimetischer, adrenalinverwandter Stoffe sowie besonders die Applikation von Nebennierenrindenhormonen, ACTH und zusätzlich von Antihistaminica an erster Stelle steht, da nicht nur die vasculären Symptome, sondern auch die ihnen zugrunde liegenden allergischen Vorgänge selbst mit diesen Mitteln günstig beeinflußt werden. Eine Abnahme der Capillarpermeabilität durch Cortisontherapie ist vielfach bestätigt worden [188, 466, 981, 990].

c) Kollaps durch renale und extrarenale Wasser-Salzverluste

Exsiccosen. Die normale Flüssigkeitsbilanz des Körpers als Voraussetzung für die adäquate Füllung der intra- und extravasalen Räume kann von seiten der Einfuhr wie von seiten der Ausfuhr gestört werden [431]. Bei der Durstexsiccose findet kein gleichzeitiger starker Elektrolytverlust statt, und über eine Hypersalämie kann mittels erhöhten osmotischen Druckes und einer Wasseraufnahme aus den extravasalen Räumen der Zufuhrmangel, besonders beim Erwachsenen, längere Zeit ausgeglichen werden. Eine übermäßige Ausfuhr von Flüssigkeit führt, wenn diese durch den zugrunde liegenden pathologischen Mechanismus über extrarenale Wege erfolgt, zusätzlich zu starken Ionenverlusten, d. h. zur salopriven Exsiccose [1154]. Die über Volumen- und Osmoregulatoren ausgelösten Gegenmaßnahmen mit Aktivierung des Aldosteron- und Adiuretinmechanismus sind bei schweren Verlusten nicht mehr in der Lage, einen Ausgleich herbeizuführen, und neben dem Grundleiden wird das klinische Bild von den krankhaft veränderten Kreislaufgrößen und -regulationen außer der Schädigung von Zellfunktionen wegen des veränderten internen Ionenmilieus bestimmt. Unabhängig davon, ob verminderte Aufnahme oder gesteigerter Verlust die Hypovolämie bewirkt haben, bietet die Zirkulation über lange Zeit bis zum Zusammenbruch das typische Bild des Spannungskollaps mit Heranrücken des sinkenden arteriellen Maximaldruckes an den diastolischen Druck, Amplitudenverkleinerung und Abnahme des Mitteldruckes [1032], gesteigerter Herzfrequenz, vermindertem Schlagvolumen und Abnahme des Herzzeitvolumens, das durch periphere Gefäßdrosselung für die Vitalorgane reserviert wird. Der klinische Aspekt wird von der Entleerung der Gefäße und des extravasalen Raumes der Körperschale bestimmt. Die Haut ist blaßgrau, trocken, oft in Falten abhebbar, ihre Temperatur häufig herabgesetzt, die Augen sind eingesunken, die Zunge ist trocken und rissig, und mit anfangs erhaltenem Bewußtsein liegt der Kranke bewegungsarm da [1324]. Später können Stupor, Hör- und Sehstörungen sowie Krämpfe auftreten. Mit der meist vorhandenen Oligurie oder Anurie werden in steigendem Maße harnpflichtige Substanzen retiniert; Acidose und Urämie sowie Verschiebungen der Ionenrelationen greifen zusatzlich in die Stoffwechselvorgänge, besonders des Herzens und der Leber, ein und überlagern mit ihren Schädigungen die Hypoxie der Gewebe, die sich infolge der Zirkulationsstörungen entwickelt hat. Die Hämokonzentration mit erhöhtem Hämatokrit und relativer Serumproteinvermehrung [1290] zeigt die Eindickung des Blutes, dessen steigende Viscosität zu weiterer Behinderung der Zirkulation, gestörter Capillarversorgung und Thrombosegefährdung führt. Die Ursachen des hydro- und salopriven Kollaps können vielfaltiger Natur sein und gleichzeitig zu Plasmaverlusten führen. Das klassische, schon 1831 als Schock beschriebene Beispiel [1055] der Kreislaufzentralisation infolge Dehydrierung sind Cholera, Ruhr und Paratyphus, bei denen infolge der entzündlichen Permeabilitätssteigerung der Darmschleimhaut ein großflächiges Leck entsteht, durch welches Körperflüssigkeit abströmen kann, hier zum Teil auch reichlich Eiweiß und manchmal Blut enthaltend [902], während gleichzeitig die normale, taglich etwa 8—10 l betragende intestinale Sekretion [527, 528] nur noch sehr eingeschrankt resorbiert wird. Durch die großen verlorengehenden Flüssigkeitsmengen kann das Defizit schnell bis zu 20% des Körpergewichtes erreichen [947]. Der Tod tritt bei fehlender oder unzureichender Behandlung spätestens in einigen Tagen, häufig auch wesentlich eher, infolge der Flüssigkeits- und Salzverarmung [1490] und des sekundären Kollaps ein und nicht etwa vorwiegend durch bakteriotoxische Einflüsse. Auch unspezifische Durchfallserkrankungen anderer Genese, besonders bei dem durch seinen labilen Hydromineralhaushalt gefährdeten Säugling [609] führen in quantitativ unterschiedlichem Ausmaß grundsätzlich zu den gleichen Kreislaufveränderungen. Ebenso findet sich die Zentralisation, wenn rezidivierendes Erbrechen, gleich welcher Ursache, zu starkem Flüssigkeits-, Natrium- und Chloriddefizit führt als geradezu monotone Antwort des Organismus auf die Exsiccose. So unterschiedlich im Einzelfall die Elektrolytfraktionen betroffen sein mögen, grundsätzlich variieren sie zunächst die eintretende Kreislaufanpassung nicht, während sie auf den weiteren Verlauf, besonders über die Auslösung einer energetischen Herzinsuffizienz, einen bestimmenden Einfluß gewinnen können. Prinzipiell ist zwar zu erwarten, daß jede Änderung des Ionenmilieus über Störung der Membranpotentiale der glattmuskulären Zellen zu veränderter Reagibilität führt [*451, 1120, 1122*], jedoch treten hierdurch bedingte Funktionsstörungen der Hämodynamik klinisch nicht in den Vordergrund.

Als weitere Erkrankungen, bei denen die Flüssigkeitsverarmung teils durch Zufuhrminderung, teils gleichzeitig durch Ausfuhrsteigerung erfolgt, wären u. a. Pylorusstenosen, Oesophagusneoplasien und große Oesophagusdivertikel zu nennen, und bei hohem Ileus tritt durch Erbrechen ein weiterer Salz-Wassermangel zur primären Plasmorrhagie komplizierend hinzu. Bei anderen Leiden kann sich ein Spannungskollaps anfangs fast unbemerkt entwickeln, jedoch in seinem Verlauf das Grundleiden erheblich beeinflussen, so in allen Fällen, in denen bei komatösen Zuständen eine perorale Flüssigkeitsaufnahme nicht spontan erfolgt [*1525, 1526, 1527, 1582*], weil hier die Wasserabgabe durch die Lungen, die Haut und anfangs auch die Nieren gleichzeitig weiterläuft und so die Bilanz zur negativen Seite verschiebt. Allein durch die Perspiratio insensibilis über Lungen (550 ml) und Haut (450 ml) ist für den Erwachsenen unter normalen Klimabedingungen eine Wassermenge bis zu 1,0 l anzusetzen [*1138*]; da die mittlere Endharnproduktion täglich 1,5 l beträgt, wird unter Vernachlässigung der Stuhlflüssigkeit (von etwa 150 ml) der tägliche Flüssigkeitsbedarf eines Bewußtlosen bei ungestörter Nierentätigkeit überschlagsweise auf 1,5—2,5 l eingeschätzt werden dürfen [*1138*]. Noch eher tritt ein komplizierender Kreislaufkollaps mit Zentralisation auf, wenn sich außerdem zur physiologischen Wasserabgabe eine pathologische Ausfuhrsteigerung gesellt, wie bei Anlage von Magen-, Darm- und Gallenfisteln. Die hier verlorengehenden, normalerweise größtenteils vom Darm wieder resorbierten Quanten sind sehr beträchtlich. So berechnet GAMBLE [*527, 528*] die Tagessekretion des Magen-Darm-Kanals auf 8,2 l (die des Speichels auf 1,5 l, des Magens auf 2,5 l, der Bauchspeicheldrüse auf 0,7 l, der Leber an Galle auf 0,5 l und die des Dünndarmes auf 3,0 l), welche bei Anlage von Drainagen nach außen abgeleitet werden können. Auch Verletzungen des Ductus thoracicus mit Chylothorax können neben den Einwirkungen auf Atemmechanik und intrathorakale Zirkulation zu stärkerem Volumenmangel führen.

Hochgradige Flüssigkeitsverarmung kann bei internen Leiden auftreten, die mit Polyurie einhergehen und auch hier in unterschiedlichem Ausmaß das hämodynamische Bild des oligämischen Spannungskollaps bewirken; hierzu gehören der Diabetes insipidus bei eingeschränkter Wasseraufnahme und mit weit größerer praktischer Bedeutung der dekompensierte Diabetes mellitus [*66*]. Im Coma diabeticum wird oft ein schwerer Zentralisationszustand infolge der Wasser- und Salzverluste, Verminderung der absoluten und der zirkulierenden Blutmenge, Anstieg des Hamatokrit und entsprechenden Daten der übrigen Kreislaufgrößen gefunden [*772*]. Es ist nicht die Acidose, die zu einem Gefäßkollaps führt, sondern die Flüssigkeitsverarmung bei Hyponatriämie und Hypochlorämie [*128, 391, 1275*]. Gerade beim älteren Diabetiker, dessen oft fortgeschrittene organische Gefäßveränderungen der Coronar- und Hirnarterien die von ihnen versorgten Organe bei Blutdruckabfall besonders gefährden, muß der Kollapsbehandlung durch Flüssigkeitsersatz vor der Therapie des Grundleidens ganz besondere Beachtung geschenkt werden. Auch die Zwangspolyurie bestimmter Nierenleiden, z. B. die sog. salt losing nephritis, können eine negative Flüssigkeitsbilanz bewirken. Beim hypoglykämischen Schock werden, allerdings ohne evidente Hypovolämie, neben erethischen Kreislaufsituationen mit erhöhtem Blutdruck bei ca. 25% der Patienten auch verringerte systolische und diastolische arterielle Druckwerte sowie Tachykardien angetroffen. Dabei darf ebenfalls gelegentlich eine Zentralisation angenommen werden [302, 663]. Pathogenetisch liegt allerdings hier eine Zellschädigung des Zentralnervensystems mit Blutungen und Nekrosen zugrunde, die sich auch auf die Kreislaufzentren auswirkt [663, 742].

Oligämischer Kollaps bei Hitze. Bei hohen Außentemperaturen und großer Luftfeuchtigkeit ist Wärmeabgabe nur durch zusätzliche Verdunstungskälte möglich [913]. Unter diesen Bedingungen wird die Haut zu einem hochaktiven sekretorischen Organ, das unter extremen Situationen (Bergleute, Kohlenheizer auf Tropenschiffen) über 10—15 l/Tag Schweiß absondern kann [1, 2, 638, 1128]. Ist die Möglichkeit zu freier Wasseraufnahme und Salzzufuhr vorhanden, so sind stärkere Störungen nicht zu erwarten, obwohl trotz der prozentual geringen Mengen von 1% gelöster Substanzen im Schweiß, hauptsächlich NaCl, dabei leichte Salzmangelsymptome trotz gesteigerter Aldosteronproduktion [208] vorliegen können. Nur bei verminderter Flüssigkeits- und Elektrolytzufuhr, schlechter Anpassung mit vermehrtem Salzverlust [1195, 1436] oder infolge sonstiger Komplikationen tritt eine Bilanzstörung stärkeren Grades auf. Zustände peripheren Kreislaufversagens infolge einer derartigen Exsiccose weisen die Charakteristika des Spannungskollaps auf, und die Zentralisation stellt ein Teilsymptom dieser als *Hitzekrämpfe* bezeichneten Gruppe von Überwärmungsschäden dar [638].

Die pathologischen Kreislaufveränderungen einer zweiten Gruppe von Hyperthermiefolgen, des sog. *Hitzekollaps* [638], mit Bewußtseinsverlust sind, da hier die Oligämie nicht das führende Merkmal ist, in der Mehrzahl der Gruppe des paralytischen bzw. febrilen Kollaps zuzuordnen (s. dort). Hier wird durch die erforderliche allgemeine Hautgefäßdilatation, besonders zusammen mit orthostatischer Belastung oder Muskelarbeit, infolge peripherer Widerstandssenkung trotz gesteigerter Kreislaufleistung Blutdruckabfall mit niedrigen diastolischen Werten bei großen Schlag- und Minutenvolumina gefunden.

Seltener ist die dritte Gruppe allgemeiner thermaler Schädigung, der eigentliche *Hitzschlag*, bei welchem die Körpertemperatur infolge Wärmestauung mit 42 bis 46°C oberhalb des Regelbereiches liegt (Hyperpyrexie), unter Versagen der zentralen Temperaturregulation und mangelnder Schweißbildung die Haut heiß und trocken ist, nicht selten Dehydratation mit Oligämie und Bluteindickung besteht, und zentrale Symptome wie Kopfschmerzen, Krämpfe, Erbrechen, Bewußtseinsstörungen und Delirium auf zusätzliche Schäden des Zentralnervensystems, oft Hirnödem und Meningitis [1290], hinweisen. Das Stadium des Hitzekollaps ist nach GROSSE-BROCKHOFF [638] sozusagen übersprungen und das Wärmegefälle wird infolge der Anhidrose in Richtung zum Körperkern umgekehrt. Meist liegt eine Tachypnoe vor; ihr Umschlagen in Cheyne-Stokessches Atmen muß als signum mali ominis aufgefaßt werden. Die vordringlichste Maßnahme ist es, durch Eiswasserbäder und kalte Infusionen so schnell wie möglich die Körpertemperatur zu senken. Bei Untersuchung des Kreislaufes wird die Amplitude meist klein gefunden [302, 922], die Druckwerte liegen im Mittel um 80—90 mm Hg oder noch tiefer, die Hautgefäße sind kontrahiert [302] und Plasmamenge wie extracelluläre Flüssigkeit manchmal vermindert [302, 877]. Wenn die Kennzeichen der Kreislaufzentralisation vorherrschen, steht in diesen Fällen nach den Maßnahmen zur Verringerung der Körpertemperatur eine angemessene Flüssigkeitsersatztherapie mit Plasma- und Elektrolytlösungen an zweiter Stelle, wobei die Gefahr der Übertransfusion mit Lungenödem beachtet werden muß, da die Volumenverluste wegen der Störung des Schweißsekretionsmechanismus selten ein derartiges Ausmaß haben, wie bei der ersten Gruppe der Hitzekrämpfe. Die großen Schwankungen der individuellen Reaktion von Menschen zeigte GLICKMAN [569], der bei einem Teil seiner Versuchspersonen bereits unter Bedingungen eine Reduktion des zirkulierenden Plasmavolumens bei Vermehrung von Erythrocyten und Serumeiweiß fand, unter denen andere noch keine Veränderungen oder gelegentlich sogar Zunahme des zirkulierenden Plasmavolumens zeigten. Werden homoiotherme Tiere durch Überhitzung getötet, so zeigen sie weitgehend übereinstimmende pathologisch-anatomische Befunde wie im Dehydratationskollaps [302]. Doch bestehen unterschiedliche Auffassungen der verschiedenen Untersucher, ob eine Hypovolamie ein regelmäßiges Vorkommnis beim Hitzschlag ist; gegenüber der lebensbedrohenden Störung der Temperaturregulation tritt sie jedenfalls zurück [638].

Der Sonnenstich (Insolation) stellt eine Untergruppe des Hitzschlages dar und kann ohne größere Störungen des Wasser-Salzhaushaltes einhergehen; er wird allgemein als strahlenbedingt angesehen und durch mehr lokale entzündliche zentrale Schadigung, seröse Meningitis, evtl. auch kleinste Hämorrhagien und Hirnödem ausgelöst.

Die diagnostische Klärung der qualitativen Zusammensetzung von verlorenen Volumina an Wasser und Elektrolytfraktionen und die Messung oder Schätzung der zu ersetzenden Quantitäten ist die Voraussetzung erfolgreicher Behandlung des hydro-halopriven Kreislaufversagens. Zusätzlich sind gleichzeitig bei parenteraler Zufuhr therapeutische Möglichkeiten einer Beeinflussung des Grundleidens und der Stoffwechselsituation (z. B. durch isotonische 5prozentige Glucoselösung, alkalisierende Infusion wie Natriumlactatlösung sowie bei Hyperthermie durch die Temperatur der Infusionen) unter ständiger Kontrolle der Serumelektrolyte gegeben. Ob zusätzlich Plasma oder Albuminlösungen verabfolgt werden, hängt davon ab, in welchem Umfang ein Eiweißverlust an der Kollapsentwicklung teilgenommen hat. Welche der zahlreichen für die verschiedenen Indikationen im Handel befindlichen Standardlösungen benutzt und wieweit sie durch Zusätze den Verhaltnissen des einzelnen Krankheitsfalles angepaßt werden, ist von der vorhandenen Grundkrankheit und nicht zuletzt den zur Verfügung stehenden diagnostischen Möglichkeiten abhangig. Zusammenfassende Darstellungen der Elektrolyttherapie finden sich u. a. in den Monographien von ELKINTON u. DANOWSKI [391] sowie denjenigen von BLAND [128] und SCHWAB u. KUHNS [1275].

f) Kollaps durch endokrine Oligämie

Endokrine Hypovolämie. Das Blutvolumen des Menschen ist auch unter physiologischen Bedingungen keine konstante Größe, sondern unterliegt deutlich meßbaren Schwankungen. Neben einer jahreszeitlichen Rhythmik mit Zunahme während des Frühjahrs und Sommers sowie Abnahme während des Winters können Aufenthalte in tropischen Klimata oder großer Höhe [59, 60] und physisches Training das Blutvolumen steigern. Dagegen führt körperliche Inaktivitat und, bereits innerhalb des Tagesablaufes, Stehbelastung zu einer Blutvolumenreduktion [1331—1333]. In welchem Ausmaß physiologische endokrine Einflüsse zu Variationen des intravasalen Volumens führen, wird bei der Gravidität deutlich, wo z. B. im 9. Monat das Plasmavolumen um 50%, das Erythrocytenvolumen um 22% gesteigert sein können, was einem Zuwachs von 40% des Totalblutvolumens entspricht [243].

Chronische Nebennicreninsuffizienz. Das typische Beispiel einer endokrinen Oligämie ist der Morbus Addison, bei dem sich stets eine Verminderung der Gesamtblutmenge findet [*128, 302, 1402, 1537*], für die vorwiegend das Versagen der Nebennierenrinde angeschuldigt werden muß [*127, 1120, 1162*], da Nebennierenmarkentfernung nicht zu derartigen Störungen der Regulationen führt [*1500*], und Fälle von Morbus Addison mit erhaltenem Nebennierenmark beschrieben worden sind [*641*]. Dabei steht die Reduktion des Plasmavolumens zunächst im Vordergrund, während die Erythrocytenmenge relativ erhöht sein kann. Die bei

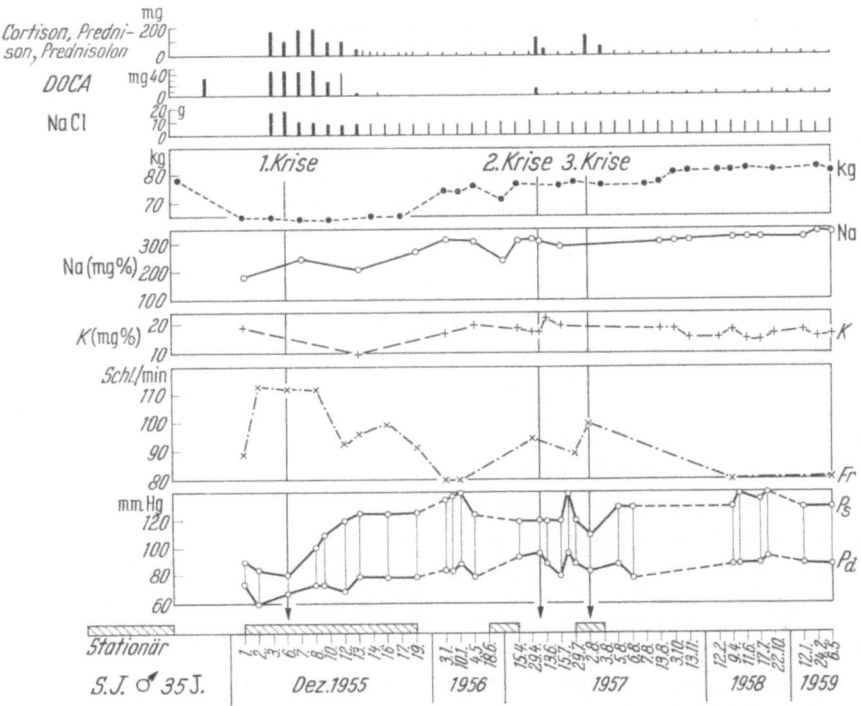

Abb. 7. Kreislaufzentralisation bei Morbus Addison. Besonders extreme Veränderungen der Hämodynamik und der Serumelektrolyte bei der ersten Krise, geringere Veränderungen bei der zweiten und dritten Krise. Von oben nach unten: Medikation mit Gluco- und Mineralocorticoiden sowie mit Kochsalz, Körpergewicht, Serumwerte für Natrium und Kalium, Herzfrequenz (Fr), systolischer Druck (P_s), diastolischer Druck (P_d) sowie mit wechselndem Maßstab die Zeit

unbehandeltem Hypocortizismus fortschreitenden Flüssigkeits- und Natriumchloridverluste unter gleichzeitigem Anstieg von Kalium, Phosphaten und Sulfaten steigern die vorhandene Verringerung des intravasalen Volumens durch zunehmende Dehydratation, und zu den sonstigen klinischen Symptomen entwickelt sich in Ruhe ein der Zentralisation vergleichbarer Zustand, der vorwiegend durch Hypovolamie bei Hyponatriämie und Hypochlorämie und den Versuch der vasomotorischen Kompensation bedingt ist. Diese Entwicklung kann eine weitere Steigerung erfahren, wenn durch Diarrhoen noch zusätzliche Volumenverluste einsetzen. Gleichzeitig wird die Hämodynamik durch myokardiale Stoffwechselstörungen, verminderte Glucosebildung und -verwertung beeinträchtigt, während die pathologischen Veränderungen der Elektrolytrelation sowohl die elektrophysikalischen Funktionen an den Membranen der Herzmuskelzellen wie an den glattmuskulären Gefäßzellen schädigen [*451, 1118, 1120—1122*]. Der systolische Blutdruck sinkt stark ab und liegt oft unter 100 mm Hg, während der diastolische Druck anfangs mit Werten von etwa 70—80 mm Hg weniger verändert ist, später aber ebenfalls abfallen kann; die Amplitude schrumpft ein, und der arterielle Mitteldruck ist erniedrigt (Abb. 7). Wie die Verkleinerung der Druckamplitude bereits vermuten läßt, ist das Schlagvolumen erheblich verringert, und auch hohe Herzfrequenzen von manchmal über 120 Schl./min bei leichter Belastung genügen nicht zur Aufrechterhaltung eines ausreichenden Minutenvolumens. Eine Frequenzsteigerung ist nicht stets anzutreffen, und in Ruhelage kann auch Bradykardie registriert werden. Treten nur geringe weitere Forderungen hinzu, die eine Stromstärkezunahme anderer Gefäßprovinzen erforderlich machen, wie z. B. Muskeltätigkeit und hohe Umgebungstemperaturen, oder stellt eine orthostatische Belastung mit Volumenverlagerung zusätzliche regulatorische Ansprüche, so sind weder Reserven an Blutmenge noch an contractiler Reagibilität vorhanden, und der Kranke kollabiert unter Bewußtseinsverlust. Die Form des Kreislaufversagens bei Stehbelastung zeigt hier eine andere Hämodynamik als die der Zentralisation. Weniger die Hypovolämie steht im Vordergrund als vielmehr die energetische Insuffizienz der peripheren Gefäßmuskulatur, vorwiegend des arteriellen Systems, mit der Unfähigkeit, durch Vasoconstriction den peripheren Widerstand zu regulieren. Diese von SCHELLONG als hypodyname orthostatische Regulationsstörung bezeichnete Form darf als Sonderfall eines paralytischen Kollaps gelten und ist an entsprechender Stelle nochmals erwähnt.

Als Folge der Oligämie ist der Venendruck fast regelmäßig erniedrigt [*302*], ein Zeichen dafür, daß die veränderte Vasomotorik mit Volumenmangel und weniger eine stoffwechselbedingte kardiale Insuffizienz im Vordergrund steht. In Tierexperimenten ist nachweisbar, daß die Fähigkeit zum Heranziehen von Flüssigkeit aus den extravasalen Räumen verloren gegangen ist, obwohl in späteren Phasen die renale Flüssigkeitsausfuhr, offenbar als sekundäres Phänomen, eingeschränkt wird [*302*]. Die Verminderung des Natriumchlorids und die Verschiebungen im Ionenmilieu sind nicht immer alleinige Ursache des Kollaps, denn auch bei annähernd normalem Elektrolyt- und Glucosespiegel im Serum kann Kreislaufversagen auftreten [*391, 392, 393*]. Hier dürften neben der Volumenreduktion die zwischen Nebennierensteroiden und Sympathicusstoffen bestehenden Beziehungen eine Rolle spielen, denn bei Mangel an Rindenhormon ist die Ansprechbarkeit des Kreislaufes auf Adrenalin und Noradrenalin reduziert [*1500*]. Anscheinend versucht der Organismus eine Kompensation durch Mehrproduktion sympathicomimetischer Stoffe, die auch bei gleichzeitigem Nebennierenausfall durch andere Sympathicusanteile (chromaffine Zellen, Paraganglien) erfolgen kann. Die Noradrenalinmengen können beim Addisonpatienten das Doppelte der Norm betragen [*1500*]. Daß die Mineralocorticoide den Hauptanteil an der Minderung der contractilen Antwort der Gefäße auf depolarisierende Wirkstoffe haben, ist aus vielen Untersuchungen bekannt [*517, 1118, 1120*], jedoch sind für die energetischen Prozesse der Gefäßwand die Glucocorticoide gleichfalls unentbehrlich [*1120—1122*], so daß auch hinsichtlich des Kreislaufes die Therapie mit beiden Gruppen der Rindenhormone neben der Elektrolytzufuhr erforderlich ist [*97, 127*]. Wird andererseits die Kochsalzaufnahme eingeschränkt, so können die mangelnde Ansprechbarkeit der Blutgefäße und die Kollapsentwicklung auch durch hohe Dosen von Nebennierenhormonen nicht behoben werden [*1118, 1120, 1500*].

Der dem Zustand des oligämischen Spannungskollaps vergleichbare Kreislauf des Addisonpatienten, welcher lange Zeit das hämodynamische Bild der chronischen Nebennierenrindeninsuffizienz beherrscht (Abb. 7), kann, analog zum vasomotorischen Versagen bei Arbeits- oder Stehbelastung, in der Addisonkrise abgelöst werden von einem dem paralytischen Kollaps nahestehenden Bild. Jetzt bricht unter starker Dehydratation die bisher notdürftig erhaltene Regulation zusammen, die Blutdruckwerte fallen unter Tachykardie oft auf unmeßbare Werte, den durch die stoffwechselenergetischen Verhältnisse schon geschädigten Vitalorganen wird mit dem Fallen des mittleren Aortendruckes die Blutversorgung entzogen, und unter weiterem Rest-N-Anstieg mit Acidose und z. T. extrarenaler Azotämie tritt der Tod an zentralem oder kardialem Kreislaufversagen ein. Während der Behandlung des Kollaps beim Morbus Addison mit i. v. Zufuhr von Kochsalzlösungen, Mineralo- und Glucocorticoiden ist in besonderem Maße darauf zu achten, daß forcierte Auffüllung die Gefahr des Lungenödems und des akuten Herzversagens in sich birgt, die manchmal zu einem Zeitpunkt zum plötzlichen Tode führen, in dem das kritische Stadium der Kreislaufsituation schon überwunden scheint [302]. Die morphologische Ähnlichkeit des Addisonkreislaufes mit dem posthämorrhagischen und posttraumatischen Kollaps hatte früher die Vorstellung aufkommen lassen, daß ähnliche pathologische Grundmechanismen vorliegen könnten, zumal in der Pädiatrie (Waterhouse-Friderichsen-Syndrom in späteren Stadien [1488]) und in der Chirurgie (akute Nebenniereninsuffizienz bei Exstirpation einer hypertrophen Drüse und unerkannter Atrophie des Kontralateralorgans) gelegentlich analoge Bilder vorzuliegen schienen. (Bei der perakuten Meningokokkensepsis ist die Hämodynamik allerdings nicht einheitlich, und während hochfebriler Reaktion kann der paralytische Kollaps vorherrschen.) Das seinerzeit aktuelle Problem des akuten Hypocortizismus im traumatischen Kollaps ist inzwischen von untergeordneter Bedeutung [1537], seit hier genaue Vorstellungen über die Blut- und Plasmaverluste gewonnen wurden. Es muß zwar erwartet werden, daß bei diesen Zuständen das Hypophysen-Nebennierenrindensystem entsprechend der Vorstellung von SELYE tätig eingreift, doch spielen die Reaktionen des Stressmechanismus, wenn man im Fehlen von Substitutionserfolgen einen genügenden Beweis sehen will, in der Mehrzahl keine entscheidende Rolle [302, 483, 1120].

Nebenbei sei erwähnt, daß auch andere schwere Störungen des Elektrolytstoffwechsels, so der primäre Hyperparathyreoidismus („Parathyreotoxikose"), orthostatische Hypotonie und in späten Stadien ähnliche Kollapserscheinungen wie der Morbus Addison hervorrufen können [531].

Simmonds-Sheehan-Syndrom (Hypopituitarismus). Die Kreislaufsituation bei Hypophysenvorderlappeninsuffizienz kann derjenigen des Morbus Addison entsprechen, wenn es sich um die hypocortizistische Form und mehr dem Myxödem, wenn es sich um die überwiegend hypothyreotische Symptomatik handelt. Häufig soll eine postpartale Hypophysenvorderlappeninsuffizienz (SHEEHAN) durch Lokalschäden oder Thrombosen des vermehrt durchbluteten Vorderlappens als Folge eines großen Blutverlustes unter der Geburt entstehen [948, 1259, 1320]. Die hämodynamischen Verhältnisse dürfen mit einer Zentralisation verglichen werden, eher noch beim addisonähnlichen Bild als bei sekundärem Myxödem. Bei der Simmondschen Kachexie, die sich außer der auslösenden Ursache nicht wesentlich vom Sheehan-Syndrom unterscheidet, besteht manchmal eine ähnliche Kreislaufeinstellung mit Volumenreduktion, oft Dehydrierung, Venendruckverminderung und arteriellen Druckwerten von z. B. 95/65 mm Hg [302], meist Ruhebradykardie mit gelegentlich unter 60 Schl./min, baldiger Dekompensation bei zusätzlicher Orthostase oder Muskelarbeit und stark verringerter Ansprechbarkeit auf sympathische Neurohormone. Unter diesen Bedingungen wird auch hier eine hypodyname Stehregulation im Sinne von SCHELLONG gefunden.

Kachexie und Inanition. Bei Auszehrung infolge verminderter Nahrungszufuhr oder konsumierender Krankheitsprozesse reduziert der Körper sein gesamtes Blutvolumen [1151, 1152, 1476, 1477]; dadurch wird das Ausgleichsvermögen bei Vertikallage oder Eröffnung zusätzlicher Stromgebiete sehr verringert. Die arteriellen Drucke liegen unterhalb der Norm, vorwiegend auf Kosten des systolischen Blutdruckes. Während im Liegen und in Körperruhe meist eine Bradykardie gefunden wird, setzt unter leichter Belastung oft Tachykardie ein, die jedoch einen z. B. im Stehen leicht einsetzenden Kollaps nicht aufzuhalten vermag [1152]. Die Kreislaufdaten und -reaktionen entsprechen richtungsmäßig etwa denjenigen des Hypocortizismus, obwohl sie quantitativ nicht derartig ausgeprägt sind. Bei psychogener Anorexie sind die Verhältnisse ähnlich und können durch willkürlich herbeigeführtes Erbrechen noch eine weitere Steigerung auf dem Wege der Salz- und Flüssigkeitsverluste erfahren. Unter orthostatischer Belastung kommt als zusätzlicher kollapsfördernder Faktor hinzu, daß mit dem reduzierten Tonus der quergestreiften Muskulatur, besonders der unteren Extremitäten, der venöse Reflux beeinträchtigt werden soll [89, 196, 197, 316, 706], was auch nach neueren Untersuchungen [50, 168, 1471] über die Bedeutung der sog. Muskelpumpe hervorgeht.

2. Spannungskollaps bei Isovolämie (intravasales Gesamtvolumen normal)

a) Funktionelle Ursachen

Die Homoiostase des Kreislaufes als Voraussetzung adäquater Organversorgung wird durch sog. biologische Regelvorgänge aufrechterhalten [336, 975, 977—979, 1149, 1461, 1463]. Zahlreiche „Fühler" in verschiedenen Gefäßprovinzen [1512] melden Füllungs- und Druckschwankungen von Arterien und Venen den im Rückenmark, der Medulla und im Hirnstamm gelegenen Zentren; sie lösen hier entsprechende Innervationsänderungen aus in dem Bestreben, die physiologischen Sollwerte wieder herzustellen, wobei arterieller Druck und Herzzeitvolumen an erster Stelle stehen [26, 1149, 1461, 1463]. Der normalerweise vorhandene sympathisch-constrictorische Dauertonus der Gefäßperipherie [966] wird bei Volumenverlusten stark gesteigert und bewirkt den als Zentralisation bezeichneten Gesamtzustand des Kreislaufes [347]. Während hier die Drosselung der distalen Gefäße sowohl den arteriellen wie auch den venösen Schenkel betrifft als „generalisierte Zentralisation", gibt es ohne Volumenverluste eine Gruppe von Kollapszuständen, bei denen diese Regulation sich nur oder vorwiegend am arteriellen System abspielt. Das hinsichtlich seines Volumenanteils von etwa 70—80% bei regulativen Anpassungen besonders wichtige Venensystem [533, 535, 537] nimmt jetzt ungenügend an der Constriction teil, so daß sozusagen eine „dissoziierte Zentralisation" entsteht. Dem Bestreben des arteriellen Druckregelmechanismus durch periphere Widerstandserhöhung mittels Arteriolenverengung und Vergrößerung des elastischen Aortenwiderstandes [1072, 1149, 1370, 1373] den mittleren Windkesseldruck aufrecht zu erhalten, steht auf der venösen Seite zwar eine analoge, aber in diesen Fällen keineswegs ausreichende Reaktion gegenüber, der venöse Reflux zum Herzen ist reduziert [1290], die Schlagvolumina nehmen ab, auch reflektorische Frequenzzunahme vermag kein ausreichendes Minutenvolumen zu beschaffen, und trotz noch längere Zeit auf ausreichender Höhe gehaltenen Mitteldruckes tritt der Kollaps infolge ungenügender Hirndurchblutung ein. Die genannte pathologische Reaktion scheint sich qualitativ ähnlich auch im physiologischen Bereich zu finden. Auf den ersten Blick könnte man annehmen, daß während des Schlafes unter Nachlassen der sympathischen Dauerinnervation durch aktive zentrale Hemmung [583, 966] bei der histotropen Umstellung [724, 725, 726] eine ähnliche Kreislaufeinstellung vorhanden sei, bei welcher der systolische Druck verringert, das Schlagvolumen reduziert, das Minutenvolumen verkleinert und der periphere arterielle Widerstand erhöht ist, und wobei sich in der venösen Bahn des großen Kreislaufes eine größere Blutmenge als im Wachzustand befinden muß. Doch ist im Schlaf gleichzeitig unter parasympathischer Drosselung eine Bradykardie vorhanden, und die Verringerung des arteriellen Druckes löst keine Reflextachykardie aus, ein Hinweis darauf, daß die Kreislaufregulation im Schlaf grundsätzlich anderer Natur ist. Dagegen ist ein physiologisches Analogon zur isovolämischen Zentralisation beim Kleinkind zu beobachten, das bis etwa zum 2. Lebensjahr ohne die Notwendigkeit tätiger Auseinandersetzung mit der Umwelt lebt und diese vorwiegend nutritiven Zwecken dienende ökonomische Einstellung besitzt [*610, 821*]. Auch bei Erwachsenen wird der physiologische Ansatz dieser Sparschaltung mit hohem arteriellen Widerstand, verminderter Blutzirkulation der Peripherie und kleinem Minutenvolumen besonders unter den Hypotonikern angetroffen, die mit Druckwerten unter 100/70 mm Hg nach SCHERF u. BOYD [*1215*] etwa 3% der Gesamtbevölkerung ausmachen. Dabei kann durchaus subjektives Wohlbefinden bestehen, so daß der zentralisierten Hämodynamik dieser Personen zunächst keine pathologische Bedeutung beizumessen ist. Die Beziehungen zu konstitutionellen Faktoren sind besonders eingehend von BAYER [*73*] und PARR [*1072*] untersucht worden.

Auch die normale Kreislaufregulation in vertikaler Lage darf als arterielle Zentralisation in physiologischer Größenordnung betrachtet werden [*525*]. Der Schwerkraft folgend, nimmt der Druck in den unteren Gefäßen bei Aufrichten zu und beeinflußt die Relation zwischen Inhalt und Wandspannung. Da der Volumenanteil der Arterien relativ gering ist, und die muskelstarken Wände einer Dehnung Widerstand leisten, wirkt sich ein hydrostatischer Druckzuwachs vorwiegend in den voluminösen, dünnwandigeren Venengebieten aus [*1379*]. Entgegen früherer Auffassung [*301*] scheint das Splanchnicusgebiet hier keine ausschlaggebende Rolle zu spielen [*1331, 1332*], denn seine Zubringergefäße sind gedrosselt und seine Volumenkapazität ist geringer, als früher angenommen wurde [*26*]. Vielmehr dürften vorwiegend die subcutanen Venenplexus der Haut [*1572, 1577*], besonders der unteren Extremitäten, an Blutgehalt zunehmen, wie zahlreiche Untersuchungen zeigen [*30, 571, 1331, 1332, 1379*], und bis etwa 10% des Blutvolumens aufnehmen. Die sofort einsetzende Regulation führt zu peripherer Vasoconstriction, die sich auf der arteriellen Seite an den Arteriolen abspielt und den peripheren Gesamtwiderstand erhöht [*172, 1377, 1379, 1521*], womit einmal der mittlere Aortendruck als lebenswichtige Größe etwa erhalten bleibt, zum anderen ein weiteres Verströmen in das „weichere" Venensystem verhindert wird. Dabei erhöht sich der diastolische Blutdruck um 10—20 mm Hg [*73, 172, 311, 831, 1212, 1379*], der systolische Druck, der im Moment des Aufrichtens kurzfristig 5—30 mm Hg sinken kann [*172, 400*], steigt in wenigen Sekunden wieder an, bleibt dann gleich oder liegt nur 5—10 mm Hg über oder unter dem Ausgangswert; die Amplitude verkleinert sich. In den Venen ist die nachgewiesene, ebenfalls reflektorisch über Baroreceptoren ausgelöste Constriction [*73, 213, 215, 315, 400, 582, 1058*] wegen der wesentlich geringeren Wandmuskulatur schwächer und langsamer wirksam. Jedoch zeigen die Untersuchungen von STEIN u. LOSSE [*1379*], daß mit einiger Verzögerung doch eine zeitweilige Zunahme des Herzzeitvolumens infolge Venoconstriction einsetzen kann. Immerhin ist die zirkulierende Blutmenge trotz gegenregulatorischer Vorgänge um 10—15% [*400, 1372*] herabgesetzt, der periphere und elastische Widerstand des Arteriensystems steigt [*172, 1379*], Schlag- und Minutenvolumen nehmen ab [*1212*], wobei das Minutenvolumen über 20% verringert werden kann, während die Herzfrequenz reflektorisch zunimmt. Die Richtungsanderung entspricht in ihren Qualitäten der beim Spannungskollaps angetroffenen Situation des Gefäßsystems und des Herzens, wenn auch quantitativ grundsätzliche Unterschiede bestehen. Jedoch können bei Menschen von entsprechender Konstitution [*73, 1072, 1379*] mit nur mäßiger orthostatischer Belastbarkeit die

Grenzen zwischen der normalen orthostatischen Zentralisation und dem Orthostasekollaps als Funktion der Dauer einer Stehbelastung fließend werden, und bei Überschreiten einer bestimmten Zeit kollabieren dann beim protrahierten passiven Aufrichten praktisch alle Probanden. GRAYBIEL [611] fand bei Kipptischuntersuchungen an Fliegern in 10% der Fälle einen ausgeprägten Kollaps und in 14% einen Präkollaps.

Orthostatischer Kollaps. Der zentrale arterielle Blutdruck mit seiner Bedeutung für Organstromstärke und Gefäßweite [1330, 1511] ist keine statische Größe, sondern pendelt ständig um seinen Sollwert, der überwacht und bei Abweichungen reflektorisch wieder eingestellt wird. Die Untersuchung der bei schnellem Lagewechsel auftretenden Regulationsvorgänge zeigt große individuelle Schwankungen. Während der Gesunde mit einer kurzen, aperiodisch gedämpften Sinusschwingung eine optimale Regelgüte aufweist, zeigen Kranke mit nervösen Kreislaufstörungen z. T. sehr erhebliche Labilität ihrer Blutdruckregelung mit (nach der Nomenklatur der Regeltechnik) oft beträchtlichen Sollwertverstellungen, verlängerter Einstellzeit oder laufenden Schwingungen als Ausdruck zentraler vegetativer Koordinationsstörungen [311, 336, 975, 977, 978, 979, 980]. Erfolgt nach Übergang zur senkrechten Körperhaltung eine Einstellung der Blutdruckwerte unter den Normbereich, so ist die Voraussetzung für den orthostatischen Kollaps gegeben, zumal das Regulationsoptimum der Blutdruckzügler im Bereich ihres normalen „Arbeitspunktes" liegt [836, 838, 1461, 1463]. In letzter Zeit sind Klinik und Pathophysiologie orthostatischer Kreislaufstörungen von PARR dargestellt worden [1072].

Klinisch finden sich alle Abstufungen des orthostatischen Syndroms, von leichten subjektiven Beschwerden im Stehen, wie Müdigkeit, Kopfschmerzen, Leeregefühl im Kopf, Schwindelgefühl, Nachlassen der geistigen Leistungsfähigkeit, Konzentrationsunfähigkeit bis zum oft plötzlichen Auftreten von Blässe, Schweißausbruch, Tachykardie, Flimmern oder Schwarzwerden vor den Augen und schließlich Zusammenbrechen mit Einschränkung oder Verlust des Bewußtseins, die sämtlich innerhalb kurzer Frist in Horizontallage behoben sind. Charakteristisch ist dabei, daß der meist erhöhte diastolische Blutdruck [311, 313, 831] während der Entwicklung des Kollaps lange erhalten bleibt unter Abfall des systolischen Druckes, des Mitteldruckes und der Amplitude. Die arterielle, periphere Constriction, die als kompensatorische Maßnahme hier ein verstärktes Abströmen des Blutes aus dem Windkessel verhindern soll, um bis zuletzt die Blutversorgung der Vitalorgane zu sichern, zeigt, daß nicht das Versagen des arteriellen Pressormechanismus die Ursache ist (Abb. 8). Der resultierende Spannungskollaps ist vielmehr durch den reduzierten venösen Reflux ausgelöst [581, 934, 964, 1290], der das Herzzeitvolumen drastisch vermindert. In manchen Fällen ist sogar der diastolische Druck allein angestiegen ohne nennenswerte Verminderung der systolischen Druckmaxima, und trotz erhöhten Mitteldruckes tritt der Kollaps ein, weil Schlag- und Minutenvolumina zu gering geworden sind. Von Bedeutung für das Zustandekommen des orthostatischen Kollaps sind konstitutionelle Faktoren [73, 1072, 1229—1231].

Muskelschwache Astheniker, bei denen wegen der relativ größeren Körperoberfläche auch ein größerer Blutanteil in den subcutanen Beinvenenplexus zurückgehalten wird, Hypotoniker, Patienten mit vegetativer Labilität, neurozirkulatorischer Asthenie, im Zustand psychischer Belastung oder „reizbarer Schwäche" [310, 311, 312, 313, 314] und Rekonvaleszenten, deren gesamtes Blutvolumen sich nach längerer Inaktivität vermindert hat, sind besonders disponiert. Die Bedeutung der Muskelpumpe für die venöse Refluxförderung ist in jungerer Zeit u. a. von BARCROFT und Mitarbeitern betont worden, und es ließ sich zeigen, daß mit rhythmischer Muskeltätigkeit der Venendruck in den Beinen abnimmt [50, 1471]. Aus diesen Untersuchungen geht auch hervor, warum bei passivem Aufrichten und Orthostaseversuchen, in denen durch Sitzen der Probanden auf einem Sattel eine aktive Muskelanspannung verhindert wurde, ein Kollaps, auch bei muskelstarken Athleten [*400*], wesentlich früher als bei aktivem Stehen auftritt. Eine weitere fördernde Rolle spielen Umweltfaktoren, besonders hohe Außentemperaturen oder hohe Luftfeuchtigkeit mit Beanspruchung der Hautdurchblutung zur Wärmeregulation. Es dürfte kein Zufall sein, daß nur Völker in wärmeren Zonen den protrahierten orthostatischen Kollaps in Form der Kreuzigung als Hinrichtungsmethode erdacht und angewendet haben [*1316*], wobei am Ende nicht selten eine vagovasale Synkope ($\sigma\nu\nu$ = zusammen und $\kappa\acute{o}\pi\tau\epsilon\iota\nu$ = schlagen) [*1315, 1316, 1317*],

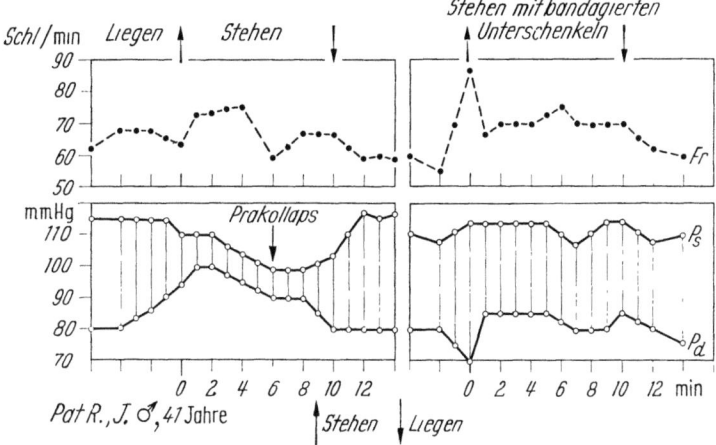

Abb. 8. Orthostatische Zentralisation bei einem Astheniker mit starker Varicose. Normalisierung des arteriellen Blutdrucks und Beseitigung der Kollapsneigung nach Bandagieren beider Beine. Fr = Herzfrequenz, P_s = systolischer Druck, P_d = diastolischer Druck (Auskultatorische Blutdruckmessung)

d. h. ein Entspannungskollaps infolge plötzlichen Überwiegens der antagonistischen zentralen Innervation steht, deren Miterregung zuvor überdeckt war (Abb. 9).

Ist der venöse Reflux zum Herzen durch Arbeiten in hockender Stellung (Gärtner, Bergleute) infolge Auspressens großer Venen der Extremitäten zunächst gut, so kann schnelles Aufrichten zu einem plötzlichen Bewußtseinsverlust führen, da hierbei eine akute Volumenverschiebung einsetzt, die nicht schnell genug ausgeglichen werden kann [*1316*]. Das gesamte intravasale Volumen ist anfangs bei aufrechter Körperhaltung nicht verändert, jedoch nach einigen Stunden oder Tagen nimmt, offenbar unter erhöhtem capillären Filtrationsdruck, die extravasale Flüssigkeitsmenge der abhängigen Körperpartien zu, wie abendliche Beinödeme an Sommertagen und die „coach legs" nach längeren Bahnfahrten zeigen, so daß zur funktionellen Verschiebung später eine allerdings mäßige Oligämie hinzutritt.

Die enge Koppelung von Atem- und Kreislaufzentren macht es verständlich, daß häufig Gähnen, tiefe Respirationen und sog. Seufzeratmung auftreten, die als Ausdruck beginnender Mangeldurchblutung der Zentren, aber auch als Versuch aufgefaßt werden können, durch atemmechanische Rückflußförderung aus den Hohlvenen [*168, 1595*] das Herzzeitvolumen zu vergrößern. Diese Symptome kündigen oft den Zeitpunkt des nahenden Umschlagens in einen Entspannungskollaps an. Es darf heute als wahrscheinlich angesehen werden, daß beim orthostatischen Kollaps eine Volumenspeicherung in den Abdominalgefäßen weniger bedeutsam ist; diese Gefäße nehmen vielmehr an den peripheren arteriellen Constrictionen als wichtige Widerstandsregler teil und sind unter Stehbelastung eher vermindert durchblutet. So wird z. B. das Minutenvolumen der Leber im Stehen um 20—30% reduziert gefunden [80].

Im orthostatischen Kollaps spielen sich an den inneren Organen qualitativ gleichsinnige Veränderungen ab wie bei der normalen Stehregulation; zunächst unterscheiden sie sich lediglich hiervon in quantitativer Hinsicht, bis ihr Ausmaß schließlich die Hirndurchblutung unter die kritische Grenze senkt.

Das Herz antwortet auf vertikale Körperhaltung sofort mit der Herausgabe eines Großteiles seiner Restblutmenge, die als Sofortdepot 1—2 Schlagvolumina

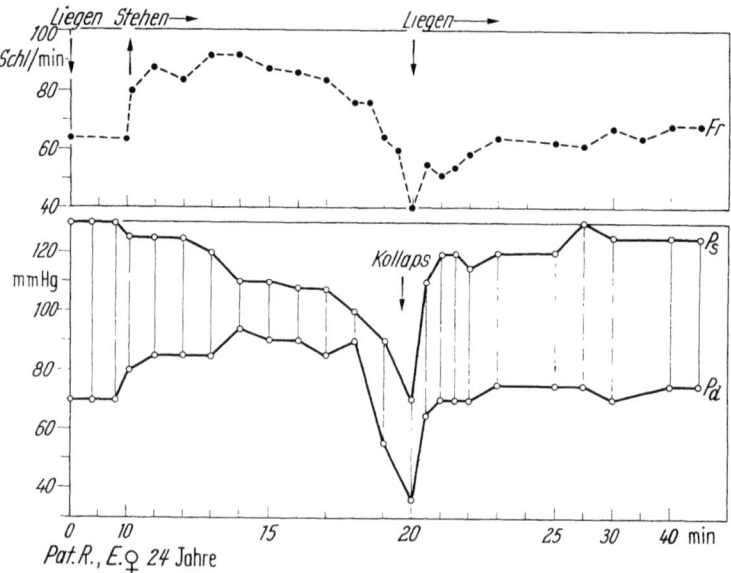

Abb. 9. Schlankwuchsige Patientin mit starker vegetativer Labilität und ausgeprägter Kollapsneigung. Nach anfänglicher orthostatischer Zentralisation bzw. hypotoner Kreislaufregulationsstörung (Schellong) plötzliches Einsetzen eines Entspannungskollaps (vagovasale Synkope) mit Bradykardie und Abfalls des systolischen und des diastolischen Blutdrucks. Baldige Normalisierung in Horizontallage. Zeichenerklärung wie Abb. 8

betragen kann und überbrückt hiermit die ersten Augenblicke, während gleichzeitig die Blutvolumina der Lungen herangezogen werden [1149], ehe der venöse Reflux der Peripherie einsetzt. Herzgröße und Lungenblutfülle vermindern sich dabei [1150, 1151]. Auch die Herzdynamik ändert sich mit zunehmender orthostatischer Insuffizienz [47], die Anspannungszeit nimmt trotz Frequenzzunahme zu, die Austreibungszeit ab. Gleichzeitig zeigen röntgenologisch der rechte Vorhof, die Aorta und die V. cava schmalere Umrisse [1149]. Da die zentralen Blutreserven beim Astheniker gering sind, besteht damit ein weiterer Grund seiner konstitutionellen Kollapsneigung [1149].

Das Elektrokardiogramm kann Veränderungen des Kammerendteiles in Form von ST-Depressionen und Abflachung oder Negativierung von T-Zacken aufweisen, jedoch ist darin kein Zeichen myokardialer Schädigung oder coronarer Durchblutungsnot zu sehen; vielmehr vermögen rein funktionelle Veränderungen unter vermehrter Einwirkung sympathischer Wirkstoffe (sog. sympathicotones EKG) ähnliche und gleichfalls flüchtige Abweichungen der Herzstromkurve zu zeigen. Da die Mehrzahl orthostatischer Kollapsfälle der Patientengruppe mit vegetativer Labilität (neurozirkulatorische Asthenie, vegetative Stigmatisation, vegetative Dystonie, neurozirkulatorische Dystonie, vasomotorische Labilität) angehört, ist mit bleibenden Schädigungen nicht zu rechnen, im Gegensatz zu älteren Kranken mit schon organisch vorgeschädigter Coronarzirkulation, die sich bei Druckfall im orthostatischen Kollaps nicht mehr anzupassen vermag [*175, 991, 992*]. Hier kann es zum Auftreten von Infarkten bei intensiver Verminderung des coronaren Durchströmungsdruckes kommen [*303, 937*], wobei allerdings die Kausalfolge beider Ereignisse am Krankenbett kaum noch abgegrenzt werden kann. Doch scheinen im Gegensatz zu anderen Kollapszuständen durch die meist kurzfristige orthostatische Durchblutungsverminderung Myokardinfarzierungen relativ selten zu sein.

Die Atemfunktion der Lunge ist in der orthostatischen Zentralisation nicht beeinträchtigt. Die Blutfülle dieses Organs nimmt ab und wird dem großen Kreislauf zur Verfügung gestellt. Aus den Lungen und den großen Gefäßen kann bis zu 1 l Blut in die Peripherie verlagert werden [*1331*]. Mit dem im Kollaps verringerten Reflux sinkt der Druck in der Arteria pulmonalis und dem linken Vorhof leicht ab, wobei jedoch der für die pulmonale Blutströmung entscheidende Druckgradient zwischen beiden nicht wesentlich verändert sein soll [*670*]. Mit fallendem Innendruck infolge verminderter Blutfüllung ist bei stärkerer Stromstärkeverringerung mit einem Widerstandsanstieg in der Lungenstrombahn zu rechnen [*918*]. Die Abnahme der Füllung des linken Vorhofes und der Lungenvenen läßt erwarten, daß die dort angenommenen Volumenreceptoren erregt werden, vermehrt zentripetale Impulse aussenden [*532, 539*] und auf dem Wege über Zwischenhirn und Hypophyse, vermutlich u. a. über Adiuretin [*189*], die renale Flüssigkeitsabgabe drosseln mit dem Ziel, das Blutvolumen zu vergrößern. Wie bei den anderen Organen ist auch hier das quantitative Überschreiten der gleichsinnigen physiologischen Regulation für den Kollaps charakteristisch [*823*]. Die Atemtiefe nimmt im Präkollaps häufig zu, so daß trotz manchmal reduzierter Atemfrequenz das Atemminutenvolumen vermehrt sein kann. Da der Gasaustausch unbehindert ist, besteht eine respiratorische Notwendigkeit hierzu von seiten der Lungen nicht, und reflektorische Erregung der Atemzentren bei schon reduzierter Stammhirndurchblutung sowie vielleicht die Absicht einer Refluxsteigerung durch erhöhten inspiratorischen Sog der Thoraxcavität [*168*] mit gleichzeitigem Auspressen intraabdomineller Organe, besonders der Leber [*1595*], wird als Ursache der tiefen Seufzeratmung angenommen [*400*].

Bei ausschließlich teleologischer Betrachtung muß es merkwürdig erscheinen, daß ein Organ wie das Gehirn mit einem Blutbedarf von etwa $^1/_6$ des Minutenvolumens (ca. 0,74 l [*102, 104, 243, 818, 890*]), großem O_2-Bedarf (15—17% des gesamten O_2-Umsatzes [*890, 970, 1053*]), bei seiner von allen Organen geringsten Überlebenszeit [*1047, 1053, 1242*] trotz seiner zentralen Bedeutung mit dem Erwerb des aufrechten Ganges eine hämodynamisch besonders gefährdete Position erhalten hat. Verschiedene Mechanismen sichern dennoch die normale Hirnversorgung [*1187*], darunter die Dehnungs- bzw. Chemoreceptoren des Carotissinus, des Aortenbogens und der A. meningea media [*1242, 1512*] und die Anatomie der großen Hirnvenen, die nicht kollabieren können und infolgedessen ihren Widerstand nicht vermehren, sondern im Sinne einer Heberdrainage wirken [*711, 712*]. Tritt dennoch im orthostatischen Kollaps eine Hirnischämie ein, die trotz Erregung der Chemoreceptoren und Blutdruckzügler als ,,Vorposten des Gehirns" [*1053*] nicht behoben wird, so entspricht die Reihenfolge der Empfindlichkeit (beginnend mit der besonders exponierten Retina RUFF-STRUGHOLD [*1187*], der Hirnrinde, absteigend über das Pallidum und die tieferen Ganglien bis zur Medulla [*1053, 1204*]), den klinischen Symptomen mit Schwarzwerden vor den Augen, Konzentrations- und Denkschwäche, Müdigkeit, unkoordinierten, extrapyramidalen Bewegungen bis zur plötzlichen Bewußtlosigkeit. Für den Erhaltungsstoffwechsel des Gehirns und ausreichende ,,Spülfunktion" genügen allerdings auch noch sehr geringe Blutmengen [*1053*], so daß es im orthostatischen Spannungskollaps nur selten zu bleibenden Schäden kommt, zumal im allgemeinen durch den Zusammenbruch des Betroffenen der Kollaps mit eintretender Horizontallage „sich selbst behandelt". Die kritische Blutdruckgrenze für die Hirnversorgung liegt bei etwa 60—70 mm Hg [*890, 1047, 1241*]. Hat allerdings, etwa bei erzwungener aufrechter Haltung oder bei vorübergehendem Herzstilland, eine totale Hirnischämie länger als 2—4 min bestanden, so treten irreversible Schädigungen der Rinde und nur kurze Zeit später an den vegetativen Zentren auf. So kann nach Stunden oder Tagen trotz scheinbar geglückter Wiederbelebung [*1287*] ein Spättod auftreten, weil Hirngebiete bleibende Störungen erlitten haben, die auf die Dauer lebenswichtig sind [*890, 970, 1053*]. Auch tierexperimentell zeigen sich schon kurze Zeit nach Einsetzen eines orthostatischen Kollaps histologische Schädigungen (Nekrosen), bei manchen Species schon nach 2—4 min [*970, 985, 986*]. Im orthostatischen Kollaps (wie übrigens auch bei Entspannungskollaps und Ohmacht) gelegentlich auftretende Krämpfe von extrapyramidalem Charakter sind ein Hinweis [*1273*], daß die kritischen Grenzen der O_2-Versorgung der Ganglienzellen erreicht sind. Sie haben dazu geführt, daß die Abgrenzung von epileptischen Anfallsleiden medizinhistorisch erst relativ spät vorgenommen wurde [*591, 906, 1273, 1316*], zumal auch Selbstverletzungen, allerdings nie Zungenbiß, vorkommen können. Da die orthostatische arterielle Zentralisation mit Kollaps im Tagesablauf keineswegs konstant nachweisbar ist, sich in den frühen Morgenstunden gehäuft findet, und unter der veränderten psychischen Situation in der ärztlichen Sprechstunde im Augenblick der Kreislauffunktionsprüfung nach SCHELLONG [*924, 1212*] nicht regelmäßig verifiziert werden kann, muß zur Abgrenzung gegen primär cerebrale Anfallsleiden in diesen Fällen der Anamnese und ggf. dem neurologischen Status wie dem Elektrencephalogramm besondere Bedeutung zukommen [*1273*]. Die typischen tonischklonischen Krämpfe, Cyanose, Einnässen, Kot- oder Spermaabgang, Atemstillstand und folgende tiefe, röchelnde Atmung, Terminalschlaf und Auftreten der Krämpfe während des Schlafes werden als regelmäßiges Ereignis vermißt, jedoch soll gelegentlich unwillkürliche Urinentleerung beobachtet werden.

Veränderungen des vegetativen Nervensystems mit vasomotorischer Labilität, schwankendem Sollwert und schlechter Regelgüte der arteriellen Blutdrucksteuerung [*975, 977*], lebhaftem Dermographismus, Neigung zur Tachykardie und Schweißausbruch, funktionell-stenokardischen Beschwerden und das psychische Bild der „gespannten Erschöpfung" [*311*] mit psychomotorischer Unruhe, Angstzuständen, Reizbarkeit, Kopfschmerzen, Störung der geistigen Leistungsfähigkeit, der Potenz und des Tag-Nachtrhythmus [*311—314*] sind konstitutions- und umweltbedingte Voraussetzungen und nicht Folgen des orthostatischen Spannungskollaps. Diese vasomotorische Labilität als häufig im Vordergrund stehender Sektor allgemeiner vegetativer Übererregbarkeit, die unterschiedlich teils zu vorwiegend peripher-vasalen, teils zu vorwiegend kardialen Symptomen führt, disponiert konstitutionsabhängig einen Teil der Betroffenen als Minusvariante zum hypotonen Syndrom mit Stehkollapsneigung, einen anderen Teil dagegen zur Plusvariante der Hypertension [*1216*]. Daß die heutige Umwelt nicht allein als Ursache angesprochen werden darf, geht aus der Beschreibung der vasomotorischen Labilität mit funktioneller Stenokardie von NOTHNAGEL (1861) hervor (zit. nach *905—907*; *1216*). Je nach dem Leitsymptom gehören zu diesem Formenkreis das Effortsyndrom [*608, 1215*], da Costa-Syndrom [*291, 1581*], soldier's heart, neurozirkulatorische Asthenie oder Dystonie, vegetative Dystonie, vegetative Labilität und vegetative Stigmatisierung, die den günstigen Boden für die Entwicklung des orthostatischen Spannungskollaps abgeben, besonders in den physiologischen hormonellen Krisenzeiten wie Pubertät, Frühgravidität oder Klimakterium. Orthostatische Kreislaufinsuffizienz gleicher Art wird als Symptom bei gedeckter Schädel-

Hirnverletzung, oft noch lange Zeit nach dem Trauma, gefunden [*919, 920, 921, 1426, 1430*].

Aus der Tatsache, daß die Niere bei Kollapszuständen mit vermindertem zirkulierenden Volumen zu den bevorzugten Gebieten der Durchblutungsdrosselung und der peripheren Widerstandserhöhung gehört [*243, 823*] und schon unter Stehbelastung eine Verminderung ihrer Glomerulumfiltration und der Kochsalzausscheidung auftritt, darf geschlossen werden, daß sich diese Verhältnisse während des orthostatischen Spannungskollaps noch quantitativ steigern [*1460*]. Die Reduktion der Harnmenge bei längerem Stehen wird teils auf verminderten Blutdurchfluß und Abnahme der Glomerulumfiltration, teils auf vermehrte Aldosteron- und Adiuretinproduktion bezogen, die mit einer verstärkten Rückresorption einem weiteren Flüssigkeitsverlust entgegenwirkt [*189, 532, 1073, 1325, 1408*]. Gleichzeitig scheint eine Antisalurese unter Stehbelastung wie auch bei Änderung des intravasalen Volumens [*67, 532*] stattzufinden, und überdies werden Beziehungen zwischen Hypophysenhinterlappenhormon und Aldosteronproduktion diskutiert [*998, 1018*], die ebenfalls im Sinne einer gesteigerten Natrium- und Wasserresorption in den Nieren wirken könnten, denn in vitro ließ Zusatz von Hinterlappenextrakt die Aldosteronmenge der Nebennierenrinde ansteigen (Literatur: Aldosteronsymposion, London 1958).

Die Leberdurchblutung nimmt im Stehen deutlich ab, und die Reduktion ihres Zeitvolumens (normal 1,2—1,5 l/min) um 20—30%, geprüft mit der Bromsulfaleinmethode und Lebervenenkatheterismus, ist wahrscheinlich im orthostatischen Kollaps noch drastischer ausgeprägt. Über Stoffwechselstörungen hierdurch scheinen systematische Untersuchungen während des Kollaps nicht angestellt worden zu sein. Unter Bedingungen, die allerdings mehr den Verhältnissen im Entspannungskollaps entsprechen, wurde eine vermehrte Ausscheidung von Glucose und Milchsäure aus der Leber registriert [*80*]. Ob sich die aktuelle Blutmenge der Leber und der Blutgefäße der übrigen Abdominalorgane in der orthostatischen arteriellen Zentralisation vermehrt und nach früherer Vorstellung ein Teil des Blutvolumens hier „versackt", ist in letzter Zeit zunehmend zweifelhaft geworden [*26, 63, 80, 1331*]. Der Magen-Darmkanal spielt offenbar im Stehkollaps im allgemeinen keine pathogenetisch wichtige Rolle; gelegentliche subjektive Beschwerden, epigastrische Mißempfindungen, Brechreiz und Übelkeitsgefühl scheinen eher mit der Erregung vegetativer Zentren und der Veränderung der zentralen Durchblutung zusammenzuhangen. Falls aber, etwa nach einer kopiösen Mahlzeit, die Gefäße des Magen-Darmkanals eine vermehrte Blutfülle aufweisen, kann außer der orthostatischen Sequestrierung großer Volumina in den unteren Extremitäten eine weitere Blutmenge der Restzirkulation entzogen sein, so daß ein Auftreten orthostatischer Fehlregulation begünstigt wird [*1258*].

Grundsätzlich ist zwischen dem reflektorisch ausgelösten, von generalisierter parasympathischer Innervation beherrschten Entspannungskollaps (vagovasale Synkope) mit zentral bedingter aktiver Gefäßdilatation und Bradykardie einerseits und dem trotz peripherer gegenregulatorischer Gefäßconstriction letztlich insuffizienten, mit Tachykardie einhergehenden orthostatischen vasalen Spannungszustand andererseits zu unterscheiden. Im Gegensatz zur orthostatischen Fehlregulation spielen beim Entspannungskollaps unter Dominanz parasympathischer Erregung die Organe und die autonom-nervösen Strukturen des Magen-Darm-Kanals manchmal als Ausgangspunkt irradiierender Reflexe [*1280*] eine Rolle.

Hier ist erneut darauf hinzuweisen, daß nicht selten aus der intensiven sympathischen Innervation und der starken Erregung der vasoconstrictorischen Zentren gegen Ende der orthostatischen Zentralisation eine plötzliche zentrale Umschaltung im Sinne eines Kippmechanismus [*130, 1298*] einsetzen kann, bei der die vorher verdeckt gewesene beträchtliche Miterregung des antagonistischen Systems nunmehr dominiert, zu akuter peripherer Vasodilatation mit Bradykardie führt und mit den Symptomen der banalen Ohnmacht das Geschehen beendet (Abb. 9). Auf derartige Mechanismen wird beim Entspannungskollaps ausführlich eingegangen.

Die quergestreifte Muskulatur ist sowohl durch ihre rhythmische Tätigkeit bei Arbeit als auch durch tonische Innervation ein wichtiger Faktor des venösen Rückstromes. Fällt dieser bei entsprechender Versuchsanordnung aus, so tritt ein orthostatischer Spannungskollaps verstärkt und früher auf [*1373*], besonders, wenn nach Körperarbeit noch eine gesteigerte Haut- und Muskeldurchblutung bei plötzlichem passiven Aufrichten anhält [*302, 388, 951, 952, 956, 967*]. Der Muskelinnendruck der Wade kollapsgefährdeter Patienten wurde niedriger als bei Kontrollen gemessen und stieg im Gegensatz zum Normalen in späteren Stehphasen nicht sekundär an [*400*]. Die Wirkung der Muskelpumpe bei rhythmischer Tätigkeit läßt sich in der Minderung der Venendrucke nachweisen [*971, 1099, 1338, 1471*], ihre Kraft geht aus Versuchen hervor, bei denen das Wadenvolumen durch die Muskeltätigkeit gegen einen durch Stauung auf 90 mm Hg erhöhten Venendruck vermindert wurde [*1099*]. STEAD u. EBERT [*1373*] sehen allerdings in der Volumenverschiebung in die unteren Extremitäten nur einen zusätzlichen Faktor der orthostatischen Kollapspathogenese, da diese bei nichtkollabierten Vergleichspersonen in ähnlicher Größenordnung meßbar war. Sie vermuten ein Versagen weiterer zirkulatorischer Anpassungsmechanismen. Das Hautorgan verhält sich in den abhängigen Partien grundsätzlich anders als in der oberen Körperhälfte. Während der Blutspeicherung in den subcutanen Venen- und Capillarplexus [*1072, 1572, 1577*], vorwiegend der Beine, entleeren sich im orthostatischen Spannungskollaps die Hautblutreserven von Kopf, Schultergürtel und Thorax, und die auftretende Blässe darf als Symptom dieser verminderten Blutfülle angesehen werden. Nicht nur druckpassive Vorgänge an den Venenplexus sind dafür verantwortlich, sondern gleichzeitig setzt über zentrale, von den Blutdruckzüglern vermittelte Sympathicuserregung, eine vermehrte Freisetzung von Noradrenalin und Adrenalin ein [*413, 419, 758, 926*] und, vermutlich mit größerer Latenz, eine gesteigerte Vasopressinsekretion des Hypophysenhinterlappens, die zur Vasoconstriction beiträgt. Die oft irrtümlich angenommene Anämie bei chronischen Hypotonikern und orthostatischer Kollapsneigung bestätigt sich selten.

Zusammenfassend stellt der orthostatische Spannungskollaps eine Regulationsstörung dar, bei welcher der plötzliche Ausfall eines etwa 10—15% der Gesamtmenge betragenden Anteils des zirkulierenden Blutvolumens und die gleichzeitig verminderte Füllung des arteriellen Windkessels weder durch die Sofortreserven des Herzens und des Thoraxraumes noch durch ausreichende Wirkung des Venopressorenmechanismus ausgeglichen werden kann, obwohl die kompensatorische constrictorische Reaktion der arteriellen Gefäßbahn auf die Erregung der Blutdruckzügler und die reflektorische Steigerung der Herzfrequenz erhalten und funktionstüchtig sind. Es resultiert eine „dissoziierte Zentralisation" des Kreislaufes infolge Insuffizienz der venösen Seite. Wenn außerdem die Hilfsmechanismen der reflektorischen Zunahme der Atemtiefe und die Muskeltätigkeit nicht ausreichen, kommt es unter vorwiegend cerebralen und kardialen Prodromalsymptomen nach Ablauf einer gewissen Zeit zum Zusammenbruch mit Benommenheit infolge ungenügender Hirndurchblutung. Es bestehen zunächst grundsätzliche pathogenetische und klinische Unterschiede der orthostatischen Zentralisation [*525*] gegenüber der sogenannten banalen Ohnmacht (vasodepressive oder vasovagale Synkope, Entspannungskollaps), die auf einer generalisierten, auch arteriellen, zentral ausgelösten Vasodilatation mit gleichzeitiger kardialer Hemmung beruht und abrupt einsetzt. Es können jedoch beim gleichen Individuum zunächst ein Stehspannungskollaps während des längeren und entscheidenden Zeitraumes sowie dann abschließend als Finale ein Entspannungskollaps (vagovasale Synkope) als zwei unterschiedlich lange Phasen mit umgekehrten vegetativen Vorzeichen nacheinander auftreten. Umgekehrt ist es anstatt der primären orthostatischen arteriellen Kreislaufzentralisation unter bestimmten Voraussetzungen durch Fehlregulation auch möglich, daß das im Stehen notwendige neue Gleichgewicht zwischen pressorischen und depressorischen vasomotorischen Halbzentren [*1203, 1204, 1205, 1206*] bereits zu Anfang durch aktive parasympathische Hemmung des sympathischen Dauertonus mit einem zu großen Pendelausschlag zur entgegengesetzten Richtung verschoben wird (Abb. 19). Eine dann vorhandene, übermäßige Blockade des pressorischen Halbzentrums [*1206*] kann den für die Orthostaseregulation sonst durchaus nicht obligaten Entspannungskollaps bewirken, der nun allerdings, ehe der typische erhöhte constrictorische Dauertonus sich eingestellt hat, durch den Zusammenbruch des Betroffenen das Geschehen beendet.

Um experimentell in vermehrtem Maße als bei Orthostase große Blutvolumina dem Kreislauf zeitweise zu entziehen und auf diese Weise eine arterielle Zentralisation gleicher Natur wie beim Stehkollaps herbeizuführen, genügt es, an beiden Oberschenkeln Staumanschetten mit supradiastolischem Druck anzubringen. Der rückflußgesperrte Bezirk wird in Analogie zum akuten Venenverschlußsyndrom (Phlegmasia coerulea) von der arteriellen Seite aufgefüllt, die zirkulierende Blutmenge sinkt ab, der Volumenentzug wird mit generalisierter arterieller Constriction über Erregung der Blutdruckzügler und vermehrte Freisetzung von Sympathicusstoffen beantwortet, die Organzeitvolumina sinken, und in Abhängigkeit von der Größe der inaktivierten Blutmenge und der Regulationsfähigkeit des Restkreislaufes kommt es ohne statische Belastung zum Kollaps. Die dem Kreislauf nicht mehr zur Verfügung stehende Blutmenge kann unter Manschettenstauung je nach der Kapazität der Haut- und Unterhautgefäße und der Extremitätengröße der Versuchsperson 20—30% der Gesamtblutmenge betragen. Das Verfahren ist vielfach angewendet worden [*48, 50, 51, 52, 55, 823, 824, 1315, 1316*], um experimentell das Verhalten von Durchblutung und Funktion verschiedener Organe im Kollaps zu untersuchen oder um im Verein mit anderen Eingriffen das Auftreten einer synkopalen Ohnmacht herbeizuführen [*48—51, 55, 1316*]. SCHWALM hat diese Technik als Kollapstest entwickelt [*1277*], der Einblick in die noch vorhandene zirkulatorische Potenz des Kreislaufes gewährt, wenn vor Behandlungsübernahme unbekannte Blutmengen verloren wurden, Blutdruck und Pulsfrequenz aber den Normalbereich noch nicht eindeutig verlassen haben. Ebenso wie bei rein psychischer oder parasympathisch-reflektorischer Auslösung kann auch bei Blutvolumenverlusten nach außen oder nach innen, wie bei Manschettenstauungen der Extremitäten, der eigentlichen Dauerantwort des Gefäßsystems, die in der Zentralisation besteht, eine kürzere Phase allgemeiner Vasodilatation vorausgehen, die dem Entspannungskollaps oder der banalen Ohnmacht entspricht (Wundschock nach DUESBERG u. SCHROEDER [*347*]). Diese ist sowohl kausal als auch hämodynamisch anderer Natur und kann als weit überschießende gegenregulatorische Reaktion auf die primäre Erregung sympathischer vasopressorischer Zentren aufgefaßt werden, die sich erst wieder in der nächsten Phase, dann aber als langfristig den Spannungszustand des Gefäßsystems erhaltende Einstellung wieder durchsetzt.

Zusätzliche Faktoren des orthostatischen Spannungskollaps. Die infolge venöser Insuffizienz [*831*] zur orthostatischen arteriellen Kreislaufzentralisation führende Regulationsstörung vermag durch bestimmte Erkrankungen gesteigert zu werden. Wenn bei starker Varicose der unteren Extremität das vermehrte Fassungsvermögen der dilatierten oberflächlichen Hautvenen sich zu der Kapazität der subcutanen Gefäßplexus addiert, so wird nicht nur der Verlust an zirkulierendem Blutvolumen vergrößert, sondern es entfällt auch die nervale und medikamentöstherapeutische Beeinflußbarkeit der degenerierten und dilatierten Varicen. Hinzu kommt, daß häufig bindegewebsschwache Astheniker derart ausgeprägte Varicose in mittlerem und höherem Lebensalter entwickeln, die an sich konstitutionell zum orthostatischen Syndrom disponiert sind und deren Anpassung an die Stehbelastung ungenügend ist (Abb. 8).

Ein anderer Mechanismus liegt der Neigung zu orthostatischem Kollaps in den späten Schwangerschaftsmonaten zugrunde. Es kann bei aufrechter Haltung, straffer Abdominalbandage, kompensatorischer Rückneigung des Oberkörpers und verstärkter Lendenlordose zu einer Kompression der V. cava inf. kommen, die eine Stauung großer Blutquanten in ihren Zubringergefäßen auslöst. Die Verringerung des zirkulierenden Restvolumens durch mechanische Sperre des Refluxes wirkt sich in gleicher Weise und mit den gleichen Symptomen wie beim einfachen orthostatischen Kollaps aus, obwohl die Gesamtblutmenge in der zweiten Schwangerschaftshalfte beträchtlich vergrößert ist [243].

Postpartal ist, auch ohne stärkeren Blutverlust unter der Geburt, oft eine Neigung zu orthostatischer Dysregulation mit Kollaps vorhanden. Hier darf neben der gesteigerten vasomotorischen Labilität infolge des noch nicht normalisierten hormonalen Gleichgewichtes die Verminderung des intraabdominellen Druckes bei schlaffen Bauchdecken angeschuldigt werden, die weniger auf dem Wege über vermehrte Blutfülle der Abdominalorgane den venösen Reflux reduziert, als vielmehr durch Ausfall als Widerlager der Atempumpe, das diese normalerweise zur wirksamen Funktion benötigt [1595]. Eine ähnliche Situation liegt bei Bauchdeckeninsuffizienz des muskelschwachen, älteren Leptomorphen vor, bei dem dann auch eine vermehrte Blutfülle der Bauchorgane angenommen wird [1567, 1572].

Tönnis und Mitarbeiter [919—921, 1430—1434] fanden in ihrem Untersuchungsgut von Hirnverletzten und -kranken bei Anwendung der Kreislauffunktionsprüfung nach Schellong häufig noch lange Zeit hochgradige Regulationsausfälle der orthostatischen Reaktion, so z. B. nach gedeckten Traumata aber auch nach Hirndurchschüssen.

Valsalva-Bürger-Versuch. Eine weitere Form venöser Rückflußstörung, die in den arteriellen Spannungskollaps mündet, besteht infolge Steigerung des intrathorakalen Druckes, die in geringem Grade bei Überdruckbeatmung auftritt und ausgeprägt beim Valsalvaschen Preßversuch [1449] erzeugt werden kann [146, 147, 204, 962, 1522—1524]. Sobald der Druck im Bronchialbaum bei Glottisverschluß und Anspannung der Thoraxmuskulatur den Venendruck übersteigt, ist die weitere Zufuhr zum rechten Herzen aus der oberen und unteren Körperhälfte zunehmend gedrosselt [146, 147], und innerhalb kurzer Frist haben Herz und Lungen ihre Blutvolumenreserven in den Windkessel entleert; das Herz schlägt dann sozusagen leer, und die reflektorisch einsetzende generalisierte arterielle Constriction mit Zunahme des Elastizitätsmoduls der Aorta vermögen nur kurze Zeit die Hirnversorgung aufrecht zu erhalten. Es kommt schließlich zu Bewußtseinsverlust, wenn die Druckerhöhung im Brustkorb weiterhin anhält. Die Veränderungen während der Preßdruckprobe sind von vielen Autoren untersucht worden [1466], hier sei auf die Monographie von Burger [204] und die hämodynamischen Analysen von Wezler u. Knebel [1522—1524] verwiesen. Praktische Bedeutung erlangt der Kollaps bei dem Valsalvaschen Versuch unter körperlicher Arbeit, besonders dem Heben und Transportieren schwerer Gegenstände, wo unter großem körperlichen Kraftaufwand der Atem angehalten und die gesamte Skeletmuskulatur maximal innerviert wird, sowie bei Obstipation, wenn die

Darmentleerung durch wiederholte und anhaltende Preßdrucke erzwungen werden soll. Es ist eine bekannte Tatsache, daß der Tod älterer Menschen mit organischen Coronar- und Gehirngefäßveränderungen nicht selten unter der Kreislaufbelastung durch Preßdruck eintritt [653]. HALPERN [672] fand bei Untersuchungen an mehreren hundert Patienten, daß die pressorische Anstrengung bei der Stuhlentleerung in 12% eine solche Intensität erreicht, daß die Kriterien des Valsalvamanövers zutreffen. Unter den Bedingungen der Horizontallage bei Bettlägerigen waren es bereits 26% und in Fällen chronischer Obstipation sogar 57% der Untersuchten. Der Preßdruck erreichte hier Werte bis zu 60 mm Hg. 20% der Untersuchten wiesen währenddessen elektrokardiographische Veränderungen auf, die sich jedoch meist zurückbildeten. Die Auswirkungen einer hochgradigen arteriellen Zentralisation mit Einschränkung der Coronardurchblutung lassen das nachgewiesene Auftreten von Myokardinfarkten unter diesen Bedingungen [672] verständlich erscheinen. Bei der Hirnzirkulation tritt zur Ischämie infolge der arteriellen Zuflußdrosselung die venöse Stauung bei Abflußstörung in den Thoraxraum hinzu sowie der gleichzeitig steigende Druck im Liquorraum, so daß der Druck in den extrathorakalen Capillaren und Venolen sehr erheblich ansteigt und in Abhängigkeit von dem Preßdruck über das 10fache der normalen Werte dieser Gefäße betragen kann. Das Auftreten von Conjunctivalblutungen, so z. B. beim Keuchhusten, zeigt die Gefährdung auch cerebraler Gefäße, vorwiegend älterer Menschen [1378], an. Außerdem steigt die CO_2-Spannung im arteriellen Blut bei sinkender Sauerstoffsättigung, besonders bei Emphysenkranken [1346].

Als Hinweis auf die starke Einschränkung der Carotis interna-Durchblutung bei Preßdruck und darauf, wie wenig die Höhe des arteriellen Mitteldruckes über die Stromstärke in wichtigen Organen aussagen kann, darf die einfach durchführbare Selbstbeobachtung bei leichter Otitis media gelten. Das subjektiv wahrnehmbare unangenehme Decrescendogeräusch während des ganzen Pulscyclus nimmt im Valsalvaversuch kurzfristig zu, um dann sehr schnell an Intensität nachzulassen und bald völlig zu verschwinden als Zeichen dafür, daß das Zeitvolumen dieser Gefäße sehr klein geworden sein muß.

Die gleiche Ursache cerebraler Ischämie mit gelegentlicher Bewußtlosigkeit liegt im Spannungskollaps bei dem von CHARCOT (1876) (zit. nach 1396—1398) beschriebenen „vertige laryngué" oder dem „ictus laryngué" zugrunde [662, 1397]. Die intensiven, gehäuften Hustenattacken lassen Bedingungen auftreten, die der Valsalva-Bürgerschen Preßdruckprobe entsprechen, wie STUCKI [1396—1398] mit fortlaufender Registrierung der Atmung, des Arteriendruckes und des intrathorakalen Druckes nachweisen konnte. Ebenso wie beim orthostatischen Kollaps zeigt das arterielle System eine gute Anpassungsfähigkeit an das einschneidend reduzierte Herzzeitvolumen, und nicht selten übersteigt der diastolische Druck die Mitteldrucke der Ausgangslage als Hinweis auf ausgedehnte Erhöhung des peripheren Widerstandes. Trotz erheblicher Tachykardie ist jedoch, besonders bei schnell rezidivierenden Hustenparoxysmen, das Herzzeitvolumen in kurzer Zeit unter den kritischen Wert gesunken, und es kommt zu Bewußtseinsverlust [187]. Besonders gefährdet sind muskelkräftige Männer im mittleren Lebensalter mit Emphysembronchitis, bei denen Preßdruckspitzen von 150—300 mm Hg gemessen werden konnten [1317, 1397]. Unter Umständen kann die Zeit bis zum Kollaps sehr kurz (4—7 sec) sein [1396—1398]. Der pathophysiologische Mechanismus des Spannungskollaps bei Hustenperioden scheint durch die Valsalvaprobe befriedigend erklärt, und die Annahme eines pulmonalen Vasospasmus [158, 400] dürfte nicht erforderlich sein.

Da der Preßdruck bei Husten sich transmural auf Herz und Gefäße fortpflanzt und diese sämtlich gleichmäßig betrifft, können im rechten Ventrikel gemessene Drucke von maximal 200 mm Hg [568, 1317] nicht auf aktive constrictorische

Widerstandsvermehrung der Lungen bezogen werden. Zu der zirkulatorischen Umstellung mit stark reduzierter Versorgung der Vitalorgane tritt in kurzer Zeit wegen der ausbleibenden Respirationen eine Minderung der arteriellen O_2-Sättigung, die in einem von ENGEL [400] beschriebenen Fall während eines Hustenanfalls von 93,6 auf 87% abfiel.

Ein identisches, durch die Kreislaufsituation des Valsalvamanövers zum arteriellen Spannungskollaps führendes Ereignis mit gleichsinnigen zirkulatorischen Veränderungen ist der sog. Lachschlag, wo in Fällen besonders intensiven, sich evtl. durch Induktion der Umgebung steigernden Lachens plötzlich Bewußtlosigkeit für kurze Frist mit Synkopen einstellen kann [568, 1317, 1397].

Therapie. Beim einfachen orthostatischen Kollaps steht, von der Therapie eines evtl. vorhandenen Grundleidens abgesehen, die Behandlung durch physikalische Maßnahmen und die Einflußnahme auf die Lebensweise im Vordergrund [311—314, 600, 754, 755, 1148, 1149]. Die systematische Durchführung eines „Vasomotorentrainings" mit Hydrotherapie, Wechselduschen, Trockenmassagen und Ausgleichssport genügt fast stets, wenn gleichzeitig Störung des Tag-Nachtrhythmus, Mißbrauch von Genußgiften, unregelmäßige Lebensweise und psychische Dauerbelastung eliminiert werden. Häufig ist schon die Versicherung, daß nur eine nervös-funktionelle Störung und nicht etwa ein ängstlich gefürchtetes „Herzleiden" vorliegt, ein wertvoller Beitrag zur Behandlung. Wie bei anderen Manifestationen vegetativer Übererregbarkeit spielt auch bei der orthostatischen Kollapsneigung die bewußte oder unbewußte, aus unterschiedlichen Anlässen entspringende chronische Angst oder eine ständige endogene oder exogene Überforderung eine wichtige Rolle, die beim Vasolabilen sich hier in der Minusvariante einer hypotonen Regulationsstörung [1212] darstellt [311—314].

Die Anwendung von Medikamenten folgt erst in zweiter Linie, ist jedoch, besonders zu Behandlungsbeginn, manchmal nicht zu entbehren. Hier sind Pharmaka vom Charakter der physiologischen Adrenalinwirkung (Typ Effortil [348, 1218, 1235, 1362]), die in mäßigen Dosen zu einer ergotropen Umstellung des Herzens und des Gefäßsystems führen mit positiv inotroper Myokardwirkung, Blutverlagerung von der Haut zu den tätigen Organen, Steigerung des Venentonus ohne stärkere allgemeine Erhöhung des peripheren arteriellen Widerstandes und Zunahme der Schlag- und Minutenvolumina den rein pressorischen Mitteln (Noradrenalin und verwandte Substanzen, Hypertensin, Hypophysin) im allgemeinen vorzuziehen (Abb. 10). Aber auch die überwiegend pressorischen Pharmaka sind in der Lage, über ihre Wirkung auf die Venenmuskulatur [168, 216, 315, 457, 582, 585] die dort passivierte Blutmenge zu mobilisieren, jedoch wirken sie gleichzeitig auf die stärkere arterielle Wandmuskulatur und steigern den arteriellen Gesamtwiderstand beträchtlich, der sich im Spannungskollaps bereits erhöht findet, während das Minutenvolumen eher vermindert wird. Nun ist der Summe einer peripheren Widerstandserhöhung nicht ohne weiteres zu entnehmen, in welchem Umfang die einzelnen Teilwiderstände daran beteiligt sind. So könnte eine sich vorwiegend an im Kollaps weniger wichtigen Organen, etwa der Haut abspielende arterielle Constriction günstig auf die Durchblutung der Vitalorgane wirken; bei generalisierter arterieller peripherer Drosselung dagegen würden nur *die* Organe genügend versorgt, in welchen die druckpassive Dehnung einerseits und der Grad des örtlichen Arteriolenwiderstandes andererseits in einer günstigen Relation zueinander stünden. Es darf vermutet werden, daß hier die Gewebe bevorzugt werden, die mit aktivem Stoffwechsel und davon ausgehender lokaler Durchblutungssteigerung infolge örtlich weniger intensiver Arteriolendrosselung unter den geschilderten Bedingungen am besten abschneiden. Diese z. T. hypothetischen Erwägungen lassen, besonders für den Einzelfall und die jeweilige pathophysiologische

Verschiebung der Ausgangslage im orthostatischen Kollaps, keine genügenden Schlüsse für pharmakotherapeutische Regeln zu. Das Hauptargument, das für die adrenalinverwandten Mittel und gegen universell pressorische Pharmaka spricht, ist die Tatsache, daß erstere das Minutenvolumen in kleinen und mäßigen Dosen vergrößern, letztere es dagegen meist verringern, und zwar trotz der Mobilisierung distaler venöser Blutreserven. Als praktischer Gesichtspunkt kommt hinzu, daß Medikamente wie Effortil (auch Sympatol und Veritol) peroral wirksam sind [*826, 864, 867, 868*], während die rein pressorischen Substanzen parenteral verabfolgt werden müssen.

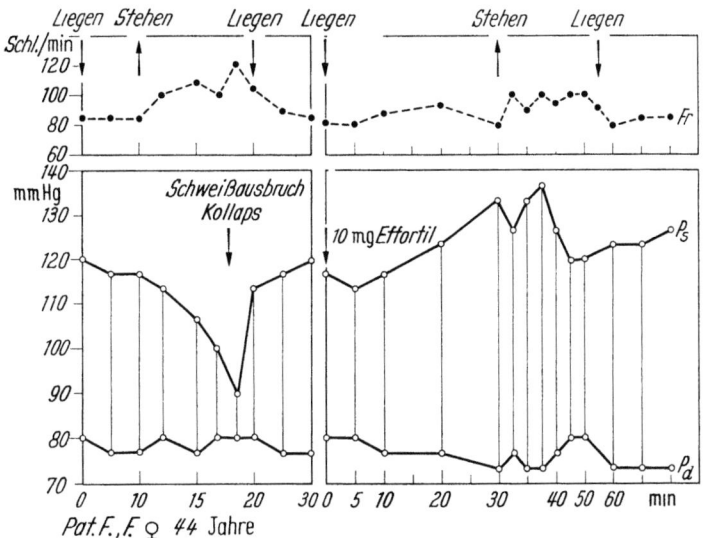

Abb. 10. Orthostatische Zentralisation, hier besonders auf Kosten des systolischen Blutdrucks. Beträchtliche Amplitudenverbreiterung, auch im Stehen, und Ausbleiben eines Kollaps nach subcutaner Injektion von 10 mg Effortil. Zeichenerklärung wie Abb. 8

Da in den Morgenstunden die im Tagesablauf zunehmende ergotrope Einstellung der autonomen Regulation am geringsten ist, wird eine medikamentöse Zusatzbehandlung der orthostatischen Kollapsneigung bevorzugt zum Tagesbeginn erfolgen. Häufig genügt der morgendliche Coffeingenuß auf dem Wege über eine auch die Kreislaufzentren betreffende zentrale Erregung. Andererseits gibt es Patienten, die nach Kaffee oder Tee eher eine Zunahme der statischen Kreislaufbeschwerden verspüren, und hier kann gelegentlich die leichte Sedativtherapie der vegetativen Labilität mit kleinen Barbituratdosen (z. B. Luminaletten) oder Kombinationssedativa (Typ Bellergal) nützlicher sein. Auch Strychninpräparate, die auf dem Wege über erleichterte synaptische Erregungsübertragung sowohl auf die Skeletmuskulatur als auch auf die vegetativen Schaltstellen wirken, kommen in Betracht (bis 0,003 g Strychnin in Pillen mehrfach täglich) und sind Bestandteil zahlreicher sog. Tonika. Auch Peripherin (Theophyllin-Ephedrin und Oxyäthyltheophyllin, mehrfach täglich 3—5 Tropfen oder täglich 2—3 Tabletten) wird von verschiedenen Autoren empfohlen [*72, 174, 311, 313, 864, 1229—1231*]. In der Rekonvaleszenz und bei Asthenie kann zeitweilige Behandlung mit Prednison oder Prednisolon (10—15 mg täglich) oder Fluorcortison resp. Dexamethason (2mal 4 mg täglich) gute Erfolge erzielen [*737, 738, 766, 1337*], evtl. kombiniert mit 3 mg Doca (Percorten oder Cortiron-Tabletten, 2—3 mg täglich) und kochsalzreicher Kost.

Vorwiegend zentral erregende adrenalinverwandte Mittel wie Pervitin (Elastonon, Benzedrin), außer diesen Metrotonin, Katovit, Preludin und Ritalin mit betontem

Effekt einer psychischen Stimulation können zwar günstigen Einfluß auf orthostatische Kollapsneigung und erniedrigten arteriellen Blutdruck nehmen, kommen aber nur ausnahmsweise in Betracht, besonders wegen der bei den oft psychisch labilen Patienten erhöhten Suchtgefahr. Das im Katovit enthaltene Phenylpyrrolidinopentan soll bei dem Beschwerdekomplex orthostatischer Fehlregulation sich in letzter Zeit als indiziert erwiesen haben [*803*].

Ist die orthostatische Hypotension vorwiegend durch pathologisch-anatomische Ursachen wie Varicose und Bauchdeckenschwäche ausgelöst, so müssen mechanische Hilfsmittel wie Bandagen der Beine und des Leibes der Blutverlagerung entgegenwirken. Beim Spannungskollaps durch das Cavakompressionssyndrom in Rückenlage während der Spätgravidität ist sofortige Einnahme seitlicher Lagerung die einzige sinnvolle Behandlung.

Beschleunigungskollaps. Wenn schon unter dem Einfluß der normalen Schwerkraft der Kollaps durch Blutverlagerung ein häufiges Ereignis darstellt, so ist verständlich, daß durch die außerordentlichen Beschleunigungen, die in der modernen Flugtechnik auf den menschlichen Organismus einwirken, eine vielfach verstärkte, gleichartige Verschiebung von intravasalen Volumina auftritt. Da das Ausmaß der hämodynamischen Regulation und ihrer möglichen Unterstützung durch technische Hilfsmittel die Grenzen der Geschwindigkeitsänderungen bemannter Flugkörper festlegt, wurde der kreislaufphysiologischen Untersuchung dieser Verhältnisse in den letzten Jahrzehnten besondere Aufmerksamkeit geschenkt. Sie stellt in der Raumfahrtmedizin (space medicine) neben den Problemen der Sauerstoffversorgung und des Luftdruckes (als Voraussetzung für die Atmung und den flüssigen Aggregatzustand der Körpersäfte), der Erforschung verschiedener Strahlungen, der Reibungs- und Schwerelosigkeit, der Temperaturverhältnisse und neben den neuartigen übrigen physiologischen und psychologischen Bedingungen einen wichtigen Zweig der biophysikalischen Raumforschung dar.

Zur Prüfung der Herz- und Kreislaufreaktion von Menschen und Tieren auf ein Mehrfaches der Erdbeschleunigung, das lageabhangig in unterschiedlicher Richtung zur Körperachse und den großen Blutleitern einwirkt, sind überdimensonale Zentrifugen entwickelt worden, auf denen eine Summe von biologischen Größen, besonders des Kreislaufes, unter unterschiedlichen Drehzahlen fortlaufend überwacht werden kann [*332, 333, 880, 1129, 1187, 1393, 1578*]. Die auftretenden Beschleunigungen werden als Vielfaches der normalen Erdbeschleunigung (G) gemessen, und bei Einwirkung in Richtung vom Kopf zu den Füßen (G-positiv) kann ein Extremzustand der Blutvolumenverlagerung in die Peripherie sozusagen als orthostatischer Kollaps in Potenz auftreten. Das Einsetzen von subjektiv empfundenem Schwarzwerden vor den Augen (sog. black out) dient als Indicator der erreichten Grenze vasomotorischer Gegenregulation. Analog zum einfachen Stehkollaps ist der Ausfall des Sehvermögens eines der ersten und frühen Symptome cerebraler Ischämie. Die Hirndurchblutung ist wegen des gleichzeitigen Absinkens des Liquordrucks und damit günstiger hydrostatischer Druckdifferenz länger als die Durchblutung der außerhalb der Schädelkapsel gelegenen Retina geschützt [*1187*]. Durch Gegenregulation der constrictorisch reagierenden Gefäße des arteriellen Systems vermag der sitzende Mensch noch eine durchschnittliche Belastung von 3—5 G für mehrere Minuten zu ertragen [*333*]. Dabei kann noch ein arterieller Mitteldruck von ca. 100 mm Hg in Herzhöhe vorhanden sein. Der Druck in den Gefäßen der Wade soll währenddessen über 300 mm Hg ansteigen [*333*] und dennoch soll eine Restzirkulation erhalten sein. Praktisch ist aber für den Raumflug das Ertragen einer Beschleunigung von 8—10 G in Kopf-Fußrichtung über mehrere Minuten notwendig. Durch Lageänderung und auf hohen Druck gebrachte Preßluftanzüge können nur geringe weitere Steigerungen der Erträglichkeit erreicht werden. Senkrecht zur Längsachse einwirkende Beschleunigung, etwa beim Bremsen oder Landen, belastet den Kreislauf in transversaler Richtung, doch zu kurzfristig für das Auftreten vasculärer Symptome. Einzelheiten und die weitere Problematik zirkulatorischer Hypoxie müssen der Spezialliteratur [18, 333, 540, 1187, 1393] entnommen werden. Hier ist lediglich von Bedeutung, daß die modernen Untersuchungsmethoden der Raummedizin, etwa bei Röntgenfilmuntersuchungen von Versuchstieren mit kontrastmittelversetztem Blut [168, 542, 1128, 1129, 1504], den orthostatischen Kollaps ad extremum steigern können, wenn der Körper eine zunehmende Kopf-Fuß-beschleunigung erfährt [506]. Die registrierten Veränderungen der Entleerung der thorakalen Gefäßräume, starker Abnahme der Lungendichte und des Herzvolumens und Verschiebung der Blutmasse in die distalen Körperabschnitte zeigen, daß die schon früher mit anderen Verfahren gewonnene Vorstellung der passiven Volumenverlagerung unter den Bedingungen des orthostatischen Kollaps zutreffend sind. — Beschleunigung in Fuß-Kopf-Richtung (G-negativ) ist nur in sehr geringen Graden und nur für kürzeste Zeit erträglich, da die cerebrale Kongestion subjektiv zu heftigem Kopfschmerz und objektiv zu diffusen Capillarblutungen führt [1187].

Kälte. Eine nur anfangs isovolämische, später jedoch zunehmend leicht hypovolämische Form zentralisierter Kreislaufumstellung, die sowohl den venösen als auch den arteriellen Schenkel des großen Kreislaufes betrifft, findet sich bei Erniedrigung der Umgebungstemperatur [23, 347, 647, 677, 828, 1411, 1412]. Unter dem Einfluß der Kälte setzt eine generalisierte Vasoconstriction der Körperschale ein mit dem Bestreben, die durch Konvektion, Leitung und Strahlung erfolgende Wärmeabgabe zu reduzieren [644, 1411, 1412, 1510, 1514]. Das Blutvolumen der Körperschale wird dem Kern zugetrieben und löst hier regulatorische Vorgänge aus, die u. a. über Receptoren des Niederdrucksystems [535] eine vermehrte Flüssigkeitsausscheidung in Gang setzen. Die Harnsekretion kann dabei nach 2—3 Std in 5°C Umgebungstemperatur 500—1500 ml betragen [1510, 1518]. Ein anderer Teil des intravasalen Volumens soll in den interstitiellen Raum aufgenommen werden [1510, 1518]. Gleichzeitig tritt infolge der „Kälteexsiccose" eine Hämokonzentration mit erhöhten Hb- und Serumproteinwerten hinzu [1510]. Die periphere Durchblutungsdrosselung ist beim Menschen durch strömungskalorimetrische Untersuchungen [23, 24, 25] sowie in Tierversuchen [1364, 1365, 1510, 1518] nachweisbar. Bei physikalischer Kreislaufanalyse zeigt sich die Reduktion der Schalenzirkulation in der Erhöhung peripheren Widerstandes, der ein Mehrfaches des Ausgangswertes erreichen kann [347, 1411, 1412, 1510, 1518], und es besteht eine quantitative Beziehung dieser Widerstandszunahme zur Senkung der mittleren Hauttemperatur [1510, 1518]. Der elastische Widerstand des Windkessels ist vergrößert, die Druckamplitude verringert sich bei steigendem diastolischen Druck, das Minutenvolumen nimmt ab, und die zirkulierende Blutmenge kann bis zu 20% reduziert sein [1510, 1518]. Erst wenn bei weiter fallender mittlerer Körpertemperatur um 3—5°C unter den Normalwert die Atem- und Kreislaufzentren sowie das Reizleitungssystem und die Arbeitsmuskulatur des Herzens geschädigt sind [483, 639, 648, 1411, 1412, 1510], erliegt die Kälteregulation des Gefäßsystems zu einem Zeitpunkt, an welchem längst örtliche Kälteschädigungen, besonders der Acren, vorhanden sind, unter dem Zeichen der kardialen und der zentralen Lähmung.

„Supine hypotensive syndrome". Eine besonders schwere und oft lebensbedrohende Kollapsform kann analog zum Mechanismus der orthostatischen Kollapsneigung in der Spätgravidität durch Cavakompression bei der schwangeren Frau, oft aber auch bereits Monate vor dem Geburtstermin, durch flache oder Trendelenburgsche Rückenlage (sog. supine position) zustande kommen [1116, 1558]. Dieser pathologische Mechanismus entspricht den anderen Syndromen mit erzwungener

Passivierung großer Blutmengen, die hier angesichts des großen Bezirkes der die Vena cava inferior speisenden Venen besonders ausgiebig sein können. Aus dem zentralisierten Kreislaufrudiment strömen weiter zunehmend geringer werdende Blutmengen in den Sperrbezirk ein, da der Aortendruck meist noch den Kompressionsdruck durch den Uterus überwinden kann. Auf diese Weise sind außerordentlich schwere Kollapszustände, z. T. mit Todesfolge, beobachtet worden, und erst in den letzten Jahren wurde diesem Syndrom besondere Beachtung geschenkt. Differentialdiagnostische Schwierigkeiten bestehen, da man unter dem Eindruck der Schwangerschaft zunächst gynäkologische Ursachen für den eintretenden Kollaps verantwortlich machte, besonders Blutungen, etwa durch vorzeitige Placentalösung, und den simplen Mechanismus der Cavakompression oft erst spät in Erwägung zieht. Besonders WINZELER [1558] hat die Kasuistik, die pathophysiologische Situation und die verhängnisvollen Irrtümer bei diesem Syndrom dargelegt. Die Verhältnisse ähneln weitgehend den Bedingungen des Valsalvaschen Versuches, nur daß hier die Rückstromsperre ausschließlich das Drainagebiet der unteren Hohlvene betrifft. STUCKI [1396, 1397, 1398] konnte extremen Kollaps als Folge experimentellen Verschlusses der Vena cava inf. durch Ballonkatheter während kontinuierlicher Druckregistrierung, auch des großen Kreislaufes, erzeugen. In Abhängigkeit von den anatomischen Voraussetzungen, den Lagebeziehungen zwischen Lendenwirbelsäule und vergrößerten Abdominalorganen, der Beinhaltung und zusätzlichen Faktoren, wie psychische und vegetative Labilität, Intoxikation, Schmerzen und Blasenkatheterismus tritt die lagerungsbedingte Zentralisation relativ häufig auf. BROQUET [186] rechnet mit einem schweren Kollaps dieser Art auf 400—500 Geburten, eine Angabe, die allerdings von WINZELER [1558] bezweifelt wird. Die einzige wirkungsvolle Behandlung besteht in Seitenlagerung, am besten mit leicht angezogenen Beinen. Medikamentöse Therapie ist ohne diese erfolglos, und die nicht selten unter der Annahme einer Blutung veranlaßten Transfusionen haben nur kurzfristigen und symptomatischen Wert.

Dumping-Syndrom. Das nach partieller oder totaler Magenresektion und Gastroenterostomie in 7—12% der Fälle [575, 1176] auftretende, oft schon wenige Minuten nach Nahrungsaufnahme einsetzende Zustandsbild mit meist zunächst vorhandenen abdominellen Erscheinungen (Übelkeit, Oppressionsgefühl, Defäkationsbedürfnis, Diarrhoe) und späterer erheblicher Beeinträchtigung des Allgemeinbefindens (Schwindel, Schwächegefühl, Hitze- und Kältegefühl, Benommenheit, Schweißneigung) weist zahlreiche Symptome auf, die ebenso wie Tachykardie und der günstige Effekt der Horizontallage auf die Kreislaufbeteiligung hinweisen. Ihre Kenntnis ist für die Behandlung der 2% Magenoperierten von besonderem Wert, die nicht mit zunehmendem zeitlichen Abstand von der Operation ihr alimentäres Syndrom verlieren [1176]. Zahlreiche Theorien haben die Pathogenese des Dumping-Syndroms zu deuten versucht: mechanische [1502] und osmotische [930] Genese, Elektrolyttheorie [1339, 1348] und psychosomatische Theorie [14, 1176]. SCHRADE u. HEINECKER [1258] haben erstmals die zirkulatorischen Veränderungen bei diesem Zustandsbild einer eingehenden Analyse unterzogen. Danach summieren sich die partielle Orthostase durch sitzende Körperhaltung während der Mahlzeit und die orthostatisch normalerweise auch vorhandene Verminderung des zirkulierenden Volumens mit der plötzlichen und gesteigerten alimentären Hyperämie der Abdominalorgane. Trotz peripher constrictorischer Gegenregulation kommt es bei der „alimentären Kollapsneigung" [1258] zum Kreislaufversagen. Die starke Verkleinerung der Druckamplitude bei meist erhaltenem arteriellen Mitteldruck, die Verringerung von Schlag- und Minutenvolumen und die oft hochgradige periphere Widerstandszunahme entsprechen den Kriterien der arteriellen Zentralisation, wie SCHRADE u. HEINECKER [*1258*] betonen. Gleichzeitig bestehen elektrokardiographische Veränderungen, wie sie bei orthostatischer Hypotension gefunden werden, und amerikanische Autoren [Lit.: *1258*] fanden nach Probemahlzeiten bei Magenoperierten eine Verminderung des zirkulierenden Plasmavolumens in größerem Umfang als normalerweise, die sie allerdings auf osmotische Einwirkungen und Flüssigkeitsverluste in den Darm bezogen. Die Fehlregulation des Dumpingsyndroms kann sowohl sofort als auch nach einer anfänglichen alimentär bedingten Vergrößerung des Minutenvolumens in einer zweiten Phase auftreten. Die subjektiven Beschwerden und die hämodynamischen Daten zeigten bei Nahrungsaufnahme in Horizontallage dieser Personen eine wesentliche Besserung, die nicht etwa durch Verzögerung der Magenentleerung bedingt war, und therapeutisch hatte die Verwendung von Leibbandagen bzw. Korsetts besonders günstige Wirkung [*1258*]. Unterstützend helfen vor dem Essen verabfolgte, auch sonst beim orthostatischen Kollaps indizierte Medikamente [348, 864].

b) Funktionelle und organische Ursachen

Pulmonal bedingter Spannungskollaps. Unter den Bedingungen eines plötzlichen Mißverhältnisses zwischen dem Gesamtquerschnitt der Lungenstrombahn und dem erforderlichen Minutenvolumen infolge erhöhten pulmonalen Gefäßwiderstandes können oft im arteriellen Bereich des großen Kreislaufes Verhältnisse vorgefunden werden, die dem Spannungskollaps entsprechen. Hier wirkt die Behinderung der Lungenpassage, die im Hauptschluß des Gesamtkreislaufes liegt, wie ein Damm im Strom, vor dem sich ein beträchtlicher Anteil stauen kann, während jenseits die Volumenreduktion eine kompensatorische Constriction in den Arterien des großen Kreislaufes zur Folge hat. Die Drosselung der Lungenzirkulation führt zu einer verminderten Blutzufuhr zum Hochdrucksystem [*830, 771, 892*]. Da gleichzeitig durch die verringerte O_2-Aufnahme und die CO_2-Anhäufung infolge des verkleinerten Lungendurchflusses, die nach Überschreiten der kritischen Kontaktzeit in den Alveolarcapillaren eintritt, eine starke Erregung der Atem- und Kreislaufzentren erfolgt, können allerdings manchmal durch maximale Drosselung der peripheren arteriellen Gefäße und Zunahme des Elastizitätsmoduls im Windkessel Blutdruckwerte vorliegen, die über die Norm erhöht sind, so daß die arterielle Kreislaufzentralisation sozusagen auf erhöhtem Niveau stattfindet; eine alleinige Bewertung der arteriellen Drucke würde hier über die vorliegende hämodynamische Situation hinwegtäuschen.

Derartige Verhältnisse bestehen beim Cor pulmonale chronicum, z. B. beim primären pulmonalen Hochdruck, unter körperlicher Arbeit. HOWARTH [*771*] stellte bei derartigen Kranken mittels Herzkatheterismus unter Belastung eine zunehmende Stauung mit Pulmonalarteriendruckanstieg fest, während die arteriellen Drucke im großen Kreislauf unter Amplitudenverkleinerung und erhöhter Frequenz langsam und stetig abnahmen. Erst bei tiefer abgesunkenem Druck kam es zu Bradykardie und Bewußtlosigkeit. Die Neigung Emphysenkranker zur sog. Effort-Synkope und zum ictus laryngué bei zusätzlichem Valsalvamechanismus sind bekannt [*148, 202, 661, 662, 892*]. Primär kardiopulmonale reflektorische Einflüsse auf die kontinuierliche Minderung des peripheren arteriellen Druckes sind damit, wenigstens während der ersten Periode, weniger wahrscheinlich, obwohl vagovasale Reflexe für Einzelfälle plötzlichen Todes bei pulmonalem Hochdruck angenommen werden dürfen, wenn Kollaps und Exitus in dem Augenblick eintreten, in welchem der Katheter vom rechten Ventrikel in die A. pulmonalis vorgeschoben wird.

Meist muß eine zunehmende Stauung vor der Lungengefäßsperre als Ursache eines peripheren arteriellen „Leerlaufens" angenommen werden. Die pulmonale Vasoconstriction infolge O_2-Mangels [416, 418] schließt bei Erschöpfung der kollateralen Reservebahnen (z. B. chronisch-substantielles Emphysem) den Circulus vitiosus [801, 1313]. Vermutlich können ähnliche Bedingungen unter den Verhältnissen des akuten Cor pulmonale und beim akuten Asthmaanfall oder dem Status asthmaticus vorliegen, wo, besonders wenn schon eine chronische Einengung der Lungenstrombahn existiert, der intensive Bronchialspasmus mit intraalveolärer Drucksteigerung auch zu einer starken Vergrößerung des Strömungswiderstandes der kleinen Lungengefäße führt, die sekundär eine Zuflußminderung des großen Kreislaufs mit entsprechenden regulatorischen Konsequenzen zur Folge hat. Auch die Beobachtungen von BOLT [148], LAUDA [892] und MATTHES [959, 962] sprechen in diesem Sinne. Die von WOLLHEIM [1569] gefundene deutliche Vermehrung der aktiven Blutmenge bei chronischem Cor pulmonale kann auf dem Wege einer Erregung der im linken Vorhof angenommenen Volumenreceptoren [535] hier eine kompensatorische Maßnahme neben den sonstigen gasstoffwechselbedingten Ursachen der Polyglobulie darstellen. Als schädigender zusätzlicher Faktor bei der Lungengefäßsperre, der das bereits belastete Herz betrifft, muß die Erschwerung des Abstromes aus den venösen Herzgefäßen betrachtet werden, da bei starker Druckerhöhung in der A. pulmonalis, die unter den geschilderten Bedingungen akut auftritt, auch ein vermehrter diastolischer rechter Ventrikeldruck vorliegt; infolgedessen steigt gleichfalls der Druck im rechten Vorhof an, wenn, wie beim Cor pulmonale chronicum nicht selten, eine leichte Tricuspidalinsuffizienz besteht.

Myokardinfarkt. Der plötzliche Verschluß eines Coronararterienastes führt oft zu so einschneidenden reflektorischen Umstellungen des gesamten Zirkulationsapparates, daß hierdurch in weit höherem Maß als durch den Ausfall eines Teiles der Arbeitsmuskulatur das Leben des Kranken bedroht wird [1248, 1286]. Nur 24% einer von WOLLHEIM u. SCHNEIDER [1565] untersuchten Serie von Infarktpatienten zeigten Symptome einer kardialen Insuffizienz und z. T. nicht initial, sondern erst während des weiteren Verlaufes. Der Organismus kann mit seinem peripheren Gefäßsystem auf den akuten Coronargefäßverschluß in verschiedener Weise antworten. Die Möglichkeiten und Auswirkungen der rein kardialen Komplikationen, sofortiges oder späteres tödliches Kammerflimmern, Extrasystolen, paroxysmale Tachykardien, Blockierungen der verschiedenen Abschnitte des Reizleitungssystems und primäres hochgradiges myokardiales Versagen sollen hier nicht erörtert werden.

Als generalisierte zirkulatorische Primärreaktion kann in der ersten Phase, evtl. nach erheblicher Blutdruckerhöhung unter der Erregung während des Anfalles, über die zahlreichen nervalen Receptoren, die das Herz zu einem sensiblen Organ machen [1206], im Sinne des Bezold-Jarisch-Reflexes ein durch zentrale Pressorenhemmung ausgelöster Entspannungskollaps mit Bradykardie, niedrigen systolischen und diastolischen Druckwerten und weitgestellter arterieller Peripherie auftreten [328, 329, 330, 351, 692, 696, 698, 1215, 1565]. Hier ist es berechtigt, von einem Schocksyndrom zu sprechen [351]. Diese Fälle scheinen nicht häufig zu sein, vielleicht weil bei den Betroffenen infolge des starken Mitteldruckabfalls und der entsprechenden Minderdurchblutung der meist schon vorgeschädigten Coronar- und Hirngefäße innerhalb kurzer Zeit der Tod eintritt, z. T. vielleicht auch, weil sich das Infarktereignis selten unter den Augen des Arztes abspielt. Auch darf nicht jede Bradykardie, wenn nicht gleichzeitig die sonstigen Kriterien des parasympathisch beherrschten Entspannungskollaps vorliegen, auf einen Bezold-Jarisch-Reflex über vagale Afferenzen bezogen werden, da, zumal wenn die rechte

Coronararterie kurz nach ihrem Abgang verschlossen ist, auch Störungen im Sinusknoten mit Sinusbradykardie vorhanden sein können [*1215*].

Die zweite, weitaus häufigere, in der subakuten und chronischen Phase des Myokardinfarktes dominierende Kreislaufeinstellung mit Verkleinerung des Minutenvolumens trotz erhaltener oder gesteigerter Herzfrequenz [*179*], Abnahme des Schlagvolumens, starker Reduktion des systolischen, geringerer Verminderung des diastolischen Druckes, abgesunkenem Mitteldruck [*502, 1286*] und Erhöhung des peripheren arteriellen Widerstandes entspricht dem arteriellen Spannungskollaps. Sie kann, anscheinend unabhängig von myokardialer Insuffizienz, langfristig bestehen und nach klinischer Genesung in abgeschwächter Form erhalten bleiben, auch wenn zuvor eine arterielle Hypertension bestanden hat [*1248*]. Der dieser anhaltenden Umstellung der arteriellen Druckregelung zugrunde liegende nervöse Mechanismus ist noch ungeklärt [*1248, 1565*]. Andere Untersucher sehen die Ursache der sich entwickelnden Kreislaufumstellung als primär mechanisch durch die verminderte Myokardcontractilität bedingt an, d. h. infolge (klinisch oft latenter) Herzinsuffizienz [*502, 982, 984, 1340, 1394*].

Während der arteriellen Zentralisation beim Myokardinfarkt haben umfassende Untersuchungen von WOLLHEIM und Mitarbeitern gezeigt [*1565, 1567, 1590*], daß die aktive Blutmenge, bestimmt mit Farbstoffmethoden [*625*], bei 90% der Erkrankten deutlich verringert war. Dabei konnten zwei verschiedene Verlaufsformen voneinander abgetrennt werden, die eine ohne Hamokonzentration (einfache Gefäßinsuffizienz nach WOLLHEIM [*1567, 1574*]), die andere mit Anstieg des Hämatokrit (Schocksyndrom nach WOLLHEIM [*1565, 1567*]). In beiden Fällen besteht das hämodynamische Bild der arteriellen Zentralisation mit oder ohne sekundäre Hypovolämie [*502*]. Der Spiegel der Katecholamine im Plasma wird erhöht gefunden [*543*]. Es darf vermutet werden, daß vor einer Verminderung der Gesamtblutmenge zunächst eine vermehrte Volumenverlagerung in venöse und capillare Gefäßbezirke während gleichzeitiger Verminderung der Kapazität des arteriellen Systems vorgelegen hat („dissoziierte Zentralisation").

Die möglichen Konsequenzen der Verminderung des arteriellen Mitteldruckes und der Verkleinerung der Amplitude für die Durchblutung der lebenswichtigen Organe [*502, 1511, 1512*], besonders bei sklerotischen Patienten mit eingeschränkter Regulationsfähigkeit und bisher vorhandenem höheren Druckniveau, liegen auf der Hand, und die besonderen Gefahren fortschreitender Coronarthrombose oder eines Sekundärinfarktes durch diesen Circulus vitiosus erfordern bei stärkeren Graden der Zentralisation und besonders bei weiter absinkendem mittleren Aortendruck trotz der zusätzlichen Arbeitsbelastung des Myokards eine medikamentöse Therapie der vasalen Insuffizienz, um außer einer zusätzlichen Coronar- und Hirnschädigung auch einem akuten Nierensyndrom vorzubeugen. Dabei kommen die überwiegend pressorischen Wirkstoffe als Dauerinfusion (z. B. Noradrenalin 4—5 γ/min) vorwiegend für die Fälle tiefen Absinkens des arteriellen Druckes in Betracht [*109, 863, 1004, 1201*], sonst wird eher den synthetischen Sympathicomimetica (Effortil 0,01—0,02 g und Sympatol 0,06 g), die in Abhängigkeit von den Blutdruckkontrollen ggf. häufig oder per infusionem verabfolgt werden müssen, der Vorzug gegeben [*1565*]. Digitalispräparate und Strophanthin werden nur bei kardialer Insuffizienz als indiziert betrachtet, wobei der Venendruckanstieg ein wichtiges Kriterium darstellt [*1565, 1590*]. Voluminöse Infusionen sind nicht angezeigt, und die in den USA von zahlreichen Autoren erprobte Therapie mit intravenösen und intraarteriellen Bluttransfusionen [*408*] hat sich erwartungsgemäß nicht bewährt. Neuerdings werden auch synthetische Cortisonderivate verschiedentlich empfohlen (u. a. *159*). Auf die Möglichkeit zusätzlichen Blutdruckabfalls bei rascher intravenöser Heparingabe muß besonders geachtet werden.

Andere primär kardiale Formen. In analoger Weise wie bei den Bedingungen der „Lungensperre" des akuten Cor pulmonale oder unter der Arbeitsbelastung beim chronischen Cor pulmonale kann allein durch organische Veränderungen des Herzens, des Perikards und des Mediastinums ein arterieller Spannungskollaps auftreten. Auch hier kommt es infolge eines Widerstandes im Hauptschluß des Kreislaufes zu einer vor dem Hochdrucksystem gelegenen Stauung, die intra- und extrakardialer Natur sein kann. Eine derartige Situation liegt z. B. bei der Aortenstenose vor, wenn, etwa bei Muskeltätigkeit, der in Ruhe noch eben ausreichend gefüllte Windkessel durch Eröffnung eines Teilwiderstandsgebietes zusätzlich angezapft wird, die Klappenveränderung aber nicht genügend Nachschub passieren läßt. Die häufigen synkopalen Anfälle bei Aortenstenosen sind ein bekanntes Beispiel für diesen pathogenetischen Mechanismus. Ähnliche Bedingungen für die arterielle Zirkulation mit Auftreten kurzdauernder Bewußtlosigkeit [*861*], wenn auch klinisch nicht so häufig, können bei der Mitralstenose vorhanden sein, bei der jedoch die Lungenstauung mit Dyspnoe und Cyanose bei Arbeit meist vor Auftreten eines Kollaps die Grenze der Belastbarkeit bestimmt. Bei akutem Hämo- oder Hydroperikard bewirkt die kompressionsbedingte Füllungsminderung des Herzens die zur Zentralisation führende Reduktion einer Blutzufuhr zum Arteriensystem, und ebenso wie bei Mediastinalemphysem oder -blutung demonstriert hier auch die extrathorakale Venenfüllung deutlich eine Speicherung größerer Blutvolumina vor dem Herzen. In dramatischer Form kann gelegentlich bei Bildung großer Thromben im linken Vorhof durch einen Kugelventilverschluß ein synkopaler Anfall oder der Tod im Spannungskollaps eintreten, besonders wenn eine absolute Arrhythmie bei Vorhofflimmern, manchmal durch therapeutische Maßnahmen [*1215*], wieder in einen Sinusrhythmus übergeht, und die Vorhofkontraktionen die Thrombusablösung begünstigen. In ähnlicher Weise trifft ein solcher Mechanismus auch für die Kollapstendenz beim Aortenbogensyndrom (Martorell-Fabre-Syndrom) [*225, 1064, 1130, 1327, 1405*] oder bei Aneurysma dissecans aortae zu, wo allerdings vorwiegend die großen Arterien der oberen Körperhälfte stenosiert werden und zu episodischer Hirnischämie führen [*662, 1197*]. Die seltenen Myxome des linken Vorhofs können ebenfalls durch temporäre Kreislaufunterbrechung zur Synkope mit Zentralisation Anlaß geben. Unter den Verhältnissen eines akuten Linksversagens (z. B. akute Myokarditis) besteht eine derartige Volumenspeicherung zunächst lediglich im pulmonalen Abschnitt der Niederdruckseite bei Volumenmangel auf der Hochdruckseite des großen Kreislaufes und entsprechendem Anpassungsmechanismus des arteriellen Gefäßsystems. Bei Asthma cardiale spielen zentralnervöse und reflektorische Ursachen sicher eine wesentliche Rolle, die Lungenstauung ist meist der bedrohlichere Faktor als der Kollaps. Während bei der orthostatischen arteriellen Zentralisation die nicht verfügbaren Blutvolumina in distalen, venösen und capillären Gefäßen liegen, befinden sich diese inaktiven Volumina bei allen letztgenannten Zuständen zentral in den großen Blutleitern des Venensystems bzw. im Lungenkreislauf. Bei allen arteriellen Zentralisationen, deren organische Strömungshindernisse vor dem rechten Herzen lokalisiert sind [*1350*] betrifft diese Stauung entweder beide Vv. cavae oder nur die obere bzw. die untere Hohlvene und deren Drainagebezirke.

Schließlich kann der arterielle große Kreislauf mit einem Spannungskollaps sowohl auf extrem hohe wie auf extrem niedrige Herzfrequenz reagieren.

Wenn bei plötzlichen supraventrikulären oder ventrikulären Tachykardien sich die Systolendauer nahezu über die gesamte Herzrevolution erstreckt, kann entsprechend der geringen diastolischen Füllungszeit die Schlagvolumenverkleinerung nicht mehr durch die Frequenz kompensiert werden, und die Verminderung des Minutenvolumens (bei hochgradigen Tachykardien bis auf die Hälfte oder weniger der Norm [*641*]) löst den Kollaps aus [*1285*], besonders bei älteren Menschen mit einer geringeren vasomotorischen Anpassungsfähigkeit.

Die kritische Frequenz mit nahezu stillstehendem Kreislauf liegt für den Gesunden bei 250—300 Schl./min, bei Herzkranken mit ca. 150 Schl./min jedoch oft deutlich darunter [*1351, 1352*]. Nicht selten verbirgt sich unter einer paroxysmalen Tachykardie des älteren Mannes ein Myokardinfarkt, so daß nunmehr zwei Ursachen mit unterschiedlichem und temporär wechselndem Anteil zum Spannungskollaps führen.

Bei starker Verminderung der Herzfrequenz genügen auch große Schlagvolumina nicht immer für die Bereitstellung eines ausreichenden Minutenvolumens und besonders im Extremfall zeitweiligen Kammerstillstandes (Adams-Stokes-Syndrom, kardiale Form des Carotissinussyndroms), wo die Zufuhr zum Windkessel für diese Zeit fast völlig sistiert, ist die monotone Reaktion des Arteriensystems auf die Füllungsverminderung ein erhöhter Spannungszustand, der jedoch nur sehr kurzfristig den Nachschubmangel kompensieren kann, so daß schnell eine schwere cerebrale Ischämie mit Schwindel, Schwarzwerden vor den Augen, Bewußtlosigkeit, manchmal kurzen, unkoordinierten Gliedmaßenbewegungen oder Krämpfen einsetzt. Beim Syndrom von MORGAGNI-ADAMS-STOKES, das in früheren Zeiten wegen der nicht seltenen Kombinationen von einer Art Aura, Bewußtlosigkeit, tonisch-klonischen Extremitätenzuckungen und Sphincterschwäche mit Inkontinenz dem Kreis der genuinen Epilepsie zugeordnet wurde, handelt es sich um Kammerflimmern, paroxysmale supraventrikuläre und ventrikuläre Tachykardien als sog. Reizform [*662, 1215*] oder extreme Bradykardien (als sog. Lähmungsform [*662*]) auf Grund einer plötzlichen Blockierung der Vorhofkammerleitung und, besonders bei vorgeschädigtem Herzen, verspätetes Einsetzen der Kammerautomatie [*756*]. Dabei ist diese Blockade des Reizleitungssystems nicht notwendigerweise organischer Genese, sondern kann auch funktioneller Natur sein und zwar sowohl durch einen kardialen Auslösungsmechanismus als auch auf extrakardialem Wege (z. B. Carotissinusreizung). Da es sich um ein klinisches Syndrom und nicht um eine bestimmte Erkrankung handelt, zählen viele Untersucher auch diejenigen gleichartigen Anfälle hinzu, die durch hochgradige Tachykardien oder Kammerflimmern entstanden sind, und bei denen gleichfalls die Zirkulation fast stillsteht [*1215*]; diese Form soll wesentlich häufiger sein als früher angenommen wurde.

Es erscheint daher berechtigt, eine ,,Reizform'' des Morgagni-Adams-Stokes-Syndroms (paroxysmale Sinus-, Vorhof- und Kammertachykardien, Kammerflattern oder -flimmern) von einer ,,Lähmungsform'' (sinu-auriculärer oder atrioventrikulärer Block bei verspäteter Kammerautomatie) zu trennen [*1351, 1352*]. Die Differentialdiagnose ist hier schwierig infolge der bei erheblicher Tachykardie oft nicht mehr hörbaren Herztöne, und manchmal nur mit Hilfe des Elektrokardiogramms möglich, hat aber wegen der Dringlichkeit der Therapie große Bedeutung [*1215*]. Die asystolische Form des Adams-Stokes-Syndroms wird mit Herzmassage, intrakardialer Adrenalin- oder Aludrininjektion, Aludrininhalation oder evtl. Theophyllin-Coffeininjektion und prophylaktisch bei Anfallshäufung mit Sympathicomimetica (Effortil, Aludrin, Ephedrintabletten) oder Aminophyllinzäpfchen [*702, 1215, 1278, 1351, 1501*] behandelt (in der Klinik kommt auch die Anwendung eines elektrischen Schrittmachers in Betracht [*766*]). Bei dem durch Tachykardie bedingten Kollaps sind Vagusreizung (manuelle Kompression der Augen [*22*] und des Carotissinus, Brechreflex), i. v. Injektion von Digitalispräparaten, Novocamidlösung, Procain, Pronestyl und für ventrikuläre und supraventrikuläre Tachykardien prophylaktisch mehrfach täglich Novocamidtabletten angezeigt. Atropinderivate sollten nach SCHERF [*1215*] auf die vagal ausgelösten bradykarden

Kollapsformen beschränkt werden. HADORN [662] spricht sich für Chinidin (0,04 g per os) und kleine Barbituratgaben mehrfach täglich zum Zweck der Prophylaxe bei der tachykarden Form des Morgagni-Adams-Stokes-Syndroms aus. Novocamid und Pronestyl sollten i. v. nur unter Blutdruck und EKG-Kontrolle wegen der Gefahr des plötzlichen Herzstillstandes verabfolgt werden. Ist aber die Kammertachykardie Ausdruck einer Digitalisintoxikation, so soll sich manchmal eine Injektion von Kaliumchlorid (1,0 g alle 4—6 Std i. v.) bewähren [662].

Finale Zentralisation ante exitum. In den präterminalen Stadien schwerer Erkrankungen ebenso wie auch beim scheinbar grundlosen Verlöschen des Lebens im hohen Alter ohne klinisch diagnostizierbares Zusatzereignis bildet sich gleichfalls eine Situation des arteriellen Systems im großen Kreislauf mit zentralwärts fortschreitender Einengung aus [347, 351, 1558], die dem partiellen Zirkulationsstillstand bei hochgradigen Tachykardien oder extremen Bradykardien an die Seite zu stellen ist. Die Antwort der Körperarterien ist die Zentralisation, sei sie aktiv bei noch funktionierenden Baroreceptoren oder passiv als Folge der mechanisch-elastischen Reaktionen auf Füllungsmangel. Es spielt dabei keine entscheidende Rolle, ob es sich um eine myokardiale entzündliche oder degenerative Schädigung, Rhythmusstörungen oder zentral bedingtes terminales Versagen der Atmungs- und Kreislauffunktionen handelt. Man könnte cum grano salis den Tod aus der Perspektive des arteriellen Körperkreislaufs als vollendete Zentralisation bezeichnen und in diesem Verhalten darf vielleicht medizinhistorisch die Ursache der Benennung „Arterien" gesehen werden, da die Ärzte des Altertums sie infolge ihrer Blutleere als Luftleiter (ἀήρ = Luft) ansahen.

Carotissinussyndrom. Bei Übererregbarkeit der Carotissinusnerven, die vorwiegend mit organischen arteriellen Wandveränderungen verbunden ist, sind je nach den dominierenden Folgen der Sinusreizung drei verschiedene Formen, die kardiale, die peripher-vasale und die cerebrale voneinander zu unterscheiden [166, 437, 491, 492, 494, 495]. Nicht nur Sklerose, sondern auch andere Ursachen wie Tumoren, lokale Neuritis, örtliche Entzündung oder Rheumatismus können die Überempfindlichkeit des Carotissinus herbeiführen [400, 401, 402]. Andere Leiden (Gallen- und Nierenkoliken, Glaukom, Magen-Darmleiden) sollen durch Schwellenherabsetzung disponierenden Einfluß haben [400]. Entscheidende Kriterien für die Diagnose eines hypersensitiven Carotissinus sind die Identität der provozierten Anfälle mit den spontanen, bei der kardialen Form Auftreten einer Asystolie von genügender Dauer, Besserung durch Atropin und Auslösung durch alleinige einseitige Massage des Carotissinus ohne Gefäßkompression.

Die diagnostische Prüfung ist, besonders im Stehen, nicht ungefährlich; Hirngefäßthrombosen und sogar Tod infolge des Kollaps sind dabei beschrieben worden [29, 400, 944]. Auslösend können außer der direkten Carotissinusreizung andere parasympathische Erregungen wirken, so z. B. Oesophagusdehnung bei Kardiospasmus [1498], Füllung von Speiseröhrendivertikeln, Einführen und Füllen einer Ballonsonde in verschiedene Abschnitte des Magen-Darmkanals [437, 780], kongenitale Anomalie [1341] und Thrombose der Carotis communis. Letztere ist von TAKAYASU 1908 erstmals beschrieben [1405] und nach ihm benannt worden, auch seither bekannt unter dem Namen pulseless disease. Dabei finden sich außer der Kollapsneigung besonders ophthalmologische Symptome (einseitige Blindheit, Star, Augengefäßanomalie, nervale Veränderungen [225, 1579]). Als Ursache kommen vorwiegend degenerativ-sklerotische oder panarteriitische, gelegentlich luische Verschlüsse der Carotis communis oder ihres Abganges, oft in Zusammenhang mit dem sog. Aortenbogensyndrom bei gleichzeitiger starker Einengung bzw. Verschluß der linken A. subclavia, in Betracht; die Symptomatik wird von der episodischen Hirnischämie beherrscht [1197].

Kardiales Carotissinussyndrom. Beim kardialen Typ steht die vagale Hemmung der Herztätigkeit mit Asystolie oder extremer Bradykardie im Vordergrund. Infolge funktioneller sinuauriculärer oder atrioventrikulärer Blockierung [*491—495, 752*] kommt es bei pathologischer Steigerung des normalen Parasympathicuseinflusses auf das Herz zu zeitweiligem Herzstillstand und nachfolgender Bradykardie oder nur zu erheblicher Verminderung der Kammerschlagfolge. Dauert die Asystolie länger als 6—7 sec, so entwickelt sich ein Adams-Stokes-Syndrom mit Bewußtseinsverlust, Synkope und Krampfpotentialen im EEG [*494*]. Die elektrischen Veränderungen des Hirnstrombildes können dabei das Ingangkommen der Herztätigkeit einige Zeit überdauern. Fortlaufende Blutdruckmessungen während probatorischer Carotissinusreizung zeigt bei eigenen Fällen eine arterielle Zentralisation mit Amplitudenverkleinerung und gestiegenem bzw. nur wenig verringertem mittleren Brachialisdruck (Abb. 11, 12, 13 s. S. 88—90).

Die Therapie richtet sich nach dem Grundleiden und besteht bei rein sklerotisch bedingter Form der Sinusüberempfindlichkeit vor allem in Atropinmedikation (mehrfach 0,5 mg p. o.). Denervierung soll günstige Folgen haben, ist jedoch vorwiegend bei einseitiger Hypersensibilität mit gehäuften Kollapsanfällen sowie geringem Erfolg einer Atropinbehandlung indiziert. Die medikamentöse Therapie kann bei nicht erhöhtem Blutdruck durch Ephedrin (2—3 × 15 gtt. p. o.) oder synthetische Sympathicomimetica unterstützt werden. Prophylaktisch ist Vermeiden mechanischer Reizung (Kleidung, extreme Kopfbewegung) wichtig.

Die seltenere, sich vorwiegend am peripheren Gefäßsystem manifestierende Form des Carotissinussyndroms entspricht eher den Kriterien des Entspannungskollaps (s. dort) mit allgemeiner Gefäßdilatation bei Bradykardie.

Der cerebrale Typ des hypersensitiven Carotissinus [*400, 437, 1496, 1499*] ist wegen seiner Problematik und seiner noch nicht eindeutig geklärten pathogenetischen Mechanismen von besonderem Interesse. Während bei Asystolie durch die kardiale Form oder durch einen Adams-Stokes-Symptomenkomplex anderer Genese eine Zeit von etwa 6—8 sec ohne wirksame Herzaktion vergehen muß, ehe Schwarzwerden vor den Augen oder Bewußtseinsverlust eintreten, genügen bei cerebralem Carotissinussyndrom 3—4 sec und zwar ohne nennenswerte arterielle Blutdruckschwankungen oder Herzfrequenzänderungen. Nach einseitiger Carotissinusreizung soll ein „Kollaps ohne Kollaps" einsetzen, unabhängig von Körperlage, gelegentlich von Herdsymptomen begleitet (Paraesthesien oder kontralaterale Zuckungen, Bewußtseinsverlust [*400*]). Im EEG sind Krampfpotentiale zu registrieren [*494*]; bei Kompression der Carotis communis unterhalb des Sinus tritt das Syndrom nicht auf, und es werden im Gegensatz zu den beiden anderen Formen eher jüngere Menschen befallen. Als Ursache wurden Gefäßspasmen im Gehirn diskutiert [*1496, 1499*], doch genügt diese Erklärung nicht für die Intensität der Symptome [*400*], und daher wurde auch lokale Durchblutungsdrosselung in bestimmten Mittelhirnzentren vermutet, wo eine Regulation des Bewußtseins lokalisiert sein soll [*401, 402, 1496, 1499*]. Die Therapie ist bisher unbefriedigend. Atropinbehandlung läßt häufig im Stich, was auch diagnostisch verwertbar ist, und bei einseitiger Sinusübererregbarkeit soll Exstirpation oder Neurotomie vorgenommen werden [*400*].

Kollaps bei Lungenembolie. Während eine massive Lungenembolie häufig innerhalb sehr kurzer Frist zum Tode führt, können kleine Lungenembolien einerseits ohne auffällige klinische Symptomatik verlaufen und erst bei der Sektion aufgedeckt werden, andererseits aber ein über längere Zeit bestehendes schweres Zustandsbild herbeiführen, das meist einem Spannungskollaps entspricht mit Tachykardie, Bewußtseinstrübung oder -verlust, Schweißausbruch, Schlag- und Minutenvolumenverminderung, starkem Abfall des systolischen Druckes [*892*],

Spannungskollaps (Zentralisation)

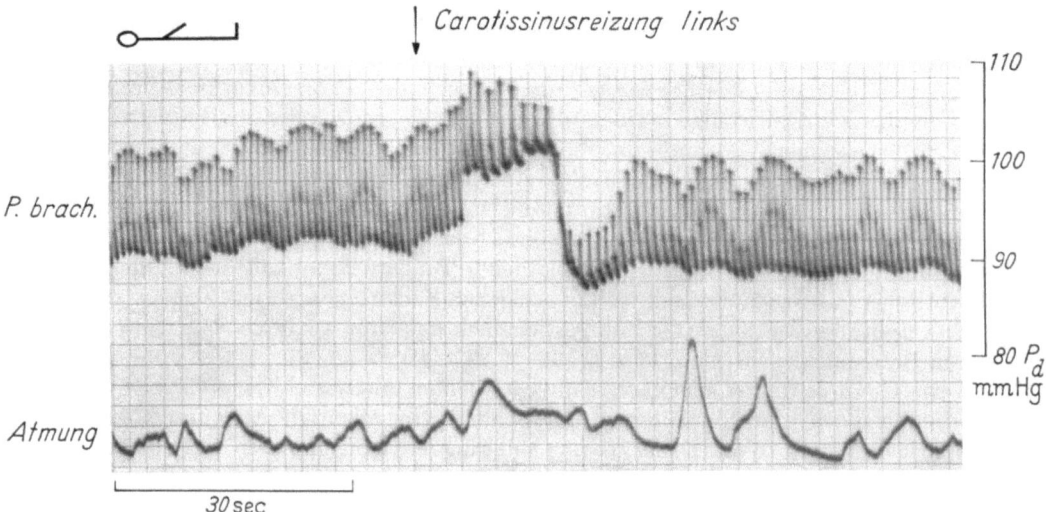

Abb. 11a. Hypersensitiver Carotissinus bei Arteriosklerose. Während einseitiger Carotissinusreizung Asystolie infolge eines sinoauriculären Blocks. Gleichzeitig am arteriellen System des großen Kreislaufs Ausbildung einer Zentralisation mit anfänglicher Steigerung und späterer geringer Senkung des diastolischen Drucks sowie beträchtliche Amplitudenverkleinerung (unblutige Brachialisdruckmessung nach SCHROEDER)

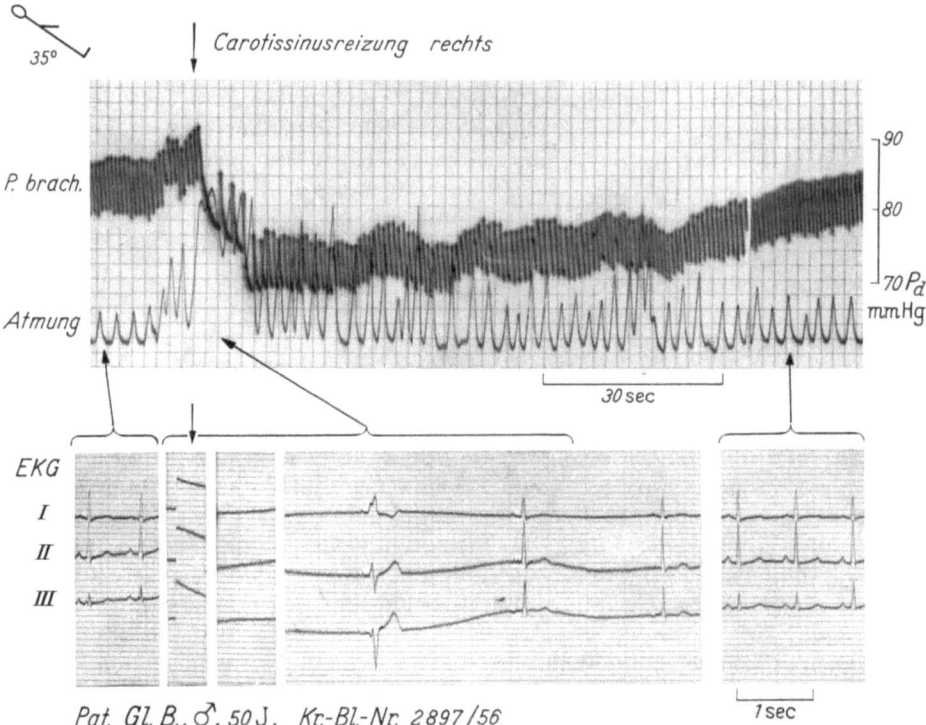

Pat. Gl. B., ♂, 50 J, Kr.-Bl.-Nr. 2897/56

Abb. 12. Hypersensitiver Carotissinus bei Arteriosklerose. Nach einseitiger Carotissinusreizung sinoauriculärer Block. Anschließend Störung des Erregungsablaufs in den Vorhöfen bei unveränderter Überleitungszeit sowie nach längerer Asystolie eine ventrikuläre Ersatzsystole. Es folgt eine weitere hochgradige Bradykardie bei sino-auriculärem Block (Minimalfrequenz 32 Schl./min); gleichzeitig mäßiger Abfall des diastolischen Drucks um 12 mm Hg bei deutlichem Abfall des systolischen arteriellen Drucks (unblutige Brachialisdruckmessung nach SCHROEDER)

Funktionelle und organische Ursachen

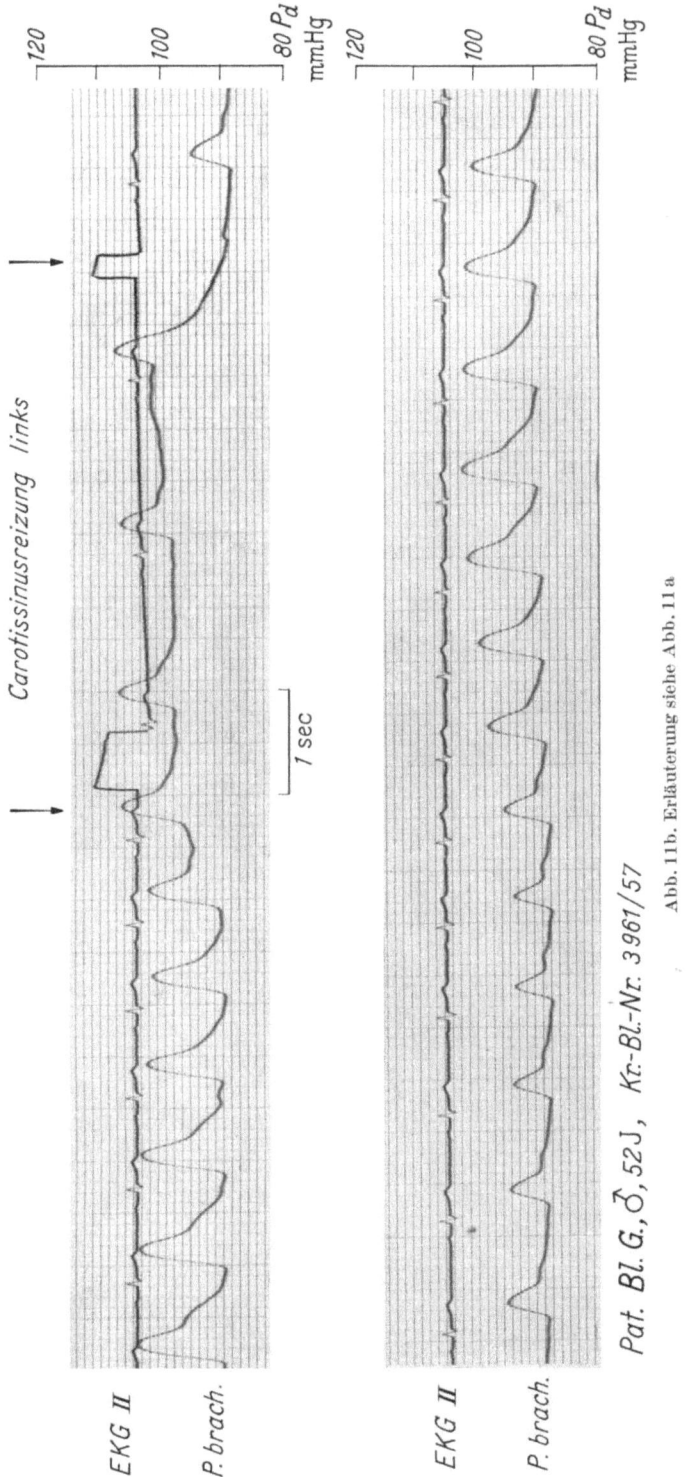

Abb. 11b. Erläuterung siehe Abb. 11a

Spannungskollaps (Zentralisation)

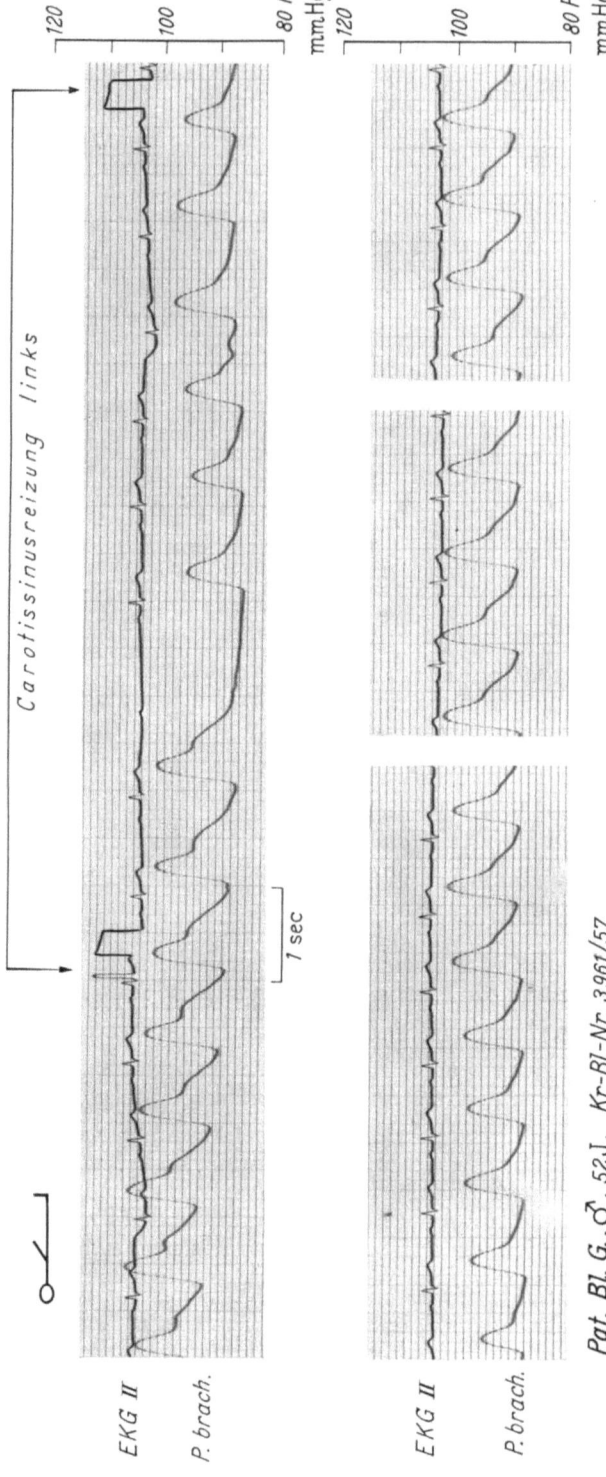

Pat. Bl. G., ♂, 52J, Kr-Bl-Nr. 3961/57

Abb. 13. Hypersensitiver Carotissinus bei Arteriosklerose. Während einseitiger Carotissinusreizung intermittierend partieller atrioventrikulärer Block 1. Grades ($PQ = 0{,}26''$), danach interkurrente av-Blockierung 2. Grades (2:1 av-Block). Minimale Kammerfrequenz 29 Schl./min. Vor Einsetzen distaler Automatiezentren mit Ersatzsystolen (siehe auch Abb. 13) Wiederbeginn des Sinusrhythmus und normale Überleitungszeit (unblutige Brachialisdruckmessung nach SCHROEDER)

Amplitudenreduktion, geringerer Senkung des diastolischen Drucks, Erhöhung des peripheren Widerstandes, peripherer Venendruckminderung und Durchblutungsdrosselung distaler Gefäßprovinzen bis gelegentlich sogar zur symmetrischen Gangrän [*1215, 1561*]. Außer den übrigen klinischen Symptomen besteht häufig eine allgemeine Mattigkeit. Besonders die Tachykardie spricht nach SCHERF [*1215*] gegen eine generalisierte vasovagale Reflexwirkung. Aus den Herzkatheteruntersuchungen mit experimentellem Verschluß der A. pulmonalis [*915*] und den Kenntnissen über die Distensibilität der Lungenstrombahn geht eindeutig hervor, daß eine einfache mechanische Behinderung [*938*] durch den Embolus als Ursache eines Kollaps oft ausscheidet. Ebenfalls spricht hiergegen, daß nach SCHWIEGK chirurgische Unterbindung eines Hauptastes der Lungenarterie in Allgemeinnarkose gut vertragen wird, bei Lokalanaesthesie jedoch zum Kollaps führen kann [*1285*]. Auch die beschriebene eindrucksvolle Besserung durch Ganglion stellatum-Blockade spricht für die Wirksamkeit nervaler Einflüsse. Intrapulmonale und pulmocoronare Reflexe sowie reflektorische Beziehungen zwischen kleinem und großem Kreislauf (Lungenentlastungsreflex nach SCHWIEGK [*1285, 1291, 1292*]) sind als Ursache angenommen worden, denn in Tierversuchen ließ sich unter bestimmten Bedingungen bei Druckanstieg in der Pulmonalarterie ein Druckabfall in den Arterien des großen Kreislaufs zeigen [*670, 1291*]. Die Pulmonalgefäßconstriction durch das in Thromben enthaltene Serotonin [*1185*] wird ebenfalls als Kollapsursache diskutiert. Daß auch bei nur rechtsseitiger Ventrikeldruckänderung reflektorische Einflüsse auf die Drucke des linken Ventrikels wirksam werden, konnte VON CAPELLER [*237*] tierexperimentell belegen. Beim Menschen besteht häufig ein akutes [*1285*] oder subakutes [*1215*] Cor pulmonale, oft mit Stauung vor dem rechten Herzen [*147, 148, 830, 1285*], nicht selten mit anfangs durch Kollapssymptome überdeckter Rechtsinsuffizienz [*1215, 1285*]. Die EKG-Veränderungen und die coronaren Symptome könnten ebenso durch die arterielle Zentralisation des großen Kreislaufes bei sinkendem mittleren Windkesseldruck infolge des Kollaps wie durch Reflexe ausgelöst werden. Im Einzelfall wird klinisch kaum zu entscheiden sein, ob die reflektorische Constriction der Pulmonalgefäße, evtl. auch der Bronchiolen, resp. mechanische Faktoren [*833, 938*] im Sinne der akuten Lungengefäßsperre die Blutzirkulation drosseln oder ob pulmonale und kardiale Reflexe zu einer generalisierten vegetativen Umstellung mit dem Resultat der Zentralisation führen bzw. in welchem Ausmaß diese und andere unbekannte Faktoren gleichzeitig beteiligt sind [*674*]. Der gelegentlich diskutierte Mechanismus eines reflektorischen Entspannungskollaps bei Lungenembolie bzw. einer vagovasalen Synkope wird in der Klinik selten beobachtet (s. auch bei Entspannungskollaps).

Für den Einfluß zentraler Erregung spricht der oft günstige Erfolg von Morphin (0,01—0,02 g), das sonst bei Cor pulmonale chronicum als kontraindiziert gilt; Papaverin (0,05 mehrfach i.v.) und Nitrite wirken auf die Gefäßspasmen, auch Atropin und Ephedrin wurden hierfür empfohlen. In Ausnahmefällen kann eine parenterale Megaphen-Atosil-Medikation erwogen werden, die jedoch nur unter sorgfältiger Blutdruckkontrolle stattfinden sollte und bei stärkerem arteriellen Druckabfall der Korrektur mit Noradrenalininfusion (0,05—0,1 γ/kg/min) bedarf [*1004*]. Sauerstoffzufuhr ist bei akutem Cor pulmonale in jedem Falle angezeigt; hierfür sprechen zahlreiche Untersuchungen, die deutliche Steigerung des Pulmonalarteriendrucks bei O_2-Mangel und CO_2-Anstieg ergaben, welche durch Sauerstoffatmung behoben oder zumindest deutlich gebessert werden konnte [*277, 416, 278, 279, 662*]. Liegt aber ein chronisches Cor pulmonale vor, so darf die Sauerstoffgabe nur intermittierend erfolgen, da Atemstillstand zu befürchten ist, wenn der gewohnte Reiz starker Hypoxie fortfällt. Digitalis- oder Strophanthinbehandlung kommen nur bei myokardialem Versagen, Aderlässe nur bei Lungenödem oder

Polyglobulie in Betracht. Bei einem Zentralisationszustand müssen gleichzeitig die beträchtlichen Nachteile einer Volumenreduktion für die Arterien des großen Kreislaufs erwogen werden.

c) Barbituratkollaps

Wenn an dieser Stelle auf die Kreislaufumstellung durch Barbiturate besonders eingegangen wird, so geschieht das, weil sie sich als Modellversuch besonders zum Studium des isovolämischen Spannungskollaps eignen [*347, 348*].

Da die angeblich vorwiegend am Stammhirn angreifenden Barbitursäurederivate wesentlich eingreifendere pathologische Veränderungen am kardiovasculären System und dem Atemzentrum auslösen als viele andere Narkosemittel, andererseits ihre Vorzüge, besonders für die i.v. Narkoseeinleitung, zu einer weitverbreiteten Anwendung geführt haben, hat die Kenntnis ihrer Kreislaufwirkung große praktische Bedeutung.

Erst durch die Anwendung neuartiger Untersuchungsmethoden wurde ein tierexperimentelles, exaktes Studium der Barbituratnarkose möglich, da es nur bei Arbeiten am wachen Tier und mit fortlaufender Messung hämodynamischer Größen gelingt, die Richtung und das Ausmaß der Kreislaufveränderungen und die während i. v. Narkose eintretenden Abweichungen zu erfassen [*347, 1415, 1417, 1517*]. Die Untersuchungen von WEZLER u. THAUER [*1417, 1517*] und DUESBERG u. SCHROEDER [*347*] haben ergeben, daß nach gelegentlich vorhandenen, von der Applikationszeit abhängigen uncharakteristischen Initialreaktionen mit Blutdrucksturz, gelegentlich unter dem Bild eines Entspannungskollaps [*751*], oder exzitatorischem Blutdruckanstieg, in dem eigentlichen Toleranzstadium der Barbituratnarkose oft über Stunden und bei peroralen Vergiftungen über Tage [*751, 1567*] das typische Bild eines arteriellen Spannungskollaps vorliegt mit Verkleinerung des Schlagvolumens, oft um ein Vielfaches erhöhtem arteriellen Gesamtwiderstand, mit Amplitudenverkleinerung trotz angestiegenem elastischen Widerstand, stark reduziertem systolischen Druck, angestiegenem, gleichbleibendem oder nur gering vermindertem diastolischen Druck und etwa erhaltenem oder nur mäßig vermindertem arteriellen Mitteldruck (Abb. 14). Der zentrale Venendruck bleibt beim Menschen normal, und Anhaltspunkte für myokardiales Versagen ergeben sich meist nicht [*411, 438, 1105, 1202*]. Die zirkulierende Blut- und Plasmamenge ist währenddessen herabgesetzt [*1567*]. Gleichzeitig besteht eine erhebliche Depression des Atemzentrums, die den narkotischen Einfluß auf die Kreislaufzentren noch übersteigt, so daß bei Überschreiten der Dosis, etwa bei zu schnellem Anfluten, Zwischenfälle und evtl. der Tod durch Atemlähmung und nicht primär durch Kreislaufversagen eintreten [*1225*]. Die Umstellung der Kreislauftätigkeit bei der Barbituratnarkose ist überwiegend durch zentrale Einflüsse und nur in geringem Umfang durch die peripheren [*589*] und auch durch die myokardialen [*519, 819*] Faktoren bedingt [*1413, 1417*], jedoch dürfen diese nicht völlig vernachlässigt werden [*819*]. Die Thiobarbiturate zeigen, besonders im Tierversuch, in Abhängigkeit von der Applikationstechnik gegenüber den übrigen intravenösen Barbituraten (Evipan, Eunarcon, Pentobarbital) insofern Unterschiede, als besonders bei langsamer Injektion sich ein kontinuierlicher Anstieg des systolischen, diastolischen und mittleren Arteriendruckes, meist auch mit Amplitudenverkleinerung [*589, 1454*] ausbilden kann [*504*], so daß bei sonst qualitativ gleichsinnigen hämodynamischen Gesamtveränderungen die Kreislaufzentralisation sich auf einem höheren Niveau abspielt. So fand GRUBER [*650—652*] bei Hunden z. T. arterielle mittlere Druckanstiege bis 40 mm Hg. Auch hier sind aber im allgemeinen Schlag- und Minutenvolumen vermindert, die Herzfrequenz gesteigert, und der periphere Widerstand

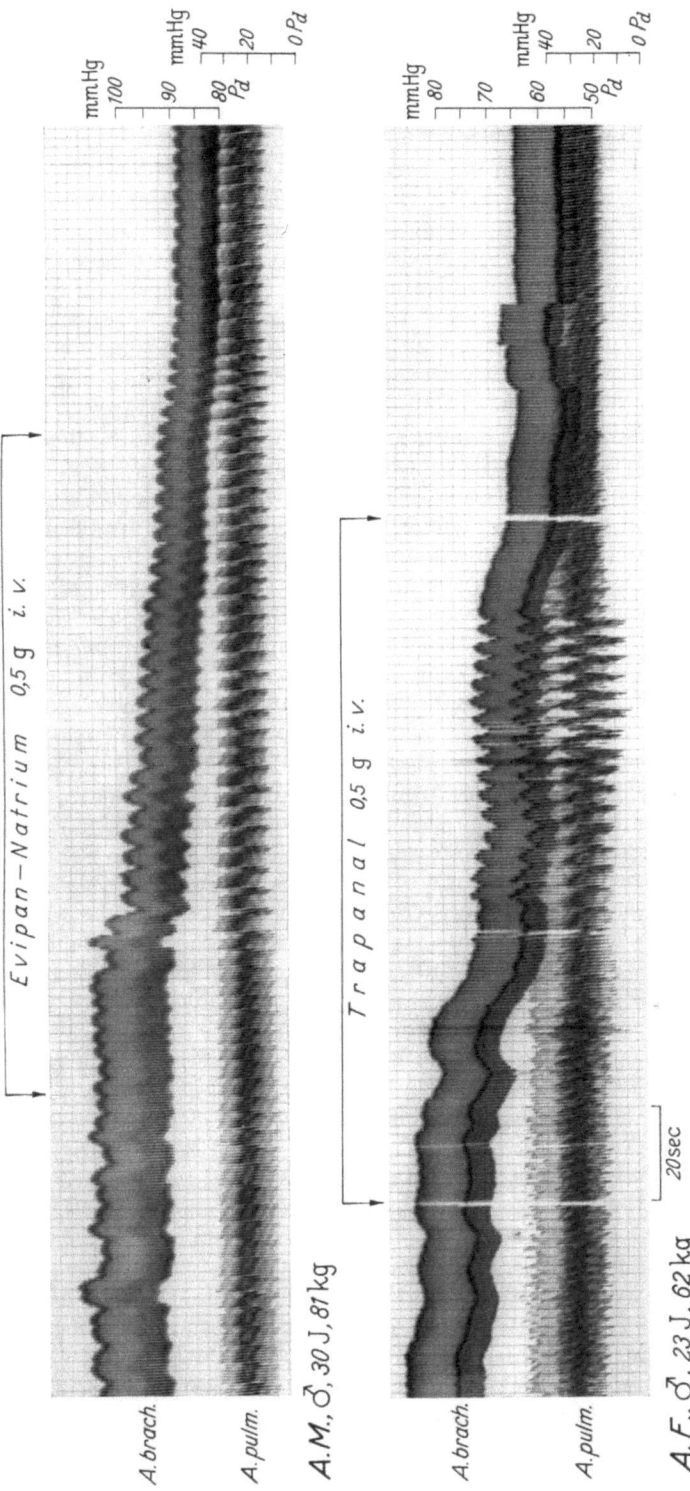

Abb. 14. Kreislaufzentralisation beim Menschen durch intravenöse Barbituratnarkose. Blutdruckabfall mit Amplitudenverkleinerung im großen Kreislauf. Geringe Drucksteigerung in der Arteria pulmonalis (Anstieg um 3—5 mm Hg). Meßtechnik wie Abb. 3

ist erhöht [589]. Beim Menschen sinkt jedoch meist der arterielle mittlere Druck unter Amplitudenverkleinerung mäßig ab [211, 212, 550, 589, 1358] (Abb. 14). Allerdings muß bei diesen Untersuchungen, auch bei den Sauerstoffhomologen der Barbitursäure, eine durch psychische Faktoren erhöhte Ausgangslage beim Menschen in Rechnung gestellt werden, denn bei wachen und gut trainierten Carotisschlingenhunden findet sich eine reine Zentralisation ohne stärkere Mitteldruckabweichung wahrend des Toleranzstadiums der Narkose (Abb. 15). Da es sich anfangs um ein normales oder nach Volumenverlusten therapeutisch normalisiertes Blutvolumen zu Narkosebeginn handelt, entwickelt sich eine dissoziierte Zentralisation, d. h. bei vorhandener Isovolämie muß der eingeengten arteriellen Zirkulation eine Blutverschiebung in venöse Bezirke gegenüberstehen, wo diese Blutmenge entweder zeitweilig ausgeschaltet ist, oder, was wahrscheinlicher ist, langsamer zirkuliert. Angesichts des Kapazitätsverhältnisses von etwa 15% zu 80% zwischen arteriellem und venösem System ist hierfür nur eine geringe Querschnittszunahme einiger oder aller venösen Gefäße erforderlich. Die anfänglich isovolämische Zentralisation geht, vielleicht durch den Einfluß volumenregulatorischer Vorgänge oder veränderter capillärer Filtrationsbedingungen, im Verlauf der Narkose offenbar bei unverändertem hämodynamischen Gesamtverhalten in eine leichte Oligämie über, da Blut- und Plasmavolumen als vermindert angegeben werden [819]; die aktive Blutmenge ist in Barbituratnarkose und bei Kollaps durch Barbituratvergiftung deutlich reduziert [1567]; hier scheint jedoch eine generalisierte Permeabilitätssteigerung nicht vorzuliegen, denn eine Hämokonzentration wird vermißt [1567]. Am nächsten Tag nach Narkose ist die zirkulierende Plasmamenge verringert [323, 819]. Wenn auch die Zentralisation als dominantes Kreislaufphänomen bei Barbituratnarkose zu betrachten ist, kann sie doch durch Überdosierung oder zusätzliche Noxen im finalen Zusammenbruch aller Regulationen in einem paralytischen Kollaps übergehen oder aber bei reflektorischer Parasympathicuserregung, besonders infolge ungehemmter Reflexe bei Reizung der Halsorgane, in einen manchmal tödlichen frühen Entspannungskollaps [819] münden.

Bei der Übereinstimmung aller Untersucher, daß überwiegend die narkotische Wirkung auf die Atem- und Kreislaufzentren für die Entwicklung des Spannungskollaps verantwortlich ist, bestehen unterschiedliche Vorstellungen über die Art, in welcher die Teilzentren beeinflußt werden. Während KILLIAN eine Erregung der Vasodilatoren mit Überwiegen des Parasympathicus infolge vorherrschender Lahmung des Constrictorenzentrums annimmt, wobei auch durch tiefere Zentren im Rückenmark noch eine Blutdrucksteigerung möglich sei, denken andere Autoren an eine allgemeine Depression der Kreislaufzentren [589], evtl. mit lokaler vasodilatorischer peripherer Wirkung, und außerdem an Lähmung postganglionärer vagaler Fasern [345, 589] sowie Vaguszentrendepression [302]. Andere Untersucher äußerten die Vorstellung, daß die Veränderungen des Zirkulationssystems vorwiegend toxischer Natur und lediglich sekundär durch die Schädigung des Atemzentrums bedingt seien [589, 651, 652, 996, 1202], und auch die von BUHR [211, 212] festgestellte weitgehende Normalisierung der physikalischen Kreislaufgrößen durch O_2-Zufuhr könnte im gleichen Sinne gedeutet werden.

Wie auch bei anderen Formen von oligamischer Kreislaufzentralisation oder isovolämischer Zentralisation durch Retention von Volumen im Niederdrucksystem wäre ebenfalls zu diskutieren, ob nicht die Anpassung des arteriellen Schenkels an die Füllungsverminderung und die periphere Widerstandszunahme zum Teil einen druckpassiven Mechanismus darstellt, da mit sinkendem Druck und sinkender Amplitude infolge der elastischen Qualitaten der Gefäßwand auch der Querschnitt abnimmt [1511]. Dabei vermag auch ohne Zentrenlähmung die Erschlaffung der Muskulatur und die veränderte Atmung zu einer Passivierung von

Blutmengen zu führen. Dagegen könnte für einen aktiven Anpassungsmechanismus im Spannungskollaps sprechen, daß auch bei der Barbituratnarkose trotz des verminderten Effektes der Carotissinusentlastung [842, 1266, 1270] bei bestimmten Versuchstieren durch Carotissinuserregung vermehrt Noradrenalin im Nebennierenvenenblut nachgewiesen wurde [615, 842]; auch wird die Zunahme der Herzfrequenz auf reflektorische Einflüsse der Pressorreceptoren bezogen. Bei den Thiobarbituraten lassen die starke Verminderung der plethysmographisch gemessenen Volumina von Milz, Nieren und Leber während gleichzeitig ansteigenden arteriellen Drucks auf aktive Vasoconstriction schließen. Die Feststellung, daß in Pentothalnarkose bei Hunden mit hoher Rückenmarksdurchtrennung im Gegensatz zur Äthernarkose keine Blutdruckänderung nachweisbar war, deutet auf den entscheidenden Anteil höherer Zentren an der unter Barbituraten resultierenden Kreislaufsituation hin [302]. Neuere Untersuchungen an den sympathischen Halsganglien der Katze demonstrieren schon in kleinen Dosen eine deutliche Hemmung der ganglionären Übertragung während des Blutdruckabfalls [430], die $1/4$ der Wirkung des Ganglienblockers TEA erreichen konnte und für die Thiobarbiturate am geringsten war; ob dieser Befund an einer Species eine allgemeine Bedeutung hat, ist noch ungeklärt, sollte er sich aber bestätigen, so würde er zugunsten der Annahme sprechen, daß die Barbituratzentralisation vorwiegend druckpassiv zustande kommt.

Der Spannungskollaps bei Barbituratnarkose ist von unterschiedlichem Einfluß auf die Blutversorgung einzelner Organe. Außer der beherrschenden zentralnervösen und der vielleicht vorhandenen ganglionären Wirkung scheint auch ein direkter muskulärer Effekt von Barbitursäuren auf kleine Blutgefäße in höherer Dosis vorhanden zu sein [589]. Die gesamte Hirndurchblutung ist, vielleicht durch Eigenregulation [1047, 1241, 1242] oder wegen der geringeren Narkosetiefe, bei Thiopental [865] trotz fallends Drucks offenbar nicht beeinträchtigt [102, 104, 589, 818], vielleicht infolge gleichzeitiger leichter Anoxie und CO_2-Retention. Bei Intoxikation durch andere Barbiturate ist sie jedoch deutlich herabgemindert, ebenso wie der Sauerstoffverbrauch [140], und auch pathologische Veränderungen der Hirnstromkurve zeigen, daß entweder eine ungenügende Leistung des Gesamtkreislaufes trotz der Zentralisation vorliegt, oder daß die örtliche Durchblutungssteuerung [720, 1047, 1053, 1241, 1242] die Hirndurchblutung lokal verändert.

Im Gegensatz zu den sauerstoffhomologen Barbituraten führen Thiobarbiturate zu einer Empfindlichkeitssteigerung der automatischen Gewebe des Herzens gegenüber Adrenalin [589]. Nach DRILL [345] ist das Herz auch für vagale Impulse empfänglicher. Die Überleitungszeit wird häufig verkürzt gefunden [589]. Pulsus alternans kommt nicht selten vor, und Arrhythmien werden bei Thiobarbituraten nahezu regelmäßig bei allen Arten von Versuchstieren gefunden. Die Coronardurchströmung scheint bei Thiobarbituraten außerdem gedrosselt zu werden und für die Arrhythmie zum Teil verantwortlich zu machen sein [650, 651, 652], während diese Nachteile den übrigen Barbituraten fehlen. Direkte intracoronare Injektion von Thiobarbituraten führte zu deutlichem Nachlassen der Contractilität des Herzmuskels und Blutdrucksturz [519]. Die beobachteten pathologischen Veränderungen des Ballistokardiogramms dürften jedoch mehr auf die Umstellung des Gefäßsystems und die Verminderung des Schlagvolumens als auf direkte myokardiale Depression zurückzuführen sein [1202]. Hierfür spricht auch, daß das menschliche Herz in Barbituratnarkose röntgenologisch keine Dilatation zeigt [589, 1202]. HOFMANN [751] fand während Barbitursäureintoxikation vorwiegend EKG-Befunde, die formal orthostatischen Veränderungen entsprachen, oft mit Latenz auftraten und autoptisch nicht organisch faßbaren Läsionen zugesprochen werden konnten, so daß sie auf funktionelle Einflüsse bezogen wurden. Die von

BUHR [*211, 212*] gemessene Verlängerung der Anspannungszeit und Verkürzung der Austreibungszeit in der Evipanzentralisation kann durch die allgemeine Kreislaufsituation mit Refluxverminderung und reduzierter Füllung des Herzens befriedigend erklärt werden; eine Herzmuskelschädigung braucht dabei nicht vorzuliegen.

Der Sauerstoffverbrauch und der respiratorische Quotient sind in der Evipannarkose gesenkt, doch nicht mehr, als die minimalen Normalruhewerte der verwendeten dressierten Hunde [*842*]; die Verminderung des O_2-Gehaltes des arteriellen Blutes ist durch die Untersuchungen von DERRA u. KORTH [*332*] bekannt, sie hält oft lange an. Eine Abnahme der arteriellen und venösen O_2-Sättigung und eine Vergrößerung der arteriovenösen Sauerstoffdifferenz sind Hinweis auf die Hypoxie der peripheren Gewebe [*347, 412, 799, 1270*]. THAUER [*1413*] konnte eine Senkung der Oxydationsprozesse in Evipannarkose bis zu 50% finden. STUCKE [*1395*] bestimmte die arterielle O_2-Sättigung mit etwa 90% als vermindert. Das Nierenvolumen wird unter Thiobarbituraten reduziert [*650—652, 691*], beim Menschen resultierte danach auch eine erhebliche renale Stromstärkereduktion [*657*]; hier fielen Filtration, Urinkonzentration, Urinmenge und Elektrolytausscheidung ab, wobei die Elektrolyt- und Wasserexkretion mehr als die Filtration eingeschränkt waren, ein Hinweis auf vermehrte tubuläre Reabsorption. Nach der Narkose normalisierten sich die Werte annähernd [*657*]. Das Ausmaß des Kreislaufkollaps in Abhängigkeit von der Tiefe der Narkose ist oft für die unterschiedlichen Effekte zwischen Thiobarbituraten und den anderen Barbitursäuren verantwortlich; so senkt Pentobarbital bei Mäusen den arteriellen Druck wesentlich stärker als Thiopental, und entsprechend wurde an der Niere tierexperimentell eine ausgeprägtere Einschränkung der Nierenrindendurchblutung gefunden als bei Thiopental. Beide Substanzen setzen aber die Nierendurchblutung herab [*865*]. Auch die am Menschen erhobenen Befunde [*657*] sprechen dafür, daß die Nierendurchblutung in der Barbituratnarkose einen beträchtlichen Anteil an der Erhöhung des peripheren Gesamtwiderstandes hat und die Nieren offenbar, wie auch bei anderen Formen des Spannungskollaps, nicht zu den bevorzugt durchbluteten Organen gehören.

Das Milzvolumen wird in der Barbitursäurenarkose, insbesondere bei Thiobarbituraten, plethysmographisch verringert gefunden [*650—652, 691, 904*]. Die intensive Vasoconstriction durch Thiobarbiturate führt zu Durchblutungsverminderung der Leber beim Menschen [*657*], was von besonderer Bedeutung ist, da sowohl die Leber als auch die Nieren für Abbau bzw. Ausscheidung dieser Substanzen wichtig sind, und die Reduktion ihres Stromvolumens zur Kumulation beiträgt [*504*]. Histologisch führen die Thiobarbiturate im Gegensatz zu den Sauerstoffhomologen eher zu Zeichen der Leberzellschädigung [*504*]. Die kardiovaskuläre Reflexantwort auf Carotissinusentlastung ist entweder deutlich gemindert oder aufgehoben [*842, 1266, 1270*]. Für bestimmte Pharynx- und Larynxreflexe trifft dieses beim Menschen jedoch nicht zu [*819*], denn diese sind, wenn keine Atropinvorbereitung erfolgt ist, anfangs vermehrt erregbar und besonders bei Maßnahmen im Halsbereich gelegentlich für plötzliche Todesfälle verantwortlich, die WEESE als überwertige zentripetale Reize auffaßte, welche ohne zentrale Hemmung in der Evipannarkose auf das Atemzentrum wirken [*819*]. SCHROEDER u. ANSCHÜTZ [*1270*] fanden bei Vagusschlingenhunden nach Reizung der efferenten Fasern einen geringeren Frequenz- und Druckfall als beim wachen Tier und unter Vertiefung der Narkose einen mit dieser zunehmend geringeren Effekt bis zum endgültigen Erlöschen.

Hunde wiesen etwa 90 min nach Narkosebeginn mit Pentobarbital-Natrium eine konstante Leukopenie mit nur noch 20% des Kontrollwertes auf. Gleichzeitig war ein vorübergehender Abfall von Erythrocyten, Hämatokrit und Hämoglobin vorhanden, die Gerinnungszeit war verlängert, die Prothrombinzeit verkürzt. Außer der Leukocytenzahl haben sich alle diese Werte nach 3 Std wieder normalisiert. Für längere Zeit bestand relative Lymphocytose [599]. Auch beim Menschen wird gelegentlich eine Verminderung des Hämatokrit während der Barbitursäurenarkose berichtet [411, 412, 1202]. Allein der Tonusverlust der großen Masse der quergestreiften Muskulatur muß angesichts der Bedeutung der Muskelaktion und Ruheinnervation für die Aufrechterhaltung des venösen Rückflusses zu einer rein passiven Inaktivierung eines Teils des Gesamtvolumens führen, ohne daß dabei noch vasodilatorische nervale Einflüsse wirksam zu sein brauchen. Angesichts des Anteils der Skeletmuskulatur von 20—30% am Körpergewicht ist hier ein bedeutsamer Faktor des gestörten Zirkulationsgleichgewichtes zu suchen. Daß HAURY [691] tierexperimentell eine Abnahme des Extremitätenvolumens unter der Druckerhöhung bei Thiobarbituraten fand, spricht nicht dagegen, da diese Substanzen zeitweilig vasoconstrictorischen arteriellen Druckanstieg bewirken können. Bei Durchströmung verschiedener Organe zeigt sich teils eine constrictorische, teils auch dilatorische Eigenschaft der Thiobarbiturate am Extremitätenvolumen [589]; bei den Sauerstoffhomologen überwogen die dilatorischen Einflüsse mit Erweiterung der Muskel- und evtl. Hautgefäße der Gliedmaßen. Pentothal soll die Muskeldurchblutung unter bestimmten Bedingungen bis auf das Doppelte steigern können [819]. Nach DERRA u. KORTH [323] und nach KILLIAN [819] kann auch eine Capillar- und Arterienerweiterung eintreten. Die Mikrozirkulation von Hunden im Omentum während Thiobarbituratnarkose ist von HERSHEY, ZWEIFACH u. ROVENSTINE [721] untersucht worden. Bei leichter Narkose und systolischem Druck von 120 mm Hg fanden sie keine Beeinträchtigung des Arteriolentonus, der Spontanaktivität der Gefäße, des Venolenabflusses und der Reaktion auf lokale Adrenalingabe. Bei tiefer Narkose (aber noch spontaner Atmung) und Blutdruck unter systolisch 100 mm Hg wurde eine zunehmende Depression der peripheren Vasomotorik außer einer erhaltenen Adrenalinreaktion gefunden. Nahm der Kollaps weiter zu, und fiel der mittlere arterielle Druck auf 65 mm Hg, so zeigten sich hochgradige Störungen mit völliger Unterdrückung der Vasomotion, Verstopfung des venösen Refluxes in den kleinen Sammelvenen und mäßiger Arteriolendilatation, die in den nächsten Minuten extrem werden konnte. Die Ansprechbarkeit auf lokale Adrenalingabe zeigte sich sehr reduziert. Sogar in den Arteriolen kam es zu Leukocytenverstopfung. Die Rückkkehrzeit zur Ausgangslage war in der ersten Phase mit etwa 25 min gegenüber anderen Narkotica verlängert. Die schweren Veränderungen der späteren Phasen mit völligem Tonusverlust der Arteriolen könnten den klinischen Stadien entsprechen, in denen die zentralnervöse Notregulation zusammenbricht, und sich präfinal ein paralytischer Kreislaufzustand mit Abfall des vorher langfristig aufrecht erhaltenen Arteriolenwiderstandes entwickelt. Vielleicht trägt in diesen späten Stadien bei hohen Barbituratdosen auch eine von manchen Untersuchern angenommene direkte muskuläre Wirkung auf die Gefäße zum Versagen bei [589].

Bei einer Umlagerung und Neuverteilung des Blutvolumens, wie sie in der Barbituratnarkose stattfindet, ist erwartungsgemäß die Frage der Beteiligung des Splanchnicusgebietes oft aufgeworfen worden. Da die Mesenterialarterien ein sehr wirksames Widerstandsgebiet darstellen, muß erwartet werden, daß sie bei einem Spannungskollaps an der Steigerung des Gesamtwiderstandes beteiligt sind [1303]. Jedoch könnte im Pfortaderstromgebiet und der Leber durchaus ein Zustand der Volumenspeicherung auftreten, wenn der Reflux zum Herzen in stärkerem Maße als der Zustrom behindert ist. Dabei müssen nicht alle Organe gleichmäßig betroffen sein; bei Tieren mit Speichermilzen wird diese bei bestimmten Barbituraten eher entleert gefunden. Zahlreiche Untersucher sprechen sich für eine Volumenvermehrung der Abdominalgefäße aus, die beim Menschen mit 600—700 ml etwa $^1/_6$ des Blutvolumens enthalten können [*163, 1202*].

Der reduzierte Venentonus könnte hier wie in den Extremitäten ein zusätzliches Blutvolumen retinieren helfen. Doch wahrscheinlich ist die starke Einschränkung der respiratorischen Aktionen von Zwerchfell und Brustkorb durch die Depression des Atemzentrums, zugleich mit einer Erschlaffung der Bauchdecken, einer der Hauptfaktoren der Volumenverlagerung [*1202*], zumal, wenn noch eine artifizielle Überdruckbeatmung vorgenommen wird. Die veränderte Atemtechnik, das Fehlen des Thoraxsoges, der Bauchdeckenspannung und die geringen Zwerchfellexkursionen verhindern das normale atemabhängige Auspressen der Leber [*1202, 1595*], und mit dem Sinken des mittleren abdominothorakalen Druckgefälles kann passiv eine bestimmte Blutmenge infolge mangelnder Abschöpfung in den Pfortadergebieten und der Leber zurückgehalten werden. Versuche mit Dauerkathetern in der Pfortader von Hunden könnten in diesem Sinne sprechen, da nicht selten der Druck in der Vena portae zunahm bei anfänglicher Steigerung und späterer Senkung der Strömungsgeschwindigkeit; allerdings war dieser Befund nicht regelmäßig bei allen Tieren reproduzierbar [*546, 551, 552*].

Dem Lungenkreislauf, der nach HOCHREIN die Funktion eines elastischen „Blutpuffers" erfüllt [*744—748*], wendete sich bei den Fragen nach der Neuverteilung des intravasalen Volumens in Barbituratnarkose ebenfalls das Interesse der Untersucher zu. Die Voraussetzung zur Beobachtung und Beurteilung von Narkoseeffekten sind jedoch Nullwerte am wachen Versuchsobjekt. Aus diesem Grunde sind derartige Vergleichsuntersuchungen nur in geringem Umfang bekannt. JOHNSON [*799*] fand beim Menschen in Barbituratnarkose mit Farbstoffmethoden eine Abnahme des zentralen Blutvolumens der Thoraxorgane und meist eine Erhöhung des Pulmonalarteriendruckes. Untersuchungen mit Dauerkathetern in Pulmonalarterie und Hohlvene beim zunächst wachen Carotisschlingenhund [*545*] ergaben, daß unter zunehmender Narkosetiefe (Evipan-Natrium) der Pulmonalisdruck regelmäßig anstieg (bis 50% und darüber; Abb. 15). Die Strömungsgeschwindigkeit in der A. pulmonalis nahm zum Teil während der mit beginnendem Narkoseeffekt einsetzenden Tachykardie in einer höchstens einige Minuten dauernden Anfangsphase zu, zum Teil begann sie gleich abzusinken, und in den späteren Stadien war sie stets deutlich reduziert [*545*]. Es darf aus diesen Befunden geschlossen werden, daß zu Beginn der pathologischen Kreislaufveränderungen in Barbituratnarkose nach anfänglichem Zustrom die Lunge einen Anteil ihres Volumens entleert, der in venöse Bezirke des großen Kreislaufs verlagert wird [*545, 799*]. Nach dieser Anfangsreaktion ist die Stromstärke der Lungenarterie stets reduziert. Der nunmehr deutliche, von Narkosetiefe und Respirationsschaden abhängige Pulmonalarteriendruckanstieg läßt sich durch die Hypoxie erklären [*277—279, 416, 418*], die zur pulmonalen Arteriloconstriction führen soll [*360*], und die Reversibilität des Befundes durch O_2-Atmung stützt diese Annahme. HÜRLIMANN u. WIGGERS [*775*] deuten die Drucksteigerung in der Lungenschlagader während Hypoxie durch Zusammentreffen von Widerstandserhöhung und Steigerung des Herzzeitvolumens. Wenn auch die vorgelegte Erklärung nicht unwidersprochen geblieben ist [*1167*], und teleologisch die Erschwerung der pulmonalen Durchströmung im O_2-Mangel wenig sinnvoll erscheint, so stimmen doch die meisten Untersucher [*277—279, 416, 670, 1508*] in der Auffassung pulmonaler Vasoconstriction überein, und in der klinischen Praxis scheint der Erfolg einer Sauerstoffatmung für ihre Ansicht zu sprechen. Der Einfluß erhöhter alveolärer CO_2-Drucke spielt eine geringere Rolle [*976*].

Zusammenfassend ist die Kreislaufwirkung der Barbitursäuren als eine Störung der Respiration und der Kreislaufhomoiostase, vorwiegend infolge von partieller

Lahmung der Atem- und Kreislaufzentren, aufzufassen, die zu einer pathologischen Volumenverlagerung führt, und auf die der arterielle Teil des großen und des kleinen Kreislaufes mit einer Gefäßverengerung antworten. Den Thoraxorganen ist ein beträchtlicher Volumengehalt entzogen, die inaktive Blutmenge wird allgemein in den Extremitäten (Haut und Muskulatur) sowie in den großen Abdominal-, Splanchnicus- und Lebervenen vermutet. Außer einem Nachlassen der Venomotorenaktivität kommt dem Verlust des Muskeltonus mit Beeinträchtigung der peripheren Refluxförderung und der Bauchdeckenerschlaffung mit Behinderung des Effektes der Atempumpe für die Retention Bedeutung zu. Die narkotische Wirkung auf das Atemzentrum und das verminderte Atemminutenvolumen verschlechtert weiter den Effekt der Respiration auf den venösen Rückfluß [*851—853*], so daß, besonders unter Überdruckbeatmung und Hypoxämie, ein deletärer Circulus vitiosus entstehen kann, da die dann mögliche Steigerung des Lungengefäßwiderstandes die Zirkulation noch zusätzlich beeinträchtigt [*85, 86*].

Für die *Therapie* des Barbituratkollaps spielen Sauerstoffzufuhr, bei Atemlähmung artifizielle Beatmung [*666, 766, 1441, 1442*] und im übrigen zentrale Analeptica i.v. (Picrotoxin, Megimide, Eukraton, Cardiazol) die entscheidende

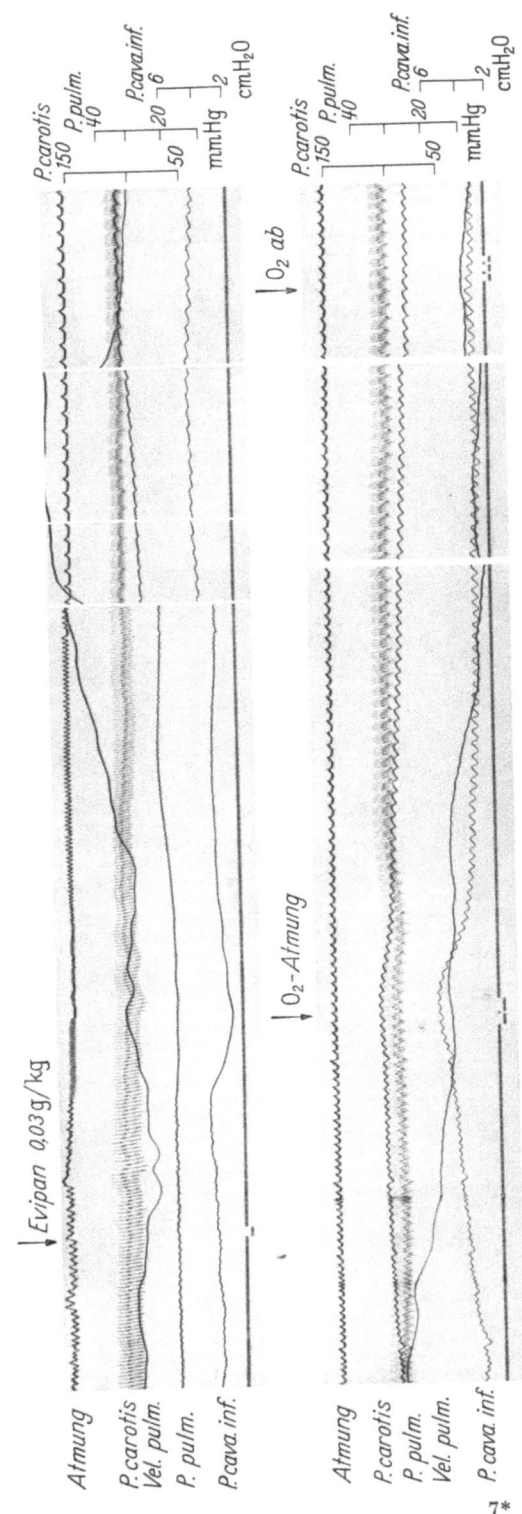

Abb. 15a. Sauerstoffatmung läßt den in Evipannarkose angestiegenen mittleren Pulmonalarteriendruck absinken. Dieser therapeutische Effekt ist durch Absetzen der O$_2$-Zufuhr wiederholt, rückgängig zu machen. Die während der Hauptphase der Barbituratnarkose reduzierte Strömungsgeschwindigkeit der Lungenarterie ist in der Anfangsphase unter Tachykardie zeitweilig über den Ausgangswert gesteigert. Meßtechnik wie bei Abb. 5; Strömungsgeschwindigkeit qualitativ mit Katheterthermistoren bestimmt

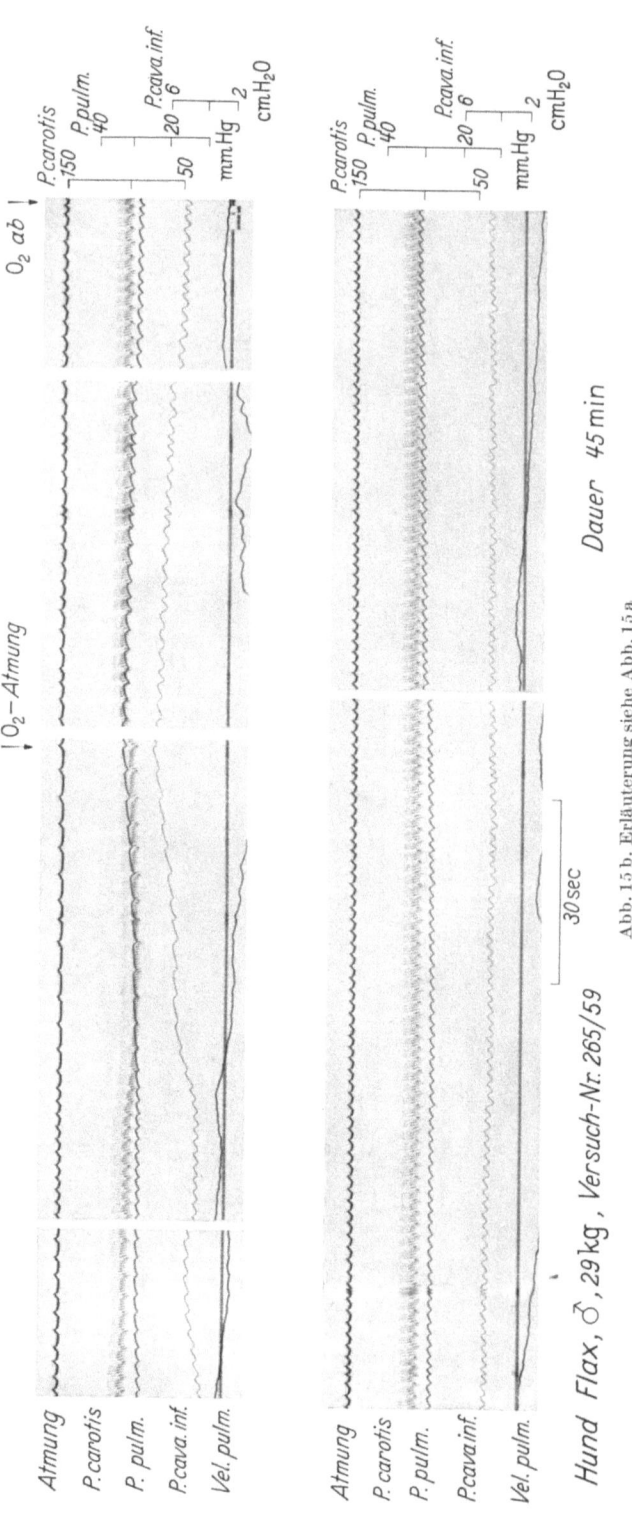

Abb. 15 b. Erläuterung siehe Abb. 15 a

Rolle [665, 1249, 1250], daneben Atmungsanregung durch Micoren oder Lobelin (letzteres über die Carotissinusreceptoren). Langnarkosen sind zu vermeiden [844].

Aus Tierexperimenten geht hervor, daß die starke Steigerung des Pulmonalarteriendrucks in tiefer Barbitursäurenarkose nur durch Sauerstoffatmung günstig beeinflußbar ist (Abb. 15), sich bei vorzeitigem Absetzen dieser Therapie sofort wieder einstellt und erst mit dem Abklingen der Narkose zurückgeht [418, 545]. Peripher angreifende Pharmaka mit pressorischem Effekt sind zwar, wie aus den Untersuchungen von Noradrenalin, Hypertensin II und Vasopressin hervorgeht (Abb. 5), wirksam [512, 545, 564], wenn auch verringert gegenüber dem Wachzustand, erscheinen aber vorwiegend für den gelegentlichen initialen Entspannungskollaps, weniger in der ausgebildeten Zentralisation von symptomatischem Nutzen, da sie nicht kausal angreifen, und ihre Wirkung sich eher an den muskelstarken Arterien und Arteriolen als an den Venen auswirkt. Eine auf diese Weise erzielte Blutdruckerhöhung kann über die weiterhin insuffiziente Versorgung wichtiger Organe hinwegtäuschen. Eher kämen hier die Sympathicomimetica in Betracht (Effortil) sowie Weckmittel mit Kreislaufwirkung (Preludin [1361], Ritalin, Pervitin). Auch Volumsubstitution ist zwecklos, da nicht eine

Oligämie vorliegt, sondern eine Verteilungsstörung. An dieser Stelle verdient Butylsympatol (Vasculat) der Erwähnung, das seinerzeit das erste Pharmakon darstellte, welches in der Lage war, einen fixierten arteriellen Zentralisationszustand zu durchbrechen [351, 353, 1363]. Bis dahin hatten die Versuche einer Pharmokotherapie des isovolämischen Spannungskollaps keine Erfolge zu verzeichnen gehabt [347]. Vasculat führt zu Herabsetzung des arteriellen Widerstandes bestimmter Partialkreisläufe [1363] sowie des Gesamtwiderstandes und steigert beträchtlich Schlag- und Minutenvolumen sowie die Herzfrequenz. Der letztgenannte, nicht immer erwünschte Effekt hat, da andere Therapiemöglichkeiten der normovolämischen Zentralisation in der Zwischenzeit inauguriert wurden, in den letzten Jahren zur Verschiebung des Indikationsbereiches von Vasculat in Richtung der peripheren Durchblutungsstörungen geführt [87, 88]. — Auch andere Narkosemittel können während der Toleranzstadien zu einer Kreislaufzentralisation führen [550, 819], darunter auch die Steroidnarkotica (Presuren) [548]. In den Endstadien bei Überdosierung und zunehmendem Versagen werden Zustände angetroffen, die nach KILLIAN [819] einem Entspannungskollaps, häufiger aber eher der Minusform eines paralytischen Kollaps infolge zentraler Vasomotorenlähmung entsprechen.

d) Kollaps bei Infekten

(Synonyma: septischer Schock, Infektions- oder Intoxikationsschock, toxemic circulatory collapse, toxämischer Schock, medical shock, Gefäßinsuffizienz).

Wird der Organismus von einer Infektion betroffen, so kann die Beteiligung des Gefäßsystems auf die Veränderung der lokalen Steuerung der Gewebsdurchblutung beschränkt bleiben, und die klassischen Symptome Rubor und Tumor zeigen eine örtliche Steigerung der Kreislauftätigkeit mit vermehrter Durchblutung und veränderter Permeabilität an. Gelangen jedoch in Abhängigkeit vom Charakter der pathogenen Erreger und der Ausdehnung des Prozesses genügende Mengen toxischer bakterieller Stoffwechselprodukte in die Blutbahn, so führt der Kontakt mit den vasomotorischen und temperaturregulatorischen Zentren [1506], den Strukturelementen der übrigen Gefäße und den sonstigen Organen zu einer Mitbeteiligung des gesamten Körpers, bei der dann oft das Zirkulationssystem entscheidenden Anteil am weiteren Verlauf und am Ausgang der Erkrankung haben kann.

Für die Antwort des Kreislaufs auf die Allgemeininfektion ist ausschlaggebend, ob vorwiegend eine pathologische Störung der Temperaturregulation bei hohem Fieber sekundär seine Leistungen zur Erhaltung der Homoiothermie beansprucht, oder ob die Schädigung seiner Zentren und seiner Erfolgsorgane im Vordergrund steht. Obwohl meist beide Einflüsse wirksam sind, lassen sich doch deutlich zwei gegensätzliche Einstellungen des Zirkulationsapparates voneinander abgrenzen, die grundsätzliche hämodynamische Unterschiede aufweisen. Während unter dem Zwang zur Wärmeabgabe bei der hochfieberhaften Infektion der paralytische Kollaps mit extrem gesteigerter Kreislaufleistung, hohem Minutenvolumen und weit eröffneter Gefäßperipherie vorherrscht, ist bei der Bakteriotoxikose ohne starke Temperaturerhöhung die zentralisierte Sparstellung des Spannungskollaps charakteristisch. Dabei besteht durchaus die Möglichkeit, daß mit den verschiedenen Stadien der gleichen Infektion die dominierende Kreislaufsituation wechselt. So kann die zu Beginn, auch eines banalen Infektes, im Prodomalstadium neben allgemeinen Symptomen wie Schwäche und depressiver Stimmungslage bestehende leichte Zentralisation mit peripherer allgemeiner Vasoconstriction, Frösteln, Kälteempfindlichkeit [367], kontrahierten Hautgefäßen und erhöhtem arteriellen Widerstand mit dem Einsetzen des Fiebers in einen febrilen Kollaps umschlagen [13].

Auch bei chronischen, torpiden, septischen Prozessen vermag eine Bluttransfusion zu einer solchen Regulationsumkehr zu führen [*347*].

ROMBERG u. PÄSSLER [*1171*] gebührt das Verdienst, zuerst die Wirkung von Bakterientoxinen auf die vasomotorischen Zentren erkannt und experimentell nachgewiesen zu haben, nachdem bis dahin das Versagen des Kreislaufs, etwa bei Pneumonien, auf eine akute Herzinsuffizienz oder periphere Gefäßlähmung bezogen worden war. Bei ihren Tierversuchen mit Pneumokokkentoxinen hatte sich herausgestellt, daß bei Bauchkompression und sensiblen Reizen eine Blutdrucksteigerung zu erzielen, der Herzmuskel demnach zur Leistungssteigerung imstande war; auf Bariumchloridgaben sprachen die peripheren Gefäße an, so daß deren direkte toxische Lähmung ausgeschlossen werden konnte. Seither haben sich zahlreiche Untersucher mit der Kreislaufwirkung der Bakterien und Bakterientoxine beschäftigt [u. a. *32, 149—151, 302, 347, 373, 374, 375, 377, 386, 440—442, 483, 779, 855—858, 870, 874, 1179, 1279, 1387, 1486*]. Häufig bietet der Kranke in den nicht hochfieberhaften Stadien eines septischen Prozesses mit großflächigen Wundeiterungen oder auch schon innerhalb des ersten Tages bei besonders malignen Infekten (z. B. Gasbrand) das Bild einer Vita minima [*347*] im Gegensatz zu der extremen Steigerung der Kreislaufleistung und der Stoffwechselprozesse im Zustand stark erhöhter Temperatur. Während chronisch-infektiöser zehrender Krankheitsverläufe besteht oft allgemeine Kachexie mit Einschmelzung der Energiedepots, großer Körperschwäche, kühlen Extremitäten, Anämie und Atemnot bei geringer Belastung. Auch bei perakuten Bakteriotoxikosen ohne stark gesteigerte febrile Allgemeinreaktion ist das Hautorgan, besonders der distalen Körperpartien, schlecht durchblutet, die Venen sind leer und kollabiert, die Acren oft, trotz gesteigerter Kerntemperatur, kühl und cyanotisch, gelegentlich besteht Hyperventilation [*874, 1324*], die Haut kann kalt und trocken sein, der Gesichtsausdruck ist gespannt und ängstlich [*302*]. Anläßlich akuter Toxikose können auch Symptome psychischer Erregung und delirante Zustände, mit und ohne symptomatische Psychosen, beobachtet werden. Der Puls wird gespannt und klein getastet, die Herzfrequenz ist beträchtlich erhöht [*302, 347, 874, 1486*], der systolische arterielle Blutdruck wird zunächst in annähernd normaler Größenordnung, zeitweilig sogar leicht erhöht gemessen, sinkt jedoch später meist deutlich ab und liegt bei Werten um 90—100 mm Hg [*347*]. Dagegen ist der diastolische Druck erhalten oder zeitweilig erhöht. Regelmäßig besteht eine deutliche Verkleinerung der Druckamplitude, die die Hälfte oder noch weniger der Norm betragen kann, und der arterielle Mitteldruck ist meist gesenkt. Die gesamte Kreislaufsituation mit Minderversorgung der Peripherie zugunsten der Vitalorgane entspricht so weitgehend der zentralisierten Notregulation unter Blut- und Flüssigkeitsverlusten, daß bei Vorliegen einer traumatisch entzündlichen Weichteilverletzung häufig zunächst Zweifel auftauchen können, ob die Oligämie durch Blutung oder ein im geschädigten Gewebe rapid verlaufender bakterieller Prozeß die Ursache darstellen; nicht selten kann ein Kollaps bei akuter Sepsis so abrupt einsetzen, daß Fälle beschrieben wurden, in denen an internem Krankengut zuerst die Diagnose okkulte Blutung, Myokardinfarkt oder Lungenembolie vor Erkennung der Toxikose gestellt worden ist [*483*]. Die Kreislaufsituation stellt dann das erste Zeichen einer Infektion dar. Die toxischen Produkte einer großen Zahl von Erregern können zum Spannungskollaps führen, u. a. von Pneumokokken [*1171*], Streptokokken [*347*], Staphylokokken [*483*], Clostridien [*32, 440, 441, 442, 483, 1586*], Grippeviren [*302, 1324*], Bang- und Typhusbakterien, Gasbrand und Pararauschbranderregern, Colibacillen [*933*] und Toxine von Flexner-Ruhr [*855—858, 1324*] und sonstige Salmonellenendotoxine [*1179*]. Die physikalische Kreislaufanalyse des bakteriotoxischen Kollaps zeigt, daß Schlag- und Minutenvolumen deutlich erniedrigt sind, nicht selten auf einen

Bruchteil des Normwertes, und der periphere arterielle Widerstand ist erhöht (Abb. 16). Die trotz der vermehrten Windkesselelastizität verkleinerte Amplitude läßt auf extrem niedrige Schlagvolumina schließen, so daß auch die gesteigerte Herzfrequenz nicht ein ausreichendes Herzzeitvolumen aufrecht erhalten kann.

Die aktive Blutmenge wird bei den sub- und afebrilen Zuständen verkleinert gefunden [*404, 405, 406, 1567*], auch wenn keine profusen Flüssigkeitsverluste, wie etwa bei Darminfekten und Peritonitis [*483*], vorgelegen haben. Es muß zwar während längerer Bettruhe [*1331, 1332*] und bei konsumierenden Erkrankungen mit einer Verringerung der Gesamtblutmenge gerechnet werden, doch beim akuten infektiösen Spannungskollaps darf eine etwa normale Gesamtblutmenge vorausgesetzt werden [*373, 375, 377, 483*]. Es ist noch nicht völlig geklärt, ob venöse Nebenschlüsse oder dilatierte Capillargebiete zur Inaktivierung eines gewissen Teils der Gesamtblutmenge beitragen, da Hämokonzentration vermißt wird [*347, 483, 1537, 1567*]. Zum Teil muß bei subakuten Zuständen auch mit gesteigerter Zerstörung von Erythrocyten und Exsudation von Plasma im Entzündungsgebiet, z. B. bei Anaerobiermyositis, gerechnet werden, so daß bei gleichbleibendem Hämokrit eine mäßige Oligämie hinzutreten kann (protoplasmatischer Schock [*404—406*]). Doch ist hierin nicht der maßgebliche Faktor für die Zentralisation bei Toxämie zu sehen, da durch Transfusionen eine Korrektur des Kollaps nicht direkt erfolgt; diese Maßnahmen wirken, etwa bei chronischer Sepsis, nur indirekt und protrahiert, weil mit der Zufuhr von Proteinen (und bei Infektanämie von Erythrocyten) die Allgemeinsituation gebessert wird. Bei Pneumonie oder Septikämie kann das Blutvolumen normal gefunden werden [*373, 375, 377, 558*]. Der zentrale Venendruck bleibt konstant oder sinkt im bakteriotoxischen Kollaps ab, und der

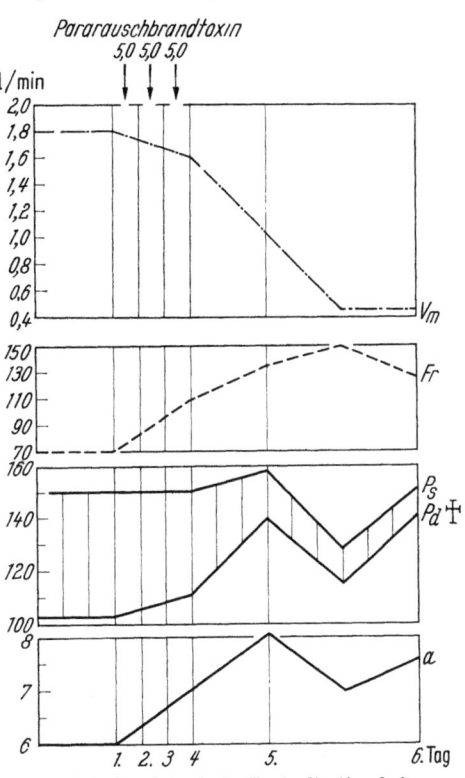

Abb. 16. Bakteriotoxische Zentralisation beim Carotisschlingenhund (nach DUESBERG u. SCHROEDER 1944) mit Pararauschbrandtoxin der Behringwerke, 0,01 cm³ = 1 d.l.m. Hochgradiger Abfall des Minutenvolumens unter Frequenzanstieg, Amplitudenverkleinerung im arteriellen Teil des großen Kreislaufs (hier mit Steigerung des diastolischen und mittleren Carotisdrucks) und Zunahme der Pulswellengeschwindigkeit. V_m = Minutenvolumen, Fr = Herzfrequenz, P_s = systolischer Druck, P_d = diastolischer Druck, a = Pulswellengeschwindigkeit des Windkessels

Pfortaderdruck soll ansteigen können, wobei intrahepatische Widerstandserhöhung als Ursache diskutiert wird [*483*]. Die peripheren Hautvenen sind oft kollabiert, zeigen aber einen normalen Venendruck [*302, 373, 375, 377*]. Transfusionen im Spannungskollaps bei lobärer Pneumonie führten zur Venendrucksteigerung ohne Besserung der Kreislaufsituation, so daß in diesen Einzelfällen eine kardiale Beteiligung oder noch unerkannte andere Faktoren erwogen werden müssen.

Werden beim Hund die Mesenterialgefäße abgeklemmt, so läßt sich die Dauer des Zentralisationszustandes nach Ruhr-Endotoxingabe deutlich verlängern, ehe das finale Versagen eintritt, ein Hinweis auf im Verlauf des Kollaps stattfindende Blut- und Flüssigkeitsverluste an dieser Stelle, die bei der pathologischanatomischen Untersuchung bestätigt werden [*855—858*]. Die Untersuchungen von ZWEIFACH an der Mikrozirkulation des Omentum [*855—858, 1597, 1598, 1599*] zeigen, daß Bakterientoxine in kleinen Dosen eine Steigerung der Vasomotion, d. h. ein Überwiegen der spontanen Constrictionsphasen gegenüber den Dilatationsphasen der Arteriolen bewirken und damit eine Reduktion der Durchströmung des Capillarbettes, einen diskontinuierlichen Capillarblutstrom und Stagnation. Ähnliche Feststellungen machte DELAUNAY [*308*], so daß sich auch im mikroskopischen Bereich die gesamte Kreislaufumstellung als „Zentralisation en miniature" spiegelt. Außerdem ist nach geringen Mengen von Endotoxin gramnegativer Bakterien die Ansprechbarkeit gegenüber Adrenalin und Noradrenalin gesteigert. Größere und letale Dosen hingegen mindern die Reaktivität der kleinsten Gefäße herab und führen schließlich zu völliger Erschlaffung der Arteriolen und Venolen [*1598, 1599*]. Interessanterweise setzt nach Einwirken bestimmter Toxine auf Gefäße in vitro ein Defekt der Erschlaffungsphase ein, so daß rezidivierende Reize zu einer maximalen Kontraktion führen, während normalerweise eine zunehmend geringere Reaktion zu erwarten wäre [*1598*].

Jedoch nimmt, wie Untersuchungen von KRONEBERG [*855* usf.] zeigen, mit der Dauer der Zentralisation die anfängliche gute Wirksamkeit von Adrenalin und Noradrenalin auf den Blutdruck ständig ab, so daß die pressorische Antwort kurz vor der finalen Gefäßparalyse gering ist. Die Vasotropie bestimmter Endotoxine führt dazu, daß sie ihren Effekt nur dann entfalten, wenn sie in die Blutbahn gelangen, und Aufbringen auf die Gefäßaußenwand oder direkt in Gewebe und in Gewebskulturen, auch in größeren Dosen, war wenig oder nicht wirksam [*902*]. Wenn auch das Zirkulationssystem in seiner Gesamtheit unter den geschilderten Bedingungen auf die Mehrzahl der verschiedensten Endo- und Ektotoxine während der sub- und afebrilen Phase gleichsinnig reagiert, so müssen doch unterschiedliche, im einzelnen erst unvollkommen bekannte [*483*], direkte oder durch den Kollaps bewirkte indirekte Einflüsse auf den lokalen Kreislauf der einzelnen Organe erwartet werden.

Trotz der nachgewiesenen Toxinwirkung auf die glatte Gefäßmuskulatur ist die neurotrope Wirkung auf die vasoconstrictorischen und z. T. auf die respiratorischen Zentren offenbar entscheidend. KRONEBERG [*855—858*] konnte für Flexner-Endotoxin nachweisen, daß dekapitierte Tiere verschiedener Species keine Zentralisation entwickelten, und daß ein letales Kreislaufversagen bei ihnen sehr viel später einsetzte, eine Bestätigung der Experimente ROMBERGS mit Pneumokokkentoxin. Daß die periphere Vasoconstriction im bakteriotoxischen Kollaps neural ausgelöst wird, demonstrieren Untersuchungen bei lobärer Pneumonie [*377*]. Eine Ulnarisblockade führt zu baldiger Erwärmung des zugehörigen Hautbezirkes als Zeichen gesteigerter Durchblutung. Auch bei kleinen Dosen von Clostridiumtoxin fanden FINE und Mitarbeiter [*440—442*] eine deutliche Vasoconstriction der peripheren Arterien, so daß sie die früher vielfach angenommene periphere Vasodilatation als Ursache der Blutdruckerniedrigung ablehnen.

Für zahlreiche Organschäden und funktionelle Veränderungen bei Bakterientoxikose ist die veränderte Blutversorgung und die vegetative Gesamtumschaltung durch den Kollaps und nicht immer ein direkter Einfluß auf das Parenchym verantwortlich, wenn nicht, wie z. B. bei Diphtherietoxin zum Herzmuskel, besondere Affinitäten vorhanden sind [*855—858*]. So kann die für den Spannungskollaps charakteristische Drosselung der Nierendurchblutung zu starkem Absinken der Glomerulumfiltration [*779, 823, 824, 855*] sowie zu Oligurie führen, und die Ausscheidungsinsuffizienz vermag den Rest-N ansteigen zu lassen [*1567*]. Die Normalisierung mit Besserung des klinischen Zustandes und der Kreislaufverhältnisse in wenigen Tagen spricht für den funktionellen Charakter der Störung.

Besonders ausgeprägte Folgen des bakteriotoxischen Kollaps zeigen sich beim Hund am Darmkanal [*302, 483, 855—858, 1279, 1537*], vorwiegend im Dünndarmbereich, wo hochgradige Entzündung, Schwellungen der Zottengefäße, Zelldegeneration und Füllung der extravasalen Räume mit Plasma angetroffen werden. Falls jedoch die Entnahme des Materials zur histologischen Untersuchung fraktioniert innerhalb der verschiedenen Kollapsstadien durchgeführt wird, stellt sich heraus, daß auch nach vielstündigem Spannungskollaps noch normale Schleimhautverhältnisse vorliegen, aber dieser Zustand ändert sich sehr rasch mit dem Eintritt in die finale paralytische Kollapsphase. Es muß angenommen werden, daß die langfristige Durchblutungsdrosselung des für die periphere Widerstandsregulation infolge großer Leitfähigkeit wichtigen Darmgebietes bereits gewisse Gewebsschäden bewirkt und den Boden für die Permeabilitätssteigerung bereitet hat, die mit Erschlaffung der arteriellen Constriction und freigegebenem Blutdurchfluß zu hämorrhagischer Ödematose des Darmes führt. Der Beweis, daß diese Reaktion nicht spezifisch für Toxikose ist, wird durch analoge Befunde im hämorrhagischen Kollaps erbracht [*855—858, 1537*]. Unter Experimenten mit Verbrennungskollaps können ähnliche Bedingungen angetroffen werden [*120, 243, 302, 678—680*]. Die Notwendigkeit eines intakten Zentralnervensystems sowohl für die Kollapsentstehung als auch für die Darmbefunde in dem Spätstadium scheint auch aus bestimmten Kreislaufkreuzversuchen hervorzugehen, wobei nur *das* Tier Darmschäden durch den Kollaps entwickelte, dessen Kopf mit Shigatoxin durchströmt wurde, nicht aber das andere Tier, bei dem lediglich die Peripherie Kontakt mit den Giftstoffen hatte [*855—858*].

Tierexperimentelle Untersuchungen von FINE [*440* usf.] über die Rolle der Leber und verschiedener, vorwiegend anaerober, z. T. ubiquitärer Erreger haben gezeigt, in welchem Umfang der Blutungskollaps zur Septicämie führen kann, wobei dann Durchblutungsstörungen und Bakteriotoxikose sich gegenseitig so zu steigern vermögen, daß Transfusionen zwar eine zeitweilige Normalisierung der Kreislaufgrößen ereichen, jedoch das manchmal erst nach Tagen eintretende tödliche Ende nicht aufhalten können. Auf diese Beziehungen ist bereits bei der Besprechung des Blutungskollaps eingegangen worden. Es verdient hervorgehoben zu werden, daß die einmalige kurzfristige Schädigung des Abwehrmechanismus durch großen Blutverlust trotz Reinfusion in einen chronischen Zustand übergehen kann. Dabei muß angenommen werden, daß eine stärkere Hämorrhagie die cellulären und humoralen Abwehrmechanismen intensiv schädigt und der Bakterieninvasion damit Vorschub leistet [*1279*]; so ist z. B. das Serumproperdin fast sofort erschöpft [*440*], die Phagocytosefähigkeit herabgesetzt, und große Versuchsserien haben gezeigt, daß bestimmte Versuchstiere nach Blutungskollaps bis zu 100000mal empfindlicher gegen eine Standarddosis von Coliendotoxin waren als die Kontrolltiere. Auch bei Ratten und Hunden lag der Properdintiter tagelang nach Aderlaßkollaps und Reinfusion tief unter dem Normwert [*440*]. Außer der schädlichen bakteriotoxischen Wirkung auf die fermentativen und leukocytären Gegenmaßnahmen [*440, 483*] muß auch erwogen werden, ob nicht beim chronischen septischen Spannungskollaps infolge gedrosselter Blutversorgung eines Teils des reticulohistiocytären Systems die Neubildung und Bereitstellung auch sekundär durch die Kreislaufumschaltung benachteiligt sind. Hierfür könnte auch sprechen, daß es bei bestimmten Arten genügt, die Pfortader mit arteriellem Blut zu durchströmen, um den letalen Ausgang einer Sepsis zu verhindern [*440, 483, 1303*].

Die Funktion der Nebenniere scheint eine Voraussetzung für die Ausbildung einer bakteriotoxischen Zentralisation darzustellen, denn adrenalektomierte Tiere ließen die sonst typische langfristige Sparschaltung der mittleren Toxikosephasen vermissen und entwickelten gleich einen, dem sonst erst finalen paralytischen

Kollaps entsprechenden, allerdings länger anhaltenden, Kreislaufzustand [855]. Das Zusammenwirken der Sympathicusstoffe und der Nebennierenrindenhormone ist für die Antwort der glatten Gefäßmuskulatur und das hierzu erforderliche Ionengleichgewicht zu beiden Seiten der Zellmembran erforderlich [1120]. Die Zentralisation kann hier als ein Teil der postaggressiven Alarmreaktion nach SELYE angesehen werden, Mark und Rinde sind in unterschiedlichem Ausmaß an der Reaktion auf Coliendotoxin beteiligt [386], und die sich auch an der histologischen Transformation zeigende Erschöpfung der Nebennierenrinde [855] ist am Versagen der vasoconstrictorischen Notregulation und dem schließlichen Eintreten des paralytischen Kollaps wahrscheinlich beteiligt. Ob der zu Beginn akuter Infekte beim Menschen erhöht gefundene Adrenalin- und Noradrenalinspiegel im Plasma [319] auf vermehrte Aktivität des Nebennierenmarks oder gesteigerte Freisetzung in den sympathischen Nervenendigungen zurückzuführen ist, scheint noch nicht festzustehen.

Daß im Einzelfall außer der Natur der kollapsauslösenden Bakterientoxine die Ernährungs- und Abwehrlage, das Ausmaß einer primären Schädigung je nach Organbefall, Trauma und Blutverlust und noch zahlreiche weitere Faktoren, insbesondere die Funktion anderer endokriner Drüsen, Einfluß auf den Kollapsverlauf gewinnen können, zeigen die Endotoxinversuche von KRONEBERG u. PÖTZSCH [857]. Nach Thyroxinvorbehandlung war die gleiche Dosis 2—5mal toxischer als beim Normaltier, die Sterbegeschwindigkeit doppelt so groß und die Deutung, daß der Spannungskollaps angesichts der erhöhten Stoffwechselansprüche der Gewebe eher zusammenbricht, erscheint einleuchtend.

Auf die Vielzahl der übrigen pathologischen Umstellungen, Störungen der Organfunktionen, der Morphologie sowie des Blutchemismus infolge der bakteriotoxischen Zentralisation kann hier nicht eingegangen werden. Besonders die Veränderungen der Stoffwechselprodukte im Serum, wie z. B. die anfängliche Hyper- und spätere Hypoglykämie [307, 320], Milchsäurevermehrung und anfängliche Steigerung sowie spätere Verminderung der anorganischen Phosphate usw. sind zu einem großen Teil auch bei anderen Formen langfristiger Kreislaufzentralisation vorhanden, so besonders bei Blutungskollaps, und häufig nicht spezifisch für den Effekt der Bakterientoxine.

Die antibiotische und, falls notwendig, chirurgische Therapie der auslösenden Infektion ist zugleich die Bekämpfung des bakteriotoxischen Kollaps. Zusätzliche Maßnahmen mit Kreislaufmitteln treten demgegenüber zurück, können aber symptomatischen Nutzen haben. Bei Fällen ohne Volumenverlust stellen Transfusionen von Blut oder Plasma neben der Zufuhr von Abwehrstoffen eine Art parenteraler hochwertiger Ernährung dar, die mit der dadurch gebesserten Gesamtsituation sekundär auf die Kreislaufsymptome günstig wirken kann. Dabei darf die Möglichkeit einer Reaktivierung torpider septischer Prozesse nicht außer acht gelassen werden [347].

Allgemeingültige Regeln für die Transfusionsbehandlung bei bakteriotoxischem Kollaps, falls dieser nicht, wie etwa bei Peritonitis, mit Plasmaverlusten einhergeht, scheinen bisher nicht aufgestellt worden zu sein [483]. Die Kontrolle des Wasser- und Elektrolythaushaltes und die Korrektur eines ermittelten Defizits gehören ebenso wie die antibakterielle Therapie zu den wichtigsten Maßnahmen. Bei der Verwendung gefäßwirksamer Pharmaka, die gelegentlich indiziert sein kann, sind während des Spannungskollaps rein pressorisch wirkende Substanzen (Noradrenalin, Norephedrin, Novadral) zunächst nicht die Mittel der Wahl [347, 348, 1587], da sie etwa gleichsinnig zu dem vorhandenen Kreislaufzustand wirken, und weil das Heraufrücken des arteriellen Druckes auf ein höheres Niveau bei sonst gleicher Grundeinstellung leicht über die weiterhin bedrohliche Situation für die Peripherie hinwegtäuscht. Hier sind eher die synthetischen Sympathicomimetica mit „physiologischer Adrenalinwirkung" angezeigt (z. B. Effortil). Erst in den Spätphasen bei der Entwicklung des paralytischen Kollaps spielen die vorwiegend muskulär angreifenden pressorischen Substanzen eine wichtige Rolle [*149—151, 476*], wobei der Therapeut wie stets bei ihrer Verwendung in der Hoffnung handelt, daß trotz ausgedehnter peripherer Vasoconstriction und reduzierter Stromvolumina vieler Gewebe die Vitalorgane bei der erreichten Steigerung des Aortendruckes relativ am besten abschneiden.

Tierexperimentelle Untersuchungen wie klinische Beobachtung bei Bakteriotoxikose lassen eine Verwendung von synthetischen Nebennierenrindenhormonen unter gleichzeitiger antibiotischer Therapie häufig in bestimmten Fällen indiziert erscheinen [*27, 143, 200, 348, 889*].

e) Kollaps bei Rückenmarkanaesthesie und Grenzstrangresektion

Die artifizielle temporäre Ausschaltung eines großen Abschnittes des peripheren sympathischen Nervensystems durch Spinal- und Periduralanaesthesie oder operative Ausrottung großer Teile des Sympathicusgrenzstranges (nach PEET oder SMITHWICK) in therapeutischer Absicht führt zu einer partiellen Lähmung der homoiostatischen Mechanismen der Kreislaufregulation [*302, 455, 642, 819, 994, 1233, 1492, 1588*]. Für einen Bereich von oft über ein Drittel bis zur Hälfte der Körpermasse wird der normale constrictorische Dauertonus, ausgehend von den in Hirnstamm, Medulla und Rückenmark gelegenen vasomotorischen Zentren, aufgehoben oder stark abgeschwächt, so daß sich die der Selbststeuerung des Kreislaufes dienenden Reflexe in diesen Gefäßprovinzen nicht mehr durchzusetzen vermögen [*1115*]. Von der partiellen Vasomotorenausschaltung sind nicht allein die Arterio- sondern auch die Venomotoren betroffen [*168, 213, 217, 218, 582, 1058, 1061, 1132*], d. h. nicht allein der Tonus und die Reagibilität der arteriellen Widerstandsgefäße [*455*] sind im betreffenden Sektor lahmgelegt, sondern zugleich ist die Regulation des intravasalen Volumens dieser Region aufgehoben oder stark eingeschränkt. Da die Kapazität des venösen Systems die des arteriellen um ein Mehrfaches übersteigt, wird infolge druckpassiver Querschnittszunahme hier ein beträchtlicher Teil des Blutvolumens gehortet, der nun langsamer zirkuliert und zur Refluxverringerung führt. Die aktive Blutmenge erfährt hierdurch eine beträchtliche Reduktion, die Schlagvolumina werden kleiner, die Windkesselfüllung nimmt ab, und obwohl infolge der Erregung der aktionsfähigen Baroreceptoren der noch reagible Restteil des Kreislaufs sich reflektorisch verengert [*302, 1588*], vermag dennoch der vorher eingestellte mittlere Aortendruck nicht aufrechterhalten zu werden. Die Lähmung eines Teiles von Hoch- und Niederdrucksystem macht verständlich, daß die resultierenden Veränderungen, bei denen klinisch arterielle Druckminderung und Minutenvolumenabnahme im Vordergrund stehen, eine besonders starke Abhängigkeit von der Körperhaltung zeigen. Während in Horizontallage beide Größen ausreichend sein können, und das Manifestwerden pathologischer Symptome oft vermißt wird, genügt oft die Einnahme der Vertikalposition, und die zusätzlichen auch normalerweise dabei auftretenden Volumenverschiebungen in die abhängigen Gewebe lösen nunmehr schwere Kollapszustände aus, welche besonders bei hypertonen und sklerotischen Kranken letal enden können [*1083*]. Die Kreislaufsituation bei Rückenmarkanaesthesie oder nach Sympathicusresektion ähnelt weitgehend derjenigen bei Inaktivierung großer Blutvolumina durch Stauung mehrerer Extremitäten oder auch der Situation einer kopf-fußwärtsgerichteten Beschleunigung von einem mehrfachen der normalen Gravität mit der Besonderheit, daß bei Spinalblockade außerdem ein Teil der Widerstandsgefäße gelähmt ist. Trotz partieller Gefäßparalyse dürfen Präkollaps und Kollaps bei Rückenmarkanaesthesie oder Grenzstrangexstirpation als Zentralisationszustand angesprochen werden [*1588*]. Diese Einordnung ist begründet in der Tatsache, daß der Effekt der gesamten hämodynamischen, wenn auch regional gegensätzlichen Veränderungen in seiner Summe mit den nachfolgend genannten Kriterien die Charakteristika des Spannungskollaps aufweist (mäßig verringerter, kaum jemals extrem tief gesenkter diastolischer Druck, stark gesenkter systolischer Druck, sehr reduzierte Druckamplitude, verringerter arterieller Mitteldruck, Abfall von Schlag- und Minutenvolumen und stark gesteigerter peripherer Widerstand sowie teils uncharakteristische, in ausgesprochenem Kollapszustand aber manchmal gesteigerte Herzfrequenz). Besonders sprechen die diastolischen Druckwerte, die den Bereich der Norm nur mäßig unterschreiten, für eine, wenn auch eingeschränkte Wirkung einer kompensatorischen Vasoconstriction nicht gelähmter Gefäßprovinzen mit dem Ziel einer Druckregulation, die allerdings nur auf erniedrigtem Niveau gelingt; aus diesem Grunde ist ebenfalls kausal die Annahme eines Spannungskollaps motiviert. Wenn es auch nicht möglich erscheint, hier quantitative Beziehungen anzugeben, so darf doch wegen des gegensätzlichen Verhaltens der tief absinkenden diastolischen Druckwerte bei Ganglienblockade oder anderen peripher gefäßparalytischen Zuständen (postural hypotension bei Tabes oder hypodynamer Regulationsstörung nach SCHELLONG [*1212, 1213*]) vermutet werden, daß die hohen peripheren Widerstände und die einigermaßen erhaltenen diastolischen Drucke bei der Zentralisation durch Spinalanaesthesie nicht allein durch druckpassive Querschnittsabnahme der elastischen arteriellen Bahn in den regulationsunfähigen Provinzen und Schlagvolumenabnahme zustandekommen. WEZLER u. SINN [*1511*] haben dem bei peripherer lokaler Sympathicuslähmung widerspruchsvoll anmutenden Befund eines stark gesteigerten peripheren arteriellen Widerstandes [*642, 1588*] in ihren Untersuchungen zur Entwicklung des Strömungsgesetzes des Kreislaufes besondere Beachtung geschenkt; hierauf soll später nochmals eingegangen werden.

Zunächst seien die pathophysiologischen Veränderungen, mit denen eine Spinalanaesthesie, abgesehen von den motorischen und sensiblen Paresen, einhergehen kann, kurz zusammengestellt. Zahlreiche subjektive und objektive Allgemeinsymptome weisen auf Störungen der Kreislauffunktion hin. Besonders von älteren, hypertonen oder sklerotischen Patienten, aber auch von jungen normotonen Menschen werden Schwächegefühl, Denkstörungen, Übelkeit und ähnliche Kollapssymptome angegeben, und die zahlreichen Beobachtungen eines Abbaues und Verfalls der Persönlichkeit von organisch Gefäßkranken nach großen Sympathektomien sowie gelegentlich sogar schwere symptomatische Psychosen zeigen die möglichen Auswirkungen einer reduzierten Organdurchblutung an [*1083*]. Die Umstellung der arteriellen Zirkulation mit dem Ergebnis einer Zentralisation ist bereits angedeutet worden, wobei zu betonen ist, daß auch statistisch normale Blutdruckdaten bei Hypertonikern bereits Kollapswerte darstellen können. Wenn auch oft phasische Verlaufe der Kreislaufgrößen mit primärem Blutdrucksturz, sekundärem Anstieg und tertiärem erneuten und längeren Druckfall vorkommen [*302*], so überwiegen doch meist und über den längsten Zeitraum die folgenden hämodynamischen Veränderungen. Besonders eindrucksvoll ist die Senkung des systolischen Drucks, der bei Hypertonikern um 100—120 mm Hg und mehr abfallen kann. Der diastolische Blutdruck ist oft erhalten [*508, 1343*] oder aber wesentlich weniger reduziert [*302*] und unterschreitet auch bei Normotonikern selten einen unteren Druck von etwa 60 mm Hg [*1588*]. Prozentual gerechnet können systolische Maxima und diastolische Minima bis je 50% der Ausgangswerte verringert sein, wobei die Höhe der Sympathicusausschaltung und die davon abhängige Ausdehnung des reaktionsunfähigen Gefäßgebietes ausschlaggebend für den Grad der Drucksenkung sind. Die arteriellen Mitteldrucke sind wegen des absolut größeren systolischen Drucksturzes stark herabgesetzt, und die Amplitude zeigt eine hochgradige Einengung, bei Hypertonikern bis auf etwa ein Viertel der Ausgangsgrößen. Bei Normotonen sind entsprechend der niedrigeren Ausgangslage die Drucksenkungen qualitativ gleichartig, obwohl quantitativ geringer. Auch bei ihnen ist der arterielle Mitteldruck gesenkt, vorwiegend auf Kosten des systolischen Druckes, und die Amplitude wird deutlich reduziert gemessen. Der elastische Widerstand des Windkessels verhält sich uncharakteristisch. Der periphere Gesamtwiderstand ist stets erheblich, maximal bis zu 200—300% über die Vergleichswerte gesteigert [642, 1588]. Die Schlagvolumina werden sehr klein, und Verringerungen auf ein Viertel der Ausgangsgröße und weniger sind nicht selten. Da die Frequenz sich nicht immer wesentlich ändern muß und leichte Senkung oder leichte Beschleunigung aufweisen kann, ist auch das Minutenvolumen bei Spinalanaesthesie infolge Dominanz des Faktors Schlagvolumen deutlich reduziert. Bei schwerem Kollaps nach Sympathicusresektionen konnten allerdings auch reflektorische Tachykardien bis 140 Schl./min beoabachtet werden, ohne daß damit ein ausreichendes Minutenvolumen gefördert würde [1083].

Die mittlere Zirkulationsgeschwindigkeit des Blutes ist verringert [1427], die mit radioaktiven Erythrocyten gemessene Mischzeit des Blutes bei Spinalanaesthesie sehr verlängert [1048, 1049, 1050]. Diese Angaben sprechen ebenso für eine vermehrte Venenfüllung in den paralytischen Provinzen, die als Ursache des reduzierten Herzzeitvolumens angesehen werden darf, wie die Tatsache, daß tierexperimentell die durch Entblutung zu gewinnenden Volumina bei partieller Sympathicusausschaltung deutlich unter den Vergleichswerten liegen. Vorwiegend das Hautorgan mit seinen aufnahmefähigen Venenplexus [1567, 1577], vielleicht geringgradig auch die Muskulatur, dürften als Volumenspeicher bei lokaler Sympathicusblockade durch den Spinalblock in Betracht kommen. Das Splanchnicusgebiet, das als Reservoir sonst eine geringere Rolle zu spielen scheint [26], kommt nunmehr in Abhängigkeit von der Höhe der Anaesthesie ebenfalls als Volumenspeicher in Betracht. Der Zunahme an aktuellem Volumen widerspricht nicht, daß Untersuchungen am Menschen eine Abnahme der Stromstärke im Splanchnicusgebiet und der Leber [1022] sowie kompensatorisch gesteigerte Sauerstoffutilisation zeigen [1022]. Auch die Durchblutung anderer Organe ist bei Spinalanaesthesie oder Sympathicusresektion deutlich reduziert. Coronarblutstrom und Myokardstoffwechsel werden herabgesetzt gefunden [659]; je nach Höhe der Sympathicusausschaltung und Abfall des Blutdrucks ist auch die Nierendurchblutung eingeschränkt und der Nierengefäßwiderstand erhöht [31]. ROE u. BACON [1168] fanden tierexperimentell bei direkter Messung die Stromstärke der Extremitäten, dem Druckabfall parallel gehend, stark reduziert, den peripheren Widerstand dagegen auf über das Doppelte gesteigert und verglichen ihre Daten mit den Verhaltnissen des Entblutungskollaps. Die verschiedentlich durchgeführten Untersuchungen der Hirndurchblutung des Menschen haben nur zum Teil übereinstimmende Ergebnisse gezeigt, und Unterschiede in Dosis und Höhe des blockierten Segmentes, Lagerung usw. mögen die Ursachen hierfür sein. Daß bei Verlassen der Horizontallage eine deutliche Verschlechterung der Hirndurchblutung eintritt, scheint ebenso festzustehen wie die besondere Gefährdung organisch Gefäßkranker und Hypertoniker, auch bei flacher Lagerung [102, 822], wenn der arterielle Mitteldruck stark sinkt, ein Befund, der nach den klinischen Beobachtungen [642, 937, 1083] nicht überrascht. Unter den Bedingungen leichter Kopftieflagerung oder horizontaler Lage fallen jedoch bei Normotonikern trotz Sinkens des arteriellen Mitteldruckes um etwa ein Drittel des Ausgangswertes die Hirndurchblutung und der O_2-Verbrauch des Gehirns nicht signifikant ab [822], und der Hirngefäßwiderstand wurde verringert gefunden. Der Mechanismus der bei Normotonen vorhandenen Begünstigung der Hirndurchblutung und der offenbar aktiven Gefäßerweiterung unter fallendem Durchströmungsdruck scheint nicht eindeutig geklärt zu sein. Ein direkter Effekt des Anaestheticums entfällt, da Stellatumblockaden den Hirngefäßwiderstand nicht verringern [822]. Möglicherweise spielen örtliche CO_2- oder p_H-Veränderungen eine Rolle oder baroreceptive Selbststeuerung [622, 1047]. Die Beeinträchtigung der Atmung durch höhere Spinalanaesthesie tritt häufiger durch Parese der Zwerchfell- und Intercostalmuskulatur auf als durch die seltenere Diffusion des Narkosemittels zu den Atemzentren, und die flacher werdenden Respirationen bewirken eine zusätzliche Störung der Blutzirkulation infolge Behinderung der Atempumpe [168]. Die vasomotorische Antwort auf Pressoreceptorenreizung ist nach Spinalblockade erwartungsgemäß deutlich eingeschränkt [730, 733, 735], und damit ist nicht allein die Druckregulation, sondern wegen des gleichzeitigen Pressoreceptoreneffektes auf die kapazitiven Niederdruckgefäße auch die Volumenregulation beeinträchtigt, so daß nach DAVIS [302] Blutverluste bei Spinalanaesthesien wesentlich schlechter als etwa in Äthernarkose toleriert werden. Von den weiteren zahlreichen Untersuchungen bei hoher Spinalanaesthesie sei nur erwähnt, daß die arterielle Sauerstoffsättigung normal ist, die venöse jedoch bei vielen Organen verringert, so daß die arteriovenöse Differenz ansteigt. Der Milch- und Brenztraubensäuregehalt des Blutes wird bei hoher Spinalanaesthesie erhöht gefunden, wobei die zirkulatorisch bedingte Stoffwechselstörung der Organe die Ursache sein könnte [822].

Abschließend sei nochmals auf die zunächst unerwartete Tatsache der Steigerung des peripheren arteriellen Gesamtwiderstandes auf ein Vielfaches trotz partieller Gefäßlähmung eingegangen, die von WEZLER u. SINN [1511] ausführlich diskutiert und durch das von ihnen aufgestellte Strömungsgesetz erklärt worden ist. Der entscheidende Faktor ist die Elastizität der Gefäßbahn, die gemeinsam mit dem intravasalen Druck und dem Gewebsdruck den wirksamen Querschnitt bestimmt. Auch ohne aktive Gefäßkontraktion muß bei sinkendem mittleren Blutdruck und bei Gefäßen mittlerer Tonuslage nach WEZLER u. SINN innerhalb eines bestimmten Bereichs eine lineare Abhängigkeit der Radiusdimension vom Druck und damit eine druckpassive Querschnittsverminderung durch elastische Kräfte unter Druckfall angenommen werden, die bei artifizieller Vasomotorenlähmung ebenfalls eintritt. Im Fall der Spinalanaesthesie konkurrieren zwei gegenläufige Mechanismen miteinander, deren Resultante den Summenradius bestimmt und sich damit auf den peripheren Gesamtwiderstand auswirkt, nämlich die durch Volumenverlagerung bedingte Senkung des Mitteldruckes auf der einen und die partielle Gefäßparalyse auf der anderen Seite. Würde die Drucksenkung ausbleiben, so wäre eine starke Gefäßerweiterung mit Widerstandssenkung und Mehrdurchblutung die Folge, überwiegt aber der Faktor Drucksenkung, wie bei Spinalanaesthesie, so dominieren die querschnittsverengenden passiv-elastischen Kräfte. Nach der von WEZLER u. SINN [1511] gebenenen Analyse tritt nun hinzu, daß gegenüber den reaktionsfähigen und aktiv kontrahierten Widerstandsprovinzen der vasomotorisch gelähmte Teil noch am meisten von dem verringerten arteriellen Mitteldruck profitiert, so daß bei einem von GROSSE-BROCKHOFF u. KAISER [642] untersuchten Beispielsfall der Berechnung von WEZLER u. SINN zufolge eine Situation entstehen kann, bei welcher der entnervte Teil fast $2/3$, der übrige Teil des Organismus jedoch trotz der dort tätigen lebenswichtigen Organe nur $1/3$ des Minutenvolumens bekommt. Diese quantitativen Betrachtungen lassen verständlich erscheinen, daß mit der Rückenmarkanaesthesie und ausgedehnter Sympathektomie vorgenommene Eingriffe in die Kreislaufhomoiostase eine erhebliche

Gefahr besonders bei schon vorgeschädigtem Zirkulationsapparat darstellen können [*302, 642, 819, 1083, 1537*]. Diese zeichnet sich auch in der gegenüber der Äthernarkose viermal größeren Letalität der Spinalanaesthesie ab [*1588*]. Außer Hypertonikern sind in erster Linie Patienten mit Sklerose und organischen Herzleiden gefährdet, und die Natur des Spannungskollaps durch die Volumenpassivierung erklärt die große Anfälligkeit gegen jede weitere negative Volumenänderung, etwa bei Zusatzblutungen oder sonstige Belastungen, z. B. bei febrilen Infekten [*302*].

Die Therapie des Kreislaufversagens bei Spinalanaesthesie mit zentral erregenden Substanzen (Cardiazol, Pikrotoxin, Eukraton) erscheint angesichts der auslösenden peripheren Vasomotorenlähmung wenig sinnvoll und ist höchstens dann angebracht, wenn durch sehr hohe Anaesthesie mit einer lagerungsbedingten Diffusion des Narkoticums in die medullären und cerebralen Zentren zu rechnen ist. Im übrigen sind peripher angreifende Pharmaka indiziert, von denen Effortil und Veritol als vasoaktive Mittel mit in mäßigen Dosen sozusagen verbesserter und verlängerter Adrenalinwirkung und sowohl peripherem als auch kardialem Effekt ebenso in Frage kommen wie die rein muskulär angreifenden Substanzen, etwa Noradrenalin, Novadral oder Hypertensin. Vielleicht ist es zweckmäßig, zunächst die erstgenannten Mittel anzuwenden und erst bei unzureichendem Erfolg Noradrenalin und verwandte Pharmaka zu geben, da letztere mit Ausnahme der Coronargefäße in allen Provinzen, auch den Hirngefäßen, kontrahierend wirken sollen, und für den Einzelfall nicht sicher zu beurteilen sein wird, ob sich die durch Volumenmobilisation einerseits und Widerstandserhöhung andererseits ausgelösten arteriellen Drucksteigerungen in einer Querschnitts- und Stromstärkezunahme der Hirngefäße auswirken oder ob diese auch in die Constriction mit einbezogen werden; die letztgenannte Möglichkeit scheint allerdings auf Grund der klinischen Beobachtungen und der Therapieerfolge bei Behandlung mit Pressorsubstanzen weniger in Betracht zu kommen.

f) Intoxikationen

Zahlreiche Vergiftungen führen zu Kreislaufversagen unter dem Bilde der Zentralisation, als deren Ursache in erster Linie Flüssigkeitsverluste aus dem intra- und extravasalen Raum angeschuldigt werden müssen. Diese treten vorwiegend durch Erbrechen und Durchfälle auf, können extreme Grade annehmen und gelegentlich in wenigen Stunden zum Tode führen. Die akute Arsenvergiftung mit choleraähnlichen Phänomenen ist ein charakteristisches Beispiel; auch Kupfersulfat in toxischen Dosen löst schwere Durchfälle und Erbrechen aus, ebenso die akute Bleivergiftung (percutane und pulmonale Resorption durch Bleibenzin) und Zinkvergiftung durch Dampfinhalation, weiterhin Antimon- (Brechweinstein) und Phosphorvergiftung mit schwerem Erbrechen und Leberschädigungen. Auch Quecksilberintoxikationen bewirken oft starke Exsiccose, so daß in diesem Zustand z. B. Blutdruckwerte von 70/50 mm Hg bei Herzfrequenzen von 120 Schl./min und darüber gemessen werden, und erst später nach Überstehen dieses Stadiums wird mit der renalen Insuffizienz Blutdrucksteigerung beobachtet [*1005*]. Kaliumchlorat und Fluoride sollen ebenfalls zu Flüssigkeitsverarmung führen.

Verätzung großer innerer oder äußerer Oberflächen durch Säuren und Laugen lassen die Wasser- und Elektrolytbilanz sowohl durch Abgabe aus den zerstörten Geweben als auch durch Aufnahmebehinderung bei Befall des Intestinaltraktes schnell negativ werden, wobei hier noch der Plasmaverlust hinzukommt. Vergiftungen mit Phosgen und Formaldehyd führen u. a. zu Spannungskollaps infolge Lungenödems; Formaldehyd löst zusätzlich auch noch Erbrechen aus. Salicylate in toxischen Dosen bewirken ebenfalls Flüssigkeitsverarmung [1005]. Auf dem Wege über schwere Gastroenteritis können Rhizin-, Fleisch- und zahlreiche Pilzvergiftungen (Knollenblätterpilz, Lorchel) eine Kreislaufzentralisation hervorrufen [1005]. Auch die Hämorrhagine und Phospholipasen (früher Hämolysine) verschiedener tropischer Giftschlangen vermögen nach DENGLER u. RAUDONAT [318] neben der zentralen Vergiftung durch neurotoxische Fraktionen ihrer Drüsensekrete eine Abwanderung von Plasma durch die Gefäßwand herbeizuführen und damit zur Entwicklung eines Spannungskollaps beizutragen [318, 807, 1074, 1075]. Ein curareähnlicher Mechanismus und Histamin sollen eine zusätzliche Rolle spielen [807]. (Literatur s. MOESCHLIN 1959.)

II. Entspannungskollaps

Physiologische und pathophysiologische Voraussetzungen

Ein polarer Gegensatz zum Spannungskollaps mit seiner peripheren Vasoconstriction und meist beschleunigten Herzfrequenz ist der Entspannungskollaps, bei welchem eine zentrale, vegetative Umschaltung die Kreislaufgrößen in ihr anderes regulatorisches Extrem verkehrt mit Vorherrschen von allgemeiner Gefäßerweiterung und Bradykardie (Abb. 1). Peripherer arterieller Strömungswiderstand, Blutdruckamplitude, Schlag- und Minutenvolumen sowie Elastizitätsmodul des arteriellen Windkessels verhalten sich entgegengesetzt zur Zentralisation [347], und nur der gesunkene arterielle Mitteldruck erfährt bei beiden Formen eine gleichsinnige, wenn auch quantitativ unterschiedliche Veränderung. Trotz aller hämodynamischen Gegensätze ist das Resultat eine vasomotorische Insuffizienz des Organismus und in dieser Hinsicht für Spannungs- und Entspannungskollaps gleich [347], ohne daß beim Entspannungskollaps Anhaltspunkte für eine starke Reduktion des venösen Refluxes als Ursache des vasomotorischen Versagens zu ermitteln sind. Der infolge einer derartigen zentralen Sollwertverstellung des Blutdrucks bei gleichzeitiger kardialer Hemmung und damit fehlender kompensatorischer Frequenzsteigerung eintretende Versorgungsmangel lebenswichtiger Organe, besonders des Gehirns, kann im typischen Fall zu Adynamie, Stupor, Tonus- und schließlich Bewußtseinsverlust führen, wie vom Beispiel der banalen Ohnmacht geläufig ist [637]. Doch scheinen nicht selten die Verhältnisse komplizierter zu sein, als es zunächst den Anschein erweckt, denn nicht in jedem Fall ist eine allgemeine Ischämie des Gehirns als Ursache eintretender Bewußtlosigkeit zu betrachten. Vielmehr kann unter bestimmten Bedingungen die Symptomatik des Zirkulationssystems im Entspannungskollaps nur als Teilfaktor einer übergeordneten Regulation angesehen werden, die sich an den für das Bewußtsein angenommenen Zentren [400 u.s.f., 790, 1296, 1503] abspielt. Die vasale Insuffizienz muß zunächst nicht unbedingt Voraussetzung einer Ohnmacht sein [400], ist aber meist vorhanden und vermag dann allerdings das Geschehen zu unterhalten und zu steigern.

Prinzipiell können verschiedene Ursachen einen Entspannungskollaps bewirken. Meist handelt es sich um einen rein funktionellen Mechanismus, ausgelöst z. B. durch animalische und vegetative nervöse Reize, Hitze, Toxine oder auch durch primär psychogene Faktoren, denen bisher keine bekannten Störungen im Hirnkreislauf oder -stoffwechsel zugeordnet werden können [400]. Jedoch dürften die einmal eingetretenen charakteristischen Kreislaufveränderungen mit ihren Folgen verminderter Sauerstoff- und Glucoseversorgung [102, 1047, 1053, 1242] sekundär, etwa für den Ablauf einer Ohnmacht, größere Bedeutung gewinnen [*383, 400, 522, 637, 1014*].

Die zentrale Umschaltung der Hämodynamik wird bei der Betrachtung der heutigen Vorstellungen über die Kreislaufregulation deutlich (Abb. 17). Schon länger hat sich die Erkenntnis durchgesetzt, daß die alte, an der anatomisch-morphologischen Anordnung des autonomen Nervensystems (LANGLEY 1899, zit. nach *522*) orientierte Auffassung einer Sympathicotonie und Parasympathicotonie [*404*] im strengen Sinn weder für die vegetative Gesamtsituation [*266, 1519, 1520*] noch für das Zirkulationssystem (Sympathicotonus = Vasoconstriction, Parasympathicotonus = Vasodilation) aufrecht zu erhalten ist.

Die Einteilung nach übergeordneten Funktionsprinzipien in eine auf Leistung eingestellte, extravertierte und der Umwelt zugewandte, mit dissimilatorischen Stoffwechselvorgängen einhergehende, *ergotrope* Einstellung einerseits und eine der Ruhe und der Erholung der Organe dienende, intravertierte, assimilatorische, *tropho- oder histiotrope* Sparschaltung andererseits entspricht besser den biologischen Gegebenheiten und den bei systematischen Reizversuchen der basalen Hirnteile gefundenen Ergebnissen [*724—725*]. Die jeweilige Beteiligung des Zirkulationssystems an den physiologischen Reaktionstypen kann dabei mit sehr unterschiedlicher Aktivität der sympathischen und parasympathischen Nerven einhergehen. So gehören nach neuen Untersuchungen [*50, 462*] zum *zentralen* Kontrollsystem der Vasomotoren sowohl vasoconstrictorische als auch vasodilatorische Nerven des Sympathicus [*461, 1051*], der außerdem die Ausschüttung der Nebennierenmarkhormone reguliert, sowie parasympathische, vasodilatorische Fasern. Weiterhin ist eine *periphere* nervale Gefäßregulation vorhanden mit dilatorischen Nerven in den hinteren Rückenmarkswurzeln sowie zusätzlich fragliche, funktionell unabhängige intramurale Nervenplexus der Gefäßwände [*462, 463* usf.].

Das gesamte Gefäßsystem steht wahrscheinlich unter einem, allerdings für die einzelnen Organe verschieden intensiven, constrictorischen Dauertonus, ausgehend von Zentren in Rinde, Hypothalamus, Pons und Medulla [*461—463, 522, 809, 1051*], der einer ständigen aktiven Hemmung durch ein depressorisches Zentrum unterworfen ist und bei Minderung von dessen Einfluß mit verstärkter allgemeiner Vasoconstriction und gesteigerter Herzfrequenz reagiert. Das von SCHAEFER [*1203, 1204, 1206*] angegebene Schema, in dem statt eines Kreislaufzentrums zwei Halbzentren angenommen werden, die sich wechselseitig beeinflussen und verschiedene Gleichgewichtszustände einnehmen können, wobei das eine Halbzentrum vorwiegend durch sympathische Bahnen pressorisch und das andere, vorwiegend über parasympathische Efferenzen auf den zentralen Constrictorentonus, pressionshemmend wirkt, erleichtert sehr die Vorstellung der zentralen Regulation unter den pathologischen Bedingungen des Kollaps (Abb. 17).

Zur zentralen Regelung der Blutversorgung der wichtigen aktiven Organe und der Hautdurchblutung zum Zwecke der Temperaturregulation dürfen die vasomotorischen constrictorischen Funktionen des Sympathicus auch heute in etwa als funktionelle Einheit betrachtet werden [*461*]. Unabhängig davon besteht in der Gefäßmuskulatur selbst ein Basaltonus sowie die Fähigkeit zu Rhythmik und Periodik ihrer Kontraktionen [*110, 601, 1260*]. Dabei ist die Vasomotorenkontrolle für die verschiedenen Gefäßprovinzen sehr unterschiedlich, während für die Haut die zentrale Steuerung von Hypothalamus, Medulla und Pons bzw. den Temperaturzentren überwiegt, scheint sich bei bestimmten Vitalorganen wie Hirn und Herzmuskel die Regulation weitgehend unabhängig von den Gefäßnerven zwischen dem Basaltonus und vasodilatierenden Stoffwechselprodukten abzuspielen [*461, 462, 718*]. Andere Organe liegen zwischen diesen beiden Extremen, wie REIN besonders für die Muskulatur nachgewiesen hat [*815, 1137, 1146*]. Eine Erregung sympathischer Fasern setzt fast ausschließlich Noradrenalin frei, das auf alle Gefäße mit Ausnahme der Coronarien kontrahierend wirkt [*461, 462, 758—765, 1272, 1281*] und zwar sowohl auf die Arteriolen als Widerstandsgefäße als auch auf die Venolen und Venen als Kapazitätsgefäße. Die sympathischen, noradrenergischen, constrictorischen Fasern versorgen fast alle Gefäße und sind nach heutiger Kenntnis die einzige Efferenz der Blutdruckkontrolle und vermutlich auch der physikalischen Wärmeregulation. Sie sind an allen zentralen und reflexvasomotorischen

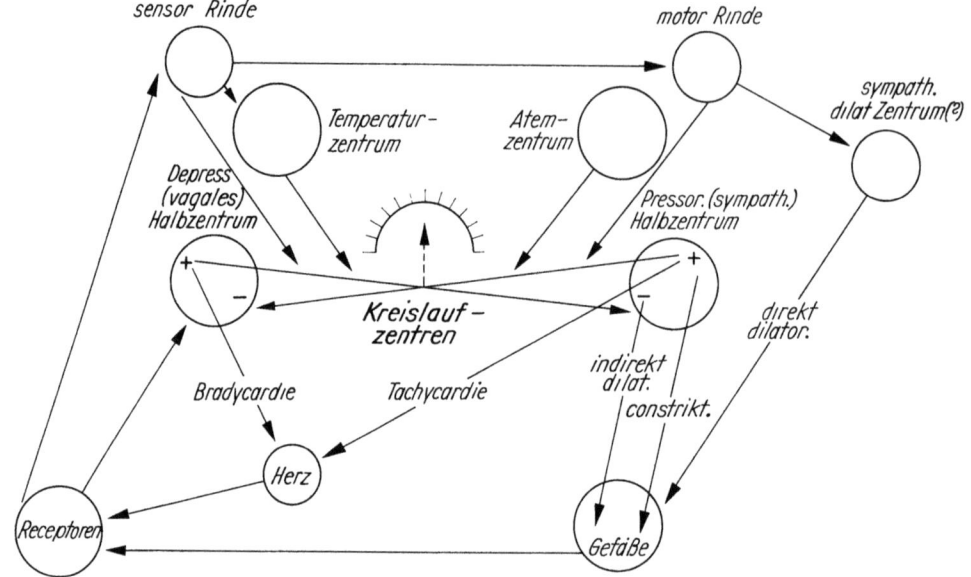

u.a. in Aorta
Car sinus
Pulmonalis
Coeliaca
Hepatica
Meningea
Atrien
Venen
Cavae
Ventrikel

Abb. 17. Schematische Darstellung der Kreislaufregulation in Anlehnung an das Kreislaufschema von SCHAEFER (1950). Labiles Gleichgewicht zwischen zwei Halbzentren, die in Wechselwirkung stehen und sich sowohl gegenseitig beeinflussen als auch direkt auf die Erfolgsorgane wirken. Dabei werden die peripheren Gefäße vorwiegend einzeilig über das sympathische Nervensystem reguliert und zwar durch Steigerung oder Reduktion des Constrictorentonus. Die Zentren ihrerseits werden entweder von weiteren Zentren, so demjenigen der Temperatur- und der Atemregulation, beeinflußt als auch von den Receptoren der Peripherie und von den Impulsen, die von der sensiblen, sensorischen und motorischen Rinde ausgehen. Daneben ist das neuerdings angenommene sympathische Dilatorenzentrum eingezeichnet, das mit der motorischen Rinde in Verbindung stehen und einen direkt dilatorischen Effekt auf Gefäße, vorwiegend der quergestreiften Muskulatur, ausüben soll

Reaktionen beteiligt, und Hemmung ihres Tonus schafft die Grundlage sogenannter nervaler Vasodilatation.

Im Gegensatz zu den noradrenergischen sympathischen Constrictoren sind die sympathischen Dilatoren cholinergisch und versorgen mit der gesamten Skeletmuskulatur ein voluminöses Gewebe mit großer Zahl von Gefäßen, die infolge großer Leitfähigkeit für den peripheren arteriellen Gesamtwiderstand wichtig sind [*26, 48—52, 55, 56, 203, 461, 462, 966*]. Vermutlich sind auch bestimmte Hautpartien sympathisch dilatorisch versorgt, vielleicht ebenfalls die Lungen, während über andere Organe noch keine genauen Kenntnisse in dieser Hinsicht vorhanden sind [*462*]. Die absteigenden Leitungen der sympathischen Vasodilatoren von der motorischen Rinde scheinen unabhängig von den medullären und pontinen Zentren zu sein und einen aktiven Dauertonus nicht zu besitzen; auch sind sie nicht in die normale baro- und chemoreceptorische Kreislaufkontrolle [*1035*] eingespannt. Reizung dieser sympathischen dilatorischen Fasern, entweder direkt oder vom Hypothalamus oder Rindenarealen aus, kann die Stromstärke im Muskel auf das

5—6fache ansteigen lassen, und dieser Effekt ist in der Größenordnung der Constrictorenreizung und der Hautgefäßregulation vergleichbar [*48—56, 461, 462*]. Die Anwesenheit eines sympathischen, hypothalamischen Vasodilatationszentrums gilt nach FOLKOW [*461* usf.] als wahrscheinlich.

Im allgemeinen sollen die Blutgefäße von ihren Constrictoren beherrscht werden [*462, 966*], und sie sind normalerweise nur wenig von der Sekretion des Nebennierenmarks, die aus Noradrenalin und Adrenalin besteht [*413, 414, 758—765, 1272*] abhängig, mit der wichtigen Ausnahme, daß kleine bis mäßige Adrenalindosen die Skeletmuskel-, Hirn- und Coronargefäße dilatieren; dieser Effekt kann mit seinem Einfluß auf die periphere arterielle Widerstandssenkung auch dann noch dominieren, wenn in Mischinfusionen 25% Adrenalin und 75% Noradrenalin verabfolgt werden [*50, 53, 383*]. Für die Leber ist ein dilatorischer Adrenalineffekt fraglich, möglicherweise stoffwechselbedingt, desgleichen bestehen in dieser Hinsicht für die Lunge ebenfalls noch ungeklärte Verhältnisse. Für die verschiedenen Formen des zu erörternden Entspannungskollaps erscheint von Bedeutung, daß sowohl vom Hypothalamus als auch von bestimmten Arealen der Hirnrinde ausgehend eine vermehrte Nebennierenmarksekretion möglich ist [*413, 414, 461, 462, 522*].

Parasympathische cholinergische Vasodilatoren sind für die Haut und das Gehirn bekannt, für Leber, Darm und Bronchialbaum fraglich [*966*]; an der gesamten Kreislaufregulation über die Baro- und Chemoreceptoren scheinen sie jedoch als Effectoren nicht beteiligt zu sein [*461, 462*].

Für die umfassende vasomotorische Umstellung im Entspannungskollaps dürften die rein peripher vom Rückenmark kontrollierten vasomotorischen dilatorischen Fasern (dorsal root vasodilator fibres) keine besondere Bedeutung besitzen. Sie sind vermutlich morphologisches Substrat der Axonreflexe, stehen z. T. mit schmerzleitenden Fasern in Zusammenhang und ihre Übertragersubstanz wird noch diskutiert. Hinsichtlich der zum Teil sehr unterschiedlichen physiologischen Innervation und Beeinflussung der einzelnen übrigen Organe durch sympathische constrictorische, sympathische dilatorische und parasympathische dilatorische Fasern sowie der organverschiedenen Reaktion auf Noradrenalin und Adrenalin muß auf die Monographie von MCDOWALL und Mitarbeiter [*966*] verwiesen werden.

Gestützt auf die in der Abb. 17 etwas erweiterte Darstellung von SCHAEFER [*1203, 1204, 1206*] über die Tätigkeit der „Kreislaufzügler" mit einem labilen Gleichgewicht zweier funktionell gegensätzlicher Halbzentren, deren Resultante jeweils die zirkulatorische Gesamteinstellung ergibt, ist die schematische Genese eines vasodilatorischen Kollaps leicht vorstellbar. Wenn durch proprioceptive Reflexe [*35, 848, 1512*] und ihre vorwiegend vagalen Afferenzen [*1206*] oder durch fremdreflektorische (nutritive, thermoregulatorische, sensible, sensorische oder corticale) Einflüsse [*1035*] entweder sofort oder gegenregulatorisch überschießend eine Dominanz der Hemmung des constrictorischen Dauertonus der Gefäße oder noch zusätzlich oder allein aktive Vasodilatation auftritt, so sind die Voraussetzungen für einen zentral bedingten Entspannungskollaps vorhanden. Andererseits können formal sehr ähnliche Kollapsbilder auftreten, wenn trotz vorhandenen zentralen Regulationsgleichgewichtes die vegetative efferente Vermittlung zum Erfolgsorgan, etwa bei einer generalisierten Erkrankung des sympathischen Nervensystems (z. B. Tabes) gestört ist [*926*].

1. Einfache Ohnmacht (vagovasale Synkope)

(Synonyma: Synkope[1], vasovagale Attacke, vagovasaler Anfall, common faint, fainting, synkopaler Anfall).

Die einfache Ohmacht kann definiert werden als kurzfristige plötzliche Aufhebung bestimmter Vitalfunktionen. Sie pflegt meist von charakteristischen funktionellen, kardiovasculären Störungen begleitet oder ausgelöst zu sein. Die Kreislaufveränderungen sind das Ergebnis sowohl überwertiger Hemmung des Vasoconstrictorentonus und der Herzfrequenz als auch aktiver Vasodilatation, und das Vorhandensein organischer Erkrankungen ist keineswegs Voraussetzung, sondern eher Ausnahme. Die Ohnmacht ist ein relativ häufiges Ereignis, das in der nichtmedizinischen Literatur, besonders früherer Jahrzehnte, als ein gern benutztes Requisit zur Darstellung vermeintlich dramatischer Situationen ausgedehnte Verwendung gefunden hat. — BARCROFT schätzt die Zahl der ohnmächtig gewordenen Blutspender in England während des letzten Krieges auf 25000 [*48*]. Nach EDHOLM [*383*] tritt bei 2—5%, nach BREHM [*172*] je nach den Bedingungen der Lagerung und Umgebungstemperatur bei 1—6% der Spender eine Ohnmacht auf. Aufrechte Körperhaltung wirkt ebenso wie langes Stehen, passives Aufrichten, emotionelle Faktoren (Ekel, Angst), Hitze, hohe Luftfeuchtigkeit, Schmerz, mäßiger Blutverlust und Hypoxie begünstigend auf diese Form des Entspannungskollaps, doch ist zu betonen, daß von den genannten Einflüssen orthostatische Belastung keineswegs unbedingte Voraussetzung darstellt, und die Ohnmacht kann bei entsprechender Disposition gelegentlich auch in der Horizontallage eintreten. Zu humanexperimentellen Studien der dabei auftretenden Kreislaufveränderungen werden als konditionierende Pharmaka z. B. Nitrite [*1374, 1495*] und Apomorphin [*789 bis 795*] verwendet, außerdem zur Herabsetzung der Schwelle kleine bis mäßige Aderlässe und Manschettenstauung der unteren Extremitäten [*15, 48, 383, 773, 1315, 1316*], die ebenso zu einer banalen Ohnmacht disponieren können, wie auch bei stärkeren Traumata dem später dominierenden Spannungskollaps eine kürzere Phase eines Entspannungskollaps vorangehen kann [*347*]. Die letzteren Verfahren haben aber den Nachteil, daß durch die einleitende Sequestrierung größerer Blutmengen in bestimmten Gefäßprovinzen oder durch den vorangehenden Aderlaß die Ausgangslage sich bereits verändert, so daß die späteren quantitativen Phänomene im Kollaps nicht ohne weiteres mit den Verhältnissen der spontanen Ohnmacht identifiziert werden können [*383*].

Es muß unterschieden werden zwischen orthostatischer Zentralisation, jener Dysregulation mit kontrahiertem arteriellen Gefäßnetz, aber mangelndem venösen Reflux, die zu Kollaps und Bewußtseinsverlust führen kann, auf der einen Seite und dem durch weitgestellte arterielle Gefäßperipherie, also eine völlig gegensätzliche Einstellung bedingten Entspannungskollaps mit Ohnmacht auf der anderen Seite. Während der orthostatische Kollaps sich durch erhaltenen oder wenig gesenkten arteriellen Mitteldruck, aber trotz Tachykardie stark reduziertes Minutenvolumen auszeichnet, verfügt der Ohnmächtige im Entspannungskollaps trotz Bradykardie oft über ein noch annähernd normales Minutenvolumen, da seine Schlagvolumina eher größer sind; doch ist bei ihm der arterielle Mitteldruck stark erniedrigt. Die Gegenüberstellung dieser beiden sich zwar auf den ersten Blick im Symptom des Bewußtseinsverlustes berührenden, jedoch pathogenetisch gegensätzlichen Kollapsformen demonstriert am klinischen Beispiel eindrucksvoll, daß zur befriedigenden Organversorgung, hier besonders des Gehirns, sowohl ein ausreichender arterieller Mitteldruck als auch ein ausreichendes Minutenvolumen die entscheidenden Voraussetzungen sind. Daß der arterielle Druck eine sorgfältig

---
[1] συν = zusammen, κόπτειν = schlagen.

gesicherte Größe darstellt, wird allgemein angenommen [26, 1461, 1462]. Die Empirie der Klinik spricht dafür, daß auch das Minutenvolumen eine Regelgröße [1463] oder eine gesteuerte Größe [26] darstellt, wobei über die Anwendung dieser Beschreibungen aus der technischen Nomenklatur noch nicht endgültig entschieden zu sein scheint (Literatur: Verh. dtsch. Ges. Kreisl.-Forsch. 1959).

Es besteht allerdings nicht selten die Möglichkeit, daß unter Stehbelastung gelegentlich zunächst langfristig eine arterielle Zentralisation und zuletzt ein Entspannungskollaps bei der gleichen Person auftreten. Eine vergleichbare Situation liegt auch vor, wenn Manschettenstauung von Extremitäten in Horizontallage als Auslösungsmechanismus eines Entspannungskollaps benutzt wird. Sobald nach längerer intensiver Erhöhung des Constrictorentonus durch plötzliches Überhandnehmen der zentralen Depressoreneinflüsse ein überschießender Ausschlag in das andere Extrem oder noch zusätzlich eine vasoaktive Dilatation, unabhängig von den Vasoconstrictorenzentren, mit arteriellem, nicht kompensierbarem Widerstandsabfall einsetzt, kann eine orthostatische Zentralisation durch eine banale Ohnmacht mit Bradykardie beendet werden. Die Kirchen- und Versammlungsohnmacht, der Kollaps des operationsungewohnten Studenten oder des zu unphysiologischer Körperhaltung gezwungenen Soldaten sind zu einem Teil primärer Entspannungskollaps, zu einem anderen Teil orthostatische Zentralisation, die manchmal nach längerem Bestand in einen akuten peripheren Widerstandsverlust mit vagaler Bradykardie umzuschlagen vermag. Dabei ist zu betonen, daß eine essentielle arterielle Hypotonie oder allgemeine Asthenie nicht unbedingt Voraussetzung der Ohnmacht darstellen muß; Normotoniker und Athleten werden offenbar ebenso, wenn nicht sogar vermehrt betroffen. Interessanterweise findet sich diese Form des Kreislaufversagens häufiger bei Männern als bei Frauen.

a) Klinisches Bild

Das klinische Bild einer Ohnmacht bietet zunächst Prodromalsymptome. Oft sind ein tiefer Seufzer, Gähnen oder Stöhnen das erste Anzeichen [48 usf., 1315 usf.], dann folgen Hautblässe und Schweißausbruch, manchmal auch Speichelfluß [1296], die Lippen sind bleifarben [48, 50], Schwindel, doch kein charakteristischer Drehschwindel, stellt sich häufig ein, Leeregefühl im Kopf, Schatten oder Schwarzwerden vor den Augen werden angegeben, die Lebhaftigkeit und Anteilnahme an den Vorgängen der Umgebung lassen nach, das Interesse wird eingeengt. Dann sinkt der Muskeltonus, der Kopf fällt nach vorn, die Gliedmaßen zittern manchmal, um später zu erschlaffen, so daß plötzliches Zusammensinken eintritt, die Sehnenreflexe sind dann abgeschwächt, die Pupillen teils eng, teils weit [1296], und bei völliger Apathie ist keine Abwehr gegen Eingriffe (z. B. Venenpunktion) vorhanden. Der Betroffene ist kaum oder nicht mehr ansprechbar [1503], oft bestanden in früheren Stadien Mißempfindungen im Epigastrium oder Magen-Darm-Symptome (Übelkeit, Brechreiz, Erbrechen, Stuhldrang), seltener Miktionsdrang, die Atmung ist tief und oft rasch. Nicht jeder sondern nur etwa jeder fünfte Patient [50, 1296] zeigt in diesem Stadium Bewußtseinsverlust, ein solcher ist demnach keine conditio sine qua non der Ohnmacht. Häufig ist zunächst das Bewußtsein noch erhalten, auch wenn der Blutdruck akut, etwa auf systolisch 50—60 mm Hg absinkt und Bradykardie einsetzt [48—50]. Nimmt dann aber die Hirndurchblutung fortschreitend ab, so treten Bewußtlosigkeit und nicht selten Krämpfe hinzu, wobei letztere anscheinend nicht unbedingt mit tiefer Bewußtlosigkeit gekoppelt sein müssen [1296], meist jedoch mit ihr parallel gehen [50, 400, 401, 402]; Konvulsionen sind meist vorhanden, wenn die Bewußtlosigkeit 15—20 sec besteht [562], besonders unter erzwungener Beibehaltung aufrechter Position. Es können Zuckungen der Extremitäten, tetaniforme salvenartige und auch leichte klonische Krämpfe [*400, 1273*] beobachtet werden. Auch Selbstverletzungen, sogar ernsterer Art, werden infolge des manchmal sehr plötzlich eintretenden Bewußtseinsverlustes beobachtet, doch gehört Zungenbiß praktisch nie zu diesen Schädigungen [*1273*].

Die Dauer der Ohnmacht kann zwischen einer bis wenigen Minuten und einer halben Stunde liegen, es sind sogar ausnahmsweise Extremwerte bis zu mehreren Stunden beschrieben worden [*400*]. Der Zeitraum völliger Bewußtlosigkeit beträgt bei horizontaler Lage meist nur etwa $^{1}/_{2}$—5 min; für die seltenen langfristigen Kollapszustände muß eine ausreichende Durchblutung zur Erhaltung des Basalstoffwechsels des Gehirns angenommen werden, die durch Horizontallage auch bei niedrigen arteriellen Drucken offenbar genügt, denn bei Fehlen anderer Grundleiden sind an dem großen Material der Blutspender nie zurückbleibende Schäden bekannt geworden [*48* usf.]. Für ältere Personen mit organischer Gefäßschädigung des Herzens und Gehirns, bei sehr langer Kollapsdauer und besonders, wenn die Einnahme horizontaler Lage verhindert wird, dürfte allerdings diese Harmlosigkeit der Ohnmacht nicht zutreffen. Einzelne Fälle sind bekannt geworden, in denen auch bei jungen und organisch gesunden Menschen ein reflektorischer Entspannungskollaps tödlich endete [*400, 450*].

Bei Ende der Ohnmacht, d. h. meist nach einigen Minuten, kehrt das aufgehobene oder eingeengte Bewußtsein mit der Erholung des Blutdrucks und der Pulsfrequenz wieder zurück, zwar mit fast der gleichen Anfangsgeschwindigkeit wie der Kollaps eingetreten ist und wie die Störungen der psychischen Funktionen eingesetzt haben, doch wird das vorher vorhanden gewesene Leistungsniveau durchweg langsamer erreicht; gelegentlich bleiben als Nachwehen noch Kopfschmerzen und Unbehagen einige Zeit bestehen [*1296*], und bis zur völligen Wiederherstellung können $^{1}/_{2}$—2 Std vergehen.

Symptome des Zirkulationssystems stehen weitaus im Vordergrund des klinischen Bildes der Ohnmacht, obwohl eine solche gelegentlich auch ohne stärkeren Blutdruckabfall auftreten soll [*1296*]. Auch in diesen Fällen muß aber vermutlich der Beteiligung des Hirnkreislaufs eine wichtige Rolle zugesprochen werden [*178, 637*], da durch eine stärkere Bradykardie das Zeitvolumen des Gehirns trotz erhaltenen Drucks herabgesetzt werden kann (Carotissinussyndrom). Bei Fixation in vertikaler Position darf nach einiger Zeit hinsichtlich des cerebralen Kreislaufs eine Reaktion wie etwa bei Asystolie verschiedener Genese erwartet werden, die eher einer Zentralisation (analog der kardialen Form des hypersensitiven Carotissinus) zur Seite gestellt werden kann. Auch bei der Kollapsprovokation durch Apomorphin und Erbrechen werden, allerdings selten, uncharakteristische Kreislaufregulationen mit erhaltenem diastolischen Druck, jedoch starker Amplitudenverengerung und sogar gesteigerter Frequenz registriert, wie einer Abbildung von EHLICH u. WÄLLISCH [*387*] entnommen werden kann; diese entspricht mehr den Kriterien der Zentralisation als dem charakteristischen Kreislaufverhalten der Ohnmacht.

Doch von derartigen Ausnahmen abgesehen beherrscht allgemein die Symptomatik des Entspannungskollaps die hämodynamischen Vorgänge der Ohnmacht. Der arterielle Blutdruck fällt auf Werte von i.M. 80/40 bis 60/30 mm Hg oder noch tiefer, d. h. systolischer und diastolischer Druck sind etwa gleichmäßig reduziert, und die Druckamplitude bleibt nahezu erhalten (Abb. 18). Im Bereich der angegebenen Werte ist allerdings der methodische Fehler der meist benutzten auskultatorischen Blutdruckmessung groß und die Grenze der Anwendbarkeit des Verfahrens erreicht, obwohl bei der vorhandenen Strömungsgeschwindigkeit die Voraussetzung der Wirbelablösung an der Staustufe noch relativ lange gegeben sein dürfte [*17, 1088*]. Hier sind intraarterielle Druckmessungen zuverlässiger, und diese zeigen Druckminima von 57—37 mm Hg [*177, 383*]. Der arterielle Mitteldruck ist damit bis auf 50% reduziert, was besondere Bedeutung für diejenigen Organe haben muß, deren Gefäßsystem, wie z. B. beim Gehirn, einer geringeren vasomotorischen Kontrolle unterliegt [*461, 890*], und wo der Einfluß des Druckes auf Gefäßweite und Stromstärke [*1511*] daher sich möglicherweise ungünstiger als in anderen Provinzen auswirken kann.

Die Pulswellengeschwindigkeit des arteriellen Windkessels ist deutlich verringert als Zeichen herabgesetzten Elastizitätsmoduls [*347, 1464*]. Da die Schlagvolumina normal oder eher vergrößert sind, wird das Minutenvolumen manchmal nur wenig vermindert gefunden [*347, 383*], unter anderem auch ein Hinweis darauf, daß der venöse Rückstrom nicht hochgradig beeinträchtigt ist. Doch verebbt das Herzzeitvolumen offenbar in anderen Gefäßabschnitten, da die Hirndurchblutung nach allgemeiner Übereinstimmung [*48, 50, 205, 347, 383, 400, 790*] reduziert ist.

Der periphere arterielle Gesamtwiderstand wird regelmäßig stark gesenkt gemessen und kann bis auf die Hälfte der Normalwerte abfallen [*48* usf., *347, 1316*]. Auf der Niederdruckseite scheint sich der Druck in den beiden Hohlvenen und dem rechten Vorhof während des Bestehens oder Einsetzens einer Ohnmacht nicht auffällig zu verändern; jedenfalls fanden BARCROFT [*48* usf.], EDHOLM [*383*], McMICHAEL u. SHARPEY-SCHAFER [*973*] und WARREN und Mitarbeiter [*1487*] zwar zunächst bei dem Aderlaß, der zur Provokation der Ohnmacht dienen sollte, den bei Volumenreduktion zu erwartenden Druckabfall, als dann aber plötzlich der Übergang zum Entspannungskollaps einsetzte, zeigten Vorhofdruck und Herzzeitvolumen eher steigende Tendenz oder keine Senkung während der arterielle Blutdruck noch weiter abfiel.

SHARPEY-SCHAFER [*1315, 1316*] hat kürzlich in einer Untersuchungsserie beim Apomorphinkollaps von Alkoholikern einen Druckabfall im rechten Vorhof von 3—7 mm Hg gemessen, jedoch während der tachykarden Vorphase; da dieser Befund aber fast stets bei Tachykardien angetroffen wird [*552, 1269*], kann hieraus nicht auf die Drucke während der eigentlichen bradykarden Ohnmacht geschlossen werden. Da niedrige Vorhofdrucke auch bei gesteigertem Rückfluß und hohem Minutenvolumen [*1269*] sowie andererseits hohe Vorhofdrucke bei Bradykardie und geringem Herzzeitvolumen angetroffen werden [*545, 1271*], ist auf Grund dieser Messungen kaum eine Aussage über den venösen Reflux und die Ventrikelfüllung möglich. Allerdings glaubt SHARPEY-SCHAFER [*176, 1316*], daß doch mit einer Minderung des venösen Rückflusses zu rechnen sei, eine Annahme, die besonders unter den Bedingungen einer Ohnmacht in horizontaler Lage ohne Blutverlust

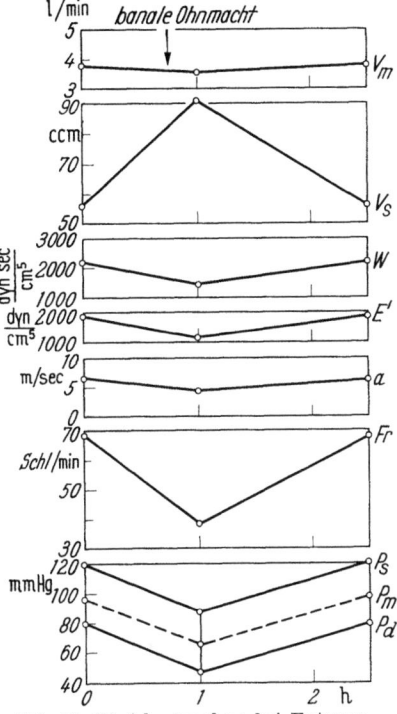

Abb. 18. Kreislaufanalyse bei Entspannungskollaps (banale Ohnmacht). (Nach DUESBERG u. SCHROEDER 1944). Unter starkem Absinken der Frequenz und Verminderung der arteriellen Druckwerte steigt das Schlagvolumen an, während peripherer und elastischer Widerstand reduziert sind. Gleichzeitig ist das Minutenvolumen nur mäßig verkleinert. V_m = Kreislaufminutenvolumen, V_s = Schlagvolumen, W = peripherer arterieller Widerstand, E' = elastischer Widerstand, a = Pulswellengeschwindigkeit des Windkessels, Fr = Herzfrequenz, P_s = systolischer Druck, P_m = Mitteldruck, P_d = diastolischer Druck des arteriellen Hochdrucksystems

und ohne die Notwendigkeit, eine hydrostatische Druckdifferenz zwischen Peripherie und herznahen Venen überwinden zu müssen, überrascht. Die verschiedentliche Feststellung eines nicht [347] oder nicht sehr unter die Präkollapswerte reduzierten Minutenvolumens [386] dürfte jedenfalls voraussetzen, daß bei Horizontallage ein ausreichender Reflux vorliegt. Die großen Schwierigkeiten, die dem Studium eines so inkonstanten, nicht voraussehbaren und nicht leicht identisch reproduzierbaren Phänomens im physiologischen und erst recht im klinischen Experiment gegenüberstehen, haben EDHOLM [383] zu der Auffassung kommen lassen, daß eine Abnahme des Herzzeitvolumens bei rein emotioneller Ohnmacht weder bewiesen noch völlig ausgeschlossen ist. Daß in einem Entspannungskollaps, der nach längerer Stehbelastung auftritt, eine Verminderung der mit Farbstoffen bestimmten aktiven Blutmenge und des Minutenvolumens auftritt [1567], kann angesichts der Ausgangsbedingungen zunächst nicht als repräsentativ für die Verhältnisse der Ohnmacht im allgemeinen gelten. Zur Deutung der Phänomene der vagovasalen Synkope scheint jedenfalls eine Abnahme des Herzzeitvolumens nicht notwendige Voraussetzung zu sein.

Das Venensystem in seiner Gesamtheit ist im Entspannungskollaps aus methodischen Gründen schwierig zu beurteilen, und daher finden sich in der Literatur, verglichen mit dem Hochdrucksystem, hierüber nur relativ wenige Angaben. Da die peripheren Venen ebenfalls vom sympathischen Nervensystem [357, 358] analog den Arterien versorgt werden [499, 882], einer zentralen Steuerung unterliegen [168, 358, 457, 582] und als Kapazitätsgefäße mit einer Änderung des Tonus ihrer Muskulatur großen Einfluß auf die hämodynamischen Verhältnisse ausüben können [358, 1125, 1252], bestehen hier für den Kollapszustand der Ohnmacht vorläufig noch größere Wissenslücken. Würde auf Grund der zentralen Umschaltung eine gleich intensive Vasodilatation wie beim arteriellen System während einer Ohnmacht vorliegen, so müßte zumindest in vertikaler Lage eine einschneidende Verminderung des zirkulierenden Volumens angesichts der Tatsache, daß 70—80% des Blutes im venösen System liegt, die Folge sein. Bei einem gleichmäßigen Versagen der venösen und arteriellen Constrictoren wären dann die Verhältnisse fast denjenigen einer Ganglienblockade vergleichbar. Solange hier die Horizontallage eingehalten wird und der Einfluß der Schwerkraft auf den Zufluß zum Herzen nicht durch Vasoconstriction, auch der Venen, kompensiert werden muß, liegen oft keine auffälligen Kreislaufsymptome vor [350, 1359, 1360], und erst in Vertikalstellung würde sich die Lähmung der Arterio- und Venomotoren offenbaren. Beim Entspannungskollaps findet sich jedoch eine durchaus andere Kreislaufregulation als nach der Applikation von Ganglienblockern. Hier steht das Hochdrucksystem mit der brüsken Verringerung des arteriellen Widerstandes völlig im Vordergrund, für dessen von den meisten Autoren angenommenen aktiven Mechanismus [50, 383, 461, 623, 1315] besonders die Tatsache spricht, daß er auch in Horizontallage auftreten kann. Außerdem zeigt die Reaktion des Hautorgans, daß keineswegs eine generalisierte Venodilatation vorhanden ist, sondern vielmehr Bezirke von großer Kapazität kontrahiert sind. Damit könnte der erhöhte Venendruck [15] erklärt werden. Ob die Venoconstriction der Haut nerval oder humoral bewirkt ist, worauf später eingegangen werden soll, ist zunächst nicht entscheidend. Sollte die Annahme zahlreicher Autoren [189, 383], daß Vasopressin hierfür verantwortlich sei, zutreffen, so müßte angesichts des sehr frühen Einsetzens der Hautblässe eine außerordentlich geringe Latenz der Freisetzung von Hinterlappenhormonen vorausgesetzt werden. Wenn auch für viele Venengebiete bei dem Entspannungskollaps erst wenige Untersuchungen vorliegen, so darf doch aus dem Summeneffekt des nur mäßig reduzierten Herzzeitvolumens geschlossen werden, daß eine dominante und allgemeine Erweiterung der venösen Strombahn nicht vorhanden ist. Aus dem

Verhalten des Druckes im rechten Vorhof oder in den herznahen großen Venen kann allerdings unter den Verhältnissen der Ohnmacht nur sehr bedingt das Ausmaß des venösen Rückstroms beurteilt werden [*1315, 1316*], da diese in weitem Umfang durch die Herzaktion selbst verändert werden können [*171, 545*]. Wenn ein Vergleich zwischen dem Entspannungskollaps und der orthostatischen Dysregulation gestattet ist, so scheinen Hoch- und Niederdrucksystem sich bei diesen beiden Kollapsformen in ihren Phänomenen völlig gegensätzlich zu verhalten. Der arteriellen Dilatation bei in summa vermutlich erhaltenem Venentonus des Entspannungskollaps steht die arterielle Constriction bei venösem Versagen [*831*] in der orthostatischen Zentralisation [*525*] gegenüber. Auch der seit langem bekannte, bereits von HUNTER (zit. nach *1315*) berichtete und auch in jüngerer Zeit bestätigte Befund [*789* usf., *1296, 1503*], daß während der Ohnmacht bei Venenpunktion hellrotes Blut gewonnen werden kann, spricht gegen Stagnation in dilatierten Venenbezirken und Refluxreduktion und leitet über zur Frage der Kurzschlußverbindungen und ihrer Funktion im Entspannungskollaps.

Den überaus zahlreichen histologischen Befunden von arteriovenösen Anastomosen (avA) [*254, 1108, 1109, 1354—1356*] nahezu aller Organe, die das Blut von den Arteriolen unmittelbar in die Venolen unter Umgehung der nutritiven Capillaren umleiten können, stehen hinsichtlich ihrer physiologischen und pathophysiologischen Funktionen und ihrer quantitativen Bedeutung in den einzelnen Geweben für die Kreislaufregulation sehr unterschiedliche Auffassungen von physiologischer Seite gegenüber. Die Ursache dieser Meinungsverschiedenheit muß vorwiegend darin gesehen werden, daß die methodischen Schwierigkeiten zur Erfassung der kurzgeschlossenen Blutmenge außerordentlich groß und allgemein anerkannte Verfahren bisher nicht bekannt geworden sind. Während zum Beispiel hinsichtlich der wärmeregulatorischen Funktion von arteriovenösen Hautanastomosen, besonders der Acren, in etwa übereinstimmende Ansichten zahlreicher Untersucher bestehen [*23—25, 157, 776, 777, 966, 1090, 1092, 1094, 1244, 1265, 1268*], ist dies für andere Organe, z. B. die Skeletmuskulatur, und ebenso für die Frage nach der Einbeziehung der avA in die gesamte Kreislaufregulation keineswegs der Fall [*781, 782, 783*]. Die Beurteilung des Anteils derartiger Kurzschlüsse an der Hämodynamik verschiedener Gewebe ist weiterhin dadurch erschwert, daß erst für einige Organe, so z. B. den Darm und die Haut der Acren [*254, 1354, 1368, 1369*] quantitative anatomische Untersuchungen über die Anzahl der av-Anastomosen vorliegen [*254*], während in zahlreichen anderen, so z. B. in der Skeletmuskulatur, ihr Vorhandensein von morphologischer Seite teils behauptet [*247, 881, 1110, 1598, 1599, 1600*], teils bestritten wird [*833, 835, 1090*]. Die morphologische Basis für eine physiologische Beurteilung des Ausmaßes einer Kurzschlußdurchblutung ist daher nur für bestimmte Organe gesichert. Andererseits gibt es zahlreiche Kreislaufphänomene, die sich am ehesten durch die Annahme einer beschleunigten Rückleitung des Blutes unter Umgehung des Capillarbettes erklären lassen, wie z. B. wärmeregulatorische Anforderungen [*347, 1090—1093, 1265, 1266, 1268, 1415, 1416, 1514—1516*], die Veränderungen der Gesamthämodynamik bei bestimmten Kollapsformen mit erweiterter Peripherie [*347, 1266*] und verschiedene Befunde bei Untersuchungen über die Extremitäten- und Skeletmuskeldurchblutung [*48—52, 881*]. Den anatomischen Darstellungen zufolge ist das Vorkommen großer, arteriovenöser Querverbindungen für die Haut und den Darm als gesichert anzusehen, ebenso in bestimmten Strukturen wie den Acren [*1172, 1558, 1599*]. Für Niere [*1388, 1437, 1438*], Leber [*254*] und Skeletmuskel [*881, 1102, 1108*] liegen die Verhältnisse noch nicht mit genügender Sicherheit fest [*521*]. Wenn auch in allen Organen gelegentlich einzelne avA beobachtet werden, so ist es doch nicht gerechtfertigt, sie deswegen zu einem regulären Teil der Normalstruktur der Mikrozirkulation aller Gewebe zu erklären [*781*, *782*, *952*, *1598*]. Außerdem müßte, falls die avA generelle Elemente der peripheren Gefäßstrukturen darstellen würden, theoretisch ein spezieller Regulationsmechanismus für die Umleitung erwartet werden [*338*], der bisher nicht bekannt ist [*1598*]. Aber die anatomische Existenz direkter weiter Kurzschlüsse zwischen Arterien und Venen mit morphologischen und funktionellen Besonderheiten ist keineswegs unbedingte Voraussetzung für die von den Physiologen erhobenen Befunde [*100*]. Hier bietet sich zur Deutung vieler Phänomene, die eine paracapilläre derivatorische Durchblutung als Erklärung fordern, ein anderes Strukturelement des vasculären Systems im mikroskopischen Bereich an, das den gleichen Effekt herbeiführen könnte. Die physiologische Nomenklatur eines arteriovenösen Kurzschlusses zur Bezeichnung eines Funktionszustandes braucht vermutlich nicht immer an das Vorhandensein einer Vielzahl solcher Gebilde nach anatomischer Definition geknüpft zu sein [*1262*, *1268*]. Es handelt sich bei diesen derivatorischen Kanälen um die Stromcapillaren oder Vorzugskanäle [*247*, *248*, *1298*, *1299*] als charakteristisches Zentralgebilde des Capillarbettes, die sich in den meisten Geweben finden und als direkte Fortsetzung der zuleitenden Arteriolen bzw. Metarteriolen, anfangs noch mit glatter Muskulatur ausgestattet, in einer mehr oder weniger großen Schleife zur ableitenden Venole führt. Erst von diesen Stromcapillaren gehen, zwischen ihren Schenkeln ausgespannt, die eigentlichen Netzcapillaren ab, die der Gewebsversorgung und dem Stoffaustausch dienen und deren Drainage von Zellen mit Sphincterfunktion am Abgang von Hauptcapillaren gesteuert werden soll [*247*, *248*, *1298*]. Ob dieses Bauprinzip Allgemeingültigkeit hat, scheint aber noch nicht gesichert zu sein [*781—783*].

Die rasche Rückleitung von Blut aus den arteriellen Endverzweigungen zum venösen System wäre bei Nachlassen des constrictorischen Arteriolentonus, aktiver Vasodilatation [*461*, *462*] oder peripherer Gefäßlähmung [*347*] sowie unter dem Einfluß von Acetylcholin [*1262*, *1268*] über diese Vorzugswege der Stromcapillaren leicht vorstellbar, wenn der vorgeschaltete Widerstand fortfällt oder nachläßt, wobei die eigentlichen nutritiven Netzcapillaren wenig oder nicht zur Durchleitung des gesteigerten Zeitvolumens beitragen. Es besteht somit theoretisch die Möglichkeit, daß trotz vermehrter peripherer Stromstärke die Gewebsversorgung unzureichend wird. Angesichts des morphologischen und quantitativen Verteilungsverhältnisses zwischen Strom- oder Vorzugscapillaren und arteriovenösen Anastomosen im engeren Sinne scheinen bei Kollapszuständen mit hohem Herzzeitvolumen (paralytischer Kollaps), z. T. auch beim Entspannungskollaps [*347*], die ersteren die Hauptrolle zu spielen. Doch sprechen bei der Ohnmacht zahlreiche Befunde dafür, daß auch die morphologischen avA der Haut, die nach FOLKOW [*462*] einem constrictorischen Dauertonus unterstehen, dilatiert sind, z. B. die Arterialisierung des Hautvenenblutes [*790*, *1296*]. Die sonstigen Befunde, wie die plethysmographische Volumenreduktion [*48—50*, *383*] und Blässe lassen sich nicht unbedingt gegen eine zeitweilige Vermehrung des Durchstroms verwenden, da diese nicht mit einer Kapazitätssteigerung einhergehen muß.

Insgesamt sind jedoch die Kenntnisse der Mikrozirkulation bei Ohnmacht im Vergleich zu dem Wissen bei anderen Kollapsformen noch gering, zumal ,,weder im Düsenjäger noch auf den Stufen des Altars" systematische physiologische Untersuchungen stattfinden können (SHARPEY-SCHAFER 1958 [*1315*]).

Über das Verhalten des Lymphsystems bei Entspannungskollaps und Ohnmacht sind keine Informationen bekannt.

b) Partialkreisläufe und Einzelorgane bei Ohnmacht

Weit genauer sind die Kenntnisse über das Verhalten der arteriellen peripheren Zirkulation einzelner Organe [*15, 48, 50, 383, 623, 968, 971, 972, 1315—1319, 1553*]. Besondere Bedeutung für die Kreislaufsituation bei Entspannungskollaps besitzt die Skeletmuskulatur, für die mit verschiedenen Methoden (Venenverschluß-Plethysmographie, Differentialthermometrie) eine hochgradige Mehrdurchblutung festgestellt werden konnte. Die Muskelgefäße sind teils durch Hemmung der Constrictoren [*383, 1206*], teils durch aktive Vasodilatation [*48—50, 461, 462, 1553*] maximal erweitert, unabhängig von den schließlich den Entspannungskollaps auslösenden methodischen Maßnahmen [*15*]. Angesichts der Tatsache, daß die quergestreifte Muskulatur etwa 28% des Körpergewichtes beträgt, ihr Blutgehalt mit etwa 730 ml zwar nur mäßig groß, ihre Leitfähigkeit aber mit 2—200 ml/min/mm Hg sehr beträchtlich variieren kann, muß hier für diese Kollapsform eines der entscheidenden Widerstandsgebiete neben dem Splanchnicusgebiet [*347*] und den Nieren [*243*] gesehen werden. Ihre besondere Bedeutung gewinnt die Muskulatur für den peripheren arteriellen Gesamtwiderstand dadurch, daß sie nach heutiger Auffassung im Gegensatz zu fast allen anderen Organen auch aktive, vom Vasoconstrictorenzentrum nicht abhängige sympathische, vasodilatatorische Nerven besitzt, so daß sie auch bei sonst vorhandener zentraler Gefäßdrosselung in der Lage zu sein scheint, den lokalen Widerstand ihrer arteriellen Gefäße zu senken; neben dem von REIN und Mitarbeiter [*1136—1138, 1141—1147*] eingehend untersuchten Mechanismus der von lokalen Stoffwechselprodukten ausgehenden Muskelmehrdurchblutung [*1255*] tritt damit ein zentralregulatorischer gleichsinniger Einfluß.

Ein weniger diskutierter, jedoch möglicherweise sehr wirksamer Faktor, der gleichfalls eine starke Muskelmehrdurchblutung und Widerstandsminderung durch Vasodilatation auslösen könnte, wäre die Freisetzung von Adrenalin [*462, 1142*] aus der Nebenniere, die reflektorisch erfolgen kann [*762*]. In welchem Umfang auch kleine Mengen dieser Substanz bei mangelnder Gegenregulation, wie etwa unter dem Einfluß von Ganglienblockern, den Blutdruck zu senken vermögen, und zwar wahrscheinlich durch Muskelgefäßdilatation, geht aus den Untersuchungen über die „inverse Adrenalinreaktion" von DUESBERG u. SPITZBARTH [*350, 1360*] sowie GERSMEYER, WEYLAND u. SPITZBARTH [*550*] hervor. Gegen einen Adrenalineffekt als Ursache der starken Muskelgefäßerweiterung bei Ohnmacht spricht allerdings unter anderem das Fehlen der positiv chrono-, dromo-, ino- und bathmotropen Wirkung auf das Herz, es sei denn, daß diese durch die zentrale Hemmung aufgehoben wären. Da jedoch nach BARCROFT [*51*] mit großen Adrenalinmengen im Blut während einer Synkope zu rechnen ist, scheint ein solcher Hemmeffekt auf das Herz zu wirken, so daß mit der starken Muskelgefäßerweiterung nur ein Teil des gesamten Adrenalineffektes übrigbleibt. Der häufig beobachtete Blutzuckeranstieg wäre hiermit gleichfalls gut in Einklang zu bringen.

Für den menschlichen Unterarm konnte während der Ohnmacht trotz der zum gleichen Zeitpunkt kritischen arteriellen Mitteldrucksenkung auf ca. 50 mm Hg eine Steigerung der Muskeldurchblutung von zuvor etwa 3 ml/100 ml Gewebe auf 9 ml/100 ml Gewebe [*50, 56, 383*] und sogar, allerdings bei gleichzeitiger Hypoxie, auf 13 ml/100 ml Muskel registriert werden. Daß die Hautdurchblutung nicht daran Anteil hatte, war mit anderen Verfahren ausgeschlossen worden. Vorausgesetzt, daß die gesamte Skeletmuskulatur gleichsinnig reagiert, wär das eine Mehrdurchblutung von etwa 1200 ml/min, und wenn noch das normale Zeitvolumen des Muskels von etwa 800 ml [*26*] hinzuaddiert wird, so würden schätzungsweise 2,0 l/min zum Zeitpunkt des Entspannungskollaps die Muskulatur durchfließen [*50, 383, 600*]. Auch wenn keine leichte Verringerung des

Herzzeitvolumens, wie sie BARCROFT (1945) [55] annahm, vorausgesetzt wird, wäre das ein Drittel bis die Hälfte des normalen Minutenvolumens, da unter den Bedingungen des Kollaps der sonst bei arbeitsbedingter Muskeldurchblutungssteigerung stattfindende Ausgleich von Widerstandsverminderung unter konsekutivem Druckfall durch die frequenzbedingte Steigerung des Herzzeitvolumens fortfällt. Dabei muß den anderen Organen eine beträchtliche Blutmenge entzogen werden. Die vorstehenden Befunde sind durch zahlreiche experimentelle Kontrollen bestätigt worden; so war bei einseitiger Sympathektomie die Muskeldurchblutung auf der operierten Seite im Entspannungskollaps verringert, auf der intakten Seite dagegen wie beim Normalen gesteigert [48—50]. Wird mit Lokalanaesthesie die Nervenleitung im Oberarm blockiert, so ist das Ergebnis das gleiche, und die Durchblutung des gelähmten Bezirks fällt bei der Ohnmacht druckpassiv ab anstatt wie im Kontrollarm anzusteigen. Die physiologischen Vorstellungen der zentral ausgelösten, über sympathische Vasodilatatoren möglichen Muskelgefäßerweiterungen erfahren damit eine klinische Bestätigung. Schon früher hatten REIN und seine Schule [1145, 1146] aus dem möglichen entgegengesetzten Verhalten von Blutdruck und Muskeldurchblutung auf eine stärkere Beteiligung dieser Gefäßprovinz an der Blutdruckregulierung geschlossen. Auch die Beobachtungen von SCHOOP u. MARX [1254] (Calorimetersonde nach HENSEL [714, 715, 717, 952, 953]) ergaben beim Entspannungskollaps in der Ohnmacht eine Steigerung der Muskeldurchblutung unter Abfall des arteriellen Drucks, ein Befund, der die methodischen Bedenken gegen die plethysmographischen Messungen von BARCROFT und Mitarbeitern [48 usf.] in dieser Hinsicht entkräftet. Auch Untersuchungen von BARCROFT, BOCK, HENSEL u. KITCHIN [49, 713] über die Muskeldurchblutung mit beiden Methoden zeitigten das gleiche Ergebnis. Die nicht selten beobachtete und von MATEEF [956] eingehend untersuchte Erscheinung, daß kreislaufgesunde Personen bei aufrechter Körperhaltung im sofortigen Anschluß an starke Muskelarbeit besonders leicht kollabieren, und die Hämodynamik dann eher dem Entspannungskollaps als der orthostatischen Zentralisation entspricht, kann durch das Zusammenwirken nachdauernder aktiver Muskelgefäßdilatation bei zurückgehendem Herzzeitvolumen und die noch dilatorisch wirksamen Stoffwechselprodukte erklärt werden.

Das Hautorgan zeigt klinisch intensive Blässe vor und während der Ohnmacht, die auf eine verminderte Durchblutung hindeutet, jedoch diese nicht unbedingt beweist [1296], denn in tieferen Hautschichten vermag durch Umgehung der obersten Capillarschicht eine vermehrte Strömung vorhanden zu sein [161] (die u. a. auch über arteriovenöse Anastomosen [347, 1262, 1268] ablaufen könnte) und für deren Bedeutung im Kollaps zahlreiche Untersuchungen sprechen. In diesem Sinne würde auch einzuordnen sein, daß RUSHMER [1189] Vasodilatation der Fingergefäße fand. JARISCH [790] beobachete warme Haut bei der Ohnmacht, und zur Erklärung könnte ebenfalls eine Kurzschlußdurchblutung über avA, deren Constrictorentonus nachläßt, angenommen werden. Dennoch sprechen sich die meisten Autoren [15, 48, 50, 189, 383, 1316 usf.] für das Überwiegen cutaner Vasoconstriction während der Hauptphase der Ohnmacht aus, wobei auch eine vorübergehende Anfangsdilatation bestimmter Provinzen mit nachfolgender Drosselung diskutiert wird [383]. Es ergibt sich dann allerdings die Frage, wieso bei einer allgemeinen Vasodilatation auf Grund einer Depression des Vasoconstrictorenzentrums sich ausgerechnet das intensiver zentraler Steuerung unterliegende Hautorgan [722] mit seinen Gefäßen kontrahieren sollte. Zwei Möglichkeiten bieten sich hier zur Erklärung an, wobei entweder unterstellt werden muß, daß die sympathisch-dilatorische Muskelgefäßerweiterung allein die charakteristische periphere Widerstandsverminderung, weitgehend unabhängig vom Aktivitätszustand der anderen Zentren, bewirkt oder aber daß andere, vorwiegend humorale Mechanismen, die cutane Vasoconstriction auslösen [226]. Zahlreiche Befunde sprechen für eine humorale Hautvasoconstriction. BRUN und Mitarbeiter [189] fanden nach Wasserbelastung der Versuchspersonen, daß während einer Ohnmacht die Harnsekretion vermindert war oder ausblieb, und zwar auch in den nächsten 30—50 min nach Erholung. Die von ihnen angenommene Antidiurese durch zentral angeregte Adiuretinsekretion wurde von TAYLOR u. NOBLE [1408, 1409] bestätigt, und die nach Kollaps im Gegensatz zu nicht kollabierten Vergleichspersonen gefundenen Adiuretinmengen wurden von ihnen auf 2—4 VE geschätzt. Auch experimentelle Applikation gleicher Mengen von Hypophysenhinterlappenhormon führt zu intensiver Gesichtsblässe neben den übrigen Allgemein- und Kreislaufsymptomen; dabei wird die Hautdurchblutung stark herabgesetzt [383]. Da Hautblässe nach Ohnmacht oft noch bestehen bleibt, wenn der Blutdruck längst erholt ist, somit also keine druckpassive Durchblutungsminderung darstellt, und bei Ohnmacht von Patienten mit einseitiger Halssympathektomie beide Gesichtshälften erblassen, ist die Annahme berechtigt, daß es sich nicht um eine nerval ausgelöste, sondern eine humoral, vielleicht durch Hinterlappenhormon bewirkte Vasoconstriction handelt. Mit neuen empfindlichen Methoden zum Adiuretinnachweis [193] sind diese Versuche anscheinend noch nicht wiederholt worden. Nebenbei kann erwähnt werden, daß der Schweißausbruch bei Ohnmacht in sympathektomierten Bezirken ausbleibt. Auch bei der Frage nach anderen humoralen möglichen Mechanismen, die eine cutane Vasoconstriction bewirken, wird Adrenalin nur sehr wenig diskutiert. Es muß jedoch durchaus als möglich angesehen werden, daß diese die Muskelgefäße dilatierende, die Hautgefäße aber kontrahierende Substanz, deren Vorhandensein bei Ohnmacht feststehen dürfte [52, 79, 80], auch hier von Einfluß ist.

Das Splanchnicusgebiet mit seiner großen Bedeutung für die Widerstandsregulation [26, 347] ist beim Entspannungskollaps der Ohnmacht verschiedentlich untersucht worden [614]. Mit der Bromsulfaleinclearance und Lebervenenkatheterismus [164] fanden BEARN und Mitarbeiter [80], daß die (allerdings durch die Auslösungsmethodik der Synkope schon geminderte) Leberdurchblutung trotz des starken Blutdruckabfalls kaum weiter reduziert wurde. Erholung vom Kollaps war von langsamem Ansteigen des Leberblutstroms begleitet, $^1/_2$ Std später betrug dieser aber erst 70% des Ausgangswertes. Die Untersucher schlossen daraus, daß während der Ohnmacht die Splanchnicusgefäße dilatiert seien, später aber in der Erholungsphase eher gedrosselt würden. Für die Befunde der Erholungsphase müßten auch Vasopressin sowie Noradrenalin in Erwägung gezogen werden [189, 1281, 1408]. Eine von GRAYSON [612—614] bei Ohnmacht registrierte Temperatursenkung der Colonschleimhaut von Patienten mit Colostomie und der Rektalschleimhaut von sonst Gesunden wurde als Zeichen einer Stromstärkeabnahme gedeutet. Bei Volumenregistrierung von Darm und Nieren anläßlich der Untersuchung des Bezold-Jarisch-Effektes wurde eine Volumenabnahme dieser Organe festgestellt [840, 841], doch kann hieraus lediglich auf den Blutgehalt, nicht aber auf die Stromstärke dieser Organe geschlossen werden. Wenn auch noch zahlreiche Unklarheiten hinsichtlich des Splanchnicusgebietes beim Entspannungskollaps bestehen, so scheint doch, da z. B. der Leberblutstrom weniger als der Blutdruck gesenkt ist [79, 80] in der akuten Phase hier eine arterielle Gefäßerweiterung und damit eine Widerstandsminderung dieser Gefäßprovinz vorzuliegen. Es wäre jedoch irrig, regelmäßig Widerstandsverminderung mit Blutspeicherung gleichzusetzen (auch der arbeitende Muskel mit hohem Blutdurchfluß ändert sein ursprüngliches Volumen nicht). Die alte auf der sog. Dastre-Moratschen Regel fußende Vorstellung einer Volumenverschiebung zwischen Abdominalorganen und Körperperipherie und die Theorie, daß beim Entspannungskollaps das Blut in die Baucheingeweide versacken würde, ist nach dem heutigen Stand des Wissens nicht gesichert [1331, 1332]. Dagegen spielt die große Leitfähigkeit von 19 ml/min/mm Hg [26], die sogar diejenige der Niere übertrifft, für die periphere arterielle Widerstandsregulation eine wichtige Rolle, und wahrscheinlich ist die Dilatation der Splanchnicusarteriolen Mitursache des tiefen Blutdruckabfalls bei der Ohnmacht; eine Volumenspeicherung wird aber beim Menschen heute für fraglich gehalten [546, 1331, 1452]. Auch ist die Kapazität des Splanchnicusgebietes mit ca. 600 ml, davon 70—80% in der Leber, geringer als früher angenommen wurde [26]. Die Rückleitung des Blutes zum Herzen von den dilatierten Widerstandsgefäßen des Splanchnicusgebietes könnte über die zahlreichen arteriovenösen Anastomosen [254, 812, 1354] oder über Stromcapillaren erfolgen, ohne daß eine stärkere Kapazitätsänderung vorzuliegen braucht. Zahlreiche Befunde sprechen dafür, daß ein Teil des Herzzeitvolumens bereits in herznahen Gefäßprovinzen aufgefangen wird und die Körperperipherie nicht mehr erreicht [347, 593]. Die Nieren scheinen sich nach DE WARDENER u. MAC SWINEY [1485] ähnlich wie die Leber während der Synkope zu verhalten [48, 50 usf., 383]. In der Vorphase soll anfänglich eine nach den Ergebnissen der PAH-Clearance angenommene Vasoconstriction vorliegen, die zum Zeitpunkt der eigentlichen Ohnmacht und des Blutdruckabfalles von einer renalen Vasodilatation abgelöst wird, da jetzt zwar weiter eine druckpassiv reduzierte Durchblutung vorliegt, der Blutdruck jedoch relativ stärker absinkt. Im Vergleich zur Norm soll aber das Zeitvolumen der Niere nur etwa die Hälfte betragen [1485]. Über die anhaltende Oligurie bei und nach einer Ohnmacht ist von BRUN und Mitarbeitern [189] berichtet worden, wobei allerdings einschränkend zu bemerken ist, daß z. T. der orthostatische Auslösungsmechanismus des letztlich resultierenden Entspannungskollaps in den Versuchen von BRUN an diesem Ergebnis beteiligt sein dürfte. DAWES [304] hält für möglich, daß die Freisetzung von Adiuretin und Vasopressin, die auch bei verschiedenen Emotionen eintreten soll [1453, 1582], sich besonders auf die Nierenfunktion im Kollaps auswirkt. Das Nierenvolumen wurde von KONZETT [840, 841] unter der Ohnmacht vergleichbaren Bedingungen reduziert gemessen. SHERLOCK [1321] spricht dem Einfluß des Hypophysenhinterlappenhormons nur geringere Bedeutung zu; sie glaubt, daß die zirkulatorische Umstellung durch die Freisetzung einer Adrenalin-Noradrenalinmischung befriedigend erklärt werden könne, wobei der Hauptanteil von Noradrenalin gestellt würde.

Die Hirndurchblutung während der Ohnmacht ist von LENNOX auf Grund von Untersuchungen mit geheizten Thermonadeln [557] in der V. jugul. int. untersucht und vermindert gefunden worden [899]. Gleichzeitig stieg die av O_2-Differenz beträchtlich an, ein Befund, der ebenfalls für eine Stromstärkeminderung und infolgedessen vermehrte Sauerstoffausnutzung herangezogen wurde. Bei normaler O_2-Sättigung des arteriellen Blutes (92%) betrug der O_2-Gehalt des Blutes in der V. jugul. int. nur noch 20% (gegenüber normal 56%) [400]. Ob sich der Widerstand der Hirngefäße im Entspannungskollaps ändert, kann nach EDHOLM [383] bisher nicht entschieden werden. NOELL u. SCHNEIDER [1047], KETY [818], BERNSMEIER [102] sowie LASSEN [890] halten die Hirndurchblutung bei einem arteriellen Mitteldruckabfall unter 60—70 mm Hg für ernstlich gefährdet, und für diese druckpassive Reduktion des Hirn-Zeitvolumens gibt es nur eine Ausnahme, wenn durch eine Kopf-Fußbeschleunigung gleichzeitig eine starke Venendruckverringerung der oberen Körperhälfte eintritt (unter Extrembedingungen bis minus 60 mm Hg) und das Blut sozusagen durch das Gehirn gesaugt wird [168, 711]. Falls bei der Ohnmacht mit einer Noradrenalinfreisetzung [383, 1281, 1321] gerechnet wird, ist der constrictorische Einfluß dieser Substanz auf die Hirngefäße [102] ebenfalls in Rechnung zu stellen, er dürfte sich aber gegen den Effekt der CO_2-Anhäufung und des lokalen Sauerstoffmangels nicht durchsetzen, die von allen bekannten Substanzen den stärksten durchblutungssteigernden Einfluß auf das Gehirn haben. Allerdings ist für ihre Wirksamkeit auf die Stromstärke ein ausreichender arterieller Druck erforderlich [205, 1047, 1241]. Das Stromvolumen des Gehirns wird damit zur Resultante von verschiedenen chemischen, hämostatischen und hämodynamischen Komponenten, die besonders im Kollaps von wechselndem Einfluß sein können.

Im Gegensatz zu älteren Anschauungen [899, 1552] ist Sauerstoffmangel des Gehirns nicht die ausschließliche Ursache der Ohnmacht, sondern es handelt sich, wenn es dazu kommt, um eine sekundäre Hirnischämie [1053], die dann allerdings in das pathologische Geschehen steigernd eingreift. Unter dem Einfluß sauerstoffarmer Gasgemische (8% O_2, 92% N) entwickelt sich regelmäßig ein Kreislaufzustand mit Steigerung vorwiegend des systolischen Blutdrucks, des Schlag- und Minutenvolumens und der Frequenz, der trotz Hirnischämie und Bewußtlosigkeit nur bei einem kleinen Teil der Versuchspersonen nach einiger Zeit in eine Ohnmacht umschlägt [15, 48, 50], bei der Mehrzahl aber bis zum Versuchsende beibehalten wird. Hier zeigt sich auch, in welchem Umfang emotionelle Faktoren an der Auslösung der Ohnmacht beteiligt sind, denn bei Unterdruckkammerversuchen [400, 1170, 1503] bekamen während des 1. Anlaufs 18% der Untersuchten, während des 7. Anlaufs aber nur noch 2% einen Entspannungskollaps. Die Mehrzahl der Personen unter dem Einfluß von Hypoxie entspricht also den sog. Non-Fainters von SCHNEIDER [1237].

Das Elektrencephalogramm zeigt bei der Ohnmacht zunächst keine Veränderungen bis zum Eintritt des Bewußtseinsverlustes. Dann setzt sofort eine Verlangsamung der Hirnstromwellen auf 2—4 pro sec ein [400], die sich mit dem Erholen des Blutdrucks und der Wiederkehr des Bewußtseins schnell normalisieren. Die elektrencephalographischen Befunde entsprechen weitgehend denjenigen, die FRANKE beim Syndrom des hypersensitiven Carotissinus erheben konnte [494].

In früherer Zeit wurde dem Herzen eine dominierende Rolle in der Pathogenese der Ohnmacht zugesprochen in Analogie zu der alten Auffassung, daß Herzversagen die Ursache des bakteriotoxischen Kollaps sei. FOSTER [468] vertrat 1888 den Standpunkt, alle Ohnmachtszustände bei fehlendem organischen Herzleiden seien durch eine vagale Hemmung der Herzaktion ausgelöst. Erstmals 1908 konnte LEWIS [906] nachweisen, daß Atropininjektionen zwar die Frequenz normalisierten, nicht aber den Kollaps beseitigten, und das Herz somit nur parallel in den Reaktionsablauf mit einbezogen worden war. Er prägte daraufhin den Begriff „vasovagales Syndrom". Meist noch während erhaltenen Bewußtseins sinkt bei der Ohnmacht die Herzfrequenz gleichzeitig [48 usf.] oder etwas später als der arterielle Blutdruck auf tiefe Werte von etwa 50 Schl./min, minimal 35 Schl./min, ab. Die Bradykardie bleibt gewöhnlich längere Zeit bestehen, und nach Erholung wird die Frequenz gelegentlich bis zu $1/2$ Std und länger *unter* den individuellen Normwerten gefunden [383]. Auskultatorisch sind nicht selten keine Herzgeräusche mehr hörbar, da teils durch den negativ inotropen Einfluß des Parasympathicus, teils infolge des niedrigen peripheren Widerstandes die Herzaktionen nur mit so geringem Kraftaufwand vor sich gehen, daß sie vom Ohr nicht mehr wahrgenommen werden können [50, 1316]. Dabei ist das Schlagvolumen offenbar nicht stets reduziert, sondern entsprechend der längeren Füllungsdauer eher vergrößert [347]. Die Anspannungs- und Austreibungszeit des Herzens sind verlängert. Über die Coronardurchblutung bei der Ohnmacht scheinen bisher beim Menschen keine Meßergebnisse vorzuliegen. Es ist wenig wahrscheinlich, daß die Kranzgefäße an der peripheren Widerstandssenkung besonderen Anteil haben und ihre Ruhestromstärke (200 ml/min [*118, 380, 914, 991*]) steigern, weil die Hauptfaktoren der Coronardurchblutung, nämlich Stoffwechsel des Herzmuskels und Aortendruck, beide reduziert sind. Daher muß hier eher eine verminderte Durchblutung erwartet werden, und klinische Beobachtungen mit Auftreten von Myokardinfarkt bei älteren Personen infolge einer stärkeren plötzlichen Hypotonie sprechen im gleichen Sinne [*937, 987*]. Elektrokardiographisch finden sich keine Veränderungen des Kammerendteils [*790, 1067, 1296, 1495, 1498*], gelegentlich können Extrasystolen auftreten [*1296*], insgesamt werden aber die z. B. beim orthostatischen Symptomenkomplex oft angetroffenen Senkungen der ST-Strecken sowie Abflachung und Negativierung der T-Zacken vermißt [*1067*].

Angesichts der engen Beziehungen zwischen Kreislauf- und Respirationszentren ist die anfängliche Steigerung der Atmung mit Zunahme des Atemzug- und Minutenvolumens und später oft unregelmäßiger Atmung nicht verwunderlich. Teleologisch gesehen wird hiermit eine Intensivierung des venösen Rückstroms durch die Entleerung der thoraxnahen großen Venenstämme und die intermittierende Steigerung des intraperitonealen Drucks bewirkt [*160, 168, 334, 363, 364, 1595*]. Es muß als fraglich angesehen werden, ob die alte Deutung, daß die Steigerung des Atemzeitvolumens durch Hirnischämie ausgelöst sei, zutrifft; vielmehr ist eine primäre Erregung der Atemzentren wahrscheinlicher, da die Respirationssteigerung oft schon zu einem Zeitpunkt auftritt, an welchem der Kreislaufkollaps und eine Hirnischämie noch nicht eingetreten sind. Störungen des Gasaustausches liegen nicht vor, und die O_2-Sättigung des arteriellen Blutes ist normal [*48, 383, 400, 899*]. In welchem Umfang durch Hyperkapnie eine respiratorische Alkalose auftritt und nun ihrerseits wieder den Erregungszustand der Chemoreceptoren und der Vasomotorenzentren sowie durch die lokale Steuerung der Hirndurchblutung beeinflußt, ist für den Entspannungskollaps anscheinend noch nicht systematisch untersucht worden [*383*]. Auftretende Krämpfe sind nicht auf Hyperventilationstetanie zu beziehen [*400*].

Die besonderen Verhältnisse der Ohnmacht sind die Ursache, daß Informationen über die dabei stattfindenden Druck- und Strömungsveränderungen der Lungenstrombahn oder das aktuelle Blutvolumen der Lunge nicht vorzuliegen scheinen [*48—50, 383, 1315, 1316*]. Tierexperimentelle Studien des Pulmonalkreislaufs müssen auf andere Kollapsformen (Bezold-Effekt) beschränkt bleiben, und Untersuchungen an wachen Hunden im Acetylcholinkollaps stoßen bei den erforderlichen Dosen wegen der gastrointestinalen Begleitsymptome auf Schwierigkeiten. Für den Menschen kann vorerst nicht entschieden werden, ob dem großen Kreislauf analoge oder gegensätzliche Veränderungen der Lungenarterien und -arteriolen über die sympathische Innervation dieser Gefäßprovinz aus den thorakalen Sympathicusganglien [*297, 299, 359, 360, 966*] oder die parasympathische Versorgung des Bronchialbaums und des Lungenparenchyms vorliegen. Hinzu kommt, daß noch keine endgültige Klarheit darüber besteht, ob normalerweise Änderungen des Lungenblutstroms passiv infolge von Neuverteilung im großen Kreislauf, Veränderungen der Atemgase [*416, 418*] oder aktiv über vasomotorische Nerven (*297* usf., *744* usf.) erfolgt [*359, 966*], und ob unter den Bedingungen des Entspannungskollaps hier andere Verhältnisse vorliegen. Eine weitere Schwierigkeit erwächst aus den Rückwirkungen der Herztätigkeit auf Drucke und Stromstärke der Lungengefäße und aus den hier ebenfalls eingreifenden Einflüssen der Atmung, da beide Faktoren bei dieser Kollapsform große Abweichungen von der Norm aufweisen. Die Diskussion der möglichen Relationen dieser genannten Einzeleinflüsse würde ohne das Vorliegen von Meßergebnissen sich in Spekulationen verlieren. Umgekehrt können jedoch von den arteriellen Lungengefäßen wie auch vom Herzen Reflexe ausgelöst werden, die ihrerseits eine zentrale Umschaltung der gesamten Kreislaufregulation herbeiführen, wie dies ebenso auch von zahlreichen anderen parasympathischen und sympathischen Afferenzen aus möglich ist [*1531—1533*]. Hierzu gehört der von CHURCHILL [*253*], SCHWIEGK [*1283, 1291, 1292*] und später von AVIADO [*36, 37*] beschriebene Reflex, der, ausgelöst durch Druckanstieg in der Pulmonalarterie, unter Abfall der Frequenz und des Blutdrucks Vasodilatation in der Milz und den Muskeln sowie cutane Vasoconstriction herbeiführt und der auch vom linken Vorhof oder von den Lungenvenen ausgehen kann [*36, 297, 359*]. AVIADO bestätigte einen derartigen Mechanismus [*35—37*] und nahm die Receptoren für die Reflexbradykardie in der A. pulmonalis, für den Blutdruckabfall und die Atemveränderung in den Lungenvenen an. Es kann jedoch aus diesen neben anderen möglichen Auslösungsmechanismen nicht der Schluß gezogen werden, daß der Entspannungskollaps seinerseits zu derartigen hämodynamischen Effekten der Lungen führt. Da bei einer Ohnmacht das Minutenvolumen von vielen Autoren als nur wenig reduziert betrachtet wird [*347, 383, 1487*] läßt sich indirekt darauf schließen, daß die in Serie geschlossene Lungenstrombahn die Zirkulation nicht behindert. Ob im Analogieschluß zu zahlreichen anderen Zuständen [*915, 916—918*], bei denen Bradykardie das Lungenblutvolumen steigert, auch im Entspannungskollaps die Lungenblutmenge eher zunimmt oder, wie SHARPEY-SCHAFER [*1315*] vermutet, das zentrale Blutvolumen und die Herzfüllung abnehmen und damit nach seiner Ansicht die Ohnmacht reflektorisch auslösen, ist noch ungeklärt. Ebenso liegen keine Informationen darüber vor, ob das Herzzeitvolumen in der Ohnmacht nur über die Lungencapillaren geleitet wird oder ob ein größerer Anteil als normalerweise über arteriovenöse oder bronchopulmonale Anastomosen fließt [*801, 1313*].

Die Stoffwechselveränderungen während der Ohnmacht sind erst zu einem kleinen Teil bekannt. BEARN und Mitarbeiter [*80*] haben den Glucose- und Milchsäuregehalt des Blutes der Lebervene, der peripheren Venen und der Capillaren untersucht und auch den Sauerstoffgehalt des Lebervenenblutes verfolgt. Während SEIDEL [*1296*] bei Ohnmacht nur uncharakteristische Blutzuckerveränderungen registrierte, fand BEARN [*80*] eine schnelle Steigerung des Glucosegehaltes der Lebervenen, später auch der peripheren Venen und des Capillarblutes. Der Milchsäuregehalt im Lebervenenblut und in den peripheren Gefäßen war während des Kollaps sowie in späteren Erholungsphasen vermehrt, und ebenso wie der erhöhte Glucosespiegel erfolgte die Rückkehr zur Norm in späteren Stadien langsam. Der Sauerstoffgehalt des Lebervenenblutes fiel auf sehr niedrige Werte, stieg aber rapide mit dem Einsetzen der Erholungsphase an. Eine Schätzung des O_2-Verbrauchs in der Leber ergab keine signifikanten Unterschiede gegenüber dem Zeitpunkt vor und nach dem Kollaps, so daß eine Drosselung des Leberstoffwechsels den Autoren nicht wahrscheinlich erschien [*80*]. Ob zusätzlich Muskelglykogen abgebaut wird, ist nicht bekannt. Adrenalinausschüttung als Ursache der Glucosefreisetzung wird abgelehnt [*79, 80*], da eine andere Versuchsreihe ergeben hat, daß diese zwar zu gleichen Blutzucker- und Milchsäuresteigerungen, gleichzeitig aber verstärkter Leberdurchblutung im Gegensatz zu den Befunden bei der Synkope führt. Außerdem steigerte Adrenalin den Sauerstoffverbrauch der Leber, ein bei der Ohnmacht vermißter Befund. Noradrenalinvermehrung kommt als Ursache der Glucose- und Milchsäurezunahme nicht in Betracht, da es nur einen Bruchteil (ca. $1/6$) des Stoffwechseleffektes des Adrenalins besitzt [*79, 80*]. Andere Autoren glauben allerdings, daß ein Wirkungsgemisch von Adrenalin und Noradrenalin [*53, 383*] mit überwiegendem Anteil von Noradrenalin [*1321*] zur Deutung der Stoffwechselveränderungen herangezogen werden könne; auch BARCROFT [*51*] hält im Gegensatz zu seiner früheren Auffassung [*55*] doch einen erhöhten Adrenalinspiegel im Blut während der Ohnmacht für wahrscheinlich. Trotz der parasympathischen

Erregungssteigerung dürfte eine generelle Stoffwechseldrosselung, die alle Organe gleichmäßig betrifft, wie sie GOLLWITZER-MEIER [*581*] und REIN [*1136*] bei anderen Kollapszuständen auf Grund zentraler Steuerungen angenommen haben, in der Ohnmacht offenbar nicht vorliegen. Im Gegensatz zum Nebennierenmark scheinen Untersuchungen über Aktivitätssteigerungen und vermehrte Hormonfreisetzungen aus der Nebennierenrinde während der Ohnmacht nicht veröffentlicht zu sein, obwohl ihr Einfluß diskutiert wird [*1213, 1333, 1500*].

Ob andere Stoffwechselprozesse, so im Fett- und Eiweißhaushalt, beim Entspannungskollaps sekundär beteiligt sind, ist ebensowenig wie das Verhalten der Elektrolyte bekannt. Über die Antidiurese durch Adiuretinfreisetzung [*189, 1408, 1409*] ist bereits berichtet worden. Inwieweit damit die Relationen der 3 Flüssigkeitsräume des Organismus während eines oft nur kurzfristigen Entspannungskollaps und danach verändert werden, steht noch dahin. Ebenfalls ist es noch fraglich, ob der Grundumsatz des Menschen Abweichungen von seiner normalen Streubreite aufweist.

c) Ursachen und Sinn der Ohnmacht

Wenn in der vorangegangenen Darstellung der Ohnmacht (Synkope, Faint, vasovagale Attacke) als typischer Untergruppe des Entspannungskollaps diese Begriffe zeitweise synonym benutzt werden, so geschieht das in Übereinstimmung mit der Literatur [48 usf., *347, 383, 400, 1315* usf.], weil es sich einmal um die zahlenmäßig häufigste Art dieses Kollapstyps handelt, fast stets die geschilderten Kreislaufphänomene vorhanden sind und weil diese im Vordergrund des klinischen Bildes stehen. Es gibt jedoch auch, allerdings seltener, in Analogie zum hypersensitiven Carotissinus, Ohnmachtszustände, die nur oder vorwiegend mit kardialer Hemmung bis zum Herzstillstand oder auch allein mit den cerebralen Symptomen von Bewußtseinseinengung oder -verlust oder psychomotorischer Hemmung [*387, 400, 790, 1503*] einhergehen, ein Umstand, auf den besonders SEIDEL [*1296*] hingewiesen hat. Die Erregung von übergeordneten „Hemmungszentren" bezieht meist die Vasomotorenzentren in ihren Aktionsradius mit ein und kann durch die unterschiedlichsten Einflüsse in Gang gebracht werden. Gegen eine Lähmung oder ein Versagen des vasomotorischen Regulationsgebietes des Zwischen- und Stammhirns sprechen viele Argumente, so u. a. die gleichzeitige Erregung und Hyperaktivität anderer Zentren [*48, 50, 462*] und die Tatsache, daß ein der übergeordneten Steuerung entzogenes Herz mit annähernd normaler Frequenz und nicht mit starker Bradykardie weiterschlägt [*790*]. Vielmehr handelt es sich um das Gesamtbild eines extrem umfassenden Hemmungseffektes mit überwiegend parasympathischer Aktivität, der aber auch das animalische System mit einbezieht [*790*], und damit zu Verlust des Muskeltonus und Absinken der Reflexerregbarkeit des Rückenmarks führt, da zentral letztlich das animalische und das vegetative System funktionell nicht voneinander zu trennen sind [*250, 522, 1528*]. Auch die oft ausgesprochene Schlafneigung während und nach der vasovagalen Attacke wird ebenso wie der Eintritt des natürlichen Schlafs auf Aktivitätszunahme bestimmter vegetativer Partien des Zwischen- und des Stammhirns zurückgeführt. In diesem Sinne sprechen die Befunde der Zusammengehörigkeit von Kreislaufhemmung, Adynamie und Schlafneigung bei bestimmten Hirnreizversuchen [*724, 725, 790*]. (Früher war zeitweilig angenommen worden, beim Apomorphinkollaps das Schlafzentrum von HESS gereizt zu haben [*727*].) Bei anderer Versuchsanordnung lassen sich auch von einzelnen Hirnrindenpartien bei Primaten Atem- und Herzkreislaufveränderungen mit völligem Bewegungsverlust und Muskelerschlaffung bei Absinken des Blutdrucks auslösen [*400, 1349*]. Auch bei bestimmten organischen Hirnleiden (Sklerose und Thrombose der A. basilaris) wird das Syndrom parasympathischer Hemmung [*790*] als Symptom beschrieben [*400*]. WHITE [*740*] konnte beim Menschen in Lokalanaesthesie bei Reizung der Nuclei anteriores, des Hypothalamus und der Nuclei supraoptici Schweißausbruch, Bradykardie, Blutdruckabfall und Bewußtseinsverlust beobachten, d. h. eine Ohnmacht mit charakteristischen Kollapssymptomen (s. auch *522*). Aus der Vielfalt der Kreislaufreaktionen bei elektrischer Hirnreizung an verschiedenen Orten (Hypothalamus, Infundibulum, Tuber cinereum, corticale Felder des Temporallappens, Regionen der Insel des Orbitalhirns und des Gyrus cinguli [*724, 725, 1186, 1273*]) geht hervor, daß der Begriff „Kreislaufzentren" funktionell gefaßt werden muß [*250, 1512*] und nicht an streng focusartig aufgegliederte Abschnitte geknüpft ist [*250, 724, 725, 726, 1186*]. Die Depressorgebiete liegen oft in sehr enger Beziehung zu den Pressorfoci, und ein Teil ihrer Effekte wird von Vagusdurchtrennung nicht beeinflußt [*522*]. Das Syndrom einer dominanten zentralen Funktionshemmung [*790*], welche die Kreislaufregulation mit einbezieht und als pathologische Extremvariante der endophylaktisch-trophotropen vegetativen Einstellung [*725*] aufgefaßt werden darf, kann durch die verschiedenartigsten psychischen und somatischen oder aus beiden Bereichen stammenden Faktoren in Gang gesetzt werden, auf die später noch näher eingegangen wird. Dabei besteht die Möglichkeit, daß dieser Mechanismus sofort einsetzt oder auch, vergleichbar mit einem Kippmechanismus [*110, 111*], als überschießende und andauernde Gegenregulation einer vorangegangenen gegensätzlichen ergotropen Einstellung der autonomen Zentren [*119, 130, 400, 1298*] (Abb. 19, 20). Für die Fälle von Ohnmacht, bei denen der Auslösungsmechanismus vom kardiovasculären System her in Gang gesetzt wird, hat SHARPEY-SCHAFER [*1315—1318*] die Vorstellung entwickelt, daß die Receptoren der Afferenzen im Herzen oder im Lungenkreislauf lokalisiert sind. Er sieht in einer Einschränkung des venösen Rückstroms die pathogenetische Ursache und glaubt, daß durch verminderte Füllung der Herzhöhlen und der herznahen Blutgefäße proprioceptive Fühlorgane erregt werden, die über zentripetale Fasern den Entspannungskollaps bewirken. Die auffällige Tatsache, daß Kranke mit kardialer Insuffizienz, mit Vermehrung der Blutmenge und erhöhtem Venendruck nur sehr selten ohnmächtig werden, wird von SHARPEY-SCHAFER [*1315*] zur Unterstützung seiner Hypothese herangezogen. Der anatomische Nachweis derartiger intrakardialer und pulmonaler afferenter Fasern und die zahlreichen experimentellphysiologischen Untersuchungen ihrer Funktionen [*532* usf., *710, 790, 840, 1062, 1206, 1531, 1533*] sprechen für die vielfältige regulatorische Wirksamkeit dieser Strukturen und die Möglichkeit, daß unter pathologischen Bedingungen die von ihnen ausgehenden Erregungen zum Kollaps führen können [*36, 790* usf., *1206, 1207*], wie vom Beispiel des Bezold-Jarisch-Effektes bekannt ist. Auch klinische Beobachtungen eines Entspannungskollaps als gelegentliche Sofortreaktion auf eine Myokardinfarzierung oder Lungenembolie sind im gleichen Sinne zu verwerten. Ob aber die Ansicht von SHARPEY-SCHAFER [*1315*] mit der Prämisse venöser Refluxverminderung für die Erregung thorakaler Receptoren und davon ausgehende Ohnmachtsentstehung generelle Gültigkeit besitzt, ist vorerst noch als fraglich anzusehen, da diese Voraussetzung bei zahlreichen Fällen nicht gegeben zu sein scheint.

Obwohl die Mehrzahl der Betroffenen sich bald und folgenlos von einem solchen Ereignis erholt, und die Ohnmacht mit Recht allgemein als harmlos gilt, besteht doch vereinzelt die Möglichkeit, daß bei extremer vegetativer Regulationsabweichung der Tod eintritt. Zahlreiche pathologisch-anatomisch ungeklärte akute Todesfälle gesunder Personen müssen per exlusionem auf eine solche Reaktion bezogen werden, für die früher z. T. der „Thymustod" [*1329*] als Erklärung gedient hatte. SIMPSON hat eine große Zahl derartiger Casus zusammengestellt und nach Ausschluß anderer Ursachen plötzlichen Todes (cerebraler Insult, Myocardinfarkt, Luft- oder Fettembolie, allergische oder anaphylaktische Phänomene, hypoglykämischer Schock, Nebennierenerschöpfung) für die Mehrzahl einem überwertigen parasympathischen Hemmungserfolg die Schuld gegeben, da die katastrophale Plötzlichkeit nur über einen Reflex gedeutet werden konnte [*1329*]. Die Afferenzen können dabei von fast allen Organen ausgehen, z. T. durch minimale Reize, z. T. aber, wenn auch seltener, rein über Sinneseindrücke und Gehirnrinde. Als Ursprungsorgane kommen unter anderem in Betracht nach aktinischer, thermischer, mechanischer und chemischer Reizung: Haut, Pharynx, Larynx, Glottis, Pleura, Peritoneum, Uterus, Cervix, Urethra, Testes, Ovarien, Oesophagus, Magendarmtrakt, Endothel anderer Hohlorgane wie Gallenblase oder Nierenhohlsystem (speziell bei Steinkolik), ableitende Harnwege, Auge, Innenohr, Mittelohr, große Arterien und besonders die exponierten Kreislaufreceptoren des Carotissinus. So werden von SIMPSON [*1329*] plötzliche Todesfälle von sonst klinisch und pathologisch-anatomisch „gesunden" Menschen mitgeteilt, z. B. im Augenblick nach dem Genuß eines Glases sehr kalten Wassers oder Glottisreiz durch einen großen Speisebrocken. In einem anderen Fall sank einem Mann, der seinen Arm in bester Absicht um den Hals des Objektes seiner Affekte gelegt hatte, plötzlich eine Tote zu Füßen. Bekannt ist auch die Möglichkeit eines Exitus bei kleinen Eingriffen wie Cervixdilatation oder dem Nadeleinstich in die Pleura [*268, 302, 993*] und der Intubationstod bei noch flacher Narkose oder während und kurz nach Exzitation [*819, 1329*]. Da tiefe Narkose die Gefahr eines solchen Reflexerfolges sehr vermindert oder aufhebt, darf hierin ein weiterer Hinweis gesehen werden, daß nicht Lähmung, sondern gesteigerte Erregbarkeit bestimmter Zentren die Ursache darstellt. Analoge Verhältnisse liegen vor beim sog. Wundschock [*347*], wo die seelische und vegetative Basis für eine besondere Labilität der autonomen Regulationen durch die Belastungen der Kriegs- und Gefährdungssituation bereits bestand, und schon kleine Verletzungen oder geringer Blutverlust, oft erst im Augenblick der Besinnung nach Überstehen der akuten Gefahr, eine Ohnmacht oder einen Kollaps mit parasympathischer Dominanz auslösen können.

JARISCH [*790*] stellt für die Entgleisung der vegetativen Kontrolle des Kreislaufs den Vergleich mit der Hemmung durch Axonreflexe in der Körperperipherie an, wo ein Lokalreiz zu Hautgefäßerweiterung, Stase und „Ohnmacht der Gewebszelle" führt, und ein parasympathischer Nutritionsreflex durch die Zerfallsprodukte der Gewebe mit Hemmung des Sympathicus und der Perception gekoppelt sei. Analoge Verhältnisse können nach seiner Ansicht grundsätzlich auch in höheren Etagen auftreten, wobei mit zunehmender Differenziertheit der Strukturen auch die Möglichkeit der Irradiationen und der Komplikationen gesteigert ist über Schaltungen, Bahnung, Summation, intracerebrale Hemmung, übernormale Phasen und deren Rückführung bis zum überschießenden Reflexerfolg und der Entgleisung [*266, 1298*].

Erst recht vermögen massive Reize zu akutem hochgradigen Entspannungskollaps mit sogar tödlichem Ausgang zu führen, wie irradiierende Reflexe [*1280*] von Traumata der Abdominalorgane [*240*] oder des Thorax, der Hoden, Boxtreffer auch außerhalb des Kopfes, akute Ereignisse bei Steinleiden, Lungen- oder Coronargefäßaffektionen, Zug an Eingeweidewurzeln, akute Einklemmung von verschiedenen Hernien usw.

Aber auch rein auf psychischem Wege über Sinneseindrücke und ohne zusätzliches somatisches Auslösungsmoment sind Ohnmacht, Entspannungskollaps und ausnahmsweise Tod möglich. Diese Form des akuten Schrecktodes kann in bestimmter Hinsicht dem sog. Wudutod (Voodoo death) als psychogenem Spättod auf Grund einer magischen Verurteilung bei primitiven Völkerschaften gegenübergestellt werden [236], wobei das tertium comparationis die psychogene Hemmung lebenswichtiger vegetativer Vorgänge mit letalem Ausgang ist. In welchem Umfang das vegetative System und Kreislauffunktionen durch Übung bei geeigneten Personen unter die Kontrolle des Bewußtseins und des Willens gebracht werden können, berichtet SCHULTZ [1274] (z. B. willkürliche Blutdruckänderungen und nach autogenem Training Verstellung der Herzfrequenz von normalerweise 76 auf minimal 44 und maximal 144 Schläge pro Minute). Bei einem anderen Fall trat während des autogenen Wärmeversuchs ein Kollaps mit Bewußtlosigkeit von 15 min Dauer auf. Daß ein bestimmter Kreis anderer, besonders fernöstlicher Völker, über erstaunliche erworbene Fähigkeiten auf diesem Gebiet verfügt, ist bekannt [1274, 1530]. In einem ebenfalls von SCHULTZ [1274] mitgeteilten Fall „vollzog" unter der Beobachtung durch einen Kardiologen in Gegenwart seiner Frau ein solcher Mann in Deutschland seinen eigenen Tod zur seit Monaten vorher festgelegten Stunde. Wenn auch derartige Möglichkeiten einer Einwirkung der Psyche auf die Kreislaufregulation bestehen, so spielt sich doch praktisch die Ohnmacht ohne Mitwirkung des Willens und sogar meist gegen diesen ab.

Wenn nach jahrelanger intensiver physischer und psychischer Belastung unter der Bedrohung von Leib und Leben, etwa während eines Krieges, der Druck dieser Situation auf eine Bevölkerung plötzlich nachläßt, so werden gehäuft Versagenszustände mit „Zusammenbruch" beobachtet, die zunächst zu diesem Zeitpunkt unmotiviert erscheinen, jedoch als nachlaufende Gegenregulation aufzufassen sind (v. UEXKÜLL [1440]); auch hier könnten am sehr protrahiert verlaufenden, sozusagen in Zeitlupe sich abspielenden Analogon gewisse Beziehungen zur Ohnmacht gefunden werden.

Bei der psychogenen Ohnmacht mit Kollaps können nicht selten biphasische Reaktionen mit ergotroper Anfangsreaktion festgestellt werden, aus der das Pendel der Regulation weit über die physiologische trophotrope Gegenphase hinaus in einen pathologischen Bereich ausschlägt, um hier zu verharren. Die Mehrzahl der Fälle von „Scheintod" durch psychische Insulte dürften durch derartige Zustände zu erklären sein. In anderen Fällen scheint diese Anfangsphase nicht durchlaufen oder nicht erfaßt zu werden. GREENFIELD [623] hatte Gelegenheit, einen emotionellen Entspannungskollaps bei einem Studenten eingehend zu untersuchen, der bereits unter dem Anblick von Blutabnahmen bei anderen in Ohnmacht zu fallen pflegte. Nach anfänglicher leichter Steigerung des systolischen und diastolischen Blutdrucks mit geringer Amplitudenvergrößerung und mäßiger Zunahme der Herzfrequenz trat im gleichen Augenblick, in dem ihm eine Blutprobe zu trinken gegeben wurde, ein typischer vagovasaler Kollaps ein mit Bewußtseinsverlust von mehreren Minuten, Blutdruckabfall auf 90/60 mm Hg, Bradykardie von 37 Schl./min und einer um ein Mehrfaches gesteigerten Muskeldurchblutung des Unterarms. Besonders der letztgenannte Befund darf als wichtige Stütze der unter anderen experimentellen Bedingungen gefundenen Ergebnisse von BARCROFT und Mitarbeitern [48 usf.] und EDHOLM [383] über die Rolle der Vasodilatation in der Muskulatur bei Entspannungskollaps und Synkope betrachtet werden. Diese Kollapszustände sind eng verknüpft mit der Erfahrung der Angst [400, 1296, 1503]. Nicht nur beim Menschen sondern auch bei anderen warmblütigen Wirbeltieren, oft als negative Phase nach starker ergotroper Erregung, sind Kollapszustände und Ohnmacht, manchmal auch mit tödlichem Ausgang, bekannt. Dieses Phänomen stellt dann den Gegenpol zu CANNONS Notfallsreaktion [229, 230] dar [790]. DARWIN 1872 (zit. n. 400) beschrieb bei der Furchtreaktion von Tieren Schweißausbrüche, Sphincterschwäche, Benommenheit und später Erschöpfung und sogar Ohnmacht, letztere besonders bei Kleinvögeln, und der Angsttod frisch gefangener Wildtiere darf in ähnlicher Weise gedeutet werden, obwohl außerdem bei verschiedenen Species auch andere Faktoren wie akute Hyperthyreose [*42, 43, 1385*] oder Nebennierenerschöpfung in Betracht zu ziehen sind. Beim Menschen spielt, wie für alle anderen Kollapsformen, die biographische Anamnese und ihr Einfluß auf den Stabilitäts- und Trainingszustand des vegetativen Nervensystems auch hier eine besondere Rolle, und chronische Irritation aus verschiedenen physischen und psychischen Anlässen setzt die Schwelle für regulative Entgleisungen sehr herab [*832*]. Normalerweise besteht zwischen den Hauptanteilen des autonomen Nervensystems ein situationsabhängiges labiles Gleichgewicht der Regulationen von Stoffwechsel, Herz-Kreislauffunktion und Atmung um das Milieu interieur [*99*] bzw. die Homoiostase [*231*] aufrecht zu erhalten. Wenn durch akute zentrale Erregung und davon ausgehende sekundäre humorale Einflüsse (z. B. Adrenalinfreisetzung) sich in der ergotropen Notfallsfunktion von CANNON [*229, 230*] Pupillendilatation und Piloerektion zeigen, und der Organismus mit Steigerung der Herzfrequenz, des Schlag- und Minutenvolumens, gesteigerter Muskeldurchblutung, Stromstärkereduktion in Haut und Eingeweiden und vermehrter Atmung sich für Kampf oder Flucht rüstet, so ist stets auch mit einer (allerdings zunächst nicht in Erscheinung tretenden) Aktivitätssteigerung des antagonistischen Systems zu rechnen [*522*]. Bei gleichzeitiger Unmöglichkeit zur Ausführung der phylogenetisch älteren fight-flight-Reaktion, etwa durch Hemmung infolge der Situation bei der Venenpunktion in der Klinik oder eine dem Affektstupor entsprechende Verhaltensweise, kann daran gedacht werden, daß der reduzierte periphere Widerstand und das gesteigerte Zeitvolumen der Skeletmuskulatur bei muskulärer Inaktivität und besonders während Orthostase eine zur Ohnmacht führende Fehlsteuerung einleitet [*48* usf., *400, 1487*]. WELTZ [*1503*] sieht im Zwang zur Untätigkeit bei Erregung den psychologischen Kern der Ohnmacht. Eine hämodynamische Ursache kommt am ehesten in Betracht, wenn durch die zentrale Hemmung infolge einer Bradykardie nicht mehr eine Vermehrung des Herzzeitvolumens die Eröffnung der Peripherie und den arteriellen Druckabfall kompensiert. Daß die muskuläre Inaktivität gemeinsam mit dortiger Durchblutungssteigerung eine Rolle spielt, scheinen u. a. auch die Beobachtungen darzutun, nach denen bei Ohnmachten mit Krämpfen im allgemeinen schnellere Erholung beobachtet wurde als bei Entspannungskollaps ohne Konvulsionen [*388, 1235*]. Doch auch ohne eine solche Erklärung durch periphere kreislaufphysiologische Veränderungen wird die Möglichkeit eines Erregungsrückgangs des ergotropen Systems bei Fortbestand der Aktivitätssteigerung des parasympathischen Systems als Kollapsursache erwogen [*400, 790*]. Von den psychologischen Mechanismen wird gerade bei muskulösen Athleten die unterbewußte Angst vor dem Eingriff in ihre physische Integrität und die Vorstellung der Verstümmelung [*400*], auch bei Bagatelleingriffen, als Ursache für eine Bahnung der komplexen Reflexvorgänge erwogen, und gerade eine vorangehende psychische Anspannung, wie die Angst vor dem als blamabel angesehenen und mit Spott bedachten Kollaps, disponiert den Betreffenden hierzu. Die Induzierbarkeit eines solchen Kollaps aus dieser Ausgangslage heraus ist eine geläufige Erfahrung von Massenimpfungen, etwa beim Militär. Daß durch Gewöhnung auch eine Heraufsetzung der Kollapsschwelle zu erzielen ist, geht aus Untersuchungen von ROMANO [*1170*] hervor und zeigt sich auch bei routinierten Blutspendern im Gegensatz zu Neulingen in dieser Situation. Im Widerspruch zu der Auffassung in der älteren belletristischen Literatur kollabieren mit Ohnmacht mehr Männer als Frauen, wobei noch nicht entschieden ist, ob bei den ersteren entsprechend der Vorstellung von BARCROFT [*48* usf.], EDHOLM [*383*], FOLKOW [*461*] und von SHARPEY-SCHAFER [*1315*] die voluminösere Skeletmuskulatur mit größerer Widerstandssenkung die Ursache ist [*956*], oder ob Männer das Erdulden einer Aggression bei durch Hemmung blockierter Gegenwehr als stärkeres psychisches Trauma empfinden. Treten gehäuft bei einem Patienten Ohnmachtszustände auf, so werden von einigen Autoren neurotische Faktoren angenommen [*400, 1296*]; im Gegensatz dazu betont WELTZ [*1503*], daß es verfehlt sei, psychopathologische Verhältnisse bei den Betroffenen vorauszusetzen oder gar Wertmaßstäbe in körperlicher oder seelischer Hinsicht, etwa bei Tauglichkeitsuntersuchungen, anzulegen. Auf seine ausführliche Darstellung der psychologischen Situation und ihre Beziehung zur Ohnmacht darf hier besonders hingewiesen werden.

Die autonom-nervösen und corticalen Voraussetzungen der Ohnmacht können auch sehr kurzfristig auftreten. Die Schrecksekunde der forensischen Medizin, d. h. der individuell unterschiedlich lange Augenblick, der bei einem akuten Ereignis zwischen sensorischer Perception und Reaktion des vegetativen und animalischen Systems verstreicht, und in welchem zunächst die psychische und physische Aktionsfähigkeit aufgehoben ist, der Betroffene sich wie „gelähmt" fühlt und glaubt, sein Herz stehe still, kann als physiologische Vorstufe aufgefaßt werden [*347*], die einmal bei pathologischer Übersteigerung und Dominanz des trophotropen Systems bis zum Kollaps und zur Bewußtlosigkeit in Analogie zum Totstellreflex der Tiere zu führen vermag, andererseits bei Überwiegen der ergotropen Gegenphase von der Notfallsfunktion CANNONS mit starker Sympathicuserregung und fight or flight reaction abgelöst wird. Wenn man sich den jeweiligen vegetativen Innervationszustand nicht statisch sondern als ständig wechselnde Differenz zwischen der Größe der gleichzeitig vorhandenen aber unterschiedlich intensiven ergo- und trophotropen Erregung vorstellt, die um eine Nullage schwingt, und das zeitliche Bild einer derartigen symbolischen Kurve mit wechselnden Frequenzen, Amplituden und Phasendauern darstellt, so lassen sich die pathogenetisch und klinisch unterschiedlichen Symptome formal leichter wiedergeben, und zugleich wird die Bedeutung der sog. vegetativen Ausgangslage anschaulicher (Abb. 19, 20). Derartige Versuche sind vielfach unternommen worden [*119, 130, 184, 1298*], und SELBACH [*1298*] hat die Ohnmacht und den epileptischen Anfall als regulatorische Extreme in Antithese gesetzt. Alle Autoren betonen dabei, daß stets auch das antagonistische vegetative System an der Erregungssteigerung (hier als Amplitudenvergrößerung dargestellt) teilnimmt, nur daß diese durch den dominierenden Partner überdeckt wird. (Es darf auf die Analogie zur Differenztheorie des Elektrokardiogramms verwiesen werden). Abb. 19a soll die Situation einer unterschiedlich langen Schrecksekunde mit anschließender beherrschender ergotroper Reaktion wiedergeben. Trifft das Auslösungsereignis bereits in eine oberhalb der Nullinie gelegene Phase, d. h. den ergotropen Bereich, bei dem die Differenz zugunsten des sympathischen Systems ausfällt, so ist die Schrecksekunde verkürzt und das Maximum der ergotropen Aktivität früher erreicht. Ebenso besteht die pathophysiologische Möglichkeit, daß sich eine Differenz zu Gunsten des trophotropen Systems ergibt (Abb. 19b), bei entsprechender Disposition um so leichter, wenn das Auslösungsmoment in einer solchen Phase einwirkt, und das Schema wird in etwa spiegelbildlich zur Notfallsreaktion (Abb. 19a). Es sei an dieser Stelle ebenfalls daran erinnert, daß nach bisher stark beanspruchter Kreislaufleistung bei kritischer Entfieberung mit der Neueinstellung der Temperaturregulation auch ein plötzlicher Umschlag vom febrilen in einen Entspannungskollaps angetroffen wird.

Die pathologische Übersteigerung dieser Reaktion kann in Einzelfällen von der Dämpfung der vegetativen Aktivität zu ihrer Aufhebung, d. h. zum Tod führen (Abb. 20a, links). Auch kann, etwa bei Erschöpfung der Reserven, unter abklingender Notfallsreaktion das Auslösungsmoment in einen Entspannungskollaps hineinführen, der eine pathologische Verstärkung der auch sonst, jedoch mit geringerer

Amplitude zu erwartenden trophotropen Phase darstellt, wie im Beispiel des Soldaten, der nach dem Angriff seine Verwundung registriert und in Ohnmacht fällt (Abb. 20a, rechts).

Besteht aber eine gesteigerte Ergotropie mit erhöhtem Sympathicotonus, so setzt sich im allgemeinen eine überschießende Gegenreaktion weniger durch und dominiert seltener; eher kann als übernächste Phase ein der Notfallsreaktion ähnlicher Zustand resultieren (Abb. 20b). Anders läßt sich die Tatsache kaum deuten, daß DUESBERG u. SCHROEDER [347] unter 2500 frisch Verwundeten, von denen $1/10$ Kollapssymptome bot, nur 2 Fälle im Entspannungskollaps (Wundschock)

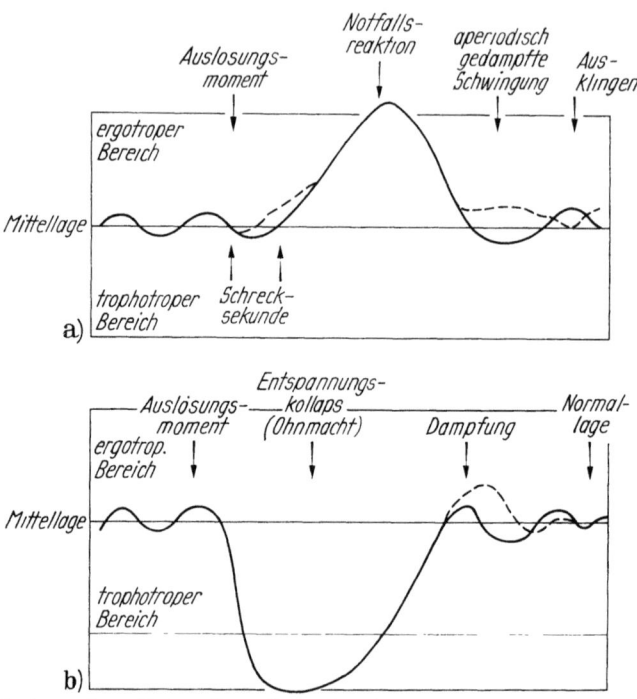

Abb. 19. Versuch einer schematischen Darstellung der gleichzeitigen sympathischen und parasympathischen Erregung als Differenzkurve. a) Überschreiten des ergotropen Bereichs bei der Notfallsreaktion. b) Überschreiten des trophotropen Bereichs und hinsichtlich der Hämodynamik Eintreten eines Entspannungskollaps (s. Text)

registrierten, während die nähere Untersuchung der anderen pathologische Kreislaufzustände mit den hämodynamischen Bedingungen des oligämischen Spannungskollaps oder des paralytischen Kollaps aufdeckten. Die Beobachtung, daß sich dagegen in einem Personenkreis, der nicht während einer ergotropen Phase, sondern völlig überraschend einem Angriff ausgesetzt war, ein deutlich höherer Prozentsatz von Entspannungskollaps fand [347], stellt das dem Schema von Abb. 19b entsprechende Gegenstück hierzu dar.

Es bedarf kaum der Betonung, daß die dargestellten schematischen Deutungsversuche den komplizierten biologischen Gegebenheiten weder allgemein noch besonders im Individualfall vollkommen gerecht zu werden vermögen; dennoch scheint nach dem derzeitigen Wissensstand der Vergleich mit Kippschwingungsphänomenen [110, 111, 130, 1298] diese Verhältnisse am besten zu beschreiben. (Dagegen ist die Ähnlichkeit zahlreicher anderer Kreislaufreaktionen mit Relaxationsschwingungen, etwa bei phasischen Reaktionen nach vasoaktiven Pharmaka, nur eine scheinbare, da es sich hier häufig um entgegengesetzte Effekte auf Partialkreisläufe mit wechselnder Resultante hinsichtlich des Gesamtkreislaufs handelt.

Hier ist es nicht berechtigt, Kippbänomene zur Deutung heranzuziehen, wie BADER, BROSE u. SCHAEFER [*39*] am Beispiel der Adrenalinreaktion gezeigt haben.)

Die Abgrenzung des emotionell bedingten Kollaps von hysterischen Anfällen, die bei Männern seltener sind [*400*], ist durch das Fehlen von Blutdruck- und Frequenz- sowie EEG-Veränderungen, die demonstrativen Präliminarien und Begleiterscheinungen und das Fehlen leichter Beschädigungen meist möglich; die Trennung vom „borderland of epilepsy" [*591*] wird ebenfalls durch den hier normalen

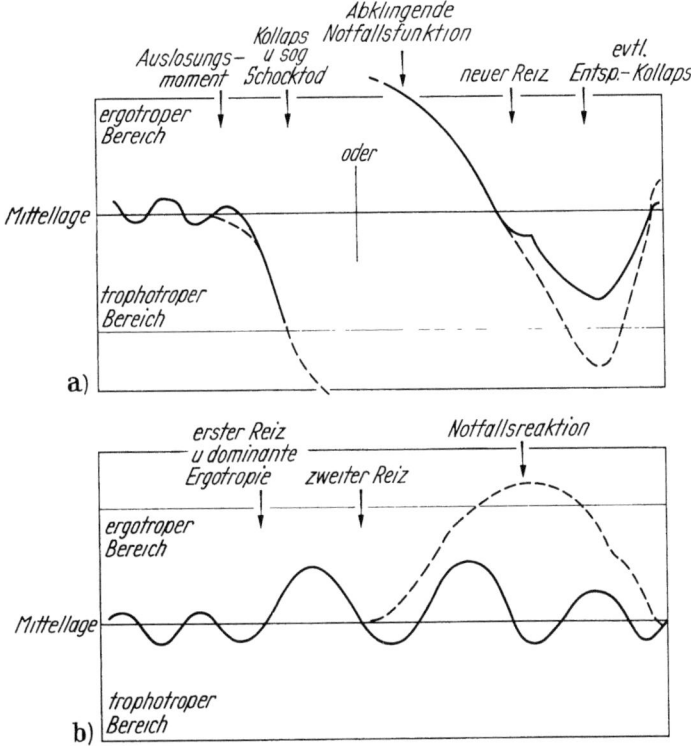

Abb. 20. Schematische Darstellung der vegetativen Erregungslage am Modell einer Differenzkurve. a) links: beträchtliches Überschreiten des physiologischen Grenzbereiches und Ausbleiben rechtzeitiger Rückkehr, d. h. sog. Schocktod. Rechts: Einsetzen des Auslosungsreizes während abklingender, zuvor stark vermehrter Ergotropie und Möglichkeit der pathologischen Steigerung einer nunmehr vorherrschenden trophotropen gegenregulatorischen Phase, evtl. mit Kollaps. b) Verlagerung der Differenzkurve in den ergotropen Bereich und damit erleichterte Auslosung einer Notfallsreaktion

oder eher ein gesteigertes Zeitvolumen aufweisenden Kreislauf und das Fehlen der Hautblässe erleichtert.

Wenn durch Entspannungskollaps bei Ohnmacht die Reaktionsfähigkeit des Organismus ganz oder teilweise lahmgelegt oder die phylogenetisch nützliche Cannonsche Notfallsfunktion in ihr Gegenteil verkehrt wird, so drängt sich die unvermeidliche Frage nach der Zweckmäßigkeit einer solchen Regulation auf [*48, 50, 347, 383, 400, 790, 1296, 1315, 1503, 1589*] und der Vergleich mit dem Totstellreflex (Thanatose) niederer und höherer Tiere und analogen Verhaltensweisen, z. B. der Schrecklähmung der Vögel [*347*], liegt nahe. Ob generell die Zweckmäßigkeit einer in so völlig unterschiedlichen Situationen beim Menschen eintretenden Aktionshemmung bejaht werden kann, muß allerdings fraglich erscheinen. WELTZ [*1503*] gebraucht den Vergleich mit der Notbremse, die auch zu durchaus ungeeignetem Zeitpunkt gezogen werden kann. Unter bestimmten Bedingungen kann aber ein konservierender Wert nicht verkannt werden, so etwa, wenn bei einer Verletzung oder in der ersten Phase eines Blutverlustes die Abnahme des Blutdrucks und die Inaktivität der Extremitäten ein vermehrtes Abströmen aus dem vorhandenen Leck verhindert und die lokale Gerinnung durch eine „physiologische Ligatur" [*347*] fördert. Auch beim Vergleich einer größeren Anzahl von Versuchspersonen, die sich einem O_2-armen Gasgemisch bis zur Bewußtlosigkeit ausgesetzt hatten, schien sich der Anteil mit zwischendurch eingetretenem Entspannungskollaps besser zu befinden und zu erholen als der größere Teil, bei dem der Kreislauf die ganze Zeit hindurch hyperdynamisch war [*15, 48*]. Von BARCROFT wird auch bei kritischer Abwägung des biologischen Wertes der meist im Stehen auftretenden Ohnmacht auf den günstigen Effekt der nachfolgenden horizontalen Lage hingewiesen. Auch bei plötzlicher Gefährdung eines Organs, etwa des Herzens oder der Lunge, könnte ein Kollaps als Schutzreflex [*790* usf.] in Abhängigkeit von den jeweiligen Umständen gelegentlich günstig sein, zumal SCHIMERT beim Bezold-Jarisch-Effekt tierexperimentell Coronarerweiterung fand [*1217, 1220, 1221, 1222*]. Auch dürfte bei posttraumatischen Körperschäden eine Sparschaltung der vegetativen Funktionen biologisch sinnvoller als Excitation und Verausgabung der Kräfte sein [*347, 870*]. Wo durch diese Umstellung eine akute Überlastung vermieden wird, darf im Entspannungskollaps eine „Schon- und Schutzmaßnahme für den Organismus" angenommen werden [*347, 790*]. WELTZ [*1503*] betont, daß Ohnmacht und die begleitenden Kollapsphänomene meist dann auftreten, wenn eine Situation völlig ausweglos erscheint, aktives Handeln nicht mehr möglich ist, und das unabwendbare Ereignis durch animalische und vegetative Passivität besser überstanden werde. Auch von JARISCH wird die heikle Frage nach unbedingter Zweckmäßigkeit dieses Kollapszustandes nicht für alle Fälle bejaht [*790*], und die bei organischen Kranzgefäßleiden unter Blutdrucksenkung nicht seltene Erscheinung des Myokardinfarkts [*937*] oder cerebralen Insultes zeigt, daß je nach den Umständen auch Nachteile möglich sind. Ebenso kann es sicher bei vielen Situationen als ungünstig betrachtet werden, wenn Kreislaufveränderungen, Kraft- und Willenlosigkeit sowie Bewußtseinstrübung oder -verlust einen hochdifferenzierten Warmblüter völlig reaktionsunfähig dem Gegner oder einer Bedrohung durch eine Vielzahl physikalischer oder chemischer Schädlichkeiten ausliefern, und für den Extremfall eines Reflextodes kann die teleologische Deutung nicht mehr in Betracht kommen. Der pathophysiologische Mechanismus der Ohnmacht und des Kollaps läuft hier ab, ohne im Einzelfall nach der Zweckmäßigkeit zu fragen und entzieht sich oft unseren Versuchen einer generellen Sinndeutung. Angesichts der Vielfalt der Auslösungsmechanismen, der zugrunde liegenden funktionellen Störungen oder auch organischen Leiden und der zahlreichen Irradiationsmöglichkeiten, die die verschiedensten Funktionskreise, auch des Zirkulationssystems, quantitativ unterschiedlich mit einbeziehen, kann die einfache Alternativfrage nach Sinn und Nützlichkeit nicht mit einer allgemein gültigen Antwort rechnen.

d) Therapie

Eine *Therapie* des Entspannungskollaps und der banalen Ohnmacht ist oft nicht erforderlich und Horizontal- oder besser Kopftieflage genügen in vielen Fällen, eine Maßnahme, die durch die biologische „Selbstbehandlung" der Ohnmacht durch Hinfallen schon vorgezeichnet ist. Als Prophylaxe für gefährdete, psycho- und vasolabile Personen, aber auch für Gesunde bei vorgesehenen größeren Blutabnahmen, die von einer individuell verschiedenen Menge ab häufig zu Entspannungskollaps führen können, haben sich Flachlagerung, Entfernen zu warmer oder beengender Kleidung und kühle Raumtemperatur bewährt [*172*], denn wenn die entnommene Blutmenge etwa 1,0 *l* überschreitet [*48* usf., *172*], kollabieren viele Menschen trotz physischer und vegetativer Robustheit. Welchen Einfluß Zusatzfaktoren gewinnen können, zeigt die rapide Zunahme von Kollaps im Vergleich zur Kontrollserie bei Blutspendern, die nach Entnahme eine Zigarette inhalierten [*172, 173*]. Bei habitueller Ohnmacht ist, ähnlich den orthostatischen Fehlregulationen, die Ausschaltung von Umwelteinflüssen, schädlichen Lebensgewohnheiten und Genußgiften wichtig, die eine vegetative Übererregbarkeit aufrecht erhalten; gleichfalls spielt hier ein systematisches „Gefäßtraining" mit Hydrotherapie, Ausgleichssport, Massagen usw. auf der körperlichen Seite eine maßgebliche Rolle. Unter bestimmten Bedingungen kann die Ohnmacht auch Versagens- und Fluchtreaktion darstellen und psychotherapeutische Exploration und Behandlung erforderlich machen.

Bei längerdauerndem Entspannungskollaps besonders älterer Personen mit organischen Gehirn- und Coronargefäßschäden, die, ebenso wie bei anderen Kollapsformen, besonders gefährdet sind [*819, 937*], kann medikamentöse Behandlung erforderlich sein. In Betracht kommen die Pharmaka der Adrenalinreihe (Effortil, Veritol) und die peripher constrictorischen Mittel (Noradrenalin, Novadral, evtl. auch Pervitin [*348, 923*]). Erstere wirken sich bei vorhandener Bradykardie auch durch ihren accelerierenden Effekt auf den Herzmuskel und das Reizleitungssystem und die damit erfolgende Zunahme des Herzzeitvolumens günstig aus, während die an der glatten Gefäßmuskulatur angreifenden pressorischen Substanzen der starken Abnahme des peripheren Widerstandes entgegenwirken und als das Mittel anzusehen sind, dessen sich der Körper normalerweise selbst bedient, um diesen zu steigern [*1272*]. Die Verwendung zentraler Analeptika (Cardiazol, Coramin) erscheint bedenklich, da bei der vorhandenen überwiegenden Erregung von Hemmungszentren nicht vorhergesehen werden kann, ob diese nicht noch gesteigert wird [*1589*].

2. Acetylcholinkollaps als Modell

Die Erforschung des Entspannungskollaps, seiner Gesamthämodynamik und der dabei vorliegenden Zirkulationsverhältnisse der einzelnen Organkreisläufe steht aus verschiedenen Gründen, besonders wegen der meist nur kurzen Dauer, beim Menschen großen Schwierigkeiten gegenüber. Erst in jüngerer Zeit ist es für die Ohnmacht durch die Untersuchungen von BARCROFT [*48* usf.], WARREN [*1487*], SHARPEY-SCHAFER [*1316*], EDHOLM [*383*] gelungen, wertvolle nähere Aufschlüsse über verschiedene Gefäßprovinzen und den Druckverlauf in herznahen Venen zu gewinnen. Bisher sind kaum Methoden bekannt geworden, die tierexperimentelle Kreislaufstudien der Ohnmacht oder verwandter Zustände ermöglichen [*48, 50, 1316*] und die nicht mit den Nachteilen der Narkose behaftet sind oder mit speziellen chemischen Einflüssen auf bestimmte Organe einhergehen (z. B. Auslösung des Bezold-Jarisch-Effektes). Eine gewisse Ausnahme stellt der Entspannungskollaps bei Dauerinfusion großer Dosen von Acetylcholin dar, der, wenn auch nicht klinisch, so doch im Tierversuch reproduzierbar erzeugt werden kann. Er besitzt den besonderen Vorteil, daß er bei dressierten wachen Carotisschlingenhunden nach WEZLER [*1517*] und THAUER [*1417*] mit den von SCHROEDER entwickelten Methoden [*347, 1260—1270*] ohne Narkose unter kontinuierlicher graphischer Registrierung verfolgt werden kann [*347*]. Zahlreiche Analogien der Hämodynamik des arteriellen Systems, die zwischen dem genannten Acetylcholinkollaps und anderen Formen des Entspannungskollaps bestehen, sind von DUESBERG u. SCHROEDER [*347*] beschrieben worden und haben dazu geführt, daß sie ihn als Modell dieser Kollapsgruppe angesprochen haben. Da durch die verschieden lokalisierten Cholinesterasen, speziell die Acetylcholinesterase im Blut, ein schneller Abbau erfolgt, und besonders beim wachen Tier durch die Erregung der Pressoreceptoren intensive Gegenregulationen beobachtet werden, ist der zu der Beurteilung des erzielten Effektes und der Wirksamkeit von Pharmaka erforderliche stetige Kreislaufzustand nur schwer erreichbar; dies gelingt erst nach Blockade der acetylcholinabbauenden Fermente mit Prostigmin bzw. Physostigmin (1,5 γ/kg [*347, 1391*]). Wird anschließend eine Infusion von 50—80 γ/kg/min Acetylcholin angelegt, so zeigt sich eine Senkung des systolischen, mittleren und besonders des diastolischen Blutdrucks bei gleichzeitiger Amplitudenvergrößerung, so daß Druckwerte von 90/40 und 80/30 mm Hg resultieren können, sowie eine starke Erniedrigung der Pulswellengeschwindigkeit. Der periphere Gefäßwiderstand ist beträchtlich herabgesetzt (ca. 50%). Die Herzfrequenz steigt zunächst auf hohe Werte an (140—180 Schl./min), so daß gemeinsam mit der großen Steigerung der Schlagvolumina das Minutenvolumen extrem vergrößert sein kann (300—400%) [*347*]. Die formoscillatorischen Abweichungen der arteriellen Pulskurve von dem Ausgangsbild mit Abnahme und schließlicher Aufhebung der Grundschwingung und die Entwicklung des sog. Kollapspulses [*347*] zeigt das Hinausrücken der Reflektionsstellen in den distalen arteriellen Gefäßen und charakterisiert den veränderten Funktionszustand des Hochdrucksystems. Die ausgeprägte Verminderung des peripheren arteriellen Widerstandes kann auch aus diesen Symptomen abgelesen werden. Trotz der großen Amplitude ist in peripheren Arterien der Puls oft kaum zu tasten, und die Registrierung des Femoralispulses wird zunehmend schwieriger. Die anfängliche Tachykardie ist durch die Wirkung der erregten Baroreceptoren zu erklären, die im Interesse der lebenswichtigen Blutdruckregelung [*730—736, 836—838, 1461—1463*] auf dem Wege der Minutenvolumensteigerung den Druck aufrecht zu erhalten suchen [*26*]. Bis zu diesem Stadium weist der Kreislaufzustand eine ausgesprochene Ähnlichkeit mit dem paralytischen oder febrilen Kollaps auf, und erst weitere Steigerung der Acetylcholinzufuhr ist in der Lage, die Reflextachykardie zu unterdrücken und mit Bradykardie zum eigentlichen Entspannungskollaps überzuleiten. Die starke Parasympathicuserregung führt zur Salivation, nicht selten auch zu Erbrechen, Darm- und Blasenentleerung in Analogie zur menschlichen Ohnmacht. Auch das sonstige Verhalten des Tieres entspricht dieser Situation. Daneben muß aber gleichzeitig eine intensive Erregung des sympathischen Nervensystems infolge des ebenfalls cholinergischen Mechanismus seiner ganglionären Übertragung stattfinden, und darüber hinaus eine Aktivierung des in jüngerer Zeit verschiedentlich beschriebenen cholinergischen sympathischen Nervensystems in der Skeletmuskulatur [*50, 462—464, 966*], das vasodilatorisch wirkt. Das Summenresultat ist eine maximale periphere Gefäßeröffnung. Auch wenn, um eine Analogie zum Entspannungskollaps herzustellen, die Acetylcholininfusion weiter bis zur Bradykardie gesteigert wird, ist infolge der Schlagvolumenvergrößerung das Herzzeitvolumen nicht oder nur wenig vermindert; vielmehr kann dieses immer noch etwas über dem Normalwert des Tieres liegen [*347*]. Es scheint aber, daß die cerebrale nutritive Gewebsdurchblutung durch den Druckabfall unter das erträgliche Maß reduziert ist, da wahrscheinlich die Durchströmung der Capillaren nicht ausreicht, in denen sich die eigentlichen Funktionen des Kreislaufes erfüllen [*1261, 1262, 1268, 1512*]. Daß es sich um eine Erregung und nicht Lähmung bestimmter Kreislaufzentren und der Peripherie handelt, geht aus der gleichzeitigen Stimulierung der Atmung hervor, deren Frequenz und Tiefe gesteigert zu sein pflegen.

Für den typischen menschlichen Entspannungskollaps, etwa die banale Ohnmacht, steht analog zum Acetylcholinkollaps ebenfalls die starke Senkung des arteriellen Blutdrucks des Körperkreislaufs im Vordergrund, wobei zusätzlich noch infolge der Bradykardie eine Steigerung des Herzzeitvolumens fortfällt [*581, 1290, 1315*]. Bisher ist aber nach EDHOLM nicht erwiesen, daß eine stärkere Störung des venösen Rückflusses dabei vorhanden ist [*347, 383, 1487*], vielmehr ist dieser in bestimmten Gefäßprovinzen anscheinend gesteigert, so daß auch hier der reduzierte Arteriendruck und die damit einhergehenden Folgen für die Dimensionen und die Stromstärke der peripheren arteriellen Gefäße [*1511*] neben primär zentralen Einflüssen im Vordergrund stehen dürften.

Mittels Pulmonalarterien- und Cavakatheterismus beim Carotisschlingenhund [*545*] wurde verschiedentlich versucht, unter Acetylcholininfusionen nach Prostigmingabe einen bradykarden Entspannungskollaps zu imitieren, doch gelang es nur ausnahmsweise, verwertbare Meßresultate zu bekommen, da Defäkationsdrang, Vomitus und Enuresis mit rezidivierender intensiver Bauchdeckenspannung, intraabdomineller und intrathorakaler Drucksteigerung die Registrierungen über die Katheter stark beeinträchtigten (im Gegensatz zur arteriellen Druckmessung an der Carotisschlinge [*1260* usf.]). Über systematische Ergebnisse des Verhaltens von Druck und Strömung der Lungenschlagader und der unteren Hohlvene mit dieser Anordnung kann daher nicht berichtet werden; aus einzelnen Versuchen scheint jedoch hervorzugehen, daß bei Einsetzen der Bradykardie sofort ein weiterer stufenförmiger Druckanstieg des bereits durch kleine Acetylcholindosen mäßig erhöhten Pulmonalarteriendrucks eintritt, und daß sich ebenfalls der Druck in der Cava inferior sofort deutlich steigert. Für die Zunahme des Pulmonalarteriendrucks könnte als Ursache besonders an die Schlagvolumenvermehrung des bradykarden Herzens, für die Steigerung des Cavadrucks an verminderte kardiale Abschöpfung bei weiterhin reichlicher Zufuhr gedacht werden. Gegen eine pulmonale stärkere Vasoconstriction spricht, daß die Dosis gegenüber der Druckstufe, welche während der tachykarden Vorphase bestand, nur minimal zugenommen hatte.

Wegen der geringen Versuchszahl und der Horizontallage der Tiere erscheint es nicht berechtigt, Vergleiche mit der Zirkulation dieser Gefäße bei der Ohnmacht des Menschen anzustellen, zumal diese meist aus der Vertikalposition heraus auftritt. Beim wachen Hund sprechen die Ergebnisse am Modell des bradykarden Acetylcholinkollaps offenbar nicht für eine starke venöse Refluxminderung. Über Untersuchungsergebnisse beim tachykarden Acetylcholinkollaps, der hämodynamisch mit seinem sehr großen Herzzeitvolumen dem paralytischen Kollaps gleichkommt, soll im entsprechenden Abschnitt berichtet werden.

Andere Auslösungsmechanismen des Entspannungskollaps

3. Carotissinussyndrom, vasale Form

Aus der Vielzahl von Möglichkeiten, die reflektorisch einen Entspannungskollaps bei Mensch und Tier auszulösen vermögen, und die zum Teil bei der Ohnmacht bereits kurz angeführt worden sind, seien im folgenden einige Beispiele herausgegriffen.

Lokalisierte mechanische Einwirkungen auf bestimmte Zonen der peripheren autonomen Nerven sind besonders dazu geeignet, eine Gleichgewichtsverschiebung der Kreislaufzentren mit Dominanz des parasympathisch-trophotropen Funktionskreises zu bewirken, zumal wenn es sich um periphere Receptoren der Blutdruckregulation wie z. B. im Carotissinus handelt. Auf die verschiedenartigen Reaktionsmöglichkeiten des Kreislaufs bei pathologischer Erregung dieses Kontrollorgans ist bereits eingegangen worden. Von den 3 bekannten Formen des hypersensitiven Carotissinus, der cerebralen, kardialen und vasomotorischen, entspricht der letztere, seltenere Typ den hämodynamischen Kriterien des Entspannungskollaps mit Senkung des systolischen, diastolischen und mittleren Blutdrucks bei mäßig reduzierter Amplitude [185, 437, 1493, 1496, 1499]. Nicht stets ist die kardiovasculäre Reaktion streng den genannten Gruppen zuzuordnen. Gelegentlich werden auch Blutdrucksenkungen bei der vagal-kardialen Form angetroffen, dann allerdings eher in Form des Spannungskollaps (s. dort). Nach FRANKE, der die Kenntnis der Pathophysiologie dieser Erkrankung durch zahlreiche Untersuchungen erweitert hat [491, 492], verschiebt sich statistisch die Reizschwelle des Carotissinusreflexes im Laufe des Lebens; während ein Kollaps durch Carotissinussyndrom bis zum 30. Jahr nur selten auftritt, nimmt seine Häufigkeit nach dem 40. Jahr sprunghaft zu, und zwar proportional dem fortschreitenden Alter, und es bestehen enge Beziehungen zur Arteriosklerose, die auch nicht selten röntgenologisch bestätigt werden kann [491, 492]. Die Koincidenz zwischen Coronarsklerose und arteriosklerotischer Hypersensität des Carotissinus läßt sich zur Frühdiagnostik der Coronarsklerose ausnutzen. Nicht selten genügt eine plötzliche scharfe Kopfdrehung, besonders bei beengender Halsbekleidung, um eine pathologische Reflexerregung mit Kollaps auszulösen [437, 1316, 1496, 1499]. Im Gegensatz zu der ständigen latenten Synkopeneigung dieser Patienten ist bei Gesunden, besonders jüngeren Menschen, der Blutdruck durch Fingerdruck auf den Carotissinus nicht oder nicht mehr als maximal um 20% zu senken [206, 491, 492]. Wenn jedoch ein massiver Reiz einwirkt, wie im typischen Fall des Handkantenschlages bei Judo oder eines Boxtreffers auf die Carotisgabel, so tritt auch bei normaler Empfindlichkeit des Sinusnerven ein Kollaps auf. In welchem Umfang die Kreislaufumstellung durch elektrische kontinuierliche Carotissinusreizung im Tierversuch bei sonst regulationsfähigem Kreislauf ertragen werden kann, zeigen Experimente von PHEMISTER [1085, 1086, 1087]. Eine Blutdrucksenkung auf 70 mm Hg war bis zu 14 Std ohne faßbare Dauerschäden möglich, erst danach wurde der Zustand irreversibel. Das dann einsetzende finale Kreislaufversagen wurde auf zirkulatorische Hypoxie des Zentralnervensystems, des Herzens und der Capillaren bezogen. Die Gefahr, daß vom Carotissinus ausgehende Reflexe in der Narkose zu Blutdruckabfall, Arrhythmien, Asystolien und sogar zum Tod führen können, wurde von WEESE u. KILLIAN [819, 1491] betont. Irradiationen nach Carotissinuserregung können u. a. auch zu anderen vegetativen Entgleisungen, gelegentlich z. B. zu Lungenödem führen [302]. Der Ausfall der Carotissinusreflexe macht Hunde empfindlich gegen Volumenverluste und läßt sie bei Blutungen sterben, die sonst schadlos toleriert werden [302, 483, 733, 735], was z.T. auf die fehlende reflektorische Ausschüttung pressorischer Amine zurückgeführt wird.

4. Goltzscher Versuch

Auch von anderen peripheren vegetativen Funktionseinheiten, besonders den Plexus der verschiedenen intra- und extraperitonealen Bauchorgane, können durch Traumata oder brüske Manipulationen leicht synkopale Anfälle vom Typ des Entspannungskollaps ausgelöst werden, wie auch prinzipiell von vielen anderen peripheren Punkten des autonomen Systems. Seit den klassischen Versuchen von

GOLTZ [*586, 587, 588*], die GOLLWITZER-MEIER [*582*] ausführlich wiedergegeben hat, gilt der Plexus solaris, in welchem sympathische Ganglien, die Nn. splanchnici und Äste des N. vagus ein peripheres autonomes Koordinationszentrum bilden, als besonders vulnerabel, und bei Unfällen, Kampfsport oder operativen Maßnahmen kann es durch Reizung der hier gelegenen autonomen Nerven leicht zu irradiierenden Erregungen und funktionellem peripheren Kreislaufversagen kommen [*190*]. BLALOCK [*120, 123, 125*] hat das Experiment von GOLTZ bei Hunden wiederholt und fand außer zeitweiligem Abfall des arteriellen Drucks bei der Mehrzahl der Tiere eine Steigerung des Minutenvolumens und eine Zunahme des O_2-Verbrauchs; nur wenige Tiere reagierten mit Kollaps und einer Minutenvolumenreduktion. Die Bedeutung der Aktivität höherer Zentren für die resultierende vasomotorische Reaktion war bereits GOLTZ [*586—588*] bekannt. Sie geht auch aus der Beobachtung von Chirurgen hervor, daß Traktion der Baucheingeweide deutlich leichter und früher zum Reflexkollaps führt, wenn keine Allgemeinnarkose, sondern Lokalanaesthesie verwendet worden ist [*302*]. Dabei handelt es sich nicht um eine vermehrte Blutfülle der Splanchnicusorgane, sondern um einen Entspannungskollaps mit einem Kreislaufversagen, das weniger durch Volumenspeicherung als vielmehr durch den Druckabfall bei sinkendem arteriellen peripheren Widerstand bedingt ist. GOLTZ beobachtete nicht so sehr eine Blutanschoppung der Bauchorgane, sondern Tonus- und Füllungsschwankungen in der V. cava seiner Frösche nach dem Klopfversuch [*582*].

In analoger Weise wie vom Solarplexus können Traumata des Herzens, der Leber und der Nieren (z. B. „Herz- oder Leberhaken" bei Kampfsport) und vieler autonomer Plexus ohne erkennbare morphologische Beschädigung zu Kollaps, Bewußtseinsverlust und im ungünstigsten Fall auch ohne Vorhandensein organischer Destruktionen zum Tode führen.

Der bei der Ohnmacht geschilderte und formal graphisch dargestellte Mechanismus einer starken vegetativen Erregung, bei der die Resultante der gesamten vegetativen Aktivität infolge ungenügender Erregungsgröße der ergotropen antagonistischen Komponente sich dem trophotropen Kulminationspunkt zubewegt [*130, 1298*] kann auch von weiteren Organen her ausgelöst werden. Während die oculovagale Synkope [*400, 1496*], die über den Trigeminus vermittelt sein soll und durch Bulbusdruck bewirkt wird [*22*], selten zu sein scheint, haben Anfälle, die durch die pathologische Erregung der Strukturen des Innenohrs zustande kommen, infolge ihrer Häufigkeit große praktische Bedeutung.

5. Kinetosen

Hierher gehören die Kinetosen oder Bewegungskrankheiten, bei denen vermehrte Beanspruchung des statischen Organs durch rezidivierende Veränderungen der Körperlage gegenüber dem Schwerefeld der Erde bei Benutzung von Fortbewegungsmitteln auf dem Land, dem Wasser und in der Luft disponierte Personen in starke parasympathische Erregung versetzt.

Zu den bekannten klinischen Erscheinungen der Kinetosen wie Blässe, Übelkeit, Müdigkeit, Schweißausbruch, Brechreiz, Erbrechen, Stuhldrang und motorische Hemmung können sich starke Bradykardie sowie erheblicher Abfall des systolischen und diastolischen arteriellen Blutdrucks gesellen und bis zur völligen Ohnmacht führen, wobei die dominante Erregung des trophotropen Systems durch die Erscheinungen von seiten des Magen-Darm-Kanals weiter einen Circulus vitiosus in Gang zu halten vermag. Auch wenn es nicht zu einem ausgeprägten

Entspannungskollaps kommt, ist beim Kinetosekranken ebenso wie in den Vorstadien anderer Ohnmachtszustände nicht selten eine starke Einengung des Bewußtseins mit erheblichem Desinteresse an der Umwelt vorhanden. Die damit verbundene Gefährdung kinetosedisponierter Personen im Flugwesen und unter „raumäquivalenten Bedingungen" (Schwerelosigkeit) liegt auf der Hand [18, 332, 333, 1187, 1393]. Eigene Beobachtung von Seekranken auf Kriegsfahrzeugen zeigte, daß einige auch durch akute Lebensgefahr bei Angriffen sich nicht aus ihrem Stupor zu lösen vermochten und nach eigener Angabe in diesem Zustand den Tod als gleichgültig betrachtet haben würden, während sich interessanterweise bei anderen Betroffenen durch die induzierte starke ergotrope Erregung das Gleichgewicht der vegetativen Agonisten wieder herstellte, und ihre Aktionsfähigkeit während der Kampfhandlung kurzfristig in vollem Umfang zurückkehrte. Hieraus geht die Berechtigung der schematischen Darstellung des vegetativen Gleichgewichtes als Differenzkurve der Erregungsgröße von Protagonist und Deuteroagonist hervor [1298] (Abb. 19, 20). Die Behandlung mit zentralen Sedativa, Parasympathicolytica und Antihistaminica hilft nicht in allen Fällen. Bei längerem Bestehen der Kinetose und mangelnder Versorgung (Truppentransporte) sind Todesfälle an Exsiccose infolge des rezidivierenden schweren Erbrechens beobachtet worden.

6. Morbus Menière

Bei dem von MENIÈRE 1861 [989] beschriebenen Krankheitsbild handelt es sich nach ALTMANN [10—12] um einen echten vestibulären Schwindel, fast stets um typischen Drehschwindel, der mit fluktuierender Herabsetzung des Hörvermögens und Ohrensausen zu einer Symptomentrias kombiniert zu sein pflegt, ohne akute Erkrankungen des Mittelohres, des Endocraniums oder ein Systemleiden auftritt und durch einen „idiopathischen endolymphatischen Hydrops" bedingt ist [10—12, 469, 520, 804, 910, 912, 925, 1163, 1456]. Die dabei vorhandenen Drehschwindelerscheinungen unterscheiden sich grundsätzlich von den vielfältigen Sensationen, die bei Kollapszuständen als Symptom angetroffen werden wie Leeregefühl im Kopf und Schwarzwerden oder Sterne vor den Augen. Sekundär können die Irritationen der statischen Organe des Innenohrs, analog den Kinetosen, weitere Bereiche des vegetativen Systems in Mitleidenschaft ziehen und Blässe, Ausbruch kalten Schweißes, Brechreiz und Erbrechen, Durchfälle sowie Bradykardie und Absinken des arteriellen Blutdrucks zur Folge haben [12] und damit gelegentlich den Charakter eines Entspannungskollaps gewinnen. KÄGEBEIN spricht von einem „Durchschlagen vegetativer Sicherungen" [804]. Die Symptome einer generalisierten vasomotorischen Erregung sind allerdings weniger häufig, und ALTMANN [10 usf.] glaubt, daß sie vorwiegend dann vorhanden seien, wenn gleichzeitig cerebrale Gefäßspasmen bestünden. Eine solche Voraussetzung scheint jedoch angesichts der Kenntnisse von der Irradiation vegetativer Reflexe [1280] nicht für das Auftreten von Kreislaufsymptomen bei Morbus Menière erforderlich zu sein, zumal bevorzugt ein Personenkreis an dieser Erkrankung leidet, der zu vasomotorischen Erregungen neigt. So werden nicht selten bei den Befallenen auch außerhalb der Menièreschen Krisen, die z. T. in größeren Abständen auftreten können [10 usf.], vasomotorische Schwellungen der Nasenschleimhaut, periodischer Kopfschmerz, echte Migräne, Urticaria, Quinckesches Ödem und Zirkulationsstörungen der Haut angetroffen sowie orthostatische Dysregulation im Sinne der hypotonen Regulationsstörung [11, 804]. Darüber hinaus scheinen psychische Faktoren und Konfliktsituationen eine bedeutsame Rolle für das Auftreten von Menière-Anfällen zu spielen [*11, 469, 925*]. Der typische Drehschwindel, der auch, allerdings sehr selten [*10*], allein auftreten kann, erleichtert in den mit Kollaps verbundenen Fällen die Abgrenzung von anderen Formen peripheren Kreislaufversagens und zeigt die Notwendigkeit baldiger otologischer weiterer Diagnostik und Therapie an [*351, 1163, 1184*], da nicht nur der Morbus Menière, sondern auch die verschiedensten anderen entzündlichen degenerativen oder toxischen Erkrankungen des Innenohrs oder der Vestibulariskerne und -bahnen vorhanden sein können [*10* usf., *351*]. WILDHAGEN u. MORITZ [*804, 1012*] haben auf das Vorkommen von Menière-Anfällen beim cervicalen Syndrom aufmerksam gemacht und in Störungen des Halssympathicus die Ursache gesehen. UNTERHARNSCHEID [*1445—1447*] konnte synkopale Anfälle bei verschiedenen Halswirbelsäulenaffektionen, auch bei Jugendlichen (Klippel-Feil-Syndrom), nachweisen.

7. Luftdruckkrankheit und Kollaps

Praktische Bedeutung besitzen auch die Kollapszustände, die gelegentlich unter dem Einfluß von verändertem Luftdruck auftreten können, obwohl meist bei O_2-Mangel unter sinkendem Sauerstoffpartialdruck Blutdruck und Pulsfrequenz normal oder gesteigert zu sein pflegen [*15, 383, 400, 1235*]. Auf die zahlreichen und ausführlich untersuchten Stoffwechsel- und Zirkulationsveränderungen [*15, 400, 1053, 1187, 1393*] infolge reduzierter O_2-Zufuhr, wie sie bei der Höhenkrankheit vorliegen, soll hier nicht näher eingegangen werden. Es sei nur wiederholt, daß trotz meist über längere Zeit erethischer Kreislaufsituation [*5, 1235*] ein bestimmter Prozentsatz durch Dissoziation der vegetativen Erregungssteigerung und regulative Entgleisung mit parasympathischer Prävalenz einen Entspannungskollaps bekommt [*48, 1170, 1503*], wobei psychische Faktoren in den Anfangsstadien eine Rolle spielen [*400*]. Dagegen können sekundär bei Flugzeugaufstiegen in große Höhen und nicht druckdichten Kabinen durch Extension der Darmgase reflektorische Kollapszustände mit den Symptomen einer vagovasalen und vasodepressorischen Synkope ebenso vorkommen wie kardiale Beschwerden im Sinne des Roemheldschen Symptomenkomplexes. Da in etwa 5000 m Höhe der Druck nur noch etwa die Hälfte des Atmosphärendrucks in Meereshöhe beträgt, Gasvolumina dann aber rund das Doppelte ihres Ausgangswertes bei Druck 0 einnehmen (Boyle-Mariottesches Gesetz), sind klinische Auswirkungen eines Meteorismus (z. B. bei Herzinsuffizienz oder Lebercirrhose), eines Pneumothorax bei noch flexiblem Mediastinum usw. leicht vorstellbar. Nicht immer sind Druckkabinen geeignet, diesen Auswirkungen ausreichend zu begegnen.

Bei der Dekompressionskrankheit nach vorherigem Aufenthalt unter höherem Luftdruck sind von ROMANO [*1170*] neben den Gelenkschmerzen, Hautläsionen, Atemstörungen mit migräneartigen Symptomen nicht selten Fälle von Kollaps mit Absinken der arteriellen Druckwerte, Bradykardie und schockähnliche Bilder beobachtet worden. Angst, Schmerz und die verschiedenen Gewebsschädigungen vermögen auch hier eine auslösende oder disponierende Rolle zu spielen [*400*]. Bei schwerem Kollaps nach Dekompression sind Todesfälle beschrieben worden [*400*].

Zu den zahlreichen Ursachen, die ohne von außen auf den Organismus einwirkende Schädigung einen Kollaps induzieren können, gehören besonders Störungen von seiten des Magen-Darmkanals, die irradiierend auf den Zirkulationsapparat überspringende Reflexe auslösen. Dabei können teils kardiale Symptome und Asystolien infolge sinoauriculären oder atrioventriculären Blocks [*702, 1497*] analog der vagokardialen Form der Carotissinussynkope [*437, 491, 492*], teils Vasodepression mit oder ohne Bradykardie dominieren [*184, 185*].

Das Auftreten derartiger Zustände wird begünstigt, wenn morphologische Veränderungen vorhanden sind, wie in den folgenden Beispielen, die bereits zur nächsten Gruppe derjenigen Formen von Entspannungskollaps überleiten und durch organische Eingriffe und unter Hinzutreten von den diskutierten funktionellen Faktoren zustande kommen. IGLAUER [*780*] beschreibt, daß Entspannungskollaps durch Kardiospasmus und Oesophagusdehnung auftreten kann, welche sich als Folge reichlicher Nahrungsaufnahme entwickelten. WEISS und Mitarbeiter [*1496, 1498*] fanden durch Tractionsdivertikel der Speiseröhre ausgelöste vasovagale Ohnmachten und konnten durch Aufblasen einer Ballonsonde im Oesophagus in einem beschriebenen Fall prompt einen vagokardialen Kollaps reproduzieren. Die unterschiedlichen Auswirkungen von Duodenaldehnung mit gleicher Technik haben CARMICHAEL und Mitarbeiter [*240*] an peripheren Gefäßen des Menschen nachweisen können. Bei Chole- oder Nephrolithiasis und heftigen Koliken ist der Kollaps mit starker Bradykardie keine Seltenheit. Auch cutane Reize sind in der Lage, einen vagovasalen Anfall auszulösen; so beobachtete ENGEL [*400*] einen Seemann, der beim Schwimmen im kühlen Wasser mehrfach einen solchen Kollaps bekam, und bei dem eine Kälteurticaria das auslösende Moment darstellte. Diese Einzelbeispiele ließen sich beliebig vermehren, und sie zeigen, daß, wenn auch mit unterschiedlicher Häufigkeit, nahezu von allen Organen aus auf dem Wege entweder über zunächst animalische Erregungen oder aber direkte Reizung des autonomen Nervensystems Störungen der Kreislaufregulation in Gang gesetzt werden können, die in einen Entspannungskollaps münden. Daß aber auch, allerdings wegen der weniger dramatischen Symptomatik nicht so häufig beobachtet und untersucht, eine dem vagovasalen Entspannungskollaps entgegengesetzte Gleichgewichtsverschiebung der vegetativen Agonisten eintreten kann [*1216*], bei der die Resultante in den ergotropen Bereich weist, hat MECHELKE mit fortlaufend registrierenden Methoden [*961*] untersucht und als sympathicovasale Reaktion beschrieben [*980*].

Organische und funktionelle Ursachen

8. Wundschock

Zur Terminologie ist zunächst klarzustellen, daß in der angloamerikanischen Literatur der von DUESBERG u. SCHROEDER als Entspannungskollaps beschriebene Kreislaufzustand [*347*] vorwiegend als primärer Schock [*120, 281, 282, 302, 483, 1537*] bezeichnet wird. Wenn größere Blutverluste oder Traumata nicht vorangegangen sind, finden meist die engeren Definitionen Synkope[1], vagovasale oder vasovagale Attacke, faint oder fainting, und, besonders bei infektiösen Prozessen, circulatory collapse Verwendung. Im allgemeinen klinischen Sprachgebrauch dagegen wird unter Schock meist der sog. sekundäre Schock verstanden [*282, 483*], der als Sammelbegriff alle länger dauernden Zustände von peripherer Kreislaufinsuffizienz infolge von Verlusten intra- und extravasaler Volumina gleich welcher Genese, aber auch die ohne Volumenverluste einhergehenden z. B. toxisch bedingten Formen zirkulatorischen Versagens umfaßt. Der Ausdruck collapse (circulatory collapse) taucht bei Oligämie seltener auf. Die Unterteilung in primären oder sekundären Schock geht ursprünglich auf COWELL [*282*] zurück,

---

[1] σύν = zusammen und κόπτω = ich schlage.

wobei allerdings die wichtige Rolle nicht im heutigen Umfang bekannt war, welche Blutvolumenverminderung im sog. traumatischen Schock spielt [*302, 1537*]. Daneben sind zahlreiche andere Unterteilungssysteme des „Schocks" angegeben worden (nach SCHWIEGK etwa 24 Definitionen [*1290*]), so unter anderem die kausale Einordnung (Blutungs-, traumatischer, Verbrennungs-, toxischer, normovolämischer, infektiöser Schock), nach Fachgebieten (surgical, obstetrical, medical shock); BLALOCK [*120*] unterteilte im hämatogenen (sekundären) Schock, neurogenen (primären) Schock und vasogenen (z. B. toxischen) Schock. Oder es wurde der therapeutische Effekt mit der Unterteilung in reversiblen und irreversiblen Schock als Kriterium für die Nomenklatur verwendet, eine Unterscheidung, die besonders post finem ohne große Mühen zu treffen ist. Schon früh hatten die zahlreichen voneinander abweichenden Definitionen und die damit erschwerte Verständigung CANNON [*232, 234, 235*] die Ansicht aussprechen lassen, daß es besser sein würde, eine völlig neue Bezeichnung zu finden, jedoch ist eine Einigung in der Benennung bisher nicht zustande gekommen. Auch SCHWIEGK [*1290*] verzichtet auf eine prinzipielle Unterscheidung zwischen Schock und Kollaps und verwendet bewußt beide Begriffe synonym, indem er das Ergebnis seiner klinischen und tierexperimentellen Untersuchungen unterteilt in z. B. Verblutungskollaps, zentralnervösen Kollaps, traumatischen Schock, Verbrennungskollaps, Infektionskollaps usw. Er sieht in der gemeinsamen Kreislaufveränderung die relative Oligämie, d. h. ein Mißverhältnis zwischen der Kapazität des Gefäßsystems und zirkulierender Blutmenge; diese kompensierte oder dekompensierte Relation von vasalem Fassungsvermögen und Gefäßinhalt ist nach SCHWIEGK die Ursache von Kollaps und Schock [*193a*]. MATTHES [*957, 958*] steht ebenfalls auf dem Standpunkt, daß Kollaps und Schock definitorisch nicht zu trennen und deshalb gleichsinnig zu verwenden seien. WOLLHEIM faßt den Begriff des Schocks enger und möchte ihn für diejenigen Kreislaufzustände reserviert wissen, die mit Verminderung der aktiven Blutmenge und Hämokonzentration einhergehen [*1566, 1567, 1570*], während er für die übrigen Formen peripheren Versagens die Bezeichnung Gefäßinsuffizienz vorzieht. HAUSS neigt dazu, je nach dem Ausmaß der pathologischen Veränderungen (z. B. beim akuten Syndrom des Myokardinfarktes) eine leichtere Gefäßinsuffizienz von einem schweren Kollaps oder Schock zu trennen [*692*]. GROSSE-BROCKHOFF dagegen betont wie DUESBERG [*347*], daß zum Schock ein relativ kurzfristiges Gewaltereignis gehöre [*637*]. DUESBERG u. SCHROEDER haben, gestützt auf klinische, pathophysiologische und pharmakologische Bearbeitung des Kollapsproblems (1941—1944), den Wundschock als Unterbegriff des Entspannungskollaps eingeordnet [u. a. *347, 348, 354, 356*]; letzterer entspricht weitgehend dem primären Schock der Angloamerikaner [*282, 302, 1537, 1544*] und ist etwa dem Klopfexperiment von GOLTZ [*586—588*] vergleichbar. (Im Gegensatz dazu wird im angelsächsischen Schrifttum heute wound shock im Sinne des traumatischen Schocks mit meist großen Volumenverlusten verwendet, d. h. ein der Zentralisation entsprechender Kreislaufzustand.) Nach DUESBERG u. SCHROEDER gehören die hämodynamischen und kardialen Funktionsänderungen des Entspannungskollaps zu den typischen Merkmalen des echten Wundschocks [*348, 355*], der sich häufig durch das Mißverhältnis zwischen Ausmaß der Kreislaufumstellung und Allgemeinreaktion einerseits und dem Grad der Verletzung andererseits auszeichnet [*347*]. Während die gleichartigen kardiovaskulären Symptome der banalen Ohnmacht meist nur vorübergehender Natur sind, kann hier die parasympathischtrophotrope Einstellung länger fixiert bestehen bleiben [*347*], wobei zugleich auch die Stoffwechselvorgänge gedämpft sind. Die systolischen und diastolischen arteriellen Druckwerte sind erniedrigt und damit ist der Mitteldruck herabgesetzt, die Amplitude bleibt jedoch in etwa erhalten, kann sogar gelegentlich infolge der vergrößerten Schlagvolumina leicht erhöht sein, doch sind der elastische und der periphere Gefäßwiderstand stark verringert, so daß unter dem Mangel ausreichenden Drucks bestimmte Gefäßprovinzen in der Blutversorgung benachteiligt werden. Das Minutenvolumen ist nur mäßig reduziert, da seine Faktoren Schlagvolumen und Frequenz sich beim Absinken der letzteren gewisse Zeit kompensieren können; jedenfalls ist die Verkleinerung des Herzzeitvolumens nicht als entscheidende Ursache des resultierenden Kreislaufzustandes anzusprechen [*347*]. Während die periphere Durchblutung des Hautorgans stark reduziert ist [*172*], darf eine Vasodilatation in bestimmten zentralen Gefäßgebieten, möglicherweise in den Splanchnicusgefäßen [*347, 593, 1567, 1572*] und den unter bestimmten Umständen wie ein arteriovenöses Aneurysma wirkenden Nieren [*243*], angenommen werden, die für die Rückleitung sorgt; ein „Verbluten in das Splanchnicusgebiet" hielt SCHWIEGK für wenig wahrscheinlich, und seine Annahme ist in den folgenden Jahren von zahlreichen Untersuchern bestätigt worden [*26, 545, 1331, 1332*]. Nach den Untersuchungsergebnissen von BARCROFT und Mitarbeitern [*48* usf.] sowie FOLKOW [*462*] bei verwandten Zuständen von Entspannungskollaps darf vermutet werden, daß auch eine Vasodilatation der Muskelgefäße zum Abfall des peripheren Widerstandes und zur beschleunigten Rückleitung des Blutes beiträgt. Die beschriebene Kreislaufsituation bei Wundschock im Sinne von DUESBERG u. SCHROEDER steht zwar klinisch im Vordergrund, ist aber an sich nur Teilsymptom einer umfassenderen Reaktion des gesamten Organismus [*326*], die als extreme Verschiebung des Gleichgewichts der vegetativen Partner zur trophotropen Seite (trotz ergotroper Miterregung) und stark verzögerte Rückkehr zur Mittellage aufgefaßt werden kann; sie ist bei der banalen Ohnmacht bereits zur Sprache gekommen. Dieser durch Beispiele aus der Wellenlehre anschaulicher darstellbare Zustand kann als „disharmonische oscillierende postaggressive Reaktion" mit Abbruch der Pendelbewegung und Verharren in der negativen Phase [*874*], krisenhafte Gegenregulation mit Verbleiben an der „Toleranzgrenze" des trophotropen Bereichs [*130, 1298*] oder dadurch eingetretene extreme Sollwertverstellung innerhalb der regulierenden Zentren [*336, 975, 977—979, 1203, 1461*] aufgefaßt werden (s. Abb. 19, 20). Dabei ist nicht nur das schädigende Agens selbst, sondern auch oft das zum Zeitpunkt seines Entstehens bestehende Gleichgewicht der antagonistischen vegetativen Systeme von Bedeutung; ist eine Aktivitätsdifferenz zugunsten der ergotropen Phase vorhanden, so führt z. B. eine Verwundung mäßigen Grades zunächst nicht zum Entspannungskollaps und Wundschock, und erst wenn sie dem Betroffenen nach dem Angriff während der dann folgenden trophotropen Gegenphase bewußt wird, konnte dieser „Zweitschlag" zusammen mit der veränderten Ausgangslage den Wundschock auslösen. Zahlenmäßig tritt allerdings bei stärkeren Traumata der beschriebene Kollapszustand gegenüber den anderen Formen weit zurück, oder stellt, wie bei großem Blutverlust, nur eine Initialantwort des kardiovasculären Systems dar [*347*] (Auslösungsmechanismen, Affektverhalten usw. siehe Diskussion der Ohnmacht); in der überwiegenden Mehrzahl bestimmen, besonders in den späteren Stadien, Blut- und Plasmaverluste die Antwort des Zirkulationsapparates, der dann für den längsten Teil des postaggressiven Zeitraums mit Spannungskollaps und Zentralisation reagiert.

9. Hirn- und Rückenmarkschädigung

Ebenso wie funktionelle, durch diverse traumatische Einwirkungen auf das Zentralnervensystem in Gang gebrachte Verschiebungen des vegetativen Gleichgewichts, etwa ausgelöst durch eine Commotio cerebri, zu entweder erethischen

Kreislaufzuständen oder zu Kollaps vom Typ des Entspannungskollaps sowie zu beidem in phasischem Wechsel führen können, sind organische Läsionen verschiedener Art hierzu in der Lage [*997, 1430, 1434, 1484*]. Zahlreiche Untersuchungen, an deren Spitze das Werk von HESS [*724* usf.] steht, haben die physiologische Grundlage zu der Deutung und Beurteilung der klinischen Phänomene geliefert und bestimmen unsere heutigen Vorstellungen von der Wirkung und Lokalisation der übergeordneten Regulationszentren des Kreislaufs, die hinsichtlich koordinativer Funktion vornehmlich im Hypothalamus, im übrigen aber in Medulla, Pons, Infundibulum und Tuber cinereum gelegen sind [*724, 1051*]. Doch auch verschiedene Areale des Cortex, besonders aus dem Bereich der Willkürmotorik [*250, 461, 522, 1186*], des Temporallappens der Insel und des Orbitallappens [*302, 1186*] sowie des Thalamus und der Stammganglien [*1051*] vermögen die Kreislauffunktion zu beeinflussen [*522, 749*]. HOFF [*749*] hat sowohl pressorische als auch depressorische Effekte von der Hirnrinde ausgelöst, und über typischen Entspannungskollaps bei corticaler Reizung des Menschen wurde bereits bei der Besprechung der Ohnmacht berichtet [*383, 400*]. Es sei hier nicht auf die durch respiratorische oder zirkulatorische Hypoxie des Gehirns bedingten Kreislaufveränderungen, sondern nur auf die Auswirkungen organischer Läsionen mechanischer Natur eingegangen. Dabei ist zu betonen, daß mechanische Einwirkungen an sich keinen adäquaten Reiz für das Hirngewebe darstellen; diese wirken vielmehr entweder über Destruktion von Zellsubstanz entsprechender Foci direkt oder aber über die autonome Innervation der Hirngefäße und -häute indirekt. Als Folge cerebraler Traumata tritt in mindestens 10% der Fälle Kreislaufversagen ein [*227, 302, 1434*], und die Messung der Eingeweidegewichte zeigte bei Patienten, bei denen Volumenmangelzustände nicht anzunehmen waren, postmortal besonders für die mit Ödem und Blut gefüllten Lungen wesentlich höhere Gewichtswerte als die Vergleichsserie. Auf eine anfänglich oft bestehende Zentralisation nach Schädel-Hirnverletzungen kann in einer zweiten Phase ein häufig letal endender Entspannungskollaps folgen [*1430*].

Einer Aufstellung von RUF [*1186*] zufolge fanden TÖNNIS und Mitarbeiter [*1430—1434*] sowie LOEW [*919, 921*] bei frischen gedeckten Hirnverletzungen in 72% der Fälle eine Regulationsstörung des Kreislaufs, DVORACECK 3—9 Monate später noch 29% (zit. nach [*1186*]), FROHWEIN nach 2—5 Jahren nur noch 7% (zit. nach [*1186*]). Allerdings lassen die mitgeteilten Blutdruck- und Pulsfrequenzdaten [*1426, 1430*] erkennen, daß der überwiegende Teil später zurückbleibender Regulationsstörungen nunmehr der orthostatischen Kreislaufinsuffizienz (orthostatische arterielle Zentralisation) entspricht (s. dort). Die von HESS [*724*] erhobenen Befunde, daß die übergeordneten, Gefäßtonus, Blutdruck und Herzfrequenz steuernden Zentren nicht streng lokalisiert sind, dürfte die im Lauf der Zeit wieder zunehmende Kompensation erklären [*1186*]. Als Folge experimentellen Schädeltraumas sahen GURDJIAN u. WEBSTER [*654*] Kreislaufversagen, das sie auf Lähmung der Vasoconstrictorenzentren zurückführten; dabei konnte das Atemzentrum ebenfalls in Mitleidenschaft gezogen sein, doch bei schweren Traumata versagte das Vasomotorenzentrum auch dann, wenn künstlich beatmet und damit der mögliche Hypoxiefaktor des Versagens ausgeschlossen worden war. TÖNNIS [*1430*] und WANKE [*1484*] betonen, daß der tief absinkende diastolische Druck zu den Charakteristika des Kollaps nach gedeckter Hirnschädigung gezählt werden kann. Die Pulsfrequenz wird nicht regelmäßig vermindert, sondern auch z.T. gesteigert gefunden; sie verhält sich demnach nicht typisch wie bei der vagovasalen Synkope, und später vorhandene niedrige Frequenz kann z. T. durch Hirnschwellung und Liquordrucksteigerung, z.T. durch Pressoreffekt bei erneutem Blutdruckanstieg ausgelöst sein [*1484*]. DENNY-BROWN [*321, 322*] beschreibt, daß kurze Zeit nach Hirntrauma Vasodepression, Kollapszustand mit niedrigem Blutdruck und sehr langsamer Puls vorhanden sein können, von denen sich jedoch der Kranke gewöhnlich erholen soll; diese Befunde wurden mit einer Contusio medullae erklärt, da kein Hirndruck bestand. Tierexperimente [*321*] ließen ihn einen parasympathischen Reflex annehmen. DAVIS [*302*] fand nach Einlegen einer Schädelkanüle, daß mehrere Stunden nach intrakranialer Drucksteigerung plötzlich ein hochgradiger Kollaps auftrat, wobei der arterielle Druck in 3—5 min auf 30—40 mm Hg abfiel, während er in den vorangehenden Stadien unter Drucksteigerung im Schädelraum erst erhöht gemessen war. Die geschilderten Zustände zirkulatorischen Versagens können die Merkmale des Entspannungskollaps tragen; bildet sich aber infolge cerebraler Läsionen und Funktionsstörungen ein Lungenödem aus, was nicht selten der Fall ist [*1298*], so entwickelt sich nach einem größeren Verlust intravasalen Volumens später eher eine kompensatorische Kreislaufzentralisation [*243, 302*]. Das zentrogene Lungenödem ist hier Ausdruck der speziell die pulmonale Provinz treffenden Schädigung, welche nach WANKE durch Volumenverlagerung aus der Peripherie erklärt werden könnte [Lit. s. *1430, 1484*].

Auch in tieferen Etagen der vasomotorischen Steuerung sind bei Contusio und Commotio spinalis sowie bei Spinaldurchtrennung neben den Folgen am animalischen Nervensystem eingreifende vegetative Störungen und reflektorisches Versagen der peripheren Kreislaufregulation bis zum Tod im Kollaps zu beobachten. Tierexperimentell sind zahlreiche Untersuchungen in dieser Hinsicht angestellt worden [u. a. *1548*]. DAVIS [*302*] fand bei Katzen nach Durchtrennung des 8. Halssegments anfänglich erhaltene oder sogar erhöhte Blutdruckwerte, später aber starken Druckabfall mit Kollaps; dabei konnten jedoch konstante oder leicht erhöhte rechte Vorhofdrucke und nicht nennenswert gestörter venöser Reflux registriert werden. WIGGERS [*1537*] erblickte daher in der Reduktion des peripheren arteriellen Widerstandes die Ursache dieser Kollapsform. PHEMISTER [*1085, 1086, 1087*] sah analoge Veränderungen nach Durchtrennung des tiefen Halsmarks bei Hunden mit erst nach Stunden einsetzender Vasodilatation und plötzlichem, aber dann sehr lange bestehendem Blutdruckabfall infolge der Abnahme der vasoconstrictorischen Aktivität, wobei außerdem Bradykardie, ein Absinken der Erythrocyten, des Hb, des Hämatokrit und des O_2- und CO_2-Gehaltes des Blutes sowie Kaliumanstieg im Serum gemessen werden konnten. Ein Teil der beschriebenen Untersuchungen weist jedoch eher Beziehungen zum Spinalblock bei Rückenmarkanaesthesie und zur Kreislaufzentralisation auf. Möglicherweise bewirkt der sog. Prellschuß der Jäger, bei dem ein Stück Wild nach einem Wirbelsäulenstreifschuß wie tödlich getroffen zusammenbricht, die vermeintlich sichere Beute jedoch plötzlich aufspringt und davoneilt, einen reflektorischen Kreislaufkollaps und nicht allein eine funktionelle flüchtige Schädigung des animalischen Nervensystems durch Contusio spinalis.

Es erscheint wichtig darauf hinzuweisen, daß es sich bei einem Entspannungskollaps nach Rückenmarkschädigung um eine autonom-reflektorische Reaktion handelt, die am ehesten in engem zeitlichem Zusammenhang mit der Einwirkung des auslösenden Agens auftritt. Hingegen bildet der Kreislaufzustand bei chronischen Zuständen mit Kontinuitätstrennung der sympathischen Bahnen ein durchaus anderes Bild, das weitgehend den Verhältnissen bei der Spinalanaesthesie oder den Folgen der therapeutischen Sympathicusresektion vergleichbar ist. Hier ist durch die Entfernung eines Teils der Arterio- und Venoconstrictoren sowohl eine Volumenvermehrung im zugehörigen Gebiet, vorwiegend der Haut, als auch eine Minderung des Arteriolentonus vorhanden, und aus beiden Gründen reagieren die funktionstüchtigen übrigen Gefäßprovinzen mit kompensatorischer Constriction, so daß eine Kreislaufzentralisation mit hohem peripheren Widerstand und oft auch vermehrter Herzfrequenz resultiert.

10. Entspannungskollaps bei artifizieller Pleurareizung

Von den zahlreichen Möglichkeiten der Kollapsauslösung durch Erregung einer oft nur geringen Zahl von sympathischen oder parasympathischen Afferenzen und der Irradiation bis zum Kreislaufversagen sei hier wegen ihrer praktischen Bedeutung die Pleurapunktion erwähnt. BRUNS hat 1930 [*191*] bei 12700 Pleurapunktionen 16 kardiovasculär bedingte „pleurale Schocks", davon 7 tödliche, gefunden. Eine andere amerikanische Statistik [*268*] rechnet bei 10000 Pneumothoraxanlagen mit etwa 3 schweren Kollapszuständen unter starkem Blutdruck- und Frequenzfall, mit graucyanotischer Färbung von Haut und Schleimhäuten, dilatierten Pupillen und gelegentlichen Krämpfen. Nicht Luftembolie, sondern ein pleurogener Reflex soll daran die Schuld tragen [*192, 302*]. CAPPS [*238*] fand einen „kardioinhibitorischen" Kollaps mit Bradykardie, Blutdruckabfall bei großer Amplitude, Verlangsamung der Atmung, sogar gelegentlichem Atemstillstand, der selten tödlich ausging und einen anderen, vorwiegend vasomotorischen Typ, der sich durch progressiven Blutdruckabfall ohne größere Amplitudenverringerung, schnelle flache Atmung und gelegentlich auch erhöhte Herzfrequenz auszeichnete. Die letzte Form hatte eine schlechtere Prognose und endete oft fatal. MERRYLL [*999*] nahm beim pleurogenen Entspannungskollaps eine Reflexdilatation der Arteriolen an. Mit den Kollapsformen, die beim Mediastinalemphysem durch Kompression der herznahen großen Hohlvenen entstehen oder durch Einengung der Lungenvenen, und die rein mechanisch den Zufluß zum linken Herzen reduzieren, hat der pleurale Kreislaufkollaps weder kausale noch formale Gemeinsamkeiten. Daß der Nadeleinstich als Reiz ausreichen kann, einen Reflexkollaps in Gang zu bringen, ist auch von vielen anderen Körperregionen her bekannt und am geläufigsten bei der banalen Venenpunktion, unter anderem auch bei Arterienpunktionen zu beobachten [*1189*].

11. Entspannungskollaps bei Myokardinfarkt

Die charakteristische hämodynamische Symptomatik der 10—15% der Infarktpatienten, die dieses Ereignis mit einem Kollaps beantworten [*351, 483, 1215 1565, 1573*] ist die Kreislaufzentralisation [*682, 696, 698, 1220, 1221, 1568*], die über Tage und Wochen bestehen bleiben und trotz sorgfältiger Kontrolle und Therapie mit peripheren Kreislaufmitteln zum Tode führen kann; nach WOLLHEIM u. SCHNEIDER ist dabei fast stets die aktive Blutmenge verkleinert, und ein Teil der Patienten weist eine Hämokonzentration auf [*1567*]. Diese Aussage gilt jedoch bevorzugt für den chronischen und späteren Verlauf. Ein zahlenmäßig kleinerer Teil der Betroffenen kann jedoch als Initialreaktion ein synkopales Zustandsbild bieten [*351*], das mit Bradykardie und starkem akuten Blutdruckabfall einhergeht und der Definition des Entspannungskollaps bzw. eines Schocks nach DUESBERG u. SCHROEDER entspricht; die zahlreichen Receptoren der Kammern und Vorhöfe [*35, 36, 789, 791—795, 1206, 1531, 1533*] sind in der Lage, über zentripetale Impulse und zentrale Erregungen mit davon ausgelöster Verschiebung des Gleichgewichts in der autonomen kardiovasculären Regulation einen derartigen Mechanismus in Gang zu bringen [*1332*], und die Analogien zum Bezold-Jarisch-Effekt sind oft zum Vergleich herangezogen worden [*328, 351, 1220—1222*]. Gleichzeitig können in der ersten Infarktphase nicht selten andere klinische Symptome parasympathischer Prävalenz wie Brechreiz, Erbrechen und Einnässen sowie Einkoten beobachtet werden. Wenn ein derartiger Entspannungskollaps als erste Infarktfolge eintritt, was ebenso, wenn auch seltener vorkommt wie die primäre Entwicklung der Zentralisation [*351*], so dauert er nur kürzere Zeit, im Höchstfall wenige Stunden, stellt aber wegen der Abhängigkeit der Coronargefäßstromstärke vom mittleren Aortendruck [*175, 380, 991, 914, 1243*] eine besondere Gefahr dar, weil die Myokarddurchblutung durch den Drucksturz benachteiligt ist und Entwicklung und Ausdehnung einer Thrombose ganz allgemein mit der Durchblutungsabnahme steigt. Es ist denkbar, daß ein bestimmter Teil der akuten Todesfälle durch Myokardinfarkt nicht nur auf paroxysmale Kammertachykardie und Kammerflimmern oder Asystolie bei Blockbildung [*1215*], sondern möglicherweise auch auf einen reflektorischen vagovasalen Entspannungskollaps zurückgeht, der sich jedoch infolge schnellen letalen Ausgangs der Erkennung entzieht. Die Tatsache, daß der tierexperimentelle Nachweis hierfür schwierig zu erbringen ist, hängt nicht zuletzt von der Narkose ab, die die Irradiation von Reflexen in tieferen Stadien meist unterdrückt [*302, 819*] oder verringert [*548, 1270, 1266*]. Allerdings muß nicht jede starke Bradykardie bei Infarkt den Nachweis eines Bezold-Jarisch-Effektes mit parasympathischem Reflexkollaps bedeuten, da Beteiligung der den Sinusknoten versorgenden Gefäße an Verschlüssen der rechten Coronararterie gleichfalls zu einer starken Senkung der Frequenz führen kann [*1215*]. Für die Mitwirkung von reflektorisch-depressorischen Einflüssen auf den Infarktkollaps spricht nach SCHWIEGK [*1286, 1290*] auch der therapeutische Nutzen der die Zentren dämpfenden Morphinpräparate.

12. Bezold-Jarisch-Reflex

In enger Beziehung zum Entspannungskollaps beim Myokardinfarkt steht der von v. BEZOLD [*113, 114*] und JARISCH [*789*] usf. beschriebene und heute nach diesen beiden Autoren benannte kardiogene Reflex. VON BEZOLD entdeckte zusammen mit BLOEBAUM u. HIRT 1867 [*113, 114*], daß essigsaures Veratrin in sehr kleinen Dosen bei intrakardialer Applikation zunächst Frequenzzunahme, in mittleren Dosen jedoch Bradykardie und Abfall des arteriellen Drucks bewirkt und in großen Dosen zu Herzlähmung führt; auch in den Vaguszentren des Gehirns ließen sich übrigens durch Veratrin derartige Kreislaufeffekte auslösen. JARISCH fand 1934 und beschrieb 1937 mit HENZE [*794, 795*] analoge Reaktionen nach Mistelextrakt und stieß erst später auf die Ergebnisse VON BEZOLDS. Zahlreiche systematische Untersuchungen an Mensch und Tier über vasokardiale depressorische Reaktionen verwandter Natur, Ohnmacht und Kollapszustände von JARISCH und Mitarbeitern [*789 usf., 1236*] schlossen sich an. Verschiedene andere Substanzen konnten gleichfalls diesen Reflex in Gang bringen. Die hämodynamische Symptomatik des Bezold-Jarisch-Effektes entspricht weitgehend der vasovagalen Attacke von LEWIS [*906, 907*] und dem als Entspannungskollaps bezeichneten Kreislaufzustand [*347*], da die Receptoren des Myokards zu einer Erregung der parasympathischen Zentren und reziproker Hemmung des sympathischen Vasoconstrictorentonus führen können [*1204, 1206*]. SCHAEFER erbrachte den Nachweis, daß die Receptoren dieses Phänomens vorwiegend im linken Ventrikel lokalisiert sind [*1206*], ein von JARISCH [*789*] bestätigter Befund. Das Herz besitzt auch normalerweise die Qualitäten eines sensiblen Organs, von dem ausgehend zahlreiche afferente Impulse (zentripetale Erregungen des Herzens verhalten sich zu den zentrifugalen wie 20:1) die Kreislaufzentren über die myokardiale Aktion unterrichten [*1206*]; SCHAEFER gelang es weiterhin zu zeigen, daß den einzelnen Phasen der Kammertätigkeit und der Vorhofaktion bestimmte zentripetale

Impulsgruppen zuzuordnen waren. Eine Verstärkung der Erregung der Herznerven, die reflektorisch die „Kreislaufzügler" beeinflussen, kann durch zahlreiche Stoffe und Faktoren hervorgerufen werden (u. a. durch Veratrin, Aconitin, Mistelextrakt, ATP, Milchsäure, Adrenalin und seine Derivate, Noradrenalin, Acetylcholin, Histamin, Kalium, Vasopressin, Strychnin, Strophanthin, O_2-Mangel, Blutdruckanstieg in der A. pulmonalis oder Aorta, Zunahme des Venenstroms und die Atemexkursionen [*1206*]). Gehemmt werden die Impulse der Herznerven dagegen u. a. durch Barbiturate, Calcium, Novalgin und Verminderung des arteriellen Drucks und des Venenflusses [*452, 1206*]. JARISCH [*790*] hat den Effekt kardiogener reflektorischer kardiovaculärer Depression in Beziehung zur Erregungsänderung höherer vegetativer Funktionsstufen gebracht, besonders nach seinen Untersuchungen über Apomorphinkollaps und die Ohnmacht. In der letzteren sieht er ein Syndrom allgemeiner parasympathischer Hemmung der Zirkulation, dem die Bewußtseinsstörung und die Einschränkung der Motorik nebengeordnet sind. WAGNER [*1465*] findet die besondere Bedeutung des Bezold-Jarisch-Effektes in der Kontrolle der Dehnung des Herzmuskels und spricht die Receptoren dieses Reflexes als Fühlorgan bzw. mit ihren Afferenzen als Meßwerk eines Regelkreises an, der die Größe des Schlagvolumens überwachen und bei Überlastung eine Überforderung dieses Organs verhindern soll, da das Maximum der Gesamtleistung des Kreislaufs von der Leistungsfähigkeit des Herzens begrenzt wird. Auch die Herzfrequenz unterliegt nach WAGNER [*1461, 1463*] einer derartigen biologischen Regelung, und damit wird durch die zentrale Zuordnung beider Größen auch des Minutenvolumen nach WAGNER [*1463*] geregelt. Andere Autoren halten allerdings das Herzzeitvolumen für eine gesteuerte und nicht eine geregelte Größe [*26, 1149*]. Der Regelkreis des Herzzeitvolumens wäre nach WAGNER für den Zustrom zum Windkessel, derjenige des Blutdrucks für den Abstrom über Variationen des peripheren Widerstandes verantwortlich; die Koordination beider soll durch enge Vermaschung beider Regelkreise in den Kreislaufzentren erster Ordnung der Medulla und des Stammhirns erfolgen, deren Sollwert u. a. durch übergeordnete Funktionskreise des Zwischenhirns und des Cortex verstellt werden können.

Die Frage nach Analogien zwischen dem Bezold-Jarisch-Effekt und der klinischen Symptomatik des Myokardinfarktes drängte sich auf, und DIETRICH u. SCHIMERT [*328*] sowie SCHIMERT [*1220—1222* usf.] deuteten auf Grund tierexperimenteller Studien die nach Coronardrosselung und -unterbindung auftretenden Veränderungen (Senkung der arteriellen Drucke, der Amplitude, des Schlag- und Minutenvolumens, der Frequenz, Abnahme der zirkulierenden Blutmenge und Senkung des O_2-Verbrauchs) als Ausdruck einer solchen reflektorischen Schonstellung des Kreislaufs und des gesamten Organismus, die durch Vaguslähmung zeitweilig behebbar war [*511, 692, 696, 698, 1285, 1565, 1567*] und fanden während dieses Zustandes z. T. eine vermehrte Coronardurchblutung. MEESMANN [*982, 984*] hingegen, STRUPPLER [*1394*] und andere Autoren sahen bei entsprechenden Tierversuchen fast stets eine myokardiale Insuffizienz als Ursache, wenn allgemeine hämodynamische Veränderungen auftraten, und einen Rückgang der Stromstärke des Sinus coronarius. STRUPPLER [*1394*] teilte mit, daß das Unterbrechen der Vagi keine Änderung des Zustandes bewirkt, denn auch dann trat nach Coronarligatur ein depressorischer Effekt mit Bradykardie auf; ein vagaler Herzeigenreflex ist damit wenig wahrscheinlich, und intrakardiale Mechanismen sind als Ursache der Reaktion zu betrachten [*1394*]. Daß die Möglichkeiten einer derartigen Anpassung der Tätigkeit beider Herzhälften auch unabhängig von übergeordneten Mechanismen existieren, konnte von BUCHER und v. CAPELLER nachgewiesen werden [*194, 195, 237*].

Für die Klinik bestreiten auch WOLLHEIM u. SCHNEIDER [1565] das Vorliegen eines Bezold-Jarisch-Reflexes bei Myokardinfarkt, zumal die obligate Bradykardie in den späteren Stadien meist vermißt wird. Wenn damit auch auf Grund der widersprechenden Befunde die Übertragbarkeit des tierexperimentellen Bezold-Jarisch-Reflexes auf den menschlichen Myokardinfarkt fraglich erscheint, so betont SCHOEN [1248] doch, daß oft wochenlang ein vom Kollaps zu unterscheidender „Schongang" des Herzens mit Bradykardie und Hypotonie nach gut überstandenem Infarkt gefunden wird, der keiner Therapie bedarf, und der im Gegensatz zum charakteristischen und bedrohlichen Infarktkollaps mit Hypotonie und Tachykardie steht. (Letztere entspricht ebenfalls wie auch die sonstigen Veränderungen der Kreislaufgrößen dem Spannungskollaps während der zweiten oder subakuten Infarktphase [1217].

13. Lungenembolie und Entspannungskollaps

Bei Auftreten einer Lungenembolie fällt nicht selten ein Mißverhältnis zwischen dem Ausmaß der klinisch zu erfassenden allgemeinen und kardiovasculären Reaktion und der bei letalem Ausgang autoptisch nachweisbaren geringen Größe des Embolus auf [658, 1285, 1291]. Häufig genügt die Querschnittsveränderung durch den Verschluß nicht zur Erklärung, zumal die große Dehnbarkeit der Lungenstrombahn [277, 278, 279, 670, 915, 918, 1091, 1467, 1468] und die Möglichkeit zur Eröffnung von Reservecapillaren [699, 700] bekannt sind. SAUERBRUCH hatte daher angenommen, daß Erregung des Lungenvagus zum reflektorischen Kollaps führe [zit. n. 1291]. Am häufigsten wird schnell einsetzender Kreislaufkollaps bei dem akuten Typ der Lungenembolie angetroffen, bei den subakuten Formen können Kreislaufsymptome fehlen oder sie treten weniger stürmisch auf, und hier wie bei der 3. Gruppe mit chronischem und protrahiertem Krankheitsverlauf bestimmt meist das subakute bzw. chronische Cor pulmonale bei symptomatischer pulmonaler Hypertension [670] den Kreislaufzustand (s. unter Spannungskollaps). In Analogie zum Myokardinfarkt vermögen bei Lungenembolie daher in der ersten akuten Phase ebenso die Symptome eines Spannungskollaps wie auch eines Entspannungskollaps mit Bradykardie vorzuliegen, und besonders für den letzteren, der am ehesten bei der akuten Form auftreten kann, darf in der reichen autonomen Innervation der Lunge das Substrat für die Irradiation von zentripetalen Erregungen und Reflexauslösung gesehen werden [36, 297, 298, 299, 1291]. Außer einem derartigen sozusagen direkten Weg, der nicht nur über Afferenzen des Lungenparenchyms sondern auch bei Pleurabeteiligung [302] über die hier vorhandenen zahlreichen sensiblen Fasern zum Entspannungskollaps führen kann, besteht ein zweiter, indirekter Auslösungsmechanismus auf dem Umweg über reflektorische Constriction der Lungengefäße kurz nach Embolie oder mechanische Verlegung mit Widerstandserhöhung und Drucksteigerung in der A. pulmonalis im Sinne des Cor pulmonale acutum. Durch diese Zunahme des Lungenarteriendruckes kann der von SCHWIEGK [1292] und CHURCHILL u. COPE [253] beschriebene „Lungenentlastungsreflex" über Erregung dehnungsempfindlicher Receptorenfelder in Gang gesetzt werden, der zu Abfall des Blutdrucks in den Arterien des großen Kreislaufs und zu Bradykardie führt [1291]. Dieser Reflex ist zwar bisher nicht generell anerkannt [1512], jedoch von zahlreichen Untersuchern bestätigt worden [36, 297—299]. So referiert DAWES [304] in einer Übersicht über pulmonale und kardiale Reflexe Versuche von SMITH [1345], der durch einen winzigen arteriellen artifiziellen Lungenembolus hochgradigen

Anstieg des Pulmonalisdrucks erzielte, der von arteriellem Druckabfall und Tod gefolgt war. Wurde aber ein kleines Segment des Lungenarterienastes, der den betreffenden Lappen versorgte, durch ein Kunststoffröhrchen ersetzt, so traten keinerlei Veränderungen auf, ein Hinweis auf den entscheidenden Einfluß der autonom-nervösen Faktoren bei dieser Anordnung. Ob außerdem noch die sog. pulmocoronaren Reflexe in das Geschehen eingreifen, ist nicht gesichert [*670*]. Nicht nur die arterielle Seite der Lungenstrombahn, sondern auch die Lungenvenen scheinen an dieser nerval vermittelten Vasoconstriction teilzunehmen [*36, 390, 1040*] und HALMAGYI [*670*] spricht von einem „pulmonopulmonalen Reflex". Nach Lungenembolie wurden im Vagus Steigerungen von Quantität und Intensität der efferenten Impulse gefunden [*274, 1475*], doch ist die Trennung respiratorischer und vasculärer Receptoren bisher nicht gelungen. Werden hingegen experimentell generalisierte Mikroembolisationen ausgelöst [*296*] und schließlich 70—80% der Gefäßbahn des kleinen Kreislaufs verschlossen [*296*], so überwiegen die mechanischen Ursachen pulmonaler Druckerhöhung [*938*] und auch Denervation ist ohne Einfluß auf die Entwicklung einer Blutverschiebung in Richtung zur Lungengefäßsperre mit Abnahme des Zeitvolumens des linken Herzens und des großen Kreislaufs. Die periphere Zirkulation bietet unter diesen Umständen nicht mehr die Symptomatik des Entspannungskollapses, sondern vielmehr einer Zentralisation.

Nicht nur nervale Faktoren, sondern auch verschiedene humorale Mechanismen greifen nach Lungenembolie in die Kreislaufregulation sowohl der pulmonalen als auch der peripheren Gefäße mit ein. Verschiedene Autoren treten für eine gesteigerte Histaminfreisetzung nach Lungenembolie ein [*1444*], die von anderen Untersuchern bestritten wird [*670*]. Auch für einen gesteigerten Adrenalinspiegel sprechen manche Untersuchungen [*928, 929*], doch dürfte die pulmonale Hypertension hierdurch nicht erklärt werden. In letzter Zeit haben COMROE und Mitarbeiter [*270*] eine Steigerung des Serotoningehaltes des Serums nach Lungenembolie nachgewiesen, und dieser Befund ist von mehreren Untersuchern bestätigt worden, wobei die Thrombocyten und die Thrombosebezirke als Ausgangsquelle in Frage kommen. Diese Feststellung verdient deswegen Interesse, weil Serotonin zu den wenigen Substanzen gehört, die offenbar allein durch Constriction der Lungenarteriolen [*154, 155*] und auch der Bronchiolen (via Alveolen und Lungencapillaren) den Pulmonalisdruck erhöhen, während der Druck in den Lungenvenen und im rechten Vorhof unverändert bleibt. Daher könnte auch auf diesem Wege eine Lungengefäßsperre nach Embolie mit ihren ungünstigen Folgen für den peripheren Kreislauf zustande kommen. Da Heparin zum Abbau von Serotonin beitragen soll, wird seine gute therapeutische Wirksamkeit bei Lungenembolie von HALMAGYI [*670*] z. T. auf diese Eigenschaft zurückgeführt. Hinsichtlich der Folgen einer Lungenembolie für den großen Kreislauf sei zusammenfassend nochmals betont, daß ein reflektorischer Entspannungskollaps vorwiegend für die erste Zeit der akuten Form in Betracht kommt, während für die subakuten und chronischen Verlaufsformen die Symptomatik der Kreislaufzentralisation vorherrscht und offenbar das wesentlich häufigere Ereignis ist (s. auch Cor pulmonale chronicum).

14. Entspannungskollaps bei Allergie und Anaphylaxie

Bei bestimmten Antigen-Antikörperreaktionen des Menschen tritt nach der Applikation des auslösenden Agens mit dramatischer Plötzlichkeit ein schwerer

Krankheitszustand auf, der in Einzelfällen in wenigen Minuten zum Tode führen kann [*136, 505, 675, 806*], auch wenn die beigebrachte Menge des betreffenden Stoffes quantitativ sehr gering ist und kein intravenöser Zufuhrweg benutzt wird. Da sich die allergischen und anaphylaktischen Prozesse in ihren Symptomen meist bevorzugt an der glatten Muskulatur und am Endothelsystem äußern [*101, 675, 805, 806*], wird fast regelmäßig bei diesen Vorgängen das Gefäßsystem in Mitleidenschaft gezogen, und es steht häufig im Vordergrund der Symptomatik. Im einzelnen ist auch das Einsetzen von Gefäßlähmung oder -spasmus, Capillarschädigungen, Permeabilitätssteigerung und Verlust intravasaler Flüssigkeit, die bei protrahierter Verlaufsform zum Spannungskollaps zu führen vermögen, etwa bei der Serumkrankheit, bereits eingegangen worden. Indessen ist dieser Entstehungsmechanismus eines zirkulatorischen Versagens, zu dessen Ablauf immerhin eine gewisse Zeit erforderlich ist, schwer vorstellbar, wenn innerhalb kürzester Frist, z. B. nach einer proteinhaltigen Injektion, einer Cutantestung [*136, 675*], einem Insektenstich [*675, 806*] oder einer Cocainpinselung [*1005*] ein lebensbedrohlicher und manchmal tödlicher Zusammenbruch der Kreislauffunktionen auftritt. KÄMMERER hat daher mehrfach betont [*805, 806*], daß im ausgeprägten anaphylaktischen Schock ein typischer Entspannungskollaps vorliegen kann, für dessen Entstehung er u. a. der Freisetzung auch von Acetylcholin bei allergischen Vorgängen Bedeutung beimißt, die neben den Histaminsubstanzen hier eine Rolle zu spielen scheint. Dabei dürfte nicht nur die Sekretion von vasoaktiven chemischen Substanzen als Ursache in Betracht kommen. Die Erfahrungen der vielfältigen Möglichkeiten zur Auslösung reflektorisch autonomer Erregungsdissoziationen, die in einen Entspannungskollaps münden können, lassen vielmehr auch daran denken, daß bei den akuten anaphylaktischen Schockfällen ein ähnlicher Mechanismus nicht ausgeschlossen ist. Die Beschreibung von Fällen akuter allergischer Reaktionen am Coronargefäßsystem [*101*] weist auf die Möglichkeit reflektorischer Einflüsse (Bezold-Jarisch-Effekt) sowie einer Coronarinsuffizienz hin. Da das Endothel des gesamten Körpers als allergisiert betrachtet werden muß [*806*] und die Gefäßintima von Venen und Arterien über sensible Innervation verfügt, können auslösende zentripetale vegetative Erregungen aus praktisch allen Gefäßprovinzen stammen; außerdem lassen die histologischen Befunde an kleinen Blutgefäßen des Gehirns und des Rückenmarks nach anaphylaktischen Reaktionen [*675, 806, 869*] ebenso an die Möglichkeit direkter Beeinträchtigung der kreislaufregulierenden Zentren auf dem Wege über lokale Capillarschädigung solcher Hirnanteile denken. Dieser reflektorische Entspannungskollaps als sozusagen „zentraler Typ" des Kreislaufversagens bei generalisierter Antigen-Antikörperreaktion scheint bisher infolge seines unerwarteten Auftretens und der Notwendigkeit schnellen therapeutischen Handelns beim Menschen hinsichtlich seiner Hämodynamik nicht untersucht worden zu sein, doch sprechen zahlreiche einzelne Daten von Blutdruckwerten und Herzfrequenz [*805, 1005*] für sein Vorkommen. KÄMMERER [*805*] sieht auch im Therapieeffekt von Sympathicomimetica und Parasympathicolytica ex juvantibus einen Beweis, wobei allerdings schwer zu entscheiden ist, ob dabei die Hemmung der allergischen Prozesse allein oder gleichzeitig der direkte Angriff dieser Stoffe am vasomotorischen Apparat im Einzelfall vorwiegend wirksam war. Daß auf der anderen Seite sich ein Kreislaufkollaps auf dem Wege über den direkten Angriff an den distalen Gefäßen als „peripherer Typ" mit dem Ausgang in eine Kreislaufzentralisation abspielen kann, geht aus Tierversuchen hervor, bei denen derartiges Zirkulationsversagen auch nach Decerebrierung zustande kam [*806*]. Die periphere Form wird in der Klinik häufiger gefunden, und als Beispiel kann der Kreislaufbefund der Serumkrankheit gelten [*1149*].

15. Entspannungskollaps bei Vergiftungen

Die Hämodynamik des Entspannungskollaps mit Bradykardie wird, allerdings weniger häufig als die anderen Kollapstypen, manchmal auch im Verlauf von Intoxikationen angetroffen, und zwar entweder reflektorisch zu Beginn der Einwirkung des schädigenden Agens oder aber über längere Zeitabschnitte durch die Giftwirkung auf die zentralen Regulationsmechanismen selbst.

Zur 1. Gruppe zählen die Säuren- und Laugenvergiftungen, besonders bei peroraler Zufuhr, mit ihrer Ätzwirkung und hochgradigen Reizung der Schleimhäute des Intestinalkanals im Anfang der Erkrankung, während in späteren Stadien teils durch die Schädigung selbst, teils durch verhinderte Nahrungs- und Flüssigkeitsaufnahme die negative Bilanz des Wasserhaushaltes zur Zentralisation des Kreislaufs führt. Auf die durch toxische Stoffe auslösbaren allergischen und anaphylaktischen Kollapszustände ist bereits eingegangen worden (z. B. Insektenstiche, Arzneimittelallergie usw.). Ebenfalls kann die Wirkung des Acetaldehyd auf den Organismus während einer Antabuskur bei chronischem Alkoholismus eine reflektorische Synkope auslösen, und auf den besonders von JARISCH untersuchten Entspannungskollaps mit Ohnmacht nach Apomorphingabe ist bereits hingewiesen worden. Gelegentlich wird nach sonst zentral ergotrop erregend wirkenden Pharmaka eine Paradoxreaktion [*1298*] beobachtet, die mit dem Beispiel des Kippmechanismus [*110, 111*], einem Umschlagen in das gegenteilige Extrem und nunmehr extremer parasympathisch-trophotroper Kreislaufeinstellung verglichen werden kann. So berichtet MOESCHLIN [*1005*] über einen Kollaps nach Benzedrinsulfat während physischer Beanspruchung, der Blutdruckwerte von 100/70 mm Hg und Bradykardie aufwies; analog, wenn auch quantitativ weniger eindrucksvoll, kann vielleicht die bei manchen Menschen zu beobachtende Wirkungsumkehr nach reichlichem Coffeingenuß mit plötzlicher Müdigkeit, Gähnen, Leistungsminderung und Schlafneigung gedeutet werden.

Wenn abnorme Vergiftungssymptome auftreten, so wird man sich allerdings, ehe der tatsächliche Wirkungsmechanismus aufgeklärt ist, meist auf die deskriptive Darstellung beschränken müssen.

Anhaltende bradykarde Kollapszustände werden bei Morphin- und Codeinvergiftung mitgeteilt [*1005*], weiterhin nach Veratrinintoxikation, entsprechend dem Bezold-Jarisch-Effekt, nach Barium, Chinin, Oxalsäure und gelegentlich bei akuter Phosphorvergiftung. In hohen Dosen führen auch Eserin-, Physostigmin- und Prostigminvergiftung und die cholinesteraseblockierenden synthetischen Insektizide (E 605) zum Entspannungskollaps mit niedriger Herzfrequenz, während sie in geringen Dosen oder zu Beginn der Wirkung infolge der Vasodilatation eine Reflextachykardie und zunächst einen dem paralytischen Kollaps ähnlichen, mit großem Minutenvolumen einhergehenden Kreislaufzustand bewirken. PAGE [*1059*] beschreibt neuerdings bradykarden Kollaps, speziell bei Orthostase, als Nebenwirkung bei Therapie mit Aminooxydasehemmern (wie auch bei Guanethidin und Bretylin). Auch bei CO_2- und CO-Vergiftung werden in den Spätstadien, möglicherweise als Folge der unterschiedlichen Einflüsse der Ischämie auf die Teilzentren der Kreislaufregulation, nicht selten aber auch als zentrales Umschlagen in die Gegenphase nach der anfänglichen erethischen, ergotropen Innervation während eines O_2-Mangels [*15, 1235*] Kollapszustände mit niedriger Herzfrequenz beobachtet. Ebenfalls in den späten und tiefsten Narkosestadien tritt nicht selten ein Entspannungskollaps auf [*1167*]. — Der Kuriosität halber sei noch erwähnt, daß der beim Baden gelegentlich vorkommende Stich der Rückenflosse eines an unseren Küsten heimischen Grundfisches, des Petermännchens (Trachinus draco), zu einem schweren bradykarden Kreislaufversagen vom Typ des Entspannungskollaps führen kann [*1005*].

16. Kombinationsformen

Im allgemeinen ist der Entspannungskollaps eine Form peripherer vasculärer oder kardiovasculärer Insuffizienz, die bei Menschen angetroffen wird, welche keine größeren Verluste an Plasma, Blut oder Wasser erlitten haben. Wenn nach mäßiger Verminderung des zirkulierenden Volumens eine Ohnmacht auftritt, so darf in dem Blutverlust mehr die Funktion eines disponierenden Momentes infolge veränderten vegetativen Erregungsgleichgewichtes als die eigentliche hämostatische oder hämodynamische Ursache gesehen werden, da der gleiche Kreislaufzustand des Entspannungskollaps auch völlig unabhängig von der Reduktion intra- und extravasaler Flüssigkeit angetroffen wird. Daß ein Aderlaß besonders leicht zu Ohnmacht führt und deshalb auch von zahlreichen Untersuchern [48 usf., 172, 383, 1315 usf., 1487] als Provokationsmethode dieser Kollapsform benutzt wurde, kann auf dem Wege über die Füllungsänderung in den zentralen großen Gefäßen der Niederdruckseite und der Herzhöhlen und den begleitenden Erregungszustand der zahlreichen dort gelegenen Dehnungsreceptoren erklärt werden, die zum großen Teil dem Parasympathicus angehören und in den übergeordneten Kreislaufzentren das Gleichgewicht der autonomen Partner verschieben oder Schwingungen auslösen, welche mit Inkrement zunehmen und die Regelung dynamisch unstabil machen. Die Hypothese von SHARPEY-SCHAFER [1316], daß Zuflußminderung zur Synkope auf dem Wege über kardiale Receptoren führe, erscheint in dem hier beschriebenen Zusammenhang zutreffend.

Der generellen Gültigkeit eines solchen Mechanismus widersprechen die Beobachtungen, daß der Körper in der Kreislaufzentralisation meist eine völlig andere Antwort auf Volumenreduktion bereit hält und die Tatsache, daß auch im Liegen, d. h. bei hydrostatisch begünstigtem Reflux und ohne Blutverlust, ein Entspannungskollaps beobachtet werden kann, der z. B. nach Trauma noch einige Zeit bestehen bleibt.

Der in erster Linie durch aktive Dilatation der peripheren Widerstandsgefäße bzw. aktive Constrictorenhemmung definierte Entspannungskollaps kann, ohne daß damit dem Volumenmangel eine entscheidende Rolle zugeordnet wird, angesichts der Vielfalt klinischer Erkrankungsmöglichkeiten auch in Kombinationsformen auftreten, so u. a. bei der Initialreaktion der Ohnmacht bei Blutverlust, mit verschiedenen Traumata zusammen als sog. Wundschock nach DUESBERG u. SCHROEDER, bei Hirnverletzungen und -operationen, besonders im Bereich der Hirnbasis zusammen mit großen Blutungen aus dem Verletzungsbereich, über kardiogene Reflexe bei Thoraxverletzungen oder Reflexe der Abdominalorgane bei gleichzeitigem Blutverlust und einer großen Zahl weiterer Möglichkeiten des Zusammentreffens von Volumenreduktion mit dominanter reflektorischer Weitstellung der Gefäßperipherie. Die Erkennung und Abgrenzung der jeweils wirksamen Faktoren ist nicht nur für den Einzelfall, sondern auch für die verschiedenen Phasen seines Verlaufs erforderlich und Voraussetzung für eine erfolgreiche Therapie. Abschließend muß darauf hingewiesen werden, daß ebenso wie bei vielen Vergiftungen nicht unbedingt jedes periphere Kreislaufversagen mit Bradykardie einem Entspannungskollaps gleichgesetzt werden kann, der einer aktiven Umschaltung der autonomen Innervation folgt. So wird z. B. in der 2. und 3. Phase der Allgemeinunterkühlung nach GROSSE-BROCKHOFF bei Rectaltemperaturen unter 34°C bei absinkendem Blutdruck eine starke Bradykardie mit Frequenzen von etwa 40 Schl./min gefunden, die teils durch myokardiale, von der Temperatur abhängige Stoffwechselsenkung ausgelöste energetische Störungen im Reizleitungssystem und der Arbeitsmuskulatur, teils auch durch direkte Lähmung der medullären Zentren bedingt ist [639].

III. Paralytischer oder febriler Kollaps bei Isovolämie

Als dritte Form peripheren Kreislaufversagens läßt sich der als paralytischer oder febriler Kollaps bezeichnete Zustand einer zirkulatorischen Insuffizienz abgrenzen [347]. Er ist analog den Verhältnissen der exogenen und der endogenen Hyperthermie [347, 1414, 1415, 1513—1516] durch exzessive Leistungssteigerung des Herzens und des Kreislaufsystems, Erweiterung der distalen arteriellen Gefäße und damit Herabsetzung des peripheren Widerstandes (zunächst vornehmlich der Haut), durch teils erhöhten oder erhaltenen, teils in späteren Stadien auch verminderten Elastizitätsmodul des arteriellen Windkessels, vergrößertes Schlagvolumen, Zunahme der Herzfrequenz und durch beide Faktoren bis zum Mehrfachen erhöhtes Herzzeitvolumen sowie gesteigerte Umlaufgeschwindigkeit des Blutes charakterisiert. Dabei ist der arterielle Mitteldruck meist zunächst etwa im normalen Bereich, gelegentlich bei Hyperthermie zunächst über längere Zeit auch erhöht [638, 646], in späteren Stadien aber gesenkt, und die Druckamplitude ist, vorwiegend auf Kosten des abgesunkenen diastolischen Drucks, deutlich vergrößert.

Wenn es überhaupt möglich ist, den paralytischen oder febrilen Kollaps mit den Wirkungen körpereigener gefäßwirksamer Stoffe in Beziehung zu setzen, so ist die hämodynamische Situation der leichteren paralytischen Kollapsformen hinsichtlich des Minutenvolumens und des peripheren Gesamtwiderstandes etwa der Kreislaufreaktion auf mäßige Acetylcholin- oder kleine Adrenalindosen vergleichbar oder auch der Leistungszunahme bei Körperarbeit, allerdings für Adrenalin mit dem wichtigen Unterschied, daß beim paralytischen Kollaps nicht der Muskulatur, sondern vielmehr dem Hautorgan der Hauptteil der Stromstärkezunahme zufällt. Die resultierende Kreislaufsituation bietet in anderer Form als der Entspannungskollaps ein Gegenstück zur Zentralisation bei Spannungskollaps, welche eher der Wirkung kleiner Noradrenalinmengen mit allgemeiner peripherer Gefäßverengerung und Minutenvolumenreduktion zur Seite gestellt werden kann. Der paralytische oder febrile Kollaps als pathophysiologisches Phänomen ist in der normalen physiologischen Kreislaufreaktion zur Aufrechterhaltung der Homoiothermie bei erhöhten Temperaturen bereits angelegt. Im Hitzkollaps oder unter dem Einfluß von Toxinen, wie bei hochfieberhaften Infektionen, erfährt diese Kreislaufeinstellung eine extreme Steigerung bis zur Erschöpfung der Leistungsreserven und der Kompensationsmöglichkeiten, und führt trotz hohen Minutenvolumens letztlich zu ungenügender Gewebsdurchblutung der Vitalorgane, besonders auch des Gehirns, Bewußtlosigkeit und schließlich zum Tod. Es sind jedoch auch zahlreiche pathologische Zustände eines Kreislaufs mit großem Zeitvolumen bekannt, die afebril verlaufen, sonst aber die gleiche hämodynamische Symptomatik des paralytischen Kollaps aufweisen, und bei welchen sich gleichfalls ohne pathologische Einschränkung des venösen Refluxes oder der gesamten sowie der aktiven Blutmenge der Kreislauf oft mit großem Herzzeitvolumen (z. B. bei der Thyreotoxikose) sozusagen mit höchster Tourenzahl zu Tode rast. Hier bestimmen in den meisten Fällen die kardiale Insuffizienz oder das Versagen der cerebralen Funktionen den finalen Zusammenbruch.

Im Gegensatz zu der Situation des febrilen oder paralytischen Kollaps mit gesteigerter Kreislaufleistung steht eine andere Gruppe, bei der das vasomotorische Versagen zwar durch allgemeine Gefäßparalyse bedingt ist, der Gesamteffekt aber eine von verkleinertem Herzzeitvolumen bestimmte Hämodynamik ergibt (Abb. 22—25). Es handelt sich um die durch pharmakologische Blockade der Kreislaufzentren oder der autonomen Ganglien hervorgerufenen Zustände vasomotorischer

Lähmung, die den Kreislauf passiv hydrostatischen Einflüssen unterwerfen, und bei welchen je nach der Einwirkung der Schwerkraft in Richtung zur Körperachse die unterschiedliche Kapazität der einzelnen Kreislaufabschnitte das zirkulierende Volumen, seinen Reflux zum Herzen, das Herzzeitvolumen, sowie die Reaktion des arteriellen Blutdrucks entsprechend der wechselnden Windkesselfüllung und den druckpassiv variierenden peripheren Widerstand bestimmt. Diese iatrogenen, durch Ganglienblocker und Neuroplegika bedingten Formen von Gefäßinsuffizienz müssen als Sondergruppe des paralytischen Kollaps aufgefaßt werden. Gleichfalls an dieser Stelle sind verschiedene Erkrankungen des peripheren sympathischen Nervensystems einzuordnen, die analoge Regulationsstörungen zur Folge haben. Ebenfalls gehören bestimmte endokrine Störungen hierher, bei welchen die Paralyse durch Veränderungen der Ionenrelationen und der Membranpotentiale der Gefäßmuskulatur und eine dadurch bedingte Gefäßlähmung ausgelöst wird.

1. Kreislauf unter Einwirkung von Hitze

Die homoiothermen Lebewesen haben mit dem Erwerb eines höheren Freiheitsgrades hinsichtlich ihrer animalischen Aktivität und, verglichen mit den Poikilothermen, ihrer geringeren Abhängigkeit des Stoffwechsels von der Umgebungstemperatur zugleich die Bindung an eine regelmäßige und größere Nahrungsaufnahme sowie den Zwang zur Konstanterhaltung ihrer Körpertemperatur auferlegt bekommen. Um eine ausgeglichene Bilanz zwischen innerer oder äußerer Wärmezufuhr und der Wärmeabgabe aufrecht erhalten zu können, bedürfen sie ständiger nervaler Temperaturkontrolle und davon gelenkter regulatorischer chemischer und physiologischer Ausgleichsmaßnahmen, an denen der Blutkreislauf hervorragenden Anteil hat [677]. Die Wärmebildung kann zusätzlich zum Grundumsatz und dem Zuwachs durch Ernährung (Eiweiß), Muskel-Drüsenarbeit, Hormonaktivität usw. stark gesteigert werden, wenn im Krankheitsfall toxische Stoffe auf die temperaturregulierenden Zentren einwirken [1506] oder gesteigerte Verbrennungsprozesse in großen entzündeten Gewebspartien ablaufen. Wenn der Mensch seine Ruheproduktion von etwa 100 Cal/Std bzw. 600—700 Cal bei Arbeit nicht nach außen durch Konvektion und Leitung, Strahlung und Wasserverdunstung loswerden könnte, so würde er pro Stunde um 1,5° in Ruhe bzw. bis über 10° bei Arbeit wärmer werden [1510]. Eine chemische Einschränkung der Wärmeproduktion ist nur sehr geringgradig möglich, bis zu etwa 10% des Grundumsatzes [1411, 1419, 1510], und bei stärkerem Temperaturanstieg nimmt im Gegenteil nach der Regel von VAN'T HOFF (RGT-Regel) die Stoffwechselsteigerung pro Grad Celsius um etwa 17—20% zu [1416, 1514], so daß ein circulus vitiosus resultiert [1510]. Es verbleiben nur die vorwiegend direkt oder indirekt durch den Kreislauf vermittelten Wege der Leitung, Strahlung und Verdampfung übrig, und wenn die Umgebungstemperatur diejenige der Haut (i. M. 35°C) übersteigt, wird ab etwa 36° eine Wärmeabgabe nur noch mit Hilfe der Wasserverdunstung über Haut und Lungen möglich [913, 1510], allerdings auch wieder mit der Einschränkung, daß der Dampfdruck der Umweltluft nicht zu hoch ist. Um die Wärmebilanz und das lebenswichtige Temperaturgefälle in Richtung vom Körperkern zur Schale aufrecht zu erhalten, wird mit dem Temperaturanstieg aus der ständigen Flüssigkeitsabgabe der Perspiratio insensibilis eine zunehmend gesteigerte Schweißsekretion, die nach WEZLER u. THAUER [1513, 1515] bei 40—50°C mehrere kg in wenigen Stunden betragen kann; unter tropischen Bedingungen werden Wasserverluste von täglich 8—15 kg [1128], nach anderen Untersuchern bis maximal 10 l innerhalb kurzer

Frist [*331*] gemessen, die dann allerdings progredient schnell abnehmen. Die große Verdampfungswärme von Wasser (500 Cal/kg) wird aber nur zum Teil für den Wärmeentzug ausgenutzt, da ein Teil des Schweißes in großen Tropfen nutzlos abfließt. Durch die Transportbelastung des Kreislaufs, die großen, zur negativen Flüssigkeitsbilanz führenden Wasserverluste und den Entzug von Elektrolyten, vorwiegend von Kochsalz, erscheint besonders bei hoher Luftfeuchtigkeit und damit schlechter Verdampfungsmöglichkeit die Abgabe derartig reichlicher Schweißmengen physiologisch unrationell [*1510*]. Gleichzeitig wird durch die gesteigerte Kreislauftätigkeit die endogene Wärmeproduktion weiter angefacht und übersteigt ihren Ruhewert, der nach GROSSE-BROCKHOFF [*638*] zusammen mit der Atmung etwa 10% der gesamten Wärmebildung beträgt.

Der NaCl-Verlust kann trotz gesteigerter Aldosteronabgabe [*208, 214, 1195*] 10—20 g betragen [*1128*], und die Ionenverschiebung zusammen mit der Exsiccose begünstigen das Auftreten von Hitzekrämpfen.

Da der Mensch im Gegensatz zu manchen anderen Warmblütern (Hund) seine Wärmeabgabe durch die Lunge (normal etwa 12% [*207*]) nur geringgradig vermehren kann und eine chemische Regulation praktisch keine Rolle spielt, bleibt nur der Weg der Wasserverdunstung auf der Körperoberfläche durch Diffusion an der Grenzschicht zur Luft übrig zusammen mit hochgradig gesteigerter Durchblutung des „Kühlersystems" der Hautgefäße, deren vasomotorische reflektorische Änderung die wichtigste Basis der physikalischen Temperaturregulation darstellt [*638*]. Unter diesen Umständen wird das Integument zu einem hochgradig aktiven Organ [*347*], und etwa 50% des gesamten Minutenvolumens können zu seiner Durchströmung abgezweigt werden, um die Wärme des Körperkerns zur Schale abzuleiten [*646*]. Die Hautgefäße sind maximal dilatiert [*76, 347, 850, 960, 1021, 1411, 1510*]. Der arterielle Gesamtwiderstand wird trotz anfänglicher kompensatorischer Constriction im Körperinnern [*1195, 1436*] durch die Erweiterung der cutanen und subcutanen Partialwiderstände verringert und z. B. bei 40° Raumtemperatur auf die Hälfte reduziert gefunden [*78, 1510, 1516*]. Die Blutvolumenverlagerung in die cutanen Venenreservoire läßt den Pulmonalarteriendruck sinken [*1195*]. Die arteriovenösen Anastomosen (avA) der Haut (besonders der Acren [*254, 1268*]), die normalerweise einem sympathischen Constrictorentonus unterstehen [*462, 966*], sind weit geöffnet [*24, 25*], und obwohl sie wegen ihrer Kürze nicht nutritiven Zwecken zu dienen vermögen, reicht die Passagezeit des Blutes durch sie zur Wärmeabgabe und zum Wärmekurzschluß in Richtung zu den Venen [*23*] aus [*1090, 1092—1094*], und für ihre Rolle bei der Temperaturregulation spricht u. a. die Tatsache, daß sie vorwiegend bei Warmblütern gefunden werden [*254*]. Das durch diese Querverbindung von Hoch- und Niederdrucksystem im Kurzschluß beförderte Zeitvolumen kann nach Berechnungen von CLARK [*255, 256*] dasjenige einer gleichlangen Capillare um das 200—300fache übersteigen. Die avA dürften auch daran beteiligt sein, daß die Stromstärke der distalen Extremitätenanteile nunmehr ein Vielfaches der mehr proximal gelegenen Gewebe beträgt [*638*]. Die Messung des Blutstromes in der Ohrarterie des Hundes ergab bei lokaler Aufwärmung (45—48°C) nach einer Latenz von 15—20 sec eine Durchflußvermehrung bis zu 600% [*1364, 1365*]. Nach GROSSE-BROCKHOFF [*646*] setzt die Steigerung der Hautdurchblutung bei Zunahme der Umgebungstemperatur sofort und unabhängig von der Rektaltemperatur ein, offenbar auf reflektorischem Wege [*714, 716*].

Der vermehrte Zustrom durch die Erweiterung der Arteriolen, der Capillaren und der avA ist neben reflektorischer Hemmung des Venoconstrictorentonus auf der anderen Seite der Grund, warum die Hautvenen, besonders der Extremitäten, prall mit Blut gefüllt sind, und bei der Punktion nicht selten hellrotes Blut pulsierend entströmen lassen [*347*]. Dieser seit seiner Beobachtung durch MAYER [*963*] klassisch gewordene Befund zeigt an der stark verminderten avA-O_2-Differenz, daß die Hautzirkulation zur Zeit fast lediglich zum Temperaturausgleich dient. Infolge der starken Verringerung des Hautgefäßwiderstandes können die Pulsationen bis in die Fingerspitzen, gelegentlich sogar bis in die Venen hinein verfolgt werden [254]. Nach WINSLOW [1557] befinden sich bei 39°C etwa 21% des gesamten Blutvolumens in der Körperschale. Der von BAZETT [77] nachgewiesene Mechanismus, daß bereits durch das Gewebe hindurch ein Abkühlen des arteriellen Blutes durch die Nähe der Begleitvenen stattfinden kann, dürfte mit steigender Umgebungstemperatur zunehmend an Wirksamkeit verlieren. Die stark vermehrte Hautdurchblutung dient nicht allein der Durchströmung der Radiatorengefäße, sondern zugleich dem Flüssigkeitstransport zu den ekkrinen Schweißdrüsen, und der gegenüber dem Serum erhöhte Rest-N [638] könnte vielleicht einen Kompensationsmechanismus für die reduzierte Harnproduktion darstellen. Interessanterweise ist der Gehalt des Schweißes an Corticosteroiden auffallend hoch [1039]. SCHÖLMERICH [1246, 1247] diskutierte auf Grund tierexperimenteller Untersuchungen die Freisetzung adenosinähnlicher Verbindungen infolge der Stoffwechselsteigerung des Hautorgans. Gleichzeitig ist der Lymphstrom der Haut graduell zur Temperaturerhöhung sehr gesteigert bis zu einem Maximum bei etwa 42°C [346], eine Durchlässigkeit der Capillaren für Proteine infolge Endothelschädigung ist jedoch bis 45° Körpertemperatur nicht vorhanden, sondern wird nach Tierexperimenten von MCCARREL [965] erst oberhalb von 50°C gefunden.

Wenn unter dem Zwang zur Wärmeabgabe die cutanen Gefäßprovinzen maximal dilatiert sind, bleiben dem Organismus nur 2 Möglichkeiten des Ausgleiches, um die als lebenswichtig sorgfältig geregelte Größe des mittleren Blutdrucks aufrecht zu erhalten. Entweder müßte die Erweiterung der arteriellen Peripherie in der Körperschale durch kompensatorische Constriction mit Widerstandszunahme in anderen Provinzen, d. h. im Körperkern, kompensiert werden, oder es wird notwendig, die Druckbilanz, wenn nicht durch Einschränkung des Abstroms an anderer Stelle, so nunmehr durch gesteigerten Zustrom, d. h. durch Vergrößerung des Minutenvolumens aufrecht zu erhalten. Es muß angenommen werden, daß der Körper von beiden Möglichkeiten Gebrauch macht, denn angesichts des Wärmeinhalts von $^2/_3$ zu $^1/_3$ zwischen Kern und Schale kann die Durchblutungsdrosselung im Körperinnern nur begrenzt erfolgen [1195, 1436], und die lokalen vasodilatorischen Stoffwechselprodukte [643, 1137, 1146] nehmen mit dem temperaturabhängig erhöhten Gewebsumsatz wahrscheinlich gleichfalls zu. REIN hat schon 1929 [1147] darauf hingewiesen, daß ein Versagen der Kreislaufregulation bei Überwärmung dann eintreten muß, wenn die vasomotorischen Vorgänge des Wärmeausgleichs in der Peripherie eine kompensatorische Drosselung anderer peripherer Gebiete zur Druckerhaltung nicht mehr zulassen, und daß beim operierten Tier die schon beanspruchten Reserven dieses gegen strahlende Wärme besonders empfindlich machen. Eine zusätzliche Volumenreduktion, etwa durch Aderlaß, muß jetzt für den Kreislauf katastrophale Folgen nach sich ziehen [347, 638, 668, 1147]. Wenn bei Hitzeeinwirkung trotz kompensatorischer Vasoconstriction und gesteigerten Herzzeitvolumens der arterielle Mitteldruck zu sinken beginnt, darf infolgedessen darin ein Hinweis gesehen werden, daß die Kompensationsmöglichkeiten im Zirkulationssystem an der Grenze ihrer Leistungsfähigkeit angelangt sind.

Das Verhalten der Herzfrequenz bei Hitze ist vielfach systematisch überprüft worden [u. a. 59, 76, 207, 214, 638, 646]. WEZLER u. THAUER [1513-1516] haben den Verlauf der Pulsfrequenz beim Menschen in Abhängigkeit von steigender Temperatur und Luftfeuchtigkeit untersucht und Steigerungen bis zu 145 Schl./min gefunden, wobei die Körpertemperatur-Frequenzkurve zwischen 37—38°C am steilsten verlief. Es ist zu betonen, daß mit den von THAUER u. WEZLER [1416, 1418] gefundenen Maximalwerten die Größenordnung erreicht ist, über welche hinaus eine weitere Zunahme der Herzschlagfolge wegen mangelnder Füllungszeiten kaum noch zu nennenswerter Steigerung des Minutenvolumens beizusteuern vermag [347].

Die zentrale Pulswellengeschwindigkeit als Maßstab des Spannungszustandes des Windkessels [1521] ist gesteigert [347], und der erhöhte Wandmodul des Aorta-Iliacalrohres dient offenbar dem Bemühen des Körpers, durch Spannungszunahme der zentralen Gefäße die dringliche Versorgung der Peripherie zu unterstützen, ein Verhalten, das im Gegensatz zu der Abnahme des Windkesselmoduls im Acetylcholinkollaps steht.

Der arterielle Blutdruck zeigt eine durch Schlagvolumenzunahme und erhöhte Windkesselelastizität bedingte Amplitudenvergrößerung [347, 1514, 1515], die vorwiegend zu Lasten des verringerten diastolischen Drucks geht, während der systolische Druck meist erhalten oder sogar zeitweise leicht erhöht gefunden werden kann. Roos [1173] stellte tierexperimentell bei 46—50°C Umgebungstemperatur einen Abfall des arteriellen Mitteldrucks und des rechten Vorhofdrucks fest. In den verschiedenen Phasen einer Überwärmung verhält sich der arterielle Druck keineswegs gleichmäßig. So fand Bazett [76, 78] beim Menschen nach Temperatursteigerung über den Behaglichkeitsgrad zunächst leichte Blutdrucksenkung, bei höheren Umgebungstemperaturen jedoch über längere Zeit einen leichten Blutdruckanstieg. Adolph [1, 2] registrierte beim Menschen unter der Einwirkung heißer Luft systolische Drucksteigerung bei deutlicher diastolischer Drucksenkung, die bei hohen Temperaturen besonders ausgeprägt erschien. Grosse-Brockhoff, Mercker u. Schoedel [646] haben tierexperimentell das Verhalten der Kreislaufreaktionen bei exogener Hyperthermie untersucht und dabei während längerer Zeit den arteriellen Mitteldruck erhöht gefunden. Die Hautdurchblutung nahm sofort reflektorisch bei gesteigerter Außentemperatur zu, die Muskeldurchblutung erst nach Steigerung der Rectaltemperatur, um später wieder abzunehmen. Trotz starker Verringerung der CO_2-Spannung können sich später constrictorische Effekte im Körperinnern durchsetzen [646], um die cutane Vasodilatation zu kompensieren und einem Kollaps vorzubeugen. Gleichzeitig befanden sich die vasomotorischen und respiratorischen Zentren unter Überwärmung in erhöhtem Erregungszustand, den die Untersucher z. T. mit reflektorischen Einflüssen über die Erregung der Thermoreceptoren in Zusammenhang brachten. Bei höherer Beanspruchung waren constrictorische Impulse der Carotissinusnerven nicht mehr wirksam, und weitere Temperatursteigerung führte unter Mitteldruckabfall zu völligem Kreislaufzusammenbruch.

Das Schlagvolumen wurde von Wezler u. Thauer [1416, 1418, 1510] unter Überwärmung in der Klimakammer mit dem Verfahren der physikalischen Kreislaufanalyse von Wezler u. Böger [1521] verfolgt und zeigte bei individuellen Unterschieden übereinstimmende Tendenz zur Zunahme um bei Überschreiten einer Körpertemperatur von 38°C asymptotisch einem Grenzwert von etwa 150 ml zuzustreben. Auch Daily [292] stellte mit anderen Methoden eine Verdoppelung des Schlagvolumens fest.

Zusammen mit der Frequenzerhöhung wurde das Minutenvolumen infolgedessen extrem gesteigert gemessen, um bei 50°C Raumtemperatur mit etwa 15 l/min auf das 3—5fache gegenüber den Behaglichkeitstemperaturen anzusteigen [1510]. Der Maximalwert des Minutenvolumens wird später als der des Schlagvolumens erreicht, er war am höchsten oberhalb einer Raumtemperatur von 35°C bei 50% relativer Luftfeuchte [1514, 1515].

Die individuelle Streuung ist groß; unter gleichen Bedingungen wurde bei 2 verschiedenen Versuchspersonen das Minutenvolumen mit 9,5 bzw. 17,5 l bestimmt. Schon früher hatten Barcroft [59] sowie Grollmann [633] die Zunahme des Herzzeitvolumens bei Hitzeeinwirkung festgestellt. Nach WEZLER [*1510*] und THAUER [*1411, 1416, 1418*] dienen zu Beginn der Hyperthermie annähernd 70% des Herzzeitvolumens der Steigerung der Hautdurchblutung, doch bei späteren Überwärmungsgraden wird durch passive Stoffwechselanfachung nach der RGT-Regel ein zunehmender Anteil für die Herz-, Atem- und Drüsenarbeit abgezweigt. Die temperaturabhängige Zunahme der Herzarbeit war bereits von BAZETT [*76*] mitgeteilt worden. Wurde die Temperatur von Hunden über 42°C gebracht, so fiel das Minutenvolumen rapide und baldiger Tod war die Folge [*292*]. Das zirkulierende Plasmavolumen kann sich beim Menschen unter Hitzebelastung sehr unterschiedlich verhalten; GLICKMAN [*569*] fand es teils vergrößert, teils reduziert, teils konstant, und er bestimmte analoge Schwankungen der Erythrocytenzahl und der Serumproteine während seiner Versuche. Es ist anzunehmen, daß es eine Funktion der Dauer der Hitzeeinwirkung und der Möglichkeit von Flüssigkeits-Salz-Zufuhr ist.

Die Eröffnung der Gefäßbezirke in der Körperschale führt trotz kompensatorischer Vasoconstriction anderer Provinzen zu einer beträchtlichen Senkung des Summenströmungswiderstandes, die bei Hitze von 40°C etwa 50% der Norm beträgt [*1510*]; nur Steigerung der zirkulierenden Blutmenge und des Herzzeitvolumens, teils durch Einstrom extravasaler Flüssigkeit aus dem interstitiellen Raum, teils durch Minutenvolumenanstieg, vermag einen ausreichenden, sogar zeitweise erhöhten mittleren Druck [*646*] aufrecht zu erhalten. So war beim Menschen eine periphere Gesamtwiderstandsreduktion auf sogar über die Hälfte des Ausgangswertes gemessen worden [*1513, 1514*], und DUESBERG u. SCHROEDER errechneten bei Überwärmung auf 39°C im warmen Bad eine Verringerung des arteriellen Widerstandes um $1/3$ der Vergleichsgröße [*347*]. Hingegen wurde der elastische Widerstand des Windkessels zwar anfangs manchmal verringert, in späteren Hyperthermiestadien jedoch deutlich gesteigert gefunden [*347, 1411, 1513*]. Der bei höheren Temperaturen steiler als der periphere Gesamtwiderstand abfallende diastolische Blutdruck kann mit dieser Zunahme des Elastizitätsmoduls im Windkessel erklärt werden [*1510*].

Die Vermehrung des Atem-Minutenvolumens bei Überwärmung ist vorwiegend von dem größeren O_2-Verbrauch eingestellt [*1416*], der durch chemische Regulation nur in den Anfangsstadien und nur geringgradig gedrosselt werden kann und später temperaturpassiv hochgetrieben wird. Die Wärmeausfuhr durch die Atmung von normalerweise etwa 12% nach BÜTTNER [*207*], die sich aus der von der Temperaturdifferenz zur Außenluft bestimmten Trockenabgabe und der feuchten Abgabe (Atemzeitvolumen und inspiratorisch-exspiratorische Feuchtigkeitsdifferenz) zusammensetzt, kann keine entscheidende Steigerung zum Zwecke einer Aufrechterhaltung der Homoiothermie erfahren [*638*].

2. Kollapszustände bei Hyperthermie

Es entspricht sowohl der Erfahrung des Alltags als auch der theoretischen Überlegung, daß eine geringe zusätzliche Belastung eines durch die Temperaturregulation stark beanspruchten Kreislaufs geeignet sein kann, ihn zu dekompensieren, d. h. zu einem febrilen oder paralytischen Kollaps zu führen. Geringe Volumenverschiebung, wie etwa beim Aufrichten nach heißem Bad oder durch profusen Schweißausbruch und Flüssigkeitsverlust bei kritischer Entfieberung, vermögen ebenso zur endgültigen Gefäßinsuffizienz zu führen wie die durch Muskelarbeit erzwungene Eröffnung vorher kompensatorisch verengter Kreislaufabschnitte [*347, 638, 956, 1146, 1510*]. Die physiologische „orthostatische Zentralisation" [*525*] kann nicht in ausreichendem Umfang vollzogen werden, und nach dem vergeblichen Versuch einer peripheren Vasoconstriction kommt es in vertikaler Position zum tachykarden paralytischen Kollaps; daneben besteht auch die Möglichkeit, daß bei statischer Belastung in Hitze aus der hochgradig gesteigerten Kreislaufleistung heraus ein plötzliches Umschlagen in das gegenteilige regulatorische Extrem erfolgt, und daß ein bradykarder Entspannungskollaps den Ablauf beendet [*980, 1315*].

DAVIS [*302*] teilt die Zustandsbilder infolge „Hyperpyrexie" in 3 Gruppen ein, deren erste mit Exsiccose, Hämokonzentration, großen Natrium- und Chloridverlusten, Muskelkrämpfen und der Kreislaufsymptomatik der Zentralisation einhergeht [*347*]. Bei der zweiten Gruppe ohne Dehydratation mit erhaltenem Mitteldruck, vergrößerter Blutdruckamplitude und ohne größere Kollapsneigung hält er einen Temperaturanstieg infolge mangelnder Schweißdrüsenfunktion für den pathogenetisch maßgeblichen Faktor. Der dritten Gruppe der Hyperpyrexie im engeren Sinne entspricht nach DAVIS der Hitzschlag, vorwiegend infolge zentraler Störung der Temperaturregulation.

Die von GROSSE-BROCKHOFF [*638*] gewählte Unterteilung in 1. *Hitzekrämpfe*, 2. Hitzeerschöpfung oder *Hitzekollaps* und 3. *Hitzschlag* entspricht am besten den klinischen und pathophysiologischen Gegebenheiten, wobei betont wird, daß die klinischen Erscheinungen nicht unbedingt mit der Körpertemperatur gekoppelt zu sein brauchen, da diese z. B. unter Muskelarbeit erhöht sein kann, bei Hitzekollaps jedoch nicht unbedingt gesteigert sein muß.

Die erste, durch Salz- und Wassermangel charakterisierte Gruppe bietet infolge der Dehydrierung die Symptomatik des Spannungskollaps und weist gewisse Beziehungen zu der Nebennierenerschöpfung und der Hydro-Haloprivie bei Morbus Addison auf. Bei der zweiten Form, der Hitzeerschöpfung = Hitzekollaps, steht das Versagen der Kreislaufregulation im Vordergrund und nicht so sehr eine Reduktion des intravasalen Volumens [*302*]. Es ist zwar zu erwarten, daß in den meisten Fällen auch eine Verminderung der Flüssigkeitsräume des Körpers, besonders des interstitiellen Reservoirs aber auch des intravasalen Raumes, gleichzeitig beteiligt ist, jedoch zeigen die Untersuchungen von GLICKMAN [*569*] am Menschen unter hohen Umgebungstemperaturen, daß das zirkulierende Plasmavolumen auch normal oder sogar erhöht sein kann. LADELL [*877*] stellte bei einem Teil der Versuchspersonen Polyurie und reichliche Schweißsekretion fest, während andere flüssigkeitsverarmt erschienen und Kochsalzmangel aufwiesen. Obwohl also der klinische Aspekt der geröteten, schweißbedeckten Haut, der quälende Durst, gelegentlich vorkommende Krämpfe, stark reduzierte Harnproduktion und die trockenen Schleimhäute das Defizit der Wasserbilanz und den Ionenverlust deutlich erkennen lassen, ist es mehr die Überforderung und Erschöpfung des von der Temperaturregulation über seine Leistungsgrenzen hinaus beanspruchten peripheren Gefäßapparates als die Oligämie, die den Hitzekollaps herbeiführt. Auf die Beziehungen zum exsiccotischen Spannungskollaps ist dort bereits eingegangen worden. Als weitere Symptome sind Kopfschmerzen, Übelkeit, Brechreiz, Angaben über Schwarzwerden vor den Augen oder Verschwimmen der Umgebung, gelegentlich Hörstörungen und Tachypnoe anzuführen. GROSSE-BROCKHOFF betont, daß der Hitzekollaps am ehesten unter klimatischen „Grenzbedingungen" auftritt, und daß es die Kreislaufregulationen sind, die versagen, ehe die Kerntemperatur eine stärkere Steigerung aufweist [*638, 877*].

Die Untersuchung der physikalischen Kreislaufgrößen zeigt mit Tachykardie bis über 140 Schl./min, abfallendem systolischen Druck und vergrößerter Druckamplitude, stark erniedrigtem diastolischen Druck, meist erhöhter oder erhaltener zentraler Pulswellengeschwindigkeit, gesteigertem Schlag- und Minutenvolumen und stark verringertem peripheren Widerstand den als paralytischen oder febrilen Kollaps definierten Kreislaufzustand [347]. Die Therapie des febrilen Hitzekollaps ist von den physikalischen Bedingungen seiner Auslösung vorgeschrieben. Im Vordergrund stehen kalte Bäder oder Abkühlung durch andere Maßnahmen, in zweiter Linie folgen intravenöse Gaben isotonischer Elektrolytlösungen. Jeder Versuch, durch periphere vasoconstrictorische Mittel den Kreislauf zu beeinflussen, muß die zur Vermeidung stärkerer Hyperthermie notwendige Temperaturregulation durch die Hautdurchblutung empfindlich stören, und da eine myokardiale Insuffizienz nicht vorliegt, ist eine Strophanthingabe überflüssig; sie würde sich eher nachteilig auswirken, da nach WOLLHEIM die aktive Blutmenge nach diesem Glykosid reduziert gefunden werden *kann* [1565, 1568].

Die dritte Form der exogenen Hyperthermie, der eigentliche Hitzschlag [638], zu dem als Sondergruppe der sog. Sonnenstich mit vorwiegend cerebralen und meningealen Schädigungen zählt, zeichnet sich durch die Behinderung der Wärmeabgabe bei gesteigerter Zufuhr und infolgedessen schnellen Anstieg der Körpertemperatur auf höchste Werte aus, und tritt besonders leicht auf, wenn durch gleichzeitige Muskelarbeit die endogene Wärmeproduktion zusätzlich vermehrt ist. Die anfängliche Steigerung der Kreislauffunktionen wird jetzt zum Nachteil, da die Schweißsekretion unzureichend und wahrscheinlich zentral gestört ist, und statt der Abkühlung in der Schale erfolgt nunmehr eine gesteigerte Wärmeaufnahme aus der Umgebung. Die Phase der Hitzeerschöpfung wird übersprungen, und nach anfänglich sog. ,,rotem" Stadium folgt bald das ,,graue" Stadium [292, 1271] mit völligem Zusammenbruch der Zirkulation und schwerem Kollaps, sehr niedrigen [436], oft nicht mehr meßbaren Blutdruckwerten [922], extremer Tachykardie, Tachypnoe und schnellem Übergang in einen komatösen Zustand, der in über der Hälfte der Fälle zum Tode führt [1, 638, 1406]. Wenn die gesteigerte und frequente Atmung in einen Cheyne-Stokesschen Atemtyp umschlägt, so bedeutet das oft einen Hinweis auf das drohende Ende [292, 1246, 1247].

Die postmortal gefundenen zahlreichen histologischen Schädigungen der Vitalorgane zeigen das Ausmaß der Störungen in den Geweben durch die zirkulatorische Hypoxie infolge des Kollaps und die temperaturbedingten Beeinträchtigungen der cellularen Fermentsysteme an [638]. Trotz der zahlreichen Hinweise auf oft erhöhten Hämatokrit und vorhandene Oligämie [292, 436] war die Hämokonzentration geringer als bei Hitzekrämpfen [436]. Bluteindickung scheint daher nicht der entscheidende Faktor des finalen Zusammenbruchs der hämodynamischen Regulation zu sein. Im Gegensatz dazu betont DAVIS [302], daß die pathologischen Veränderungen bei Tod an Hyperthermie (Hitzschlag) denjenigen des Dehydratationskollaps entsprechen. Wie REIN [1147, 1149] sind auch DAILY u. HARRISON [292] der Auffassung, daß der Kreislaufkollaps nach Aufhören der kompensatorischen Vasoconstriction im Körperinnern durch jetzt einsetzende generelle Vasodilatation verursacht sei.

Während das kurze Primärstadium des Hitzschlags mit einer anfänglichen Leistungssteigerung der Zirkulation den Kriterien des paralytischen Kollaps entspricht, wird später oft eine Phase der Zentralisation von längerer Dauer durchlaufen, und im Finalstadium des völligen Kreislaufzusammenbruchs unter irreversibler Schädigung der Vasomotorenzentren und des Herzens ist schließlich ein Zustand erreicht, in dem sich die Grenzen der einzelnen Kollapsformen nicht mehr aufrecht erhalten lassen; prämortal begegnen sich trotz der vorherigen grundsätzlichen Unterschiede in der Genese, Pathophysiologie und klinischen Symptomatik der paralytisch-febrile Kollaps und der Spannungskollaps im einförmigen Bild des peripher nicht mehr meßbaren Blutdrucks und der Tachykardie.

Therapeutisch bestehen nur Erfolgsaussichten, wenn es innerhalb kürzester Frist durch Eiswasserbäder oder ähnliche Maßnahmen gelingt, die Körpertemperatur zu senken, und die Behandlung entspricht mit umgekehrten Vorzeichen derjenigen einer Allgemeinunterkühlung, bei welcher schnelle Erwärmung im heißen Bad das Mittel der Wahl ist, wie die Erfahrungen des letzten Krieges gelehrt haben. Daß Kochsalzinfusionen beim Hitzschlag mit Vorsicht angewendet werden müssen, da sonst die Gefahr eines Lungenödems besteht [638], spricht übrigens auch dafür, daß bei Hitzschlag die Bedeutung der negativen Flüssigkeits- und Elektrolytbilanz gegenüber dem Versagen der Vasomotorik zurücktritt.

3. Kreislauf bei infektiösen Fieberzuständen

Unabhängig davon, ob die Wärmebilanz des Körpers durch exogene Zufuhr positiv wird oder ob endogen bei hochfieberhaften Infektionen unter Einwirkung toxischer körpereigener und bakterieller Stoffwechselprodukte die normalen Sollwerte der Temperaturregulation zentral auf ein höheres Niveau eingestellt werden [1138, 1506], wird das Kreislaufsystem mit Mehrleistungen belastet, die teils den Erfordernissen des temperaturabhängig gesteigerten Stoffwechsels, teils den physikalischen Wärmeregulationen dienen. Im Falle von Infektionen kommen noch besondere Versorgungsaufgaben in den aktiven, der Aggressionsabwehr dienenden Geweben und den Entzündungsgebieten hinzu, die durch die lokale Umsatzsteigerung erzwungen werden. Hierdurch ist zu erklären, daß beim paralytischen Kollaps unter pyrogener Hyperthermie größere hämodynamische Veränderungen mit stärkerer Zunahme des Minutenvolumens, der Herzfrequenz sowie einem noch niedrigeren peripheren Gesamtwiderstand gefunden werden als bei gleicher Temperatursteigerung durch exogene Wärme [347]. Der Ort des gesteigerten Volumenverbrauchs ist bei fieberhaften Entzündungen teilweise in den Stoffwechselorganen zu suchen [347]. Für die Reaktionen des Kreislaufs in seiner Gesamtheit ergibt sich hinsichtlich der Summenwerte das gleiche Bild mit Steigerung des Minutenvolumens bis auf das 3fache der Norm, Zunahme des Schlagvolumens, der Frequenz, Gleichbleiben bis mäßigem Absinken des systolischen Drucks, deutlich verringertem diastolischen Druck, beträchtlich vergrößerter Blutdruckamplitude, abgesunkenem arteriellen Mitteldruck und starker Verminderung des peripheren Gefäßwiderstandes. Der Elastizitätsmodul des Windkessels bewegt sich in normaler Größenordnung, ist gelegentlich mäßig erhöht, doch gerade bei den schwersten Wundinfektionen (am häufigsten, wenn sie mit intermittierenden Temperaturen verbunden waren) ließ sich eine verminderte Windkesselelastizität nachweisen, deren Entwicklung und fortschreitende Abnahme oft während des Krankheitsverlaufs verfolgt werden konnte [347]. Das Minutenvolumen erfährt unter diesen Umständen noch eine weitere Steigerung, und nicht selten werden Relationen zwischen den geschilderten Veränderungen und gleichzeitiger Verschlechterung des klinischen Bildes sowie der Prognose festgestellt [347], zu denen die beeinträchtigte Windkesselfunktion während gleichzeitiger Zunahme der peripheren Vasodilatation beigetragen haben möchte. Es hat den Anschein, als interferierten einerseits die sonst oft zum arteriellen Spannungskollaps und zur Zentralisation führenden bakteriotoxischen Einflüsse auf die Zirkulation und andererseits die übergeordneten Forderungen der Temperaturregulation und der hochgradigen Stoffwechselsteigerung miteinander in ihrer Auswirkung auf die Elastizität der großen arteriellen Gefäße. Eine Lähmung der Gefäßmuskulatur scheint wenig wahrscheinlich; DUESBERG u. SCHROEDER [347] fanden die Ansprechbarkeit auf peripher wirkende Kreislaufmittel auch in diesem Zustand erhalten. Sie vermuteten in der angesichts des hohen Verbrauchs aller Gewebe ungenügenden Sauerstoffversorgung eine Ursache der endgültigen vasalen Insuffizienz; auch für die Beobachtung der Trübung oder Aufhebung des Bewußtseins bei noch vollem Puls und hohem Herzzeitvolumen schien es naheliegend hypoxydotische Vorgänge anzuschuldigen. Während beim Spannungskollaps im ungünstigen Fall unter fortschreitender Stoffwechselsenkung und Reduktion der zirkulatorischen Leistung „das Leben allmählich verlöscht", wird im febril-paralytischen Kollaps bis zu den letzten Stadien eine Höchstleistung zahlreicher vegetativer Vorgänge des Stoffwechsels und besonders des Kreislaufs vollbracht, bis im finalen Stadium akuter Verschlechterung der endgültige Zusammenbruch nach Erschöpfung der Energiereserven erfolgt [347]. Die außerordentliche Beanspruchung des Zirkulationsapparates bei hochfieberhaften Infektionen über Tage oder sogar Wochen, die bei gleichzeitig verringerter Nahrungsaufnahme gemeinsam mit der Infektion selbst zu rapidem Aufbrauch der Energiedepots führt, hat ihre hauptsächliche hämodynamische Ursache in der Funktion des Hautorgans für den Temperaturausgleich. Die notwendige Eröffnung ausgedehnter Widerstandsgebiete erzwingt eine Umstellung der Regulationen und die belastende Steigerung des Minutenvolumens im Interesse eines Aufrechterhaltens des lebensnotwendigen zentralen arteriellen Drucks. Bei Versuchstieren, die wie der Hund vorwiegend über die Oberfläche der Lungen sowie Schleimhäute der Rachenorgane, hier besonders der Zunge, ihren Wärmeausgleich vollziehen, liegt die der Temperaturregulation dienende Gefäßbahn zum großen Teil im Hauptschluß des Gesamtkreislaufs, der schon normalerweise ausgiebig durchblutet ist. Es erscheint nicht ausgeschlossen, daß bei febrilen Infekten dieser Tiere eine geringere Steigerung des Minutenvolumens ausreichend ist, und daß damit die Zuwachsleistung an Zeitvolumen für den Temperaturausgleich entsprechend geringer gehalten werden kann. Denn vielleicht darf in einer ökonomischeren Kreislauftätigkeit des Hundes bei Fieberzuständen die Urasche dafür gesehen werden, daß es bei diesen Tieren experimentell nicht leicht gelingt, künstliche oder febrile Hyperthermie mit Kollapszustanden zu erzielen, die dem paralytischen Kollaps des Menschen entsprechen würden [347, 1537].

Der Therapeut steht, gemessen an anderen Formen peripherer zirkulatorischer Insuffizienz, dem paralytischen Kollaps wesentlich machtloser gegenüber. Zwar ist die Ansprechbarkeit der Gefäßmuskulatur auf pressorisch wirkende Arzneimittel erhalten geblieben, und Substanzen wie z. B. Noradrenalin, Novadral, Vasopressin oder synthetisches Hypertensin vermögen zeitweilig den peripheren Gefäßwiderstand zu steigern, jedoch muß in einer derartigen Medikation ein nicht immer ungefährlicher Eingriff in die der Temperaturregulation dienende Kreislauftätigkeit gesehen werden. Es dürfte nur schwer möglich sein, zwischen den Interessen der notwendigen Wärmeabgabe mit Widerstandsminderung und Minutenvolumensteigerung einerseits und der Gefährdung durch das drohende Versagen des Kreislaufs andererseits bezüglich der therapeutischen Anwendung vasoaktiver Pharmaka zu entscheiden. Auch die Versuche mittels Blut- oder Plasmatransfusion die Kreislaufsituation beim paralytischen Kollaps zu verbessern, waren ohne jeden nennenswerten Erfolg [347, 354] und zeigten, wenn überhaupt, so nur kurze Wirkung auf den Blutdruck und den Spannungszustand des arteriellen Windkessels. Da die thermoregulatorischen Bedürfnisse des Fiebers meist den Hauptfaktor der Kreislauferscheinungen darstellen, bleibt die kausale Therapie der Infektion zugleich die beste Kollapsbehandlung, wie der Rückgang der schweren febrilen Kollapszustände seit der Einführung der antibiotischen Therapie beweist. Zu einer symptomatischen Beeinflussung der febrilen Hyperthermie bei

Kollapsgefährdung ist früher nicht selten in Form kalter Bäder bei langdauernden Fieberzuständen, besonders bei Typhus, gegriffen worden. Der bei Verwendung von Antipyretica wie auch bei kritischer spontaner Entfieberung auftretende profuse Schweißausbruch stellt wegen des Flüssigkeitsverlustes bei noch weitgestellter Gefäßperipherie eine Phase besonderer Gefährdung des Kranken dar; zu diesem Zeitpunkt wird auch häufig ein Umschlagen in einen Entspannungskollaps beobachtet. Nunmehr kann außer einem (möglichst peroralen) Flüssigkeitsersatz die Applikation vasoaktiver Pharmaka notwendig werden, wobei die pressorischen Substanzen (Noradrenalin, Novadral) vor den adrenalinverwandten Mitteln (Effortil) stehen [348, 927]. Als gelegentlich auftretende, unangenehme Nebenwirkung von Noradrenalin sei hier die akute Schwellung klinisch sonst ganz unauffälliger euthyreoter Strumen erwähnt.

Das Verhalten des großen Kreislaufs, insbesondere seiner Arterien, der Herztätigkeit und zahlreicher anderer Größen ist bei febril-paralytischem Kollaps gut untersucht, doch Untersuchungen über die Hämodynamik der Lungenstrombahn stehen in geringerem Umfang zur Verfügung. Unter der Annahme, daß die Reaktionsweise des Pulmonalkreislaufs bei Kollapszuständen mit hohem Minutenvolumen in Normothermie derjenigen in Hyperthermie an die Seite zu stellen ist, dürfen vielleicht trotz abweichender Versuchsanordnung aus eigenen Experimenten an wachen Carotisschlingenhunden mit Dauerkathetern in Lungenarterie und Hohlvenen vorsichtige Analogieschlüsse auf den febrilen Kollaps gezogen werden [545]. Hyperthermie erschien als auslösendes Agens, u. a. wegen der Spezialfunktion der Hundelunge (Temperaturausgleich), ungeeignet. Daher wurden Acetylcholindauerinfusionen vorgenommen, die bis zum Vorliegen von hochgradiger Tachykardie, erniedrigtem diastolischen Druck, stark vergrößertem Herzzeitvolumen, absinkendem mittleren Blutdruck bei vergrößerter Amplitude, partiell weit eröffneter Peripherie und beschleunigter Zirkulation gesteigert wurden, so daß die Summenwerte einer febril-paralytischen Kreislaufsituation vorlagen (Abb. 21).

(Diese experimentell erzeugte Kreislaufumstellung unterscheidet sich grundsätzlich von der ebenfalls mit Acetylcholin erzeugbaren Modellform eines Entspannungskollaps [347]. Dort handelt es sich um sehr hohe Dosen, die bis zu starker Bradykardie führen.) Die hier abgehandelten Kreislaufveränderungen leiten zugleich zu anderen Gruppen von pathologischen Zuständen über, die ohne Vorhandensein endogener oder exogener Hyperthermie die Symptomatik des paralytischen Kollaps aufweisen.

Es zeigte sich, daß bei einer derartigen Gefäßinsuffizienz regelmäßig ein deutlicher Anstieg des Pulmonalarteriendrucks zu messen war (Abb. 21). Sowohl die systolischen als auch die diastolischen Druckwerte waren erhöht und die Amplitude meist vergrößert. Auch die Amplitude der respiratorischen Schwankung nahm gleichfalls häufig zu. Bei Mittelwertbildung aus den Maxima bzw. den Minima der respiratorischen Druckdifferenzen hatten während der Acetylcholininfusion der systolische Druck in der A. pulmonalis über 35%, der diastolische Druck über 40%, die Amplitude über 40% und der Mitteldruck ebenfalls über 40% zugenommen. Gleiche Resultate wurden auch bei Einzelinjektion von Acetylcholin gewonnen [545]. In einem Teil der Versuche konnte eine qualitative Messung der Strömungsgeschwindigkeit [434] in der A. pulmonalis vorgenommen werden, die dann stets nach einem Anfangsgipfel eine anhaltende deutliche Zunahme dieser Größe zeigte.

Der Druck in der V. cava inf. war währenddessen fast immer leicht erniedrigt, vereinzelt auch konstant und nur ausnahmsweise kurzfristig erhöht, wenn interkurrente Bradykardie auftrat (Abb. 21). Auch hier nahm die kalorimetrisch gemessene Strömungsgeschwindigkeit zu [552]. Die hämodynamischen Daten des

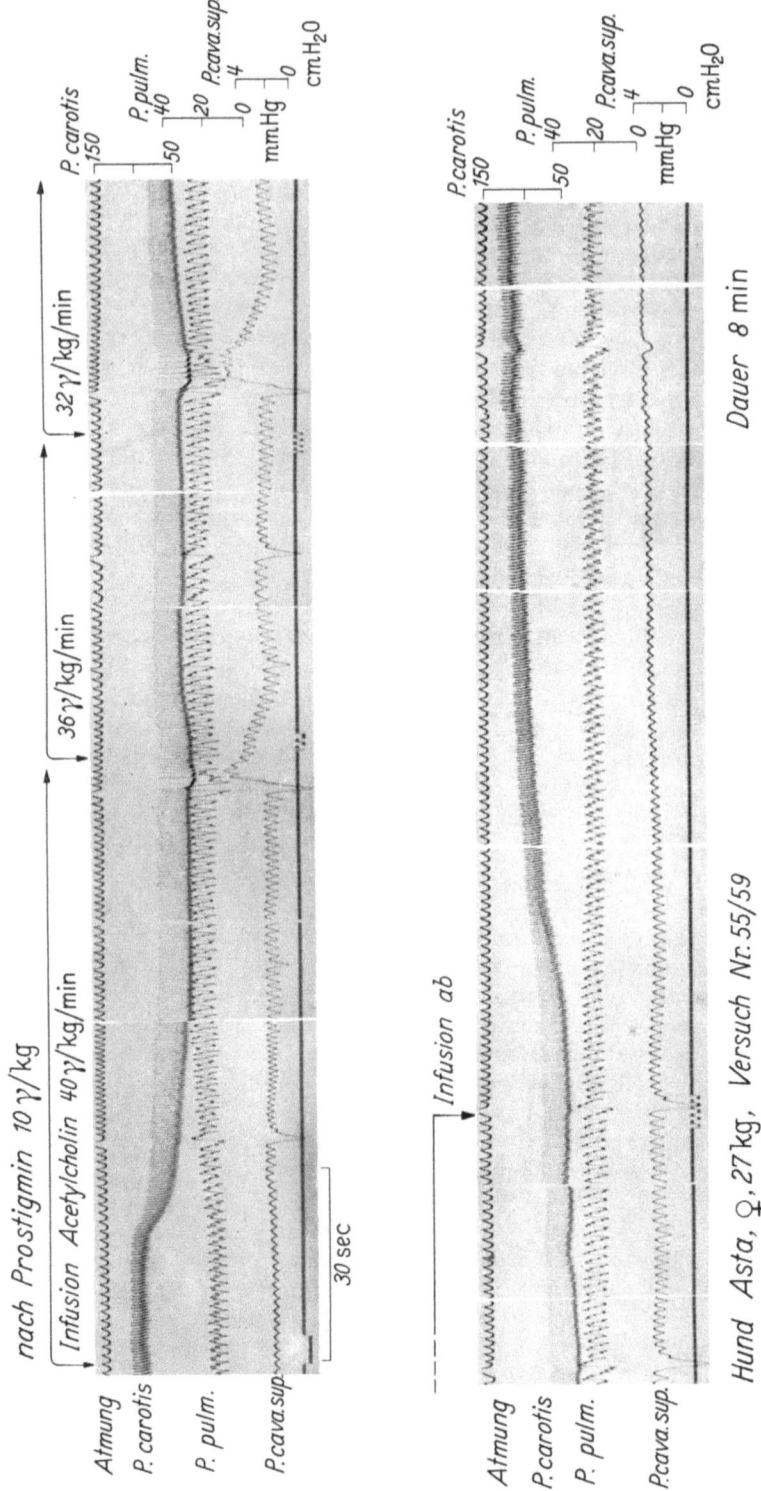

Abb. 21. Acetylcholindauerinfusion mit starkem arteriellen Druckabfall unter Amplitudenvergrößerung und Tachycardie. Gleichzeitig Anstieg des Pulmonalarteriendruckes. Nach Infusionsende nur langsame Wiederherstellung der Ausgangswerte, da die Acetylcholinesterase durch Prostigmin weiter blockiert ist. Der Cavadruck pflegt unter Tachykardie abzusinken; hier zweimal zu beobachtender Anstieg ist die Folge kurzer Asystolien. Meßtechnik wie Abb. 15

arteriellen Systems änderten sich in charakteristischer Weise [*347*]. Die Atemfrequenz war durchschnittlich mäßig gesteigert.

Als wesentliches Resultat darf wiederholt werden, daß diese Drucksteigerungen der A. pulmonalis im Acetylcholinkollaps nicht etwa transitorisch waren, sondern während der Infusion beibehalten wurden, und daß die Strömungsgeschwindigkeit eine Zunahme erfuhr.

Die Deutung der beschriebenen Veränderungen wird dadurch erschwert, daß die Zahl unabhängig variabler Größen mit Einfluß auf den Pulmonalkreislauf besonders umfangreich ist (u. a. Faktoren der Atemmechanik, des Bronchialsystems, des intraabdominellen Drucks, der Atemgase, der Herzaktion, der Arterien- und Venenfüllung sowie der Widerstände des großen Kreislaufes, des Bronchialkreislaufes usw.). Ihre theoretisch wünschenswerte vollständige und synchrone Erfassung bei *einer* Versuchsanordnung ist selbst im Letalversuch nicht möglich [*545*]. Die physiologische Fragestellung wird hier zum erkenntnistheoretischen Problem [*71, 1297*], denn selbst, wenn es wirklich am narkotisierten Tier nach eingreifender Operation und unter Eröffnung des Thorax gelingen würde, alle zur Beurteilung einer Druck- und Strömungsschwankung der A. pulmonalis notwendigen Größen des kleinen und großen Kreislaufes sowie der Atmung zu erfassen, so kann bei den bisherigen methodischen Möglichkeiten nicht mehr sicher entschieden werden, wie groß ihre biologische Wertigkeit ist und inwieweit gewonnene Meßdaten für physiologische Verhältnisse gültig sind. Dafür besitzen die weniger eingreifenden, quasi „physiologischen" Verfahren [*347, 512, 897, 1188, 1260—1270, 1417, 1517*] den Nachteil, daß sie meist nur unter besonderen Bedingungen anwendbar sind, daß die Psyche und ihr Einfluß auf die vegetativen Funktionen mit im Spiele sind und daß für bestimmte Versuchsanordnungen, z. B. die hier verwendete, mit mehr unbekannten Variablen gerechnet werden muß. Die Frage nach dem Wert der verschiedenen Methoden kann nicht alternativ beantwortet werden; vielmehr ist eine möglichst große Zahl von Verfahren, darunter die eben beschriebenen methodischen Grenzfälle, zur Beurteilung der wirklichen physikalischen und biologischen Situation unbedingtes Erfordernis. BAVINK hat in seiner Darstellung des Konvergenzprinzips für die experimentellen Wissenschaften am Beispiel der physikalischen Forschung dargelegt, daß nur auf verschiedenen Wegen mit möglichst zahlreichen Methoden durch Nebeneinanderreihung, Vergleich und Extrapolation der ermittelten Werte ein Heranrücken an die „Wirklichkeit" möglich ist, welches im günstigsten Fall sich bei graphischer Darstellung in einer asymptotischen Annäherung an eine Nullinie ausdrücken läßt [*71*].

Wenn unter Heranziehung der Untersuchungen anderer Autoren (u. a. *154, 155, 277—279, 359, 360, 390, 416, 512, 670*] die eigenen Befunde gedeutet werden, so ergibt sich, daß allem Anschein nach die vorgefundene Druckerhöhung und die vermehrte Strömungsgeschwindigkeit in der Pulmonalarterie die Folgen der gesteigerten Volumenzufuhr sind [*390, 512, 545*]; allerdings muß diese Refluxzunahme eine beträchtliche Erhöhung erfahren, ehe aus dem distensiblen Niederdrucksystem der Lungenstrombahn [*340*] ein „rigides System" wird, in welchem nunmehr bei abszissenkonvexer Druck-Stromstärkekurve [*1511*] weitere Zuflußsteigerung sich vorwiegend als Druckzuwachs auswirkt [*69, 168, 545, 670*].

Die am Modell des hyperdynamischen Acetylcholinkollaps gefundene Situation des Lungenkreislaufs zeigt große Ähnlichkeit mit den beim Morbus Basedow des Menschen während des Herzkatheterismus angetroffenen Verhältnissen [*1183*], auf deren Diskussion gleichfalls verwiesen werden darf (s. S. 175).

Abschließend sei noch kurz auf zwei andere Zirkulationsabschnitte eingegangen, die bei der Frage nach dem Ort der starken peripheren Widerstandssenkung, der beschleunigten Rückleitung des Blutes zum Herzen hin und damit der Minutenvolumensteigerung eine wichtige Rolle spielen. Es handelt sich um die Splanchnicusgefäße und um die arterio-venösen Anastomosen der Extremitäten.

Werden Carotisschlingenhunden einige Tage oder Wochen zuvor dünne Dauerkatheter in die Pfortader eingeführt [552, 554], so lassen sich auch hier die Drucke messen und unter bestimmten Versuchsbedingungen (Thermistorensonden) qualitative Schlüsse auf Abweichungen der Strömungsgeschwindigkeit ziehen. Dabei stellte sich heraus, daß unter Acetylcholininfusion der Pfortaderdruck beträchtlich ansteigt und die Strömungsgeschwindigkeit gleichzeitig, vor allem anfangs, zuzunehmen pflegt [551]. Dieser Druck- und Strömungsanstieg fällt mit dem Abfall des arteriellen Blutdrucks und der Senkung des peripheren Widerstandes zeitlich zusammen, so daß die Annahme einer Eröffnung auch der mesenterialen arteriellen Widerstandsgebiete berechtigt zu sein scheint, die einen bedeutsamen Teil am Gesamtwiderstand darstellen [26]. REIN und Mitarbeiter [593] haben auf Grund ihrer Experimente am Hund einer derartigen Umleitung des Blutes, die bei Druckabfall zu einer beschleunigten Rückkehr größerer Volumina in die V. cava dienen soll, große Bedeutung beigemessen. Auch die Leberarterie dürfte an dieser Regulation gleichsinnig beteiligt sein. Die Druckerhöhung in der Pfortader bleibt, wenn auch nicht immer in der anfänglichen Höhe, während der Zeit der Acetylcholininfusion erhalten. Allerdings ist noch nicht definitiv durch Stromstärkemessungen in den Lebervenen geklärt, ob tatsächlich eine Art Kurzschlußdurchblutung, die durch die zahlreichen arteriovenösen Anastomosen des Darms zusätzlich begünstigt werden kann [347, 1354, 1356], in diesem Teilkreislauf vorhanden ist, da angesichts der anatomischen Besonderheiten von Drosselvenen in Hundelebern zunächst eine Abflußverminderung als Folge der Drucksteigerung ausgeschlossen werden muß. Die dritte Möglichkeit einer Tonuszunahme und Querschnittsreduktion der Pfortadergefäße als Ursache der Druck- und Strömungsgeschwindigkeitszunahme scheint unter Acetylcholinwirkung weniger wahrscheinlich, da auch zahlreiche andere Untersucher (u. a. *16*) sich für eine Dilatation der Pfortadergefäße und der A. hepatica unter Acetylcholineinfluß aussprechen.

SCHROEDER und Mitarbeiter [1262, 1266, 1268] stellten zahlreiche Untersuchungen über den Effekt der Acetylcholininfusion auf die distale Zirkulation am Unterschenkel und der Pfote des Hundes an, aus denen in Analogie zu Versuchen an den Acren anderer Säuger [255, 266, 604] auf eine gesteigerte Durchströmung von Kurzschlüssen zwischen Hoch- und Niederdrucksystem, besonders der arteriovenösen Anastomosen (avA), geschlossen werden konnte. Auch die Experimente anderer Autoren, die sich besonders der Methode einer Injektion von Kügelchen bekannten Durchmessers bedienten [776, 777, 1090 usf., 1244], sprechen dafür, daß ein beträchtlicher Teil derartiger Korpuskeln über Gefäße, besonders der Haut der Acren, auf die venöse Seite gelangt, deren Durchmesser über dem der gewöhnlichen Capillare liegt. GRANT, BLAND u. CAMP [604] konnten die Erweiterung der avA unter Acetylcholineinwirkung am Glimmerfenster des Kaninchenohres direkt beobachten. Daß auch die Muskeldurchblutung und nicht allein die Capillaren und Anastomosen der Haut an der peripheren Dilatation unter Einwirkung dieser Substanz beteiligt sind, darf aus Untersuchungen von GOLLWITZER-MEIER [576] entnommen werden, und die in jüngerer Zeit bekannt gewordenen Wirkungen cholinergischer, vasodilatierender, sympathischer Fasern an den Skeletmuskelgefäßen lassen diese Ergebnisse in neuem Licht erscheinen [54, 461].

Eine zusammenfassende Betrachtung des Acetylcholinkollaps macht deutlich, daß für das Zustandekommen eines peripheren vasomotorischen Versagens des Kreislaufs grundsätzlich sehr verschiedenartige regulatorische Entgleisungen als Ursache möglich sind. Hier ist es trotz gesteigerter Zirkulationsgeschwindigkeit und vermehrten Herzzeitvolumens bei erhöhtem venösen Reflux, ähnlich den

Zuständen des paralytischen Kreislaufkollaps, die Erniedrigung des arteriellen Druckes infolge reduzierten arteriellen Widerstandes, die zu ungenügender Gewebsdurchblutung und Organversorgung führt, während bei anderen Kollapsformen (Spannungskollaps) die Verminderung des venösen Rückstroms [*581, 1290*] und damit die Verkleinerung des Herzzeitvolumens trotz annähernd erhaltenen arteriellen Blutdrucks bei gesteigertem arteriellen Widerstand eine Minderdurchblutung der Gewebe verursachen. Die eigentliche Aufgabe des Kreislaufs, eine ausreichende Durchströmung der nutritiven Capillaren aufrecht zu erhalten, kann sich nur erfüllen, wenn arterieller Druck *und* Minutenvolumen unter den außerordentlich wechselnden physiologischen Bedürfnissen ausreichend sind [*521, 1511, 1512*].

4. Kollaps bei Morbus Basedow

Zu der Gruppe von Kreislaufzuständen, die unter hochgradiger zirkulatorischer Leistungssteigerung bei großem Herzzeitvolumen und weit eröffneter Peripherie schon in den vasomotorisch und kardial kompensierten Stadien deutlich den Ansatz zu einem dem paralytischen Kollaps ähnlichen Verhalten erkennen lassen, gehört die hämodynamische Symptomatik des Morbus Basedow. Das Wissen um die zentrale Bedeutung des Kreislaufs und des Herzens bei Schilddrüsenüberfunktion fällt zeitlich mit der Abgrenzung des Leidens und seinen Erstbeschreibungen zusammen [*68, 1076*]. Schon v. BASEDOW sah seine Ursache in der erkrankten Zirkulation und einer fehlerhaften Krasis des Blutes [*1376*]. Den kardialen und vasomotorischen Funktionsänderungen bei M. Basedow sind sehr zahlreiche Studien gewidmet worden, u. a. von BANSI [*42—46*], PARADE [*1068—1070*], NETER [*1036, 1037*], BÖGER u. WEZLER [*141, 1521*], SPANG u. KORTH [*1353*], BLUMBERGER [*134*], SCHIMERT [*519*], STEIN [*1376*], ZONDEK [*1592—1594*], ROWE [*1183*], EICKHOFF [*389*], WISLICKI [*1559*] und THOMAS [*1422*]. Im folgenden sei die Hämodynamik des M. Basedow unter den Gesichtspunkten des peripheren vasomotorischen Kollaps betrachtet, wobei die klinisch überaus wichtige Rolle des Herzens für den Verlauf der Erkrankung gegenüber den Gefäßverhältnissen etwas zurückgestellt werden soll.

Schon der Aspekt des Kranken läßt oft in dem echauffierten Aussehen die gesteigerte Hautdurchblutung erkennen, und die Labilität der Mikrozirkulation zeigt sich in den Emotionserythemen und dem lebhaften Dermographismus bei weiterer Untersuchung. Die gesamte zirkulierende Blutmenge wird z. T. als vergrößert angegeben [*429, 1376, 1559, 1583*], ein von anderen Autoren bestrittener Befund [*258, 1020*]. STEIN [*1376*] fand Vermehrung des zirkulierenden Volumens von 15—20% gegenüber den Sollwerten bei Grundumsatzsteigerungen von 75—100%.

Die Umlaufzeit des Blutes ist deutlich verkürzt [*46, 1000, 1376, 1427*] und erst in Spätstadien mit zunehmender Herzschwäche verlängert [*574*]. Die Decholin-Ätherzeit ist sowohl für die Strecke Armvene-Lunge mit 3—4 sec als auch Lunge-periphere Capillare mit 6—7 sec nicht selten abnorm kurz [*1376*], da diese Werte fast die Hälfte der Normalgrößen betragen.

Die Arterien zeigen lebhafte Pulsationen, bei mageren Patienten läßt sich die Tätigkeit der Bauchaorta inspektorisch und palpatorisch registrieren, die tastende Hand fühlt über den großen Gefäßen ein oft deutliches Schwirren, und die gesteigerte Strömungsgeschwindigkeit infolge der eröffneten Peripherie und des großen Druckgradienten zwischen Windkessel und Widerstandsgefäßen ist die Ursache der auskultatorisch und graphisch nachzuweisenden Gefäßgeräusche, die auch bei behutsamer, Druckstenose vermeidender Auskultation vorhanden sind [*1376*]. Über der Schilddrüse werden systolisch-diastolische Geräusche wegen der hier herrschenden großen Stromstärke besonders häufig gefunden.

Der Venendruck weist keine Auffälligkeiten auf, solange das Herz seine volle Leistungsfähigkeit besitzt, leichte Druckerhöhungen werden von JONAS [*800*] beschrieben. Unterschiedliche Beobachtungen liegen hinsichtlich der Capillaren vor. HOCHE [*743*] fand capillarmikroskopisch erweiterte Haargefäße an den Fingern, dagegen beobachteten MICHAEL u. BUSCHKE [*1000*] bei der Mehrzahl ihrer Patienten Verengerung beider Capillarschenkel, und den damit auftretenden Widerspruch zum klinischen Aspekt gesteigerter Hautdurchblutung erklärten sie mit einer vermehrten Kurzschlußdurchblutung durch arteriovenöse Anastomosen. Auch in den Capillaren wurde eine gesteigerte Strömungsgeschwindigkeit festgestellt [*1020*]. Wahrscheinlich werden beide Passagemöglichkeiten benutzt [*1376*]. Der arterielle Blutdruck verändert sich beim M. Basedow in charakteristischer Weise, und ebenso wie auf den ersten Blick die Hämodynamik derjenigen der Aorteninsuffizienz ähnelt, ist der auskultatorisch gemessene systolische Druck meist leicht erhöht [*141, 641, 1376*], nach Parade bei 15% der Fälle [*1068*]; jedoch wird bei der üblichen Meßmethode infolge der hohen Durchströmungsgeschwindigkeit ein vermehrter Stauüberdruck mitgemessen, wie WEZLER u. BÖGER [*1521*] betonen, so daß in Wirklichkeit diese systolische Druckerhöhung geringer sein dürfte. Bei Zunahme der sklerotischen Gefäßprozesse, besonders bei Spätbasedow in höherem Alter, steigt der systolische Druck stärker an [*42*].

Zu den fast obligaten Symptomen gehört die deutliche Senkung des diastolischen Blutdrucks auf Werte von i. M. etwa 50—60 mm Hg [*42, 1020, 1036, 1219, 1376*]. Gelegentlich mitgeteilte extrem niedrige Werte könnten allerdings z. T. auch durch die Fehlerquellen der auskultatorischen Meßmethode bedingt sein [*17, 1080*], doch auch direkte Messungen beweisen die deutliche Erniedrigung des arteriellen Minimaldrucks [*1183*]. Nach BÖGER u. WEZLER [*141*] ist der diastolische Druck um so niedriger je größer das Verhältnis des elastischen Widerstandes zum peripheren Widerstand wird, das zugleich Zuordnung zum Schweregrad der Erkrankung zeigt.

Der arterielle Mitteldruck wird wegen der systolischen Druckzunahme und der diastolischen Drucksenkung meist einigermaßen konstant gehalten oder nur leicht verringert bestimmt. Wird er nach dem Verfahren von WEZLER u. BÖGER [*1521*] errechnet (Amplitude × 0,42 + Pd), so liegt er meist im Normalbereich von 100 mm Hg, und nur selten wesentlich höher [*1219*].

Die aus Zunahme des maximalen und Verringerung des minimalen Blutdrucks resultierende starke Amplitudenvergrößerung gehört ebenfalls zu den Charakteristika der Hämodynamik bei Schilddrüsenüberfunktion [*42, 141, 1219, 1228, 1376, 1592—1594*]. Sie bewirkt den Pulsus celer und altus, wobei infolge des schnellen Abstroms bei niedrigem Widerstand der Radialispuls klein und weich im Gegensatz zu den starken Carotispulsationen gefühlt werden kann [*1376*]. In der arteriellen Pulskurve stellt sich ein steiler Abfall zu den diastolischen Minimalwerten dar, der formoscillatorisch dem Acetylcholinpuls oder den Kollapspulsen entspricht [*347*]. Die Amplitude kann 100 mm Hg und mehr betragen [*42, 1067, 1376*], so daß der Versuch gemacht worden ist, sie in Parallele mit der Stoffwechselsteigerung zu setzen [*1131*], eine allerdings für den Einzelfall oft nicht zutreffende Voraussetzung.

Das gesteigerte Schlagvolumen der linken Kammer ist die hauptsächliche Ursache der Amplitudenzunahme, und mit sphygmographischen wie gasanalytischen Methoden vorgenommene Bestimmungen [*134, 141, 1096, 1219, 1376*] zeigen, daß es weit über die Normalwerte vergrößert ist und über 100% zunehmen kann. Entsprechend der veränderten Herztätigkeit findet sich eine Verkürzung der Anspannungs- und z. T. auch der Austreibungszeit [*134*]. An dieser Stelle verdienen neuerdings vorgenommene Untersuchungen der Coronardurchblutung und der myokardialen O_2-Stoffwechselverhältnisse der Erwähnung, die mit Herzkatheter nach dem Verfahren von BING [118] erarbeitet wurden [1183]. Es ließ sich bestätigen, daß der Sauerstoffumsatz im Myokard stark gesteigert war, und die Stromstärke der Coronarien beträchtlich zugenommen hatte, während die Coronargefäßwiderstände reduziert waren. Der gesteigerte Zustrom an Coronarvenenblut könnte infolgedessen auch zu einer vorgefundenen pulmonalen Drucksteigerung beigetragen haben.

Gemeinsam mit der obligaten, in der Mehrzahl vom Sinusknoten ausgehenden Tachykardie resultiert aus der Zunahme seiner beiden Faktoren ein sehr stark gesteigertes Minutenvolumen, das oft ein Frühsymptom darstellt [1020], bevor der Grundumsatz erhöht ist. LILJESTRAND u. STENSTRÖM (zit. nach 1020) fanden Steigerungen des Herzzeitvolumens von 80—100%, BÖGER u. WEZLER [141, 1521] bis über 200% der Norm, STEIN [1376] fand mit der Methode von BROEMSER-RANKE [180, 181, 1127] ein Minutenvolumen bis maximal 13 l/min gegenüber 3—6 im Normalfall. Während BANSI [42] das Minutenvolumen im Mittel auf 8,2 l erhöht fand, konnte SCHIMERT sphygmographische Zunahme auf 15—18 l feststellen [1219], die allerdings aus theoretischen und methodischen Gründen als Absolutwerte fraglich erscheinen [489, 1376]; doch eine Zunahme von 100—200% zeigen auch neuerdings mit Indicatormethoden vorgenommene Messungen [1183]. Ähnlich wie bei Hitzebelastung ist die Herzleistung stärker als die Herzarbeit gesteigert, aber auch letztere ist schon in Ruhe durchschnittlich 25% über die Normwerte vergrößert [42, 44].

Der elastische Widerstand in den großen Windkesselgefäßen bleibt im Normalbereich oder ist nur leicht gesenkt [489, 1521]. Periphere Arterien weisen nicht selten einen erhöhten Wandtonus auf [141], der auf einen kompensatorischen Kontraktionszustand hindeutet [1376].

Hingegen zeigt der periphere Strömungswiderstand oft außerordentlich niedrige Werte infolge der weiten Eröffnung zahlreicher Widerstandsgefäße [42 usf., 141, 1037, 1183, 1219]. BÖGER u. WEZLER [141] sowie STEIN [1376] fanden Minimalwerte von nur etwa $1/_3$ der Norm. Die Zunahme des Quotienten elastischer/peripherer Widerstand läßt häufig eine positive Korrelation zur Stoffwechselerhöhung feststellen. An der peripheren Widerstandsherabsetzung sind u. a. besonders die Gefäßprovinzen der Haut und vor allem auch die Schilddrüse selbst beteiligt, die, wie schon die klinische Untersuchung erkennen läßt, mit den Symptomen der starken Pulsationen und dem Schwirren sowie ihren Gefäßgeräuschen den Charakter eines arteriovenösen Aneurysmas gewinnt. Gegenüber der Normaldurchblutung der Thyreoidea von etwa 100 ml/min werden mit radioaktiven Verfahren bei M. Basedow Durchschnittswerte von 1,2—1,5 l gemessen [42, 1098].

Während die referierten Veränderungen bei hochgradig gesteigerter Kreislauftätigkeit des großen Kreislaufs allgemein bekannt sind, wurden erst in den letzten Jahren Untersuchungen über die Hämodynamik des kleinen Kreislaufs bei M. Basedow mitgeteilt. Bereits vor der Anwendbarkeit der Herzkathetermethodik hatte MÜLLER [1019] auf den betonten 2. Pulmonalton und RÖSLER [1169] auf die Vorbuchtung des Pulmonalbogens bei diesem Leiden hingewiesen, und es war an eine Widerstandszunahme der Lungenstrombahn, auch als Ursache der Rechtsverbreiterung des Herzens, gedacht worden [1219]. RÖSLER [1169] nahm eine mangelnde Anpassung der Lungenarteriolen und Capillaren im Vergleich zu den Gefäßen des großen Kreislaufs und einen Kontraktionszustand der Widerstandsgefäße an. MYERS, BRANNON u. HOLLAND [1024] konnten erhöhte Drucke im rechten Ventrikel und der Pulmonalarterie feststellen bei uncharakteristisch veränderten Drucken in der V. cava und dem rechten Vorhof, ein von ROWE bestätigter

Befund [*1183*], wobei sich Beziehungen zu der Steigerung des Minutenvolumens erkennen lassen. ROWE [*1183*] fand den Mitteldruck der Pulmonalarterie bis zu 80% (gegenüber Kontrolle nach klinischer Heilung der Erkrankung) gesteigert, und bereits SPANG u. KORTH [*1353*] hatten in früherer Zeit auf Grund elektrokardiographischer und röntgenologischer Befunde auf eine Druckerhöhung der Pulmonalarterie geschlossen.

Die Erklärung dieser pulmonalen Drucksteigerung mit Widerstandszunahme durch Vasoconstriktion in den kleinen Lungengefäßen [*1169, 1219*] erscheint jedoch nach den neueren Erkenntnissen über die Struktur und die Hämodynamik der pulmonalen Zirkulation nicht ganz zutreffend [*277, 278, 324, 359, 915, 918*]. Es war von vornherein nicht sehr wahrscheinlich, daß im Kreislaufhauptschluß bei hochgradiger Steigerung des Herzzeitvolumens eine größere aktive Widerstandszunahme zu einem Strömungshindernis führen sollte. Vielmehr muß bei nicht primär organisch veränderten Lungenarteriolen angesichts der Eigenschaften eines Niederdrucksystems [*4, 6, 535, 1425*], die der Lunge eigen sind, bei steigendem Druck eine passive Aufdehnung des wirksamen Querschnittes (Kennradius nach WEZLER u. SINN [*1511*]) und damit im Gegenteil zunächst eine Widerstandssenkung erwartet werden [*670, 918*]. Andernfalls, d. h. wenn die pulmonale Drucksteigerung durch aktive Gefäßconstriction zustande käme, wäre eine Steigerung des Minutenvolumens kaum denkbar, und es müßte sich in Kürze ein etwa dem akuten Cor pulmonale entsprechender Zustand entwickeln. Allerdings hat die Dehnbarkeit der Lungengefäße ebenso wie bei anderen Niederdrucksystemen ihre Grenze, deren Überschreiten zu überproportionalem Druckanstieg führt [*6, 69, 168, 1511*]. Zahlreiche Radiusdruckkurven an derartigen Gefäßen in vitro zeigen von einer bestimmten Druckhöhe ab einen annähernd abszissenparallelen Kurvenverlauf. Auch Druckvolumenkurven in vitro beim Menschen [*1214, 1424*] lassen diese Möglichkeit erkennen. Es scheint daher nicht ausgeschlossen, daß die Leitfähigkeit der Lungenstrombahn bei intakter Herzfunktion die Grenzen einer Steigerung des Minutenvolumens bestimmt.

Die Verhältnisse des Pulmonalkreislaufs bei M. BASEDOW zeigen weitgehende Übereinstimmung mit denjenigen, die tierexperimentell bei erhöhtem Herzzeitvolumen unter Acetylcholininfusion feststellbar sind [*545*]. In beiden Fällen liegt eine Leistungssteigerung der gesamten Zirkulation mit peripherer Gefäßinsuffizienz und der ganzen Symptomatik des paralytischen Präkollaps bzw. Kollaps vor, und der Pulmonalarteriendruck ist bei stark vergrößertem Minutenvolumen erhöht. Wenn angesichts der hämodynamischen Unterschiede zwischen dem Hoch- und dem Niederdrucksystem überhaupt Vergleiche gestattet sind, so muß die pulmonale Drucksteigerung des M. Basedow Ausdruck eines „Minutenvolumenhochdrucks" [*1521*] sein, wie bereits für den Acetylcholinkollaps gezeigt werden konnte [*390, 545*], und nicht etwa einen pulmonalen Analogiefall zum Widerstandshochdruck [*148*] darstellen. In diesem Sinne spricht auch, daß mit Rückgang des Herzzeitvolumens bei M. Basedow der Lungenarteriendruck bei einer Serie mehrfach katheterisierter Patienten zu Normalwerten zurückkehrte, während der Lungenwiderstand in beiden Phasen unverändert geblieben war [*1183*].

Offenbar vermag auch die Kurzschlußdurchblutung der Lungen [*254, 699, 700, 801, 1313*] und die Öffnung des normalerweise nicht durchströmten Gefäßanteils der Pulmonalgefäße das pathologisch vergrößerte Minutenvolumen nicht zu bewältigen, zumal die stark vermehrte Herztätigkeit mit gesteigertem Zeitvolumen der Coronargefäße den Zustrom zur Lungenarterie weiter vermehrt. Eine lokale Widerstandszunahme durch aktive constrictorische Gefäßreaktion der Lungenstrombahn erscheint bei M. Basedow weniger wahrscheinlich; für die Gesamtzirkulation allerdings kann die gegenüber der Peripherie des großen Kreislaufs von einem bestimmten Minutenvolumen ab nur begrenzt erweiterungsfähige Lungenstrombahn ein Strömungshindernis darstellen, und in diesem Sinne könnte von einer relativen Erhöhung des Lungenwiderstandes gegenüber dem des großen peripheren Kreislaufs gesprochen werden, wie sie MENARD u. HURXTHAL [988] und SPANG u. KORTH [1353] bereits angenommen hatten.

Die Erklärung der Pulmonalarteriendrucksteigerung bei M. Basedow durch die Zufuhr eines derartig erhöhten Zeitvolumens, daß trotz der großen Distensibilität der Lungenstrombahn nach maximaler Querschnittszunahme der akkomodierten Gefäße [1511] jetzt etwa die Druckstromstärkebeziehungen des Poiseuilleschen Gesetzes gelten könnten, wird durch andere Versuche indirekt gestützt. Beim wachen Carotisschlingenhund führen außer Acetylcholin zahlreiche Substanzen, die miteinander gemeinsam haben, daß sie zu einer Erniedrigung des peripheren Widerstandes und einem gesteigerten Herzzeitvolumen führen, ungeachtet ihrer sonstigen Unterschiede in Wirkung und Angriffspunkten von einer bestimmten Dosis ab zu Drucksteigerungen der Lungenschlagader. Hierzu gehören u. a. Histamin, Adrenalin und Effortil in kleineren Dosen (hohe Dosen mit starkem peripheren Widerstandsanstieg und Reflexbradykardie lassen den Pulmonalarteriendruck durch einen anderen Mechanismus steigen), und Adenosintriphosphat [545]. Während sehr kleine Dosen trotz Zunahme des Herzzeitvolumens und meßbaren Effektes auf den Carotis- bzw. Brachialisdruck beim Menschen und beim Hund keine [550, 1358] oder nur geringe [1239] Drucksteigerung der A. pulmonalis zeigen, führen größere Dosen dieser sonst unterschiedlich wirkenden Pharmaka zu einer deutlichen Erhöhung des Lungenarteriendrucks [545]. Da gleichzeitig die Herzfrequenz zu- und der linke Vorhofdruck infolge vermehrter Abschöpfung abnimmt, ist die pulmonale arteriovenöse Druckdifferenz vergrößert und bei Abnahme des gleichzeitig gemessenen Carotisdrucks entfällt eine durch Vorhofdrucksteigerung bedingte Pulmonalisdruckerhöhung infolge eines Rückstaus als Erklärung. Einer aktiven Widerstandszunahme an irgendeinem Punkt der Lungenstrombahn würde die Steigerung des Minutenvolumens widersprechen, und es muß als unwahrscheinlich betrachtet werden, daß die verschiedenen Substanzen mit ihren unterschiedlichen Wirkungsmechanismen sämtlich an der Lungenstrombahn eine Vasoconstriction bewirken sollten; zahlreiche andere Versuchsanordnungen sprechen gleichfalls dagegen [670]. Die Deutung, daß auch hier mit gesteigerter Kreislaufleistung von einem gewissen Grade ab der Druck in der Lungenarterie vorwiegend durch erhöhte Zufuhr zunimmt, ist wahrscheinlicher [277, 278, 390, 775, 1167], und Untersuchungen der Lungenblutmenge des Menschen unter Effortil [723] stützen diese Auffassung ebenso wie die in eigenen Versuchen gleichzeitig häufig gefundene Zunahme der Strömungsgeschwindigkeit. Es muß aber betont werden, daß erst weitere experimentelle Untersuchungen den Beweis für die dargelegte Auffassung zu erbringen haben.

Zunächst könnte es naheliegen, daß die dem paralytischen Kollaps entsprechende Kreislaufsymptomatik des schweren M. Basedow auf die stark gesteigerten Verbrennungsprozesse aller Gewebe und die entsprechend vermehrten Stoffwechselbedürfnisse zurückzuführen sind, die gleichzeitig mit erhöhter Wärmeproduktion dem Zirkulationsapparat die zusätzliche Aufgabe der Thermoregulation aufbürden; die gesteigerte Kreislaufleistung ware dann als nachgeordnete Folge der pathologisch vermehrten Schilddrüsenfunktion anzusehen. Wenn eine derartige Koppelung bei der ausgebildeten Krankheit auch in gewissem Umfang besteht, so sprechen doch sehr viele Argumente dafür, daß zu Beginn die metabolische Aktivitätszunahme und die Steigerung des Zirkulationsapparates voneinander unabhängig sind und daß letztere das Primärsymptom darstellen oder auch allein vorliegen kann [42, 1451, 1592—1594], wenn auch meist eine spätere

Parallelität der Entwicklung nicht ausbleibt. Schon die verminderte av-O_2-Differenz und die Umleitung eines Teiles des Blutes über av-Anastomosen oder Stromcapillaren deutet daraufhin, daß die Gewebsdurchblutung überschüssig ist und nicht von den Bedürfnissen der Gewebe erfordert wird. Viele Anzeichen sprechen vielmehr dafür, daß Kreislauf und Stoffwechselaktivierung gleichgestellte Symptome einer übergeordneten Funktionsstörung höherer vegetativer Zentren des Zwischenhirns sind und unterschiedlich ausgeprägt sein können [*1020, 1451*]. Die hochgradige zirkulatorische Leistungssteigerung entspricht der Kreislaufsymptomatik einer maximalen Ergotropie, die beim Basedow sich allerdings einseitig auf Herz und Gefäße beschränkt und nicht mit der allgemeinen erhöhten Leistungsfähigkeit des Gesamtorganismus und der Muskulatur wie bei der Cannonschen Notfallsreaktion vergesellschaftet ist, während sie in der kardialen und vasalen Regulation dieser völlig gleicht. Bei isolierter Betrachtung der Vasomotorik und der Herztätigkeit drängt sich der Vergleich zum Verhalten in der „Kampf- oder Fluchtreaktion" und dem zugehörigen Leistungskreislauf auf, und die Beziehungen zur Schreckreaktion sind als Vergleich sowie zur pathophysiologischen Deutung des Morbus Basedow als Umschaltung höherer Zentren und späteres Ausbleiben einer Wiedereinstellung der normalen Sollwerte der Vasomotorenzentren häufig herangezogen worden [*42, 1450, 1451*]. In diesem Zusammenhang darf erwähnt werden, daß nur wenige Tiere, und zwar solche, die eine Situation ihres vegetativen Nervensystems bieten, welche eine ausgeprägte Ergotropie aufweist, so z. B. das Wildkaninchen und der Foxterrier, durch fortgesetzte starke psychische Erregung einen Schreckbasedow bekommen können [*42, 846, 1385*].

Von der Hämodynamik her gesehen steht der Basedow-Kreislauf im Gegensatz zu der trophotropen Schutz- und Schoneinstellung des Entspannungskollaps, und doch führen diese beiden in jeder Hinsicht sonst verschiedenen, an beiden Flügeln der großen Serie möglicher vegetativer Gleichgewichtsverteilung der vegetativen Partner stehenden Typen letztlich, wenn auch auf grundsätzlich verschiedenem pathophysiologischen Weg, zu einem zirkulatorischen Versagen im Kollaps und im ungünstigsten Fall zum Tod an Herz- und Kreislaufinsuffizienz.

Der in schweren Fällen dem paralytischen Kollaps entsprechende Basedowkreislauf kann innerhalb kurzer Frist mit dem Auftreten einer thyreotoxischen Krise in einen für den Kranken akut lebensbedrohenden Zustand geraten. BANSI [*42*] unterscheidet zwei Formen, die entweder spontane oder postoperative Krise und das Koma. Bei der postoperativen Krise handelt es sich um einen typischen Gefäßkollaps [*42*] mit jagendem Puls, schlecht gefüllten Gefäßen, stärkerem Abfall der arteriellen Drucke, die häufig, besonders diastolisch, unmeßbar werden, oft steigender Körperwärme bei gestörter Temperaturregulation und ungünstigen Therapieaussichten, so daß sie eine hohe Mortalität aufweist. Nach BANSI [*42*] ist die postoperative Basedowkrise besonders gefährdend, wenn die Pulsfrequenz auf unökonomisch hohe Werte ansteigt und es zur Vorhofpropfung und damit weiterer Zirkulationsstörung kommt. Gesellen sich Diarrhoen bei gleichzeitig verringerter Flüssigkeitszufuhr hinzu, so kann die Exsiccose führend werden und die Symptomatik der Basedowkrise in Richtung zum Spannungskollaps verschieben. Hingegen treten beim eigentlichen primären oder final vorhandenen Basedowkoma [*1592*] kardiovaskuläre Symptome gesteigerter Kreislaufleistung zurück gegenüber dem Vergiftungsbild mit ansteigender Temperatur und drohender Exsiccose [*954, 1020*]. Es kann zwar arterielle Hypotonie vorhanden sein [*42*], doch auf der anderen Seite wird auch konstanter Blutdruckanstieg parallel zur Frequenz- und Temperaturerhöhung angegeben [*42, 1020*]. Als Ursache der Krise ist u. a. eine plötzlich einsetzende weitere Umschaltung der zentralen vegetativen

Steuerung im Mittel- und Zwischenhirn vermutet worden. Auch hier ist trotz intensiver Jod- und neuerdings Phenothiazin- und Reserpinbehandlung die Letalität sehr hoch; gelegentlich werden günstige Erfolge von Austauschtransfusionen berichtet [*42*].

5. Arteriovenöse Fisteln

Eine Gruppe mit peripherer Kreislaufinsuffizienz einhergehender Leiden, deren hämodynamische Daten dem paralytischen Kollaps entsprechen, ist durch lokalisierte starke Verringerung des peripheren Widerstandes bedingt. Die Situation ähnelt im klinischen Aspekt zunächst den Verhältnissen der Aorteninsuffizienz oder des offenen Ductus Botalli, unterscheidet sich aber von diesem „zentralen Leck" im arteriellen Druckspeicher dadurch, daß hier ein „peripheres Leck" besteht. Die Notwendigkeit, den arteriellen Mitteldruck zu erhalten, zwingt das Zirkulationssystem zu oft extremer Steigerung der Kreislaufleistung und des Zeitvolumens [*388, 389, 1347*], und dennoch kann die Versorgung peripherer Gebiete bei großen Minutenvolumina so unzureichend sein, daß es zum Absterben von Gewebe kommt. Während beim Kreislauf in Hyperthermie die Summe der vielen kleinen weit eröffneten Gefäße der Körperschale zur paralytischen Kreislaufinsuffizienz führt, und beim Morbus Basedow sowohl die allgemeine Vasodilatation als auch besonders die lokale der Schilddrüse das Blut ungehindert abströmen lassen und zurückleiten, ist es bei der kongenitalen oder posttraumatischen arteriovenösen Fistel (arteriovenöses Aneurysma) meist nur ein örtlich begrenzter Kurzschluß mit großer Leitfähigkeit. Eine gewisse Ausnahme bilden multiple kleine arteriovenöse Aneurysmen, wie sie bei Morbus Paget in der Körperperipherie auftreten können, dann allerdings auch nicht selten eine Extremität bevorzugt befallen [*384, 1284*] und das gleiche Bild der starken Senkung des peripheren Widerstandes machen, welches der Körper durch große Steigerung des Herzzeitvolumens und durch Schlagvolumen- und Frequenzzunahme [*825*] zu kompensieren versucht, solange es die Leistungsfähigkeit des Herzmuskels erlaubt [*909*]. Wenn bei einem Zustand mit hoher Herzfrequenz, pulsus celer et altus, großer Blutdruckamplitude und auffallend niedrigem diastolischen Druck eine Aorteninsuffizienz oder ein Ductus arteriosus sowie ein M. Basedow ausgeschlossen worden sind, muß an ein arteriovenöses Aneurysma gedacht werden, eine differentialdiagnostische Erwägung, die bei posttraumatischen Zuständen und nach perforierenden Verletzungen meist eher als bei kongenitalen arteriovenösen Fisteln auftaucht [*753, 1215*].

Die angeborenen, häufiger Seit-zu-Seit- als End-zu-End-Anastomosen zwischen Arterien und Venen können in allen Geweben [*1211*], gelegentlich auch in der Mehrzahl vorkommen. Sie sind im Halsbereich und an den Extremitäten häufiger als in den inneren Organen und sollen gelegentlich bei distalem Sitz zu lokalem Gigantismus führen [*1215*]. Sekundär stellen sich anatomische Gefäßwandveränderungen ein [*701*]. Ist die Leitfähigkeit der Kurzschlüsse sehr groß, so tritt nicht selten schon in jungen Lebensjahren eine kardiale Insuffizienz auf [*1100*].

Erworbene av-Fisteln sind fast immer posttraumatischer Natur, und lokale Gefäßgeräusche, Schwirren, pulsierende Hämatome oder Venenkonvolute an auffälliger Stelle machen neben den übrigen hämodynamischen Veränderungen des Gesamtkreislaufs auf sie aufmerksam [*115, 1215*]. Nicht selten wird die Diagnose erst gestellt, wenn bereits eine kardiale Insuffizienz infolge der langfristigen Überlastung eingetreten ist [*567, 640*]. Bleibt kurz nach posttraumatischer Fistelbildung eine schnelle und ausreichende Kreislaufanpassung an die neue Situation aus oder ungenügend, so kann bald infolge cerebraler oder kardialer Mangeldurchblutung der Tod eintreten [567]. Dabei wird manchmal auch das lokale Schwirren und Pulsieren vermißt [1215]. Die Veränderungen der Kreislaufgrößen bei av-Fisteln sind vielfach mit verschiedenen Verfahren untersucht worden [115, 541, 753, 1284, 1372, 1459] und übereinstimmend wurden, solange keine Herzinsuffizienz vorlag, große Minutenvolumina bis über das 3fache der Norm, Tachykardie, großes Schlagvolumen, erhöhter systolischer bei stark erniedrigtem diastolischen Druck, mäßig verringerter arterieller Mitteldruck, große Blutdruckamplitude, sehr niedriger peripherer Widerstand und ein leicht erhöhter bis gleichbleibender Elastizitätsmodul des Windkessels festgestellt. Die Strömungsgeschwindigkeit des Blutes ist stark gesteigert [1253], der Venentonus erhöht [21, 541] und die Zirkulationszeit verkürzt. Der Pulmonalarteriendruck kann in Abhängigkeit von der Minutenvolumenzunahme gesteigert sein [384, 567, 1372], auch wenn noch keine Linksinsuffizienz vorliegt, so daß ein analoges Verhalten zu den anderen Formen peripherer Gefäßinsuffizienz mit hohem Zeitvolumen angenommen werden muß.

Die aktive Blutmenge kann bei multiplen av-Fisteln vergrößert sein, wie SCHNEIDER [1240] mitgeteilt hat. Nach WOLLHEIM [1571] und SCHWIEGK [1284] ist dieses vorwiegend dann der Fall, wenn sich bereits eine Herzinsuffizienz entwickelt hat.

Die dauernde Kreislaufbeanspruchung läßt verständlich erscheinen, daß bei geringen Zusatzbelastungen leicht ein schwerer Kollaps mit Bewußtseinsverlust eintreten kann [115]. Das charakteristische beschriebene hämodynamische Bild kann bei renalen av-Fisteln durch erhöhte Blutdruckwerte atypisch werden, ein Befund, der durch Einsetzen eines Goldblattmechanismus gedeutet worden ist. WACHSMUTH [1459] sowie BIERHAUS [115] haben zahlreiche Fälle von av-Fisteln vor und nach operativer Versorgung kreislaufanalytisch untersucht und die Normalisierung der veränderten Kreislaufgrößen sowie bei Fällen mit kardialer Dekompensation deren späteren spontanen Rückgang nachweisen können.

6. Kollaps bei Beri-Beri

Außer der bekannten neuritischen Form des Aneurin- oder Thiaminmangelzustandes gibt es eine vorwiegend kardiovasculäre Form, die nicht nur in den Tropen, sondern auch in gemäßigten Zonen beobachtet werden kann, hier besonders bei freiwilliger Fehlernährung, unzweckmäßiger Diät, Alkoholismus und auch in der Schwangerschaft vorkommen soll [1494]. Ihr wird besonders in der amerikanischen Literatur Beachtung geschenkt. Die Kreislaufverhältnisse ähneln den vorher beschriebenen Zuständen; es handelt sich um eine hyperdyname periphere Gefäßinsuffizienz [1101]. Zu den charakteristischen Symptomen gehören Tachykardie, Wasserhammerpuls infolge der stark erniedrigten diastolischen Werte bei uncharakteristischen systolischen Drucken und entsprechend sehr großer Amplitude sowie Steigerung des Minutenvolumens und erhöhte Strömungsgeschwindigkeit des Blutes [1584]. Häufig ist ein Capillarpuls zu beobachten [1120]. Die Herzaktion ist vermehrt, der Spitzenstoß verbreitert und die Zirkulationszeit des Blutes deutlich verkürzt [1215]. Als Ursache wird eine weite Eröffnung der Gefäßperipherie angenommen, die durch den Vitamin B_1-Mangel bedingt ist [1494]. In welcher Weise das Thiamindefizit über die gestörte Co-Carboxylasefunktion oder den ungenügenden Brenztraubensäureabbau, vielleicht auch über noch nicht näher geklärte Beziehungen zu Acetylcholinfreisetzung, die periphere Vasodilatation bewirkt, ist noch unklar. Am nächstliegenden ist vorerst die Erklärung, daß das periphere autonome Nervensystem ebenso wie das animalische System geschädigt ist. Gleichzeitig werden häufig bei der Gefäßinsuffizienz der Beri-Beri-Kranken Ödeme der abhängigen Körperpartien beobachtet, die auf das gestörte Starlingsche Gleichgewicht bezogen werden. Röntgenologisch zeigen sich Herzverbreiterung, besonders nach rechts, vorspringender Pulmonalbogen und weitere Zeichen einer Rechtsbelastung des Herzens. Darüber hinaus bestehen nicht selten pathologische EKG-Veränderungen. Histologisch lassen sich beim Menschen wie bei tierexperimentellem Thiaminmangel postmortal ausgedehnte Schädigungen und Nekrosen des Herzmuskels nachweisen [1215, 1584].

7. Intoxikationen und paralytischer Kollaps

Zahlreiche Vergiftungen verlaufen mit einer toxischen Schädigung des Kreislaufsystems, die durch zentrale und periphere Lähmung der vasomotorischen Regulationen bedingt ist, so daß es berechtigt erscheint, sie der Gruppe des paralytischen Kollaps zuzuordnen, obwohl häufig, besonders in den späteren Stadien, eine Steigerung des Herzzeitvolumens vermißt wird. Gleichzeitig bestehen oft toxische Schädigungen des Myokards und der parenchymatösen Organe. Über einen längeren Zeitraum während der Intoxikation finden sich nicht selten Tachykardien, niedriger systolischer und gesenkter diastolischer Druck, wechselnd große, doch oft nicht stärker verengte Blutdruckamplituden und erst in den Finalstadien, besonders wenn der Herzmuskel durch die Noxe beeinträchtigt ist und terminales Herzversagen eintritt, welches das Fördervolumen des Herzens stark reduziert, entwickelt sich wie bei den anderen Formen des paralytischen Kollaps ein der Zentralisation vergleichbarer Zustand. Die Einordnung ist dadurch erschwert, daß meist auch der Stoffwechsel und andere Organfunktionen, besonders der Leber, des Herzmuskels sowie seines Reizleitungssystems, gleichzeitig beteiligt sind, und nicht nur die vasomotorischen Funktionen allein betroffen werden. Durch zentral lähmende Substanzen können je nach den bevorzugt geschädigten antagonistischen Zentren der Kreislauf- und Atemregulation unterschiedliche kardiovasculäre Reaktionen auftreten, doch überwiegt meist das Bild des vasomotorischen Kollaps mit Gefäßparalyse. Hier sind die Vergiftungen durch Nitrite, Kohlenoxyd und Phosphorwasserstoff zu nennen; Schwefelkohlenstoff bewirkt meist erst zentrale Erregung, später Lähmung besonders des Atemzentrums [1005], letztere ist auch die Todesursache bei Schwefelwasserstoffvergiftungen; Borsäure- und Boraxintoxikation führen zu Blutdrucksturz und Tachykardie, desgleichen Tetrachlorkohlenstoff. Blausäure bzw. Cyankalium lähmen sehr schnell die Atem- und Kreislaufzentren, Monophenole wirken gleichfalls zentral, jedoch protrahierter, und Nitrobenzol bewirkt zentrale Lähmung mit Tachykardie. Vergiftungen mit dem ganglionär angreifenden Nikotin können ebenso einen paralytischen wie einen Entspannungskollaps auslösen. Auch bei Scopolaminvergiftung werden Zustände vasomotorischen Versagens mit Tachykardie und Blutdrucksenkung bei deutlich vergrößerter Druckamplitude beschrieben [1005]. Zu den Symptomen der Santoninintoxikation zählt ebenfalls oft ein schwerer Kreislaufkollaps. Bestimmte Schwermetallionen (z. B. Eisen, Chrom) führen zu peripherer Gefäßinsuffizienz mit hoher Herzfrequenz.

Verschiedene Narkotica, auch der Äthylalkohol, deren Überdosierung in den Narkosespätstadien vor der endgültigen Lähmung der vasomotorischen und respiratorischen Zentren den normalerweise vorhandenen constrictorischen Dauertonus der peripheren Blutgefäße aufhebt, lassen in Abhängigkeit von der Körperlage und den dieser entsprechenden Refluxverhältnissen die Symptomatik eines paralytischen Kollaps erkennen; das gleiche gilt für Dosisüberschreitung bei der Oberflächen- und besonders der „Endoanaesthesie" mit Procainderivaten, Pantocain und Panthesin, vor allem nach intravasaler Zufuhr.

Auch manche tierischen Gifte, die zu einem großen Teil in ihrer genauen chemischen Struktur noch wenig bekannt sind und meist hochmolekulare Eiweißkörper, oft mit Fermentwirkungen darstellen [318], bewirken bei parenteraler Zufuhr schwere, häufig tödlich ausgehende Zustände eines paralytischen vasomotorischen Versagens [945]. Von den Schlangengiften haben den stärksten Effekt in dieser Richtung die Neurotoxine der Colubriden (Naja-Arten) [318, 945] und der Klapperschlangen (Crotalus-Arten, Grubenottern) [1074] und besonders schnell tritt ein paralytischer Kollaps bei intravenöser Giftapplikation ein. Dabei sind große Unterschiede der Giftwirkung in Abhängigkeit von der Giftdosis (Tiergröße), der Jahreszeit, Species und Rasse möglich [807, 1074]. Auch der Biß tropischer Giftspinnen vermag unter dem Bild zentraler Atem- und Vasomotorenlähmung sowie peripherer Gefäßinsuffizienz zum Tode zu führen [1005, 1075].

IV. Neuroplegischer Kollaps

(Sonderformen des paralytischen Kollaps)

Eine große Gruppe von Zuständen vasomotorischen Versagens infolge genereller oder partieller Lähmung der Gefäßperipherie zeichnet sich dadurch aus, daß infolge der Aufhebung oder starken Einschränkung der reflektorischen Selbststeuerung durch die Paralyse der nervösen Efferenzen zu den Erfolgsorganen die Kreislaufregulation passiv den Gesetzen der Schwerkraft unterworfen wird. Durch den Ausfall der normalerweise ständig vorhandenen tonischen Dauerinnervation des Venen- und Arteriensystems, deren Ausmaß sonst lageabhängig dauernden zentral geregelten Schwankungen und Anpassungen unterliegt, wird nunmehr die Verschiebung der Blutvolumina mehr oder weniger passiv durch die Stellung der Körperlängsachse zum Schwerefeld der Erde und durch die Kapazität der paralytischen Gefäßprovinzen sowie ihre Erweiterungsfähigkeit unter dem hydrostatischen Druck bestimmt [1017]. Das Venensystem, dessen Kapazität ein Mehrfaches der arteriellen Speicherfähigkeit beträgt, dominiert bei den lageabhängigen Volumenverlagerungen, und je nach Körperhaltung füllen sich die tief gelegenen Bezirke, während die höchstgelegenen bei mangelndem und den Gewebsdruck unterschreitendem Innendruck passiv kollabieren unter noch positiven geringen Restdrucken (Unterschreiten des kritischen Verschlußdruckes). Gleichzeitig ist dem arteriellen System die Möglichkeit, während der Phasen reduzierten Refluxes durch kompensatorische aktive Konstriktion den Abstrom zu drosseln und den Mitteldruck möglichst zu erhalten, genommen, so daß bei Verlassen der Horizontalen seine Druckwerte infolge des kaum behinderten Abflusses aus dem Windkessel auf extrem niedrige Werte absinken können. Bei Kopftieflage aber und in gewissem Umfang auch bei Horizontallage können nahezu normale oder nur wenig veränderte Verhältnisse des Gesamtkreislaufs angetroffen werden. Werden nun bei derartigen Zuständen die physikalischen Kreislaufgrößen des arteriellen Systems bestimmt, so ergeben sich erwartungsgemäß entsprechend der reduzierten Stromstärke und der passiv-elastischen Querschnittsverminderung der peripheren arteriellen Gefäße, besonders bei Verlassen der Horizontalen, hohe periphere Widerstände, und zusammen mit den sonstigen Veränderungen kann formal die hämodynamische Symptomatik einer Zentralisation festgestellt werden. Auf der anderen Seite ist aber bei den später zu schildernden klinischen und pharmakologisch-experimentellen Zuständen die kausale Genese eine völlig andere als im Spannungskollaps [347], dem eine aktive Leistung des Organismus mit zentral und peripher bedingter hochgradiger Vasoconstriction unter Drosselung der distalen Gefäßprovinzen zugeordnet worden ist. Auch zeigt der grundsätzliche Unterschied in der Indikation und im Effekt verabfolgter therapeutischer Substanzen, daß die etwa durch Erkrankung des sympathischen Nervensystems oder Ganglienblockade zustande kommenden Kollapsformen sich ursächlich trotz aller formalen Analogien vom Spannungskollaps grundsätzlich unterscheiden müssen.

Aus diesen Gründen seien die folgenden Kreislaufzustände als Sonderformen des paralytischen Gefäßkollaps angesprochen, obwohl sie ohne gesteigerte Kreislaufleistung und oft mit hohem peripheren arteriellen Widerstand einhergehen; unter den angeführten Gesichtspunkten könnte auch eine Minusvariante des paralytischen Kollaps (z. B. unter Ganglienblockern) von einer Plusvariante (z. B. bei Fieber) unterschieden werden.

1. Lumbalanaesthesie

Eine Zwischenstellung nehmen die hämodynamischen Veränderungen ein, die als Folgen einer Lumbalanaesthesie oder bei einer lokalen Sympathicusresektion auftreten. Hier treffen periphere Gefäßparalyse einerseits und kompensatorische aktive Vasoconstriction der nichtgelähmten Provinzen andererseits zusammen, und die regulationsfähige Restzirkulation ist unter der Erregung der Blutdruckzügler durch ausgleichende Drosselung bemüht, den durch die Passivierung von Blut in zeitweilig paralytischen Provinzen bewirkten Verlust auszugleichen. Die Situation ähnelt mit dem Volumenentzug auf der einen und der kompensatorischen Vasoconstriction auf der anderen Seite sehr dem Spannungskollaps infolge von Staumanschetten an den Extremitäten, und in welchem Ausmaß, etwa bei der Rückenmarksanaesthesie, der aktionsfähige Restkreislauf eine ausreichende Zentralisation aktiv zustande zu bringen vermag, ist ein quantitatives Problem und u. a. von der Höhe des spinalen Blocks abhängig. Häufig genug überwiegt wegen der großen Gewebsmasse und Gefäßkapazität der unteren Extremitäten der paralytische Anteil der Gesamtzirkulation, so daß die regulative Vasoconstriction der aktionsfähigen Sektoren nur noch eine Zentralisation auf erniedrigtem Druckniveau zustandebringen kann. Die relativ hohen diastolischen Blutdruckwerte zeigen jedoch, daß das Bemühen um die Druckkonstanz im Windkessel nicht erfolglos geblieben ist. Hier ist am deutlichsten der Unterschied zur generalisierten paralytischen Gefäßinsuffizienz, wie etwa in der sog. potenzierten Narkose, erkennbar, und daher erschien die nähere Besprechung der Kreislaufveränderungen bei Rückenmarksanaesthesie beim Spannungskollaps gerechtfertigt.

2. Kollaps bei organischen Nervenleiden

Durch organische Nervenerkrankungen, am häufigsten bei der Tabes dorsalis, wird nicht selten der sympathische Anteil des vegetativen Nervensystems von dem Erkrankungsprozeß befallen, und zwar entweder in Form einer zentralen Schädigung der hypothalamischen Regionen [1215] oder, manchmal gleichzeitig oder auch allein, durch degenerative Veränderungen der peripheren sympathischen präganglionären und später auch der postganglionären Neuronen [64, 327, 946,

1215]. Die Kranken leiden an sehr schnell in aufrechter Körperhaltung auftretendem Kollaps, da ihr Blutdruck in kürzester Frist auf abnorm tiefe Werte absinkt, und zwar fallen sowohl der systolische als auch der diastolische Druck prozentual annähernd parallel, so daß die Blutdruckamplitude oft weniger stark reduziert ist als etwa bei Zentralisation. Dabei erfährt die Pulsfrequenz meist keine Veränderung, bleibt häufig niedrig, steigt aber gelegentlich auch wenig an [*64, 162*].

Bereits 1905 beschrieb PAL [*1063*] in seiner Monographie über Gefäßkrisen als depressorische Krise Blutdrucksenkungen bei Tabikern [*1392*]. BRADBURY u. EGGLESTONE [*162*] haben 1926 die ersten 3 Fälle dieses Leidens bei Tabes eingehend untersucht und Anstieg des arteriellen Drucks bei Kopftieflage sowie extrem tiefes Absinken bei aufrechtem Stand gemessen, wobei diese Veränderungen unverzüglich nach Positionswechsel vorhanden waren, als ob das gesamte arterielle Gefäßsystem weit, starr und fähig wäre, den größten Teil des Körperblutes aufzunehmen. Im Vordergrund stand der völlige Verlust des Vasomotorentonus und der Fähigkeit, in wechselnden Körperlagen den Blutdruck aufrecht zu erhalten. Gleichzeitig waren ausgedehnte Störungen des autonomen Nervensystems vorhanden. Als besonders auffällig wurde vermerkt, daß während des Blutdrucksturzes in der Vertikalen die normale Reflextachykardie ausblieb, und weder die Drucksenkung noch Atropin vermochten die Zahl der Herzaktionen zu steigern. Auch blieb die gegenregulatorische Reaktion auf artifiziell erzwungenen arteriellen Druckanstieg aus; die Ansprechbarkeit des Herzens und der Gefäßperipherie auf Adrenalin war oft vorhanden, ohne daß der Kollaps damit länger aufzuhalten war. Alle Fälle von BRADBURY zeigten Einschränkungen oder Verlust der Fähigkeit zu schwitzen trotz ungeschädigter Erfolgsorgane. Da sämtliche Behandlungsversuche mit den damals bekannten Mitteln erfolglos geblieben sind, wurde eine Lähmung der sympathischen vasomotorischen Endfasern angenommen [*162*]. Einige Jahre später lenkte STRISOWER [*1392*] in Deutschland die Aufmerksamkeit auf das gleiche Phänomen, auch wieder bei Tabikern, die im Stehen wie nach Arbeit mit tiefem Abfall der systolischen und diastolischen arteriellen Drucke kollabierten. Auch hier wurde ein Versagen der normalen Gefäßreflexe angenommen. Alle Therapieversuche mit peripheren und zentralen Mitteln blieben ohne Effekt. Es ist von besonderem Interesse, daß der letztgenannte Autor der mangelhaften Füllung des Herzens infolge etwaiger Rückstromstörung nur geringen Anteil an der Blutdrucksenkung zusprach. STEAD u. EBERT [*1373*] fanden bei Kranken mit organischen Nervenleiden (Taboparalyse) gleiche Veränderungen des arteriellen Drucks mit dem charakteristischen Absinken der diastolischen Werte, das durch Fehlen der Reflexvasoconstriction bedingt ist und die asympathicotone Hypotension [*1050*] (in der englischen Literatur sog. postural hypotension) grundsätzlich von anderen Formen der landläufigen schlechten orthostatischen Kreislaufanpassung (orthostatische arterielle Zentralisation [*525*], venöser orthostatischer Kollaps nach KNEBEL [*831*] u. REINDELL [*1149*], hypotone Regulationsstörung nach SCHELLONG [*924, 1212, 1213*], hyperdiastolischer Kollaps nach DELIUS [*311*]) unterscheidet. Zusätzlich untersuchten STEAD u. EBERT [*1373*] mit plethysmographischen Verfahren die Hand- und Fußdurchblutung ihrer Kranken, und bei aktivem und passivem Aufrichten ergab sich interessanterweise, daß der Betrag dieser Blutverlagerung in den unteren Extremitäten den normalerweise dabei eintretenden Grad nicht wesentlich überschritt. Es genügte also die physiologische Blutverschiebung in der Vertikalposition, um bei Störung des reflektorischen Kompensationsmechanismus die arteriellen Drucke extrem abfallen zu lassen. Die letztgenannten Autoren nahmen als Ursache eine Schädigung sowohl des zentralen als auch des peripheren sympathischen Nervensystems an, die auch für die fehlende Reflextachykardie angeschuldigt werden mußte.

SCHELLONG [*1212*] hat in seinen Untersuchungen über Kreislaufregulation und Regulationsprüfung den gleichen Typ des orthostatischen Versagens außer bei Tabes auch bei schweren endokrinen Störungen [*1213*] gefunden und diese Form mit gleichzeitig tief absinkendem diastolischen Druck als hypodyname Regulationsstörung bezeichnet.

Das häufigste Symptom bei diesen Patienten ist im Stehen auftretender Bewußtseinsverlust, dem wie im Kollaps bei Kopf-Fußbeschleunigungen Schwarzwerden vor den Augen wegen der besonders exponierten Retinadurchblutung voranzugehen pflegt. Angaben über Übelkeit, Angstgefühl und der Schweißausbruch des Entspannungskollaps der banalen Ohnmacht werden fast stets vermißt [*1215*]. Auch ist die Bradykardie der asympathicotonen Hypotension meist nicht derartig stark wie beim Entspannungskollaps ausgeprägt. Der entscheidende Unterschied zwischen den beiden Kollapsformen ist trotz gewisser Ähnlichkeit der kardiovasculären Gesamtreaktion, daß es sich beim Entspannungskollaps um eine interkurrente, zeitlich meist eng begrenzte aktive Hemmung des Vasoconstrictorentonus handelt, während die periphere Gefäßparalyse des hier beschriebenen hypodynamen Syndroms einen passiven Dauerzustand infolge Zerstörung der peripheren vasomotorischen Innervation darstellt (Abb. 22—24). NYLIN u. LEVANDER [*1050*] haben die Erkrankung deshalb als asympathicotonische orthostatische Hypotension bezeichnet. Elektrokardiographische Veränderungen während dieser Zustände werden übereinstimmend von fast allen Autoren vermißt. Im Elektrencephalogramm hingegen finden sich sog. Hypoxämiezeichen [*92*], auch Lähmungen kommen vor [*1423*]. Infolge der Störung der Schweißbildung sind die Patienten besonders hitzeempfindlich. Ein häufiges Symptom ist Impotenz, während die anderen, z. T. bereits von BRADBURY [*162*] beobachteten Veränderungen, wie niedriger Grundumsatz, Fehlen der Piloerektion, erhöhte Adrenalinempfindlichkeit, an der oberen Normgrenze liegender Rest-N, sekundäre Anämie und Nykturie weniger regelmäßig angetroffen werden [*946*]. Das Fehlen der normalen neurosekretorischen Aktivität des Sympathicus als Ursache des orthostatischen Versagens geht auch aus Untersuchungen hervor, die auffallend geringe Katecholaminproduktion bei postural hypotension im Gegensatz zum Normalen mit funktionierender kompensatorischer peripherer Vasoconstriction feststellen konnten, und auch durch Insulinhypoglykämie läßt sich bei diesen Kranken keine Adrenalinfreisetzung provozieren [*737, 926*].

Es ist von besonderem Interesse, daß Menschen mit dieser hypodynamen Kreislaufstörung im Sinne von SCHELLONG (asympathicotone orthostatische Hypotension, postural hypotension) oft noch psychisch und physisch aktionsfähig sind und keine subjektiven Störungen empfinden bei arteriellen Druckwerten, die deutlich unter dem normalerweise als kritische Grenze angesehenen Mitteldruck (60—70 mm Hg) liegen, und deren längeres Unterschreiten beim Normotonen, etwa in der Narkose, irreversible Schaden des Hirn- und Herzmuskelgewebes heraufbeschwört. So beschreibt SCHERF [*1215*], daß gelegentlich systolische Drucke von 50 mm Hg bei diesen Kranken ohne Beschwerden ertragen werden können, und auch MARQWARDT [*946*] teilt mit, daß bei auskultatorisch gemessenen Werten von 65/40 mm Hg längere Zeit subjektiv keine Symptome bemerkt wurden. Es scheint also die Möglichkeit zu bestehen, daß bei einem derartigen, meist langsam sich entwickelnden Leiden, die Vitalorgane „lernen", durch Anpassung der energetischen Mechanismen sich an niedrige Drucke und verschlechterte Durchströmung zu gewöhnen. Auch im Tagesablauf tritt manchmal eine vom Morgen zum Abend fortschreitende Besserung des subjektiven Befindens auf [*935, 946*], und Behandlung mit dem sog. head-up-bed und auf ca. 30° erhöhtem Kopfteil hat gelegentlich gute Erfolge.

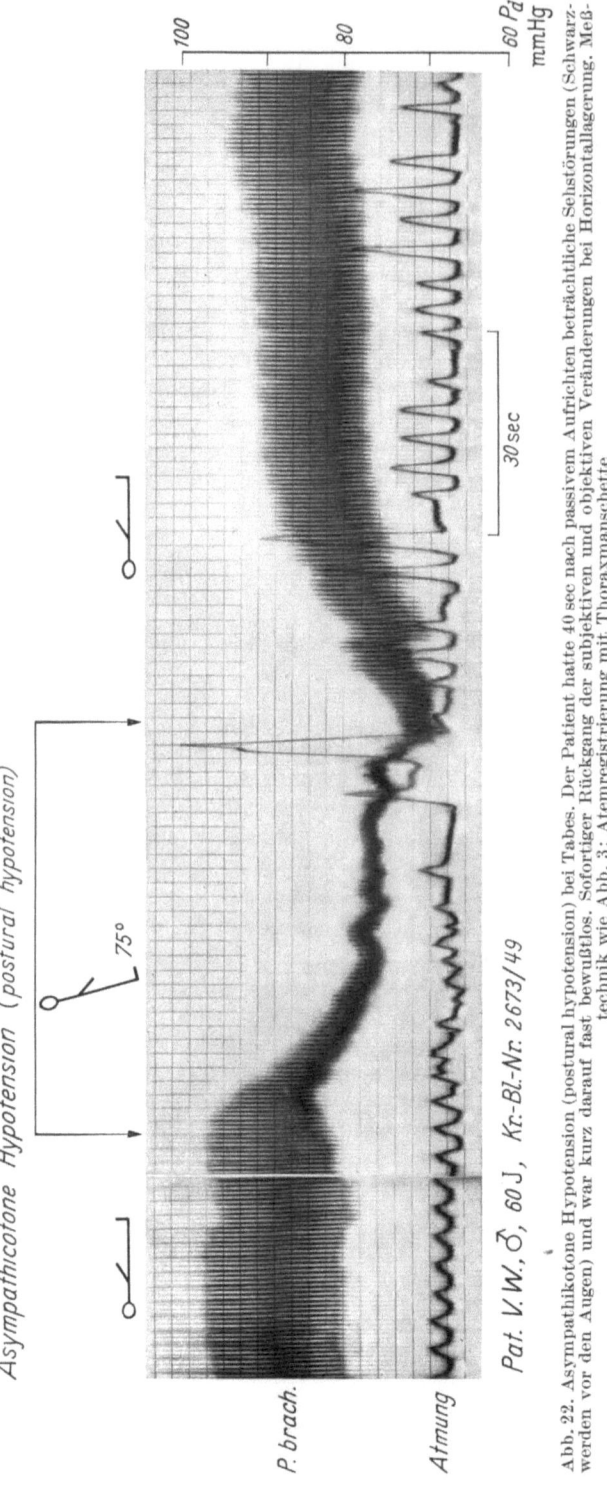

Abb. 22. Asympathikotone Hypotension (postural hypotension) bei Tabes. Der Patient hatte 40 sec nach passivem Aufrichten beträchtliche Sehstörungen (Schwarzwerden vor den Augen) und war kurz darauf fast bewußtlos. Sofortiger Rückgang der subjektiven und objektiven Veränderungen bei Horizontallagerung. Meßtechnik wie Abb. 3: Atemregistrierung mit Thoraxmanschette

Bei einem selbst beobachteten Kranken war die hypodyname Regulationsstörung infolge peripherer Gefäßinsuffizienz außer typischen tabischen Pupillenreaktionen und uncharakteristischen Liquorveränderungen das einzige klinische Symptom einer Tabes (Abb. 22). In zahlreichen Untersuchungen ließ sich in Übereinstimmung mit der Literatur feststellen, daß Adrenalin, Sympatol, Atropin, Ephedrin und Pervitin ohne nennenswerten Effekt auf das orthostatische Versagen blieben. Wickeln der Extremitäten und Bandagieren des Leibes waren allerdings für kurze Zeit von therapeutischem Nutzen. Dagegen vermochte der Patient durch willentliche Anspannung und damit einhergehende gesteigerte Innervation der Willkürmotorik den Kollaps in Orthostase einige Zeit aufzuhalten. Als zu einem späteren Zeitpunkt peripher angreifende pressorische Substanzen (Noradrenalin, Novadral und synthetisches Hypertensin II) zur Verfügung standen, wurden erneute Untersuchungen bei diesem Patienten vorgenommen, dessen Kreislaufsymptomatik während der Beobachtungsperiode von 10 Jahren keine faßbare Veränderung gezeigt hatte. Mittels fortlaufender unblutiger arterieller Druckmessung nach SCHROEDER wurde der Brachialisdruck registriert, und die Abb. 22, 23 u. 24 lassen deutlich den innerhalb von 10—15 sec einsetzenden Kollaps bei passivem Aufrichten auf 70° sowie Ausmaß und Richtung des Blutdrucksturzes erkennen, wenn auch bei derartig pathologischen Druckänderungen eine Zunahme des Meßfehlers von unblutigen Verfahren erwartet werden muß [555, 1016]. Bereits nach etwa 10 sec wurden Sehstörungen und nach etwa 15 sec, oft auch früher, Schwarzwerden vor den Augen angegeben. Physikalische Kreislaufanalyse nach WEZLER u. BÖGER und BROEMSER u. RANKE zeigte starke Verminderung des Schlag- und Minutenvolumens, Abnahme der Pulswellengeschwindigkeit, sowie meist erhöhten peripheren Widerstand während des Kollaps, die sämtlich durch Horizontallage innerhalb von 10—15 sec wieder behoben waren. Durch Dauerinfusion von Noradrenalin (0,5—0,8 γ/kg/min) und Hypertensin II (0,07—0,2 γ/kg/min) war es möglich, den Kollaps in senkrechter Stellung beliebige Zeit zu verhüten, und zwar auch dann, wenn bei geringerer Dosis die Tendenz zum Absinken beider Drucke qualitativ deutlich war. Dabei ergab sich, wie bereits in früheren Untersuchungen an Gesunden festgestellt werden konnte, daß Hypertensin II mindestens die doppelte Wirksamkeit wie Noradrenalin besaß [137, 547]. Um jedoch bei dem hier beschriebenen Patienten mit „asympathicotoner Hypotension" den normalen Ruheblutdruck (110/80 mm Hg) auch bei Aufrichten erhalten zu können, waren Dosen erforderlich, die bei erneuter Rücklagerung eine Drucksteigerung bis auf 180/120 mm Hg bewirkten (Abb. 23, 24). Injektion von Depot-Novadral (5—10 mg s.c.) verhinderte ebenfalls für die Dauer von 1—3 Std den Kollaps und seine Prodrome in Vertikalposition, obwohl dann immer noch mäßiger Druckabfall beobachtet wurde. Die nunmehr vorgenommenen Kreislaufanalysen zeigten eine deutliche Verbesserung der hämodynamischen Größen. Für die Dauerbehandlung kann sich die tägliche, gegebenenfalls mehrfache subcutane Injektion von 5 mg Depot-Novadral oder 0,2—0,5 mg Noradrenalin als zweckmäßig erweisen [946].

Außer bei Tabikern wird das paralytische Kreislaufversagen im Sinn der hypodynamen Regulationsstörung durch organische Schädigung der vasomotorischen Innervation auch bei Bulbärparalyse, Syringomyelie sowie bei Arteriosklerose angetroffen [64, 526, 946, 1215]. Es sind jedoch einzelne Fälle des Leidens beschrieben worden, in denen bei jungen Menschen innerhalb kurzer Zeit die geschilderte hämodynamische Symptomatik auftrat, in einem Fall mit einer akuten diarrhoischen, kausal ungeklärten aber offenbar infektiösen Abdominalerkrankung begann, nach deren schnellem Abklingen fortbestand und bei der eine sehr intensive klinische Durchuntersuchung eine Ursache nicht aufzudecken vermochte [64].

Zur Therapie werden in den USA Paredrin und Neosynephrin gegeben, die zwar den allgemeinen Blutdruckabfall im Stehen nicht verhindern, sondern nur den abnormen Drucksturz in Orthostase soweit aufhalten, daß kein Bewußtseinsverlust mehr auftritt. Am wirksamsten sind muskulär angreifende pressorische Amine (wie Noradrenalin, Novadral) und synthetisches Hypertensin II, und es kann notwendig werden, daß der Patient lernt, sich selbst täglich mehrfach etwa 0,2—0,5 mg Noradrenalin subcutan zu injizieren [946]. Gegenüber dem Normalen soll häufig eine gesteigerte Reagibilität gegenüber sympathischen Wirkstoffen bestehen, die allerdings in dem eigenen Fall nicht auffiel.

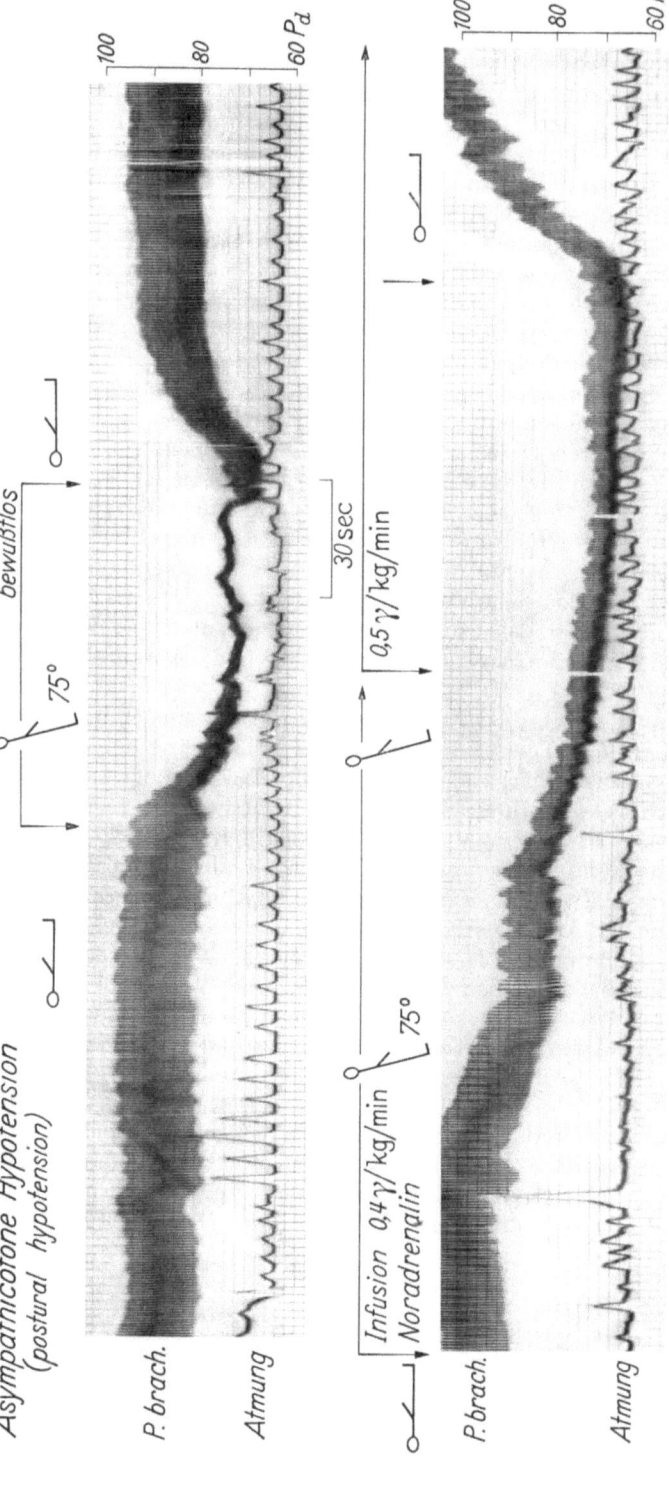

Abb. 23a. Der gleiche Patient wie in Abb. 22. Kollapsneigung bei Tabes dorsalis. In der ersten Zeile der Leerversuch. In der zweiten Zeile trotz starken Absinkens des Blutdrucks und Amplitudenverkleinerung doch eine gewisse Verbesserung gegenüber dem Leerversuch durch Noradrenalininfusion und Verlängerung der Zeit bis zum Schwarzwerden vor den Augen auf das Dreifache. In der dritten Zeile bei Steigerung der Noradrenalindosis der Dauerinfusion weitere Normalisierung des mittleren Blutdrucks, und in der vierten Zeile kann die halb aufrechte Position beliebig lange ertragen werden. Meßtechnik wie Abb. 22

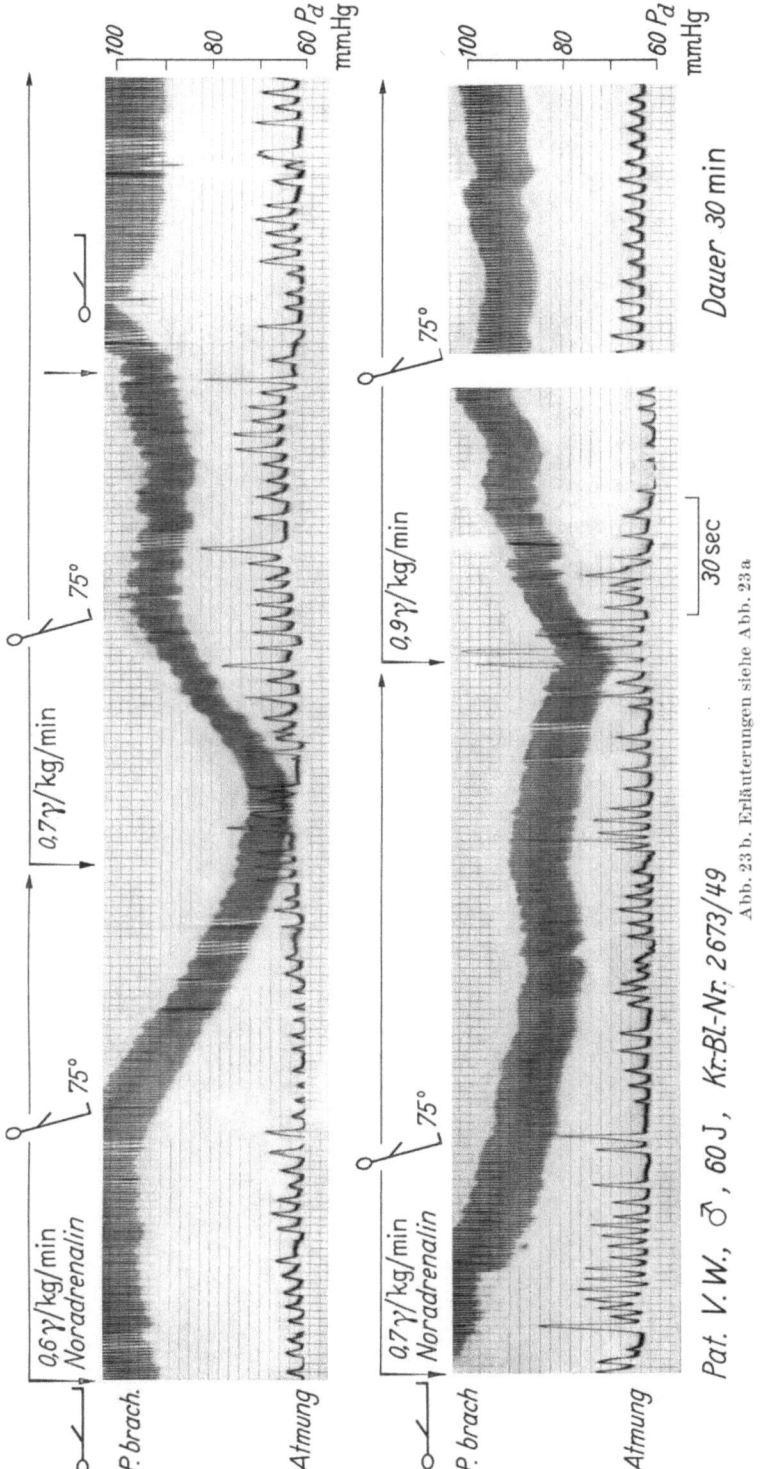

Abb. 23b. Erläuterungen siehe Abb. 23a

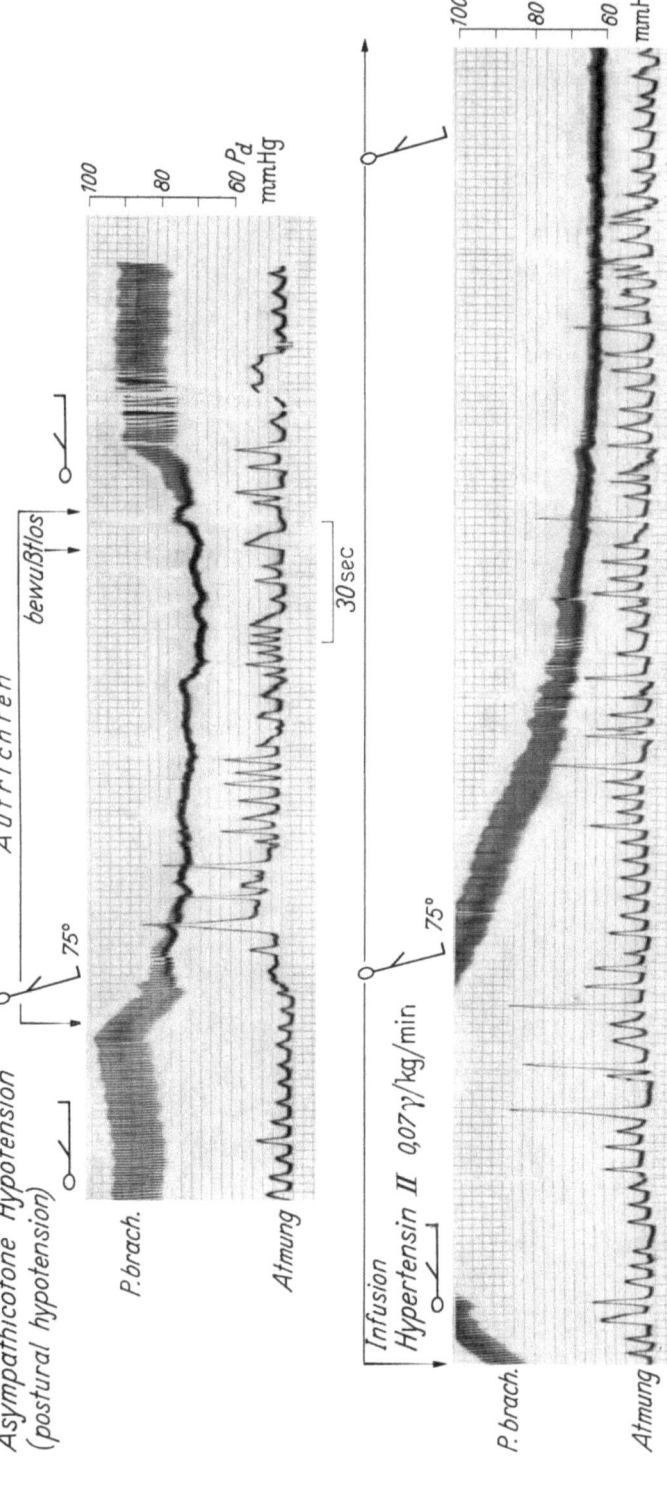

Abb. 24a. Asympathicotone Hypotension (postural hypotension). Der gleiche Patient wie in Abb. 23 (Tabes dorsalis). Im Leerversuch (erste Zeile) baldiges Auftreten von Schwarzwerden vor den Augen bei passivem Aufrichten und kurz darauf Bewußtlosigkeit. In der nächsten Zeile Vergrößerung der Blutdruckamplitude trotz Absinkens des Mitteldrucks durch Infusion von synthetischem Hypertensin II. Die Wirkung genügt, um das Auftreten von Bewußtlosigkeit hinauszuschieben oder zu verhindern. Bei weiterer Steigerung der Dosis überschreitet der arterielle Blutdruck in Horizontallage beträchtlich die Ausgangswerte und kehrt erst nach geraumer Zeit auf diese zurück. (In den Abb. 22—25 wurde der diastolische Brachialarteriendruck mit der unblutigen Methode von SCHROEDER bestimmt, deren Genauigkeit, verglichen mit blutiger Messung, bei mäßigen Druckschwankungen — bis minus 30 mm Hg — befriedigend ist; auch bei stärkerem Drucksturz wird die Blutdruckänderung qualitativ richtig wiedergegeben.) Meßtechnik wie Abb. 22

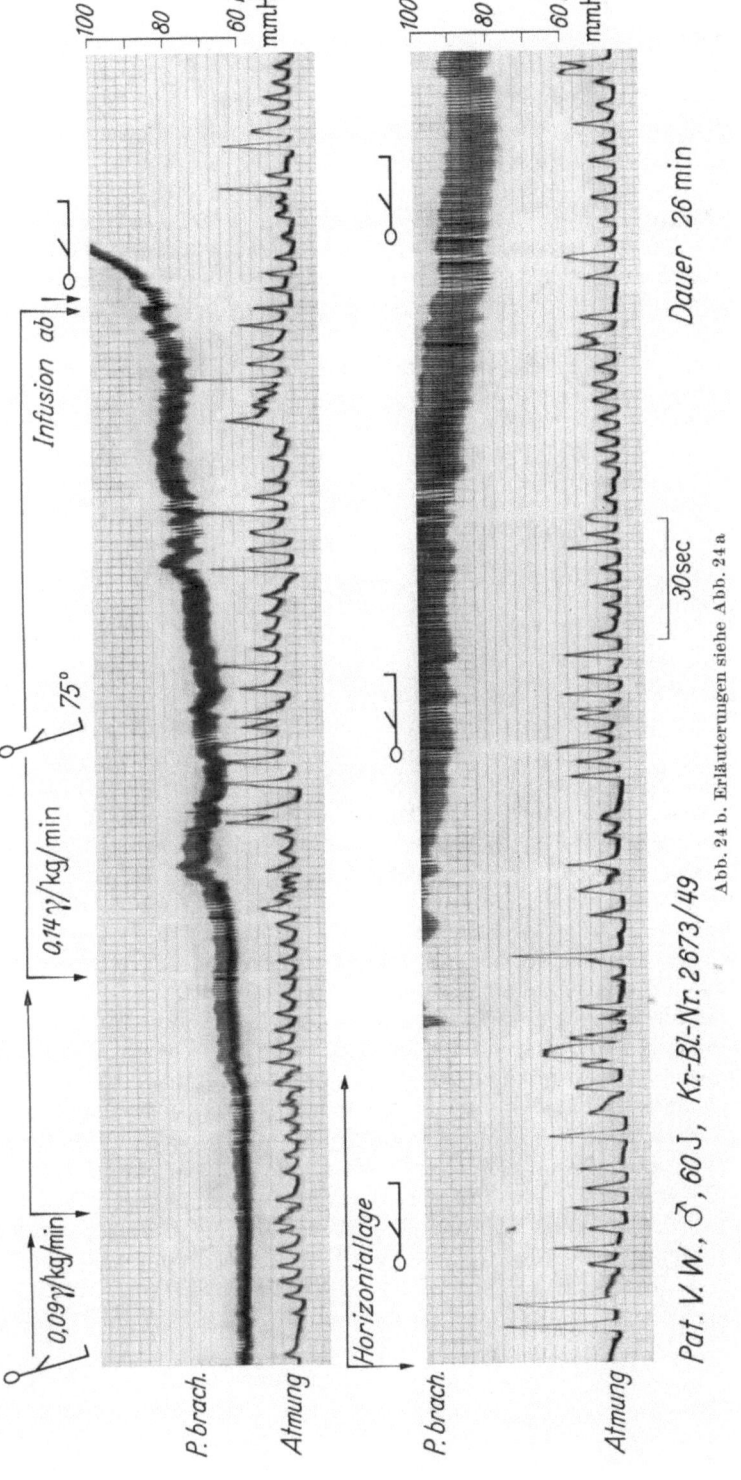

Abb. 24 b. Erläuterungen siehe Abb. 24 a

3. Kollaps bei endokrinen Krankheiten

Das Verhaltnis zwischen intra- und extracellularer Elektrolytkonzentration ist für das elektrische Membranpotential, auch der Gefäßmuskelzellen, und die Größe der muskulären Kontraktionsamplitude verantwortlich [*128, 391, 451, 453, 454, 1118—1122, 1275*], und besonders Na und K sind wesentliche Faktoren für die Antwort der peripheren Gefäße auf die Neurosekretion der Gefaßnerven [*144, 220*]. Dabei ist eine optimale Relation von Ionen erforderlich, und sowohl Na- als auch K-Entzug führen durch Störung dieses Gleichgewichtes zu Hypotonie und mangelnder Ansprechbarkeit auf Adrenalin und Noradrenalin [*664, 1118—1122, 1190*]. Nicht nur das Verhältnis der verschiedenen Elektrolyte zueinander, sondern auch der Gradient des intra- und extracellulären Gehaltes der einzelnen Ionen ist für die Muskelkontraktionen der Gefäße von großer Bedeutung; so führt z. B. eine Verringerung des intra-extracellulären Kaliumgefalles zu einer Steigerung des Adrenalineffektes auf den arteriellen Gefaßtonus [*144*]. Es muß daher erwartet werden, daß Mangel oder Ausfall der früher sog. Mineralocorticoide, des Desoxycorticosteron und vor allem des Aldosteron, die zusammen etwa $1/5$ der gesamten Corticoidproduktion ausmachen [*1500*], und damit einsetzender Verlust der Fähigkeit, die intra- und extracellulären Na- und K-Depots festzuhalten, unter anderem auch zu schweren Kreislaufstörungen Anlaß gibt, die sich besonders bei zusätzlichen hamodynamischen und hämostatischen Belastungen bemerkbar machen. RAAB [*1118, 1122*] ist der Auffassung, daß der vasculare Gesamttonus und der Blutdruck bestimmt sind von der gemeinsamen integrierten Wirkung sowohl der pressorischen Neurohormone als auch der den Mineralstoffwechsel kontrollierenden Corticoide, wobei erstere als depolarisierende Stimulatoren, letztere durch ihre Na-ablagernde Eigenschaft als Sensibilisatoren die muskularen Kontraktionsvorgänge entscheidend beeinflussen. Klinisch ist die Störung dieses Gleichgewichtes nach der negativen Seite und ihre Rückwirkung auf die Kreislaufhomoiostase besonders bedeutsam beim Morbus Addison [*43, 949, 1212, 1500*], zumal hier meist auch noch das Nebennierenmark mitbetroffen ist, weiter bei der Hypophysenvorderlappeninsuffizienz (Morbus Simmonds-Sheehan) und in geringem Grade bei Hypothyreosen, seltener auch bei Acromegalie.

Während die Einstellung des gesamten Kreislaufs beim Morbus Addison und dem Hypopituitarismus, besonders dessen hypocortizistischer Form, in Ruhe und Horizontallage mit der Minderung der Gesamtblutmenge und des zirkulierenden Blutvolumens, deutlich verringertem systolischen Blutdruck bei weniger reduziertem diastolischen Druck, starker Einengung der Blutdruckamplitude und uncharakteristischer Herzfrequenz der hypovolämischen Form einer Zentralisation entspricht, wie sie auch in geringerer Ausprägung bei Inanitionskachexie (Neoplasma, psychogene Magersucht) und nach schweren Erkrankungen angetroffen und u. a. mit Nebennierenerschöpfung in Zusammenhang gebracht wird [*1120*], kann oft unter kurzer orthostatischer Belastung oder leichter Muskelarbeit ein schwerer Kollaps mit den Merkmalen eines paralytischen Kreislaufversagens angetroffen werden. Nunmehr findet sich eine Hämodynamik, die derjenigen einer asympathicotonen Hypotonie oder postural hypotension, etwa bei Tabes oder Syringomyelie, völlig entspricht, und die von SCHELLONG als hypodyname Kreislaufregulationsstörung bei endokrinen Erkrankungen bezeichnet worden ist [*695, 1212, 1213*]. Bei den degenerativen Prozessen des sympathischen Nervensystems ist es der Ausfall der pressorischen Neurosekretion in der Gefäßmuskulatur, der für das Ausbleiben der constrictorischen Reaktion verantwortlich ist, bei primärem oder sekundärem Hypocortizismus dagegen die endokrin bedingte Störung des Elektrolytmilieus der glatten Muskeln, während hier die periphere

Freisetzung der pressorischen sympathischen Amine in den Gefäßen, vorwiegend des Noradrenalin, weniger gestört ist. Hinzu treten beim paralytischen Kollaps endokriner Erkrankungen gleichzeitig die Auswirkungen der analogen Ausfälle in den Zellen der anderen inneren Organe, hinsichtlich des Kreislaufs besonders die Kontraktilitätsstörungen des Herzmuskels, der ein kleineres Schlagvolumen relativ langsam in den Windkessel befördert, um auch von dieser Seite her die Anpassung an die veränderten Anforderungen im Zirkulationssystem hochgradig einzuschränken. Am ausgeprägtesten ist die Neigung zum orthostatischen Kreislaufversagen infolge peripherer Gefäßparalyse beim Morbus Addison oder nach Adrenalektomie [*1120, 1212, 1500*]. Nach Ausfall des Hypophysenvorderlappens finden sich zwar auch qualitativ gleichartige Daten, doch ist das Ausmaß der Regulationsunfähigkeit häufig nicht so hochgradig, da auch bei Fehlen der corticotropen Hormone noch eine geringe Basalsekretion der Nebennierenrinde fortbestehen soll [*1500*]. Während der Blutdruck des unbehandelten Morbus Addison-Kranken im Liegen bei verkleinerter Gesamtblutmenge etwa bei 100/80—90/70 mm Hg, gelegentlich auch noch tiefer, gefunden wird [*43, 302*] und die Herzfrequenz eher gegenüber der Norm verlangsamt ist, tritt im aufrechten Stand nicht selten ein rapider, etwa parallel laufender Abfall beider arteriellen Druckwerte auf (z. B. 60/40 oder noch niedrigere, oft unmeßbare Größen [*43, 694, 924, 1120, 1212, 1500*]); die Herzfrequenz steigt gleichzeitig auf nicht selten hohe Werte, die sogar bis zum Doppelten der Schlagzahl in der Horizontallage betragen können, und der Kranke kollabiert unter Bewußtseinsverlust. Dieser hypodyname orthostatische Kollaps infolge peripherer Gefäßlähmung bei Ausbleiben der Wirkung des ausreichend vorhandenen Noradrenalins [*1120*] kann auch bei leichten Addisonfällen auftreten, deren Kreislaufverhältnisse im Liegen normal zu sein scheinen [*1120*]. Es sind weniger das verringerte Volumen und dessen Verschiebung im aufrechten Stand als vielmehr die paralytische periphere arterielle und venöse Gefäßmuskulatur als Ursache des Versagens anzusprechen, da eine alleinige Volumenverlagerung normalerweise mit einem Spannungskollaps wie beim gewöhnlichen orthostatischen Syndrom mit hohem diastolischen Druck beantwortet werden würde. Der Ausfall des Nebennierenmarks ist bei M. Addison für das Auftreten eines paralytischen orthostatischen Versagens nicht von entscheidender Bedeutung [*641, 1118—1120, 1500*], es wird bei isoliertem Befall der Rinde sogar im Nebennierenmark ein deutlich gegenüber der Norm gesteigerter Noradrenalingehalt gefunden [*1500*] als ob hier der Versuch einer Kompensation gemacht würde [*1118*]. Ebenfalls scheint der Produktionsmangel an Glucocorticoiden, die für die Energiebereitstellung auch der homoiostatischen Kreislaufmechanismen und der Herztätigkeit notwendig sind, keine entscheidende Rolle für den paralytischen orthostatischen Kollaps zu spielen. Maßgeblich ist vielmehr das Elektrolytdefizit infolge Fehlens der Mineralocorticoide, und nur durch Substitution *beider* ist zusammen mit der Normalisierung des Gesamtstatus eine Beseitigung der Kollapsneigung zu erzielen.

Bei ausgeprägter Hypophysenvorderlappeninsuffizienz (Morbus Simmonds-Sheehan [*1320*]) greifen die Abnahme der Gefäßreaktion auf die sympathischen Neurohormone infolge pathologischen Ionenmilieus der Muskelmembranen (besonders bei dem vorwiegenden Ausfall der corticotropen Vorderlappenhormone), die Kohlenhydratstoffwechselstörung, die Beeinträchtigung der Gonadenfunktion und die Minderung der Pressoreceptoreneffekte ineinander und lassen die in Ruhe z. B. etwa 95/65 mm Hg betragenden arteriellen Drucke bei Aufrichten auf unmeßbare Werte herabsinken (in gleicher Weise wie beim Morbus Addison [*43, 693, 1120, 1212, 1213*]), wobei ebenfalls die periphere Gefäßlähmung durch Ausbleiben der Reaktion auf Noradrenalin und Adrenalin den Hauptfaktor darstellen dürfte.

Ein hypodynamer orthostatischer Kollaps ist bei der hypothyreotischen Form des Simmonds-Sheehanschen Syndroms oder den anderen Störungen mit Schilddrüsenunterfunktion wesentlich seltener und gehört, außer nach Körperarbeit, nicht zu den typischen kardiovasculären Symptomen dieser Erkrankung [43, 1120], bei denen auch zusätzlich die Verminderung der Katecholaminproduktion eine Rolle zu spielen scheint. Bei Acromegalie sollen Zustände synkopalen Kreislaufversagens häufiger beobachtet werden [1120], und im Gegensatz zu älteren. meist hypertonen Kranken werden bei jüngeren vorwiegend normale oder erniedrigte Blutdruckwerte mitgeteilt [1500]. Als Ursache des orthostatischen Kreislaufkollaps werden teils Volumenverlagerungen in die oft vorhandenen Beinvaricen, teils aber auch, analog zur paralytischen peripheren Gefäßinsuffizienz, allgemeine arterielle Dilatation und Unfähigkeit zu regulatorischer Vasoconstriction angenommen [1118, 1120]. Ein pathognostisch charakteristisches Kreislaufverhalten weisen Patienten mit Acromegalie nicht auf [43].

Bei Ausfall des Hypophysenhinterlappens werden Störungen der Kreislaufregulation vermißt, wie aus den zahlreichen Untersuchungen bei Diabetes insipidus hervorgeht, woraus gefolgert wurde, daß Vasopresson für die normalen vasomotorischen Funktionen keine bedeutsame Rolle spielt [1120].

Abschließend sei noch erwähnt, daß in seltenen Fällen bei völligem Ausfall der Blutdruckzügler auch eine schwere hypodyname Regulation auftreten kann, obwohl der zentrifugale Teil der Gefäßnerven dieses Reflexbogens und das Erfolgsorgan der Gefäßmuskulatur intakt und reaktionsfähig sind. Es unterbleibt nur die Meldung der Fühlorgane an die Zentren des vasomotorischen Regelkreises, und infolgedessen werden auch keine entsprechenden Erregungen zur kompensatorischen Constriction ausgesandt, so daß trotz der vierfachen Sicherung des Baroreceptorensystems (Carotissinus- und Aortenbogennerven beiderseits) vereinzelt bei schwerster Arteriosklerose bedrohliche synkopale Zustände mitgeteilt werden [831].

4. Neuroplegischer Kollaps durch Ganglienblocker, Neuroplegica, Antihypertensiva, Sympathicolytica, Sympathicusblocker

In der letzten Dekade ist der Arzneimittelschatz seit der Synthese von Hexa- und Pentamethonium durch BARLOW u. ING [62] und PATON u. ZAIMIS [1078, 1079] und seit der Verwendung des bereits wesentlich länger bekannten Tetraaethylammoniums [222] um eine große Gruppe von Pharmaka bereichert worden, die sich durch die neuartige Eigenschaft auszeichnet, in unterschiedlichem Umfang die Übertragung von Impulsen durch die Synapsen der autonomen Ganglien aufzuheben oder abzuschwächen. Neben zahlreichen anderen Effekten wurde bald die stark blutdrucksenkende Wirkung derartiger Mittel erkannt und klinisch nutzbar gemacht [19, 20, 90, 116, 500, 501, 503, 1054]. Chemisch und pharmakologisch verwandte Substanzen sind Pendiomid, Ecolid und Mecamylamin, die hinsichtlich des therapeutischen Effektes bestimmte Verbesserungen aufweisen. Gleichzeitig wurde mit der zunehmenden Darstellung neuer Antihistaminica [656] die Aufmerksamkeit auf eine besonders bei Phenothiazinderivaten vorhandene Fahigkeit zu starker zentraler Sedierung, sog. Neuroplegie und Psychoplegie, zu zentraler und peripherer Hemmung des autonomen Nervensystems sowie auf die Eigenschaft der Blockade vegetativer Ganglien gelenkt. Die heutige große klinische Bedeutung dieser Mittel geht vor allem auf die Untersuchungen der französischen Forscher LABORIT, BÉNITTE u. HUGUENARD zurück [93, 871 usf.). Ihre Verdienste erleiden auch dadurch keinen Abbruch, daß sich die anfangs allzu optimistischen therapeutischen Erwartungen, die nachteilige Reaktion auf Stress und Aggression völlig zu beseitigen und eine „Dechocage" herbeizuführen, nicht im erhofften Umfang erfüllten, und daß die gewählte Nomenklatur „artifizielle Hibernation" mit den biologischen Tatsachen des Winterschlafs und dessen physiologischen Voraussetzungen nicht in Einklang zu bringen war [*1097, 1412, 1413, 1414*].

Bei systematischen Untersuchungen der Wirkung der neuroplegischen Antihistaminica mit ganglienblockierender Teilwirkung entwickelten LABORIT und Mitarbeiter [*871* usf.], gestützt auf Tierexperimente und Erfahrungen im Indochinakrieg, eine eigene theoretische Vorstellung der klinischen Wirkung dieser Substanz in Anlehnung an die Lehre von REILLY [*1135*]. Das tagesperiodisch unterschiedliche aber harmonische Gleichgewicht assimilatorischer und dissimilatorischer Prozesse sowie die neural und humoral ständig geregelten und nur gering schwankenden physiologischen Größen (u. a. Körperwärme, osmotischer Druck, Wasser- und Salzhaushalt, Eiweißsynthese und -abbau, Fett- und Kohlenhydratstoffwechsel, optimale Kreislauffunktion) bedingen die Konstanz des inneren Milieus [*99*] oder der Homoiostase der Gewebe [*231*] in höheren Organismen als notwendige Voraussetzung ihrer normalen Lebensvorgänge. Wenn nun ein unphysiologisch massiver Reiz als sog. Stress [*1308—1312*] oder Aggression [*874*] einwirkt, setzen Schwankungen der genannten, aus ihrer Ruhelage gestoßenen Gleichgewichte ein, und es liegt an der individuellen Reaktionslage und der Intensität bzw. Dauer des auslösenden Traumas, ob nach Überschreiten der normalen homoiostatischen Amplitude mit einer primären katabolen und sekundären anabolen Phase entweder eine harmonische postaggressive Reaktion mit Dekrement und gedämpftem Einschwingen in die Ruhelage erfolgt, oder ob eine disharmonische und exzessive Entgleisung nach der katabolisch sympathicotonen oder der Gegenseite resultiert [*874*]. Im Gegensatz zur bisher vielfach geübten therapeutischen Unterstützung der als „natürlich" betrachteten Abwehrreaktionen, hält LABORIT dieses Vorgehen für unzweckmäßig, da die Gefahr einer vorzeitigen Erschöpfung der Energiereserven drohe, und infolgedessen eine derartige Behandlung den Zusammenbruch herbeiführen oder wenigstens beschleunigen könne. Statt der „résistance maximale" erscheint ihm die passive Unterwerfung die ökonomischere Methode, wobei vor allem die Hemmung des ergotropen Systems und eine zeitweilige vita minima sinnvoller und daher vom Therapeuten anzustreben sei. Dadurch soll die Überbrückung bedrohlicher Krankheitsphasen wesentlich leichter gelingen, und als pharmakologische Hilfsmittel zur Erzeugung und Erhaltung eines derartigen biologisch passiven Zustandes durch „multifokale" Histo-, Neuro- und Ganglioplegie dienten ihm vor allem Kombinationen von Phenothiazinderivaten, die außerdem zusätzlich künstliche Unterkühlung erlaubten. Dabei ist von Bedeutung, daß es sich hier um eine Lähmung der thermoregulatorischen Mechanismen, entweder der Receptoren, der temperaturregulierenden Zentren oder der zentrifugalen Impulse oder ihrer Wirkung im Dienst der Wärmeregulation handelt, die die sonst maximale erste Phase der Abwehr gegen Kälte ausschaltet, und nicht um eine primäre Herabsetzung des Stoffwechsels und des O_2-Bedarfs der Körpergewebe. Auf diesen entscheidenden Unterschied zum natürlichen Winterschlaf [*1097*] haben THAUER und Mitarbeiter [*828, 1412* usf.] vielfach hingewiesen. Wird ein Auskühlen und eine Senkung der Kerntemperatur verhindert, so sinkt der Grundumsatz nicht unter die auch bei anderen Narkosen allgemein angetroffenen Werte. Die Verringerung des O_2-Verbrauchs bei Unterkühlung kann durch die RGT-Regel erklärt werden sowie die narkosebedingte Funktionseinschränkung vieler Organsysteme [*1412* usf.], und es erscheint zweckmäßiger, von Temperatursenkung bei gelähmter Gegenregulation als von „künstlichem Winterschlaf" zu sprechen [*898, 1381*].

13*

Auf die bei den Phenothiazinderivaten Chlorpromazin (Megaphen, Largactil, Hibernal), Promethazin (Atosil, Phenergan), Thiazinamin (Padisal, Multergan), Diethazin (Latibon, Diparcol) usw. nachweisbaren, jedoch auch bei vielen anderen Neuroplegica unterschiedlich in den Vordergrund tretenden weiteren Wirkungen (sympathicolytischer, parasympathicolytischer, antihistaminischer, chinidinartiger, permeabilitätshemmender, lokalanaesthetischer, antiemetischer, antispastischer, analgetischer, sedativer, temperaturregulationslähmender, reflexhemmender, narkosesteigernder, ganglienblockierender Effekt usw.) kann hier nur kursorisch eingegangen werden. Es muß nochmals betont werden, daß die atemstimulierende Wirkung in einem auffälligen Gegensatz zu der sonst vorwiegend funktionslähmenden Aktion dieser Mittel steht. Die Asphyxietoleranz ist aber ungebessert [*1257*]. Das große Spektrum der vielfältigen und bei klinischer Anwendung im einzelnen kaum übersehbaren Auswirkungen bei derartig unterschiedlichen Angriffspunkten am gesamten vegetativen Nervensystem wird noch dadurch vermehrt, daß, besonders bei der sog. potenzierten Narkose, häufig gleichzeitig verschiedene ganglienblockierende und neuroplegische Mittel und außerdem in Kombination mit anderen Substanzen (Novocain, Procainderivaten, Hydergin, Curare, Magnesiumsulfat usw.) zusätzlich zu den eigentlichen Narkotica (Barbiturate, Äther, N_2O) wegen der additiven oder potenzierenden Wirkung gegeben werden. Trotz aller theoretischen Bedenken hat die synchrone Verabfolgung der genannten Mittel, so besonders die wenig glücklich „Cocktail lytique" genannte Kombination von Megaphen, Atosil und Dolantin große praktische Bedeutung erlangt, und der empirische Wert einer derartigen Polypragmasie darf für diesen Spezialfall als erwiesen gelten. Als Beispiel für die zahlreichen Indikationen in der Chirurgie seien nur die Verwendung zur allgemeinen Operationsvorbereitung mit starker Sedierung, Dämpfung vegetativer Reflexe, Ausschaltung der ergotropen Erregung und damit des Aufbrauchens der Energiereserven erwähnt sowie die Möglichkeit durch Lähmung aller gegenregulatorischen Maßnahmen des Organismus seine Temperatur mittels künstlichen Wärmeentzugs herabzusetzen (nicht durch pharmakologischen „Winterschlaf"), um dann, etwa bei Herzoperationen, eine längere Überlebenszeit des Gehirns und der anderen Vitalorgane zu gewinnen, da der Stoffwechsel gesenkt ist.

Weiterhin haben die einzelnen ganglienblockierenden Mittel, bei denen zu narkotischen Zwecken verschiedenartige Kombinationen mit Phenothiazinen vorgenommen worden sind, große Bedeutung in der Hirnchirurgie zur kontrollierten Blutdrucksenkung und teilweise zur Verhinderung des Hirnödems erlangt. Die Neuroplegica werden außerdem angewandt in der inneren Medizin (Tetanus, Lungenödem, Asthma bronchiale, Morbus Basedow, schwere Schmerzzustände), in der Psychiatrie (Psychosen, Alkoholdelir, Verwirrtheits- und Erregungszustände, Entziehungskur), in der Pädiatrie (Säuglingserbrechen, Asthmazustände), der Dermatologie (allergische und pruriginöse Dermatosen) und der Gynäkologie (Gestosen) [*796, 1381, 1403*]. Bei der Behandlung des Hochdrucks, bei peripheren Durchblutungsstörungen sowie in der Diagnostik (Phäochromocytom) spielen die Sympathico- und Adrenolytica (Dibenamin, Regitin, Ilidar usw.) und die Ganglienblocker eine wichtige Rolle [*259, 337, 616, 1059*]. Die bereits eingangs genannte Gruppe ganglienblockierender Pharmaka, die besonders zur Beeinflussung der Kreislaufregulation und der Hemmung constrictorischer Erregungen eingesetzt wird, dient der Hochdrucktherapie (Hexa- und Pentamethoniumderivate, Pendiomid, Ecolid, Camphidonium usw.) und hat allein oder in Verbindung mit u. a. Rauwolfiaalkaloiden gleichfalls große Bedeutung gewonnen [*19, 116*]. Die Hydrazinophthalazine (Apresolin, Nepresol) wirken in erster Linie durch Angriff an den Kreislaufzentren antihypertonisch und sind nicht der Gruppe der Ganglienblocker zuzurechnen [*91*, *1403*]. Auch die gelegentlich in der Psychiatrie und der inneren Medizin (Tuberkulose, Angina pectoris) verwendeten Aminooxydaseblocker (Marsilid, Nardil) können beträchtliche, bisweilen kritische Blutdrucksenkungen auslösen [*303a*, *563*], die besonders in vertikaler Haltung auftreten und mit Bradykardie einhergehen.

In jüngster Zeit wurden einige neue Pharmaka in die Hochdrucktherapie eingeführt, die chemisch verschiedenen Gruppen angehören, pharmakologisch jedoch ähnliche bzw. gleichartige neue Eigenschaften besitzen. Es handelt sich um das Guanethidin (Ismelin) und das Bretylium-Tosylat (Bretylin, Darenthin), welchen der Effekt einer Sympathicushemmung und -blockierung zukommt. Die genannten Substanzen wirken auf die sympathischen Ganglien sowie auf die postganglionären sympathischen Fasern und verhindern Bildung oder Freisetzung von Noradrenalin. Endogen gebildetes oder zugeführtes Noradrenalin und Adrenalin werden dagegen nicht gehemmt (wie bei Sympathicolytica), sondern eher im Effekt verstärkt. Beide Mittel können bei ungenügender Überwachung zu starken Blutdrucksenkungen mit bedrohlichen Kollapszuständen, vor allem in Orthostase, führen mit einer entsprechenden Gefährdung besonders der sklerotischen Hypertoniker mit ,,Erfordernishochdruck" und unzureichender Regulationsbreite des Kreislaufs.

Klinisch haben die Veränderungen am Zirkulationssystem, welche bei der therapeutischen Anwendung der genannten Gruppen von Pharmaka auftreten, große Bedeutung, entweder weil es sich um den angestrebten, aber oft zu starken Therapieeffekt bei artifizieller Blutdrucksenkung handelt, oder auch um wichtige und nicht selten bedrohliche Nebenwirkungen bei anderen Therapiezielen [*1534*]. Im Vordergrund steht bei allen Medikamenten der genannten Gruppen (Ganglienblocker, Neuroplegica, zentrale Antihypertonika, Sympathicolytica, Sympathicushemmer) die Gefahr eines Kreislaufkollaps, besonders bei Verlassen der Horizontallage (Abb. 25), und nicht selten mit den Folgen schwerer Funktionsstörungen und Organschädigungen (u. a. cerebrale Insulte, Hemianopsie, Amaurose, Myokardinfarkt, Nierenversagen usw.). Es ist von besonderem Interesse, daß aber zugleich diesen Mitteln, vorwiegend den Neuro- und Gangioplegica und den Substanzen der Phenothiazinreihe, besonders von LABORIT und Mitarbeitern [*870* usf.] großer Wert zur Prophylaxe und Therapie des ,,Schocks" nach ihrer Definition zugesprochen wird, so daß es notwendig erscheint, auf ihre Kreislaufwirkungen einzugehen. Da die kardiovasculäre Symptomatik sowohl der Gangioplegica (TEA, Pentamethonium, Hexamethonium, Pendiomid, Ecolid, Mecamylamin, Camphidonium) als auch der sog. Neuroplegica (Chlorpromazin, Promethazin usw.), z. T. auch der verschiedenen Antihypertonica [*19, 116, 563, 854, 1059, 1156, 1469, 1472*] und der Sympathicolytica bei entsprechender Dosis große Ähnlichkeit aufweist, sei es erlaubt, trotz aller angedeuteten pharmakologischen Unterschiede die Kreislaufwirkung dieser Mittel hinsichtlich der möglichen resultierenden Kollapszustände gemeinsam zu besprechen.

Ob es sich übrigens bei dem zentralen Effekt der Phenothiazine um eine Narkose im üblichen Sinn oder um eine ganglienblockierende, eine antiacetylcholinergische oder antiadrenergische Wirkung auf die entsprechenden Hirnzentren handelt, scheint noch nicht endgültig festzustehen [*898*]; der fördernde Einfluß von Phenothiazinen auf die Atmung bei Herabsetzung der CO_2-Spannung [*379*] unterscheidet sich jedenfalls deutlich von der Atemdepression vieler Narkotica [*785—787, 819*].

Die Kreislaufveränderungen sind bei Ganglienblockern und, wenn auch weniger stark, bei den anderen Gruppen durch die Aufhebung oder Abschwächung der Regulationsmechanismen des arteriellen Drucks und des venösen Rückstroms charakterisiert und qualitativ gleich trotz quantitativer Unterschiede in Abhängigkeit von der Dosis und dem jeweils angewandten Pharmakon sowie der individuell unterschiedlichen Anpassungsfähigkeit. Die Lähmung der homoiostatischen Regulationen und das Ausbleiben der reflektorischen Neurosekretion der Gefäßnerven bei Druckabfall setzt Blutverteilung und -druck mehr oder weniger passiv der jeweiligen Lage im Raum aus, so daß der zunächst latente Kollaps bei Aufrichten sofort manifest werden kann. Damit besteht hinsichtlich der Hämodynamik scheinbar gewisse Ähnlichkeit zu den Verhältnissen der Spinalanaesthesie, die mit lokalisierter Gefäßparalyse in etwa eine Mittelstellung zwischen den normalen Bedingungen bei Volumenverlagerung und der generalisierten Wirkung der genannten Gruppen von Pharmaka einnimmt. Dennoch gelingt, etwa bei orthostatischer Passivierung großer Blutmengen, dem aktionsfähigen Restkreislauf bei Spinalanaesthesie meist noch eine gewisse Zentralisation durch kompensatorische Vasoconstriction; bei Ganglienblockern, Neuroplegika usw. ist jedoch von einer bestimmten Dosis ab infolge der allgemeinen Regulationsinsuffizienz aller Gefäßprovinzen ein solcher Ausgleich nicht mehr möglich. Die Situation entspricht der hypodynamischen Regulationsstörung im Sinne SCHELLONGS bzw. der asympathicotonen Hypotension oder der postural hypotension, so daß es berechtigt ist, sie den Sonderformen des paralytischen Kollaps („Minusformen des paralytischen Kollaps") zuzuordnen.

Am arteriellen Teil des großen Kreislaufs können die eintretenden Veränderungen am leichtesten erfaßt werden. In der waagrechten Lage sind beim Normotoniker die Abweichungen von der Ausgangslage bei den klinisch verwendeten Dosen zunächst relativ gering. Der systolische Blutdruck wird meist nur um etwa 15 mm Hg gemindert gemessen [*182, 350, 524, 550, 786, 787, 1359—1361*]. HEINEKKER [*703*] fand je nach Ausgangslage systolischen Druckabfall bis 46 mm Hg, GRABNER [*598*] bei Hypertonikern bis über 60 mm Hg, doch kann die Senkung des Maximaldrucks auch wesentlich geringer sein [*350, 524*]. Der systolischen Druckreduktion kann anfangs eine flüchtige Drucksteigerung vorangehen [*703, 1081*]. Bei erhöhter Ausgangslage des Hypertonikers kann der Drucksturz allerdings wesentlich größer sein; auch tierexperimentell ist die systolische Drucksenkung oft wesentlich steiler und überschreitet manchmal 100 mm Hg [*810*].

Der diastolische Blutdruck sinkt beim Menschen in Horizontallage weniger ab als der systolische [*350, 550, 1071, 1360*], meist etwa um den Betrag von 10—15 mm Hg, kann jedoch bei gleichzeitiger Narkose und Beckenhochlagerung diese Größe mit Abfall von 50—60 mm Hg stark unterschreiten [*1164*]. Eine geringgradige Steigerung des diastolischen Drucks [*182*] ist weniger häufig und wird oft völlig vermißt [*786*]. Die bei Volumenverlagerung oder -verlust normalerweise meist angetroffene deutliche Steigerung des Minimaldrucks im Verlauf einer Zentralisation gehört nicht zu den Charakteristika der Ganglienblockade [*786, 845*]. Durch das Überwiegen des abfallenden Maximaldrucks wird die Blutdruckamplitude im Liegen ebenfalls mäßig [*350, 550, 787, 1238*] oder deutlich verringert [*182, 598, 703, 786, 845*], um durchschnittlich 10—20 mm Hg bei Normotonen, doch können diese Werte ebenfalls, besonders bei gleichzeitiger Narkose und Operation [*1555*] oder bei Hypertonikern, auch in Horizontallage, wesentlich größer sein.

Die Herzfrequenz erfährt in der Mehrzahl der Fälle bei Ganglienblockade und Ganglioplegika keine großen Veränderungen [*508, 703, 786, 845, 1164*] oder nur geringe Zunahme [*182, 1257*] oder Abnahme. Eine stärkere Steigerung bei Blutdruckabfall wird im Liegen meist nicht gefunden. Während bei Kollaps in senkrechter Haltung bei Ganglienblockern eine Tachykardie vermißt werden kann, wird bei Neuroplegika in narkotischer Dosis nicht selten ein paralytischer Kollaps nach Aufrichten mit einer Reflextachykardie angetroffen [*350, 550*]; auch bei geringeren Dosen, z. B. bei Anwendung in der Psychiatrie, werden in aufrechter Haltung häufig Dauertachykardien von 100 Schl./min und mehr beobachtet, die wahrscheinlich reflektorischer Natur sind. Daß auch in Phenothiazinnarkose die wichtigsten Kreislaufreflexe nicht völlig aufgehoben sind, konnten GERSMEYER, WEYLAND u. SPITZBARTH [*550*] am Carotissinusreflex und oculokardialen Reflex zeigen.

Das Schlagvolumen und das Minutenvolumen nehmen sowohl bei Bestimmung mit sphygmographischen Methoden der Frankschen Schule [*182, 350, 524, 703, 1359—1361*] als auch mit den gasanalytischen und Farbstoffmethoden [*269, 500, 630*] um ca. 25—80%, im Mittel etwa 50% und mehr ab. Auch bei gelegentlicher leichter Frequenzzunahme [*182, 703*] wird das Herzzeitvolumen stark reduziert weil der Faktor des verringerten Schlagvolumens bei weitem überwiegt [*269, 288, 500, 630, 1344*]. Die Herzarbeit ist gleichzeitig herabgesetzt [*288*], die Herzleistung verringert [*703*]. Der elastische Widerstand des Windkessels verändert sich nicht charakteristisch, er kann etwa konstant gehalten oder auch leicht erhöht gefunden werden [*182, 703*]. Bei weniger stark wirksamen Phenothiazinen (Pacatal) ließ sich auch gelegentlich stärkere Steigerung des Windkesselmoduls registrieren [*524*].

Der periphere arterielle Gesamtwiderstand wird fast regelmäßig erhöht bestimmt [*182, 269, 500, 703, 1359—1361, 1182*] und nur selten verringert gemessen [*802*]. Im allgemeinen wird eine Steigerung des peripheren Widerstandes bis um mehrere 100% des Ausgangswertes bei größeren Dosen mitgeteilt [*524, 703*]. Es wäre jedoch ein Irrtum, aus dieser Widerstandssteigerung auf eine gesteigerte vasomotorische Aktivität und eine Kreislaufregulation im Sinne des Spannungskollaps schließen zu wollen, nur weil rein formal das auch zur Zentralisation gehörige Kriterium der Zunahme des arteriellen Gefäßwiderstandes vorliegt. Vielmehr konkurrieren hier zwei gegensätzliche Mechanismen miteinander, auf der einen Seite die paralytische Gefäßerschlaffung und auf der anderen Seite die passiv-elastische Querschnittsverminderung und das Kollabieren der arteriellen Gefäße infolge mangelnden Innendrucks bei reduzierter Füllung. Bei Prävalenz des Mitteldruckabfalls überwiegt der letztgenannte Faktor mit dem Resultat einer Widerstandssteigerung, und für den theoretischen Extremfall völligen Sistierens einer Strömung bei positivem Restdruck wäre der periphere Widerstand sehr hoch. Auf diese besonders von WEZLER u. SINN [*1511*] untersuchten Gesichtspunkte ist bei der Besprechung des Kollaps bei Spinalanaesthesie ausführlich eingegangen worden.

Das gesamte Blutvolumen dürfte im akuten Versuch nur geringe Änderungen erfahren [*508, 757*], jedoch darf bei chronischer Verabfolgung von Ganglienblockern mit Abweichung von den Normalwerten und Verminderung des Plasmavolumens [*757*] gerechnet werden, da die Drucke in der Lungenschlagader wie auch in den als Volumenreceptoren angesprochenen Vorhöfen bei Verlassen der Horizontalen absinken, und falls ihre Reflexmechanismen nicht gleichfalls blockiert sind, regulatorische Umstellungen mit Vergrößerung des extracellulären Raumes eintreten könnten. Die Zirkulationszeit des Blutes ist zunächst nicht stärker verlangsamt, bei deutlicher Hypotonie oder ausgeprägtem Kollaps kann jedoch die Decholinzeit über 100% verlängert sein [*774*].

Der periphere Venendruck (V. cubitalis) wird unter Ganglienblockade zum Teil erhöht gemessen [*182*], doch sind hier je nach Körperlage mit wechselnden Volumenverschiebungen größere Unterschiede zu erwarten, da auch Abnahme des Venentonus registriert wurde [*903*]. Der zentrale Venendruck ist häufig erniedrigt [*598, 1182, 1344*], wobei die Position des Probanden eine entscheidende Rolle spielt. Die von GRABNER [*598*] gefundene Verminderung des Vorhofdrucks spricht ebenfalls dafür, und bei Atmungsstimulation, wie sie durch Phenothiazine meist ausgelöst ist, wird mit Steigerung des respiratorischen Soges Drucksenkung in den großen Hohlvenen hervorgerufen [*168, 551, 545*]. Im Tierexperiment steigt nach SCHÖNBACH [*1251*] der Pfortaderdruck bei Aufrichten deutlich an.

Der Druck in der Pulmonalarterie sinkt unter Ganglienblockade ab [550, 1182, 1507], besonders deutlich bei Hexamethoniumpräparaten [598, 1389, 1455] und wird hier bis zu 40% unter den Ausgangswerten gefunden, auch bei Adrenolytika [931]. Unter Phenothiazinderivaten ist die Druckminderung in der Pulmonalarterie in Horizontallage ebenfalls vorhanden, wenn auch nicht derartig stark [550, 770], doch bei Aufrichten tritt ein deutlicher Drucksturz parallel zum Brachialarteriendruck auf [550, 1455]. Auch in waagerechter Lage vermindern Ganglienblocker deutlich den Druck der Vorhöfe und den sog. Lungencapillardruck [670, 1126, 1182, 1389], und tierexperimentell wird die Stromstärke der A. pulmonalis gleichzeitig reduziert gemessen [636]. Der Druckgradient zwischen A. pulmonalis und linkem Vorhof nimmt ab. Der Lungengefäßwiderstand erfährt keine stärkeren Veränderungen; wenn der Pulmonalarteriendruck stärker als das Minutenvolumen fiel, wurden auch Senkungen des Lungengefäßwiderstandes gefunden [475, 598, 1455]. Es wird heute allgemein angenommen, daß diese hämodynamischen Veränderungen der Lungenstrombahn, welche als „Blutpuffer" zwischen Venensystem und Hochdrucksystem wirkt, passiv durch die hydrostatische Volumenverlagerung in die peripheren paralytischen Venengebiete bedingt sind [269, 500], und daß ein Angriff der Ganglienblocker am Lungengefäßsystem selbst keinen maßgeblichen Einfluß ausübt [598, 1389, 1455]. Infolge verminderten Angebots bei verkleinertem Minutenvolumen und Schlagvolumenabnahme des rechten Ventrikels wird das aus dem Niederdrucksystem anfallende Volumen auf eine weniger hohe Druckstufe befördert als normalerweise [535], und das zentrale, thorakale Blutvolumen nimmt ab [40].

Über das Verhalten der Lymphzirkulation sind relativ wenige Untersuchungen bekannt geworden. Ganglienblocker (Hexamethonium) führen nach Rusznyak, Földi u. Szabo [1191] zu einer Erweiterung der Lymphgefäße und Steigerung des Lymphstromes im Ductus thoracicus; die Autoren möchten diesen Befund weniger durch vermehrte Capillarfiltration infolge venöser Drucksteigerung und Nachlassen des muskulären Arteriolentonus erklären als vielmehr durch direkten Angriff an dem geschlossenen Röhrennetz des Lymphkreislaufs, dessen Regulation dem vegetativen Nervensystem unterstehen soll. Bei Sympathicolytika (Dibenamin, Regitin, Priscol) und den Neuroplegika scheinen die beobachteten Veränderungen bisher keine eindeutigen Schlüsse zu erlauben [1191, 1192].

Hinsichtlich der Zirkulationsverhältnisse der einzelnen Organe beansprucht der Hirnkreislauf besonderes Interesse [1534], vor allem wenn durch vertikale Position die lokale Stromstärke bei fallendem Druck zunehmend absinkt, und der arterielle Blutdruck innerhalb kürzester Frist in senkrechter Haltung auf minimal z. B. 60/40, 50/35, 40/30 mm Hg oder überhaupt auskultatorisch unmeßbare Werte fallen kann [508, 816, 817, 1164]. Bernsmeier u. Siemons [103, 104] haben mit der Methode von Kety u. Schmidt [818] die Hirndurchblutung während artifizieller Blutdrucksenkung mit den genannten Mitteln untersucht, wobei sich herausstellte, daß bei einem arteriellen Mitteldruck von 50—60 mm Hg, d. h. einer Senkung von etwa 50%, die Hirndurchblutung auf nur etwa 45—50 ml pro 100 g/min, d. h. um etwa 20% zurückging. Kety kam zu ähnlichen Ergebnissen, aus denen der Schluß gezogen werden muß, daß durch einen im einzelnen nicht genauer bekannten lokalen Regulationsmechanismus oder durch den pharmakologischen Effekt selbst eine deutliche Widerstandsverminderung eingesetzt haben muß [103—105]. Diese Feststellung gilt jedoch nur für den gesunden und reaktionsfähigen normalen Hirnkreislauf. Kranke mit organischen Gefäßleiden dagegen zeigen schon bei relativ geringer Mitteldrucksenkung eine starke und bedrohliche Einschränkung der Hirnstromstärke (20 ml/min/100 g) mit entsprechenden klinischen Folgen. Bernsmeier u. Siemons betonen, daß nur bei gesundem Kreislauf ein Mitteldruck von 70 mm Hg unterschritten werden darf und auch bei diesem eine Senkung unter im Mittel 50—60 mm Hg nicht stattfinden sollte. Die registrierte Senkung des Hirnsauerstoffverbrauchs wird auch bei anderen Narkosen ohne Neuroplegika angetroffen und ist daher als unspezifisch anzusehen [102]. Damit tritt ein Anoxieschutz nicht ein, und eine Blutdrucksenkung unter die Grenze von 60 mm Hg [102, 890, 1047, 1241, 1242] ist von gleicher Gefährlichkeit wie ohne potenzierte Narkose oder Ganglienblockade [448, 1081], so daß ein Gewinn an Toleranzbereich nicht erzielt wird [1257]. KERN [816, 817] betont, daß der periphere Arteriendruck bei Aufrichten von Patienten unbedingt 20 mm Hg höher liegen muß als der in Horizontallage allgemein oft noch als gefahrlos betrachtete Druck von 50 mm Hg. Auch FREY [508] sieht 60 mm Hg als untere Druckgrenze an, deren Nichtbeachtung zu Irreversibilität des Kollaps, Anopsie, Amaurose, Hemi- oder Paraplegie oder bei leichteren Schäden zu reversiblen Funktionsstörungen wie nach Commotio führt.

Die Coronardurchblutung nimmt unter Einwirkung von Ganglienblockern ab, um so stärker, je mehr der arterielle Mitteldruck gesenkt wird [381, 1182]; diese Reaktion ist auch bei Blutdrucksenkung durch Lagewechsel bei Neuroplegika zu erwarten. Gleichzeitig nehmen die Herzarbeit und der myokardiale O_2-Verbrauch ab, während die av-O_2-Differenz und CO_2-Differenz der Coronargefäße zunehmen. Der Widerstand der Coronargefäße steigt signifikant [1182]. Diese Widerstandszunahme trotz peripherer Gefäßparalyse ist als Funktion des sinkenden Aortendrucks, durch die Gefäßelastizität bewirkt, anzusehen, und am Teilkreislauf der Herzkranzgefäße spielen sich die gleichen Vorgänge ab wie bei dem Summenwert des Gesamtkreislaufs [1511]. Die Entwicklung kardialer Komplikationen bei Ganglienblockerkollaps [448, 508] und das Auftreten von Thrombose und Myokardinfarkt werden damit verständlich. HEINECKER warnt daher besonders vor der vielfach empfohlenen Verwendung von Neuroplegika zur Therapie des Coronarinfarktes [703]. Die Herzleistung wird verringert errechnet, und CERLETTI u. ROTHLIN [245] fanden bei Neuroplegika eine depressive Myokardwirkung [898], die auch bei Ganglienblockern von COTTEN [275] mit Dehnungsmeßstreifen registriert wurde. Die Anspannungszeit des linken Ventrikels wird oft verlängert, die Austreibungszeit dagegen verkürzt gemessen [182]. Charakteristische EKG-Befunde werden bei Ganglienblockade und Neuroplegika nicht angetroffen [182], solange nicht als Kollapsfolge kardiale Komplikationen eintreten; doch ist auch ohne diese eine ST-Senkung und Abflachung der T-Zacken keine Seltenheit [667], und gelegentlich sollen die Vorhofzacken im Sinne des P-pulmonale verändert sein [797]. Die relative QT-Dauer ist gewöhnlich nicht verändert.

Die Reflexerregbarkeit des Herzens wird durch Neuro- und Ganglioplegika herabgesetzt [239], und IRMER u. KOSS [787] sowie ZIPF [1589] nehmen eine geminderte Sensibilität der Receptoren des Bezold-Jarisch-Reflexes an.

Die Nierenfunktion ist meist deutlich beeinträchtigt, und unter dem Einfluß von Ganglienblockern und Neuroplegika, vor allem wenn bei Verlassen der Horizontallage Kollaps auftritt, doch in geringerem Umfang auch in Ruhelage, sinken die Werte der PAH- und Inulin-Clearance deutlich unter die Kontrollgrößen [501, 503, 774, 1344, 1489], wie auch bei Kollaps durch Spinalanaesthesie beschrieben worden ist [501, 719, 1343]. Entsprechend ergibt sich eine Reduktion des Plasmadurchflusses [719], und das Glomerulumfiltrat weist meist eine noch stärkere Abnahme auf als der Plasmastrom [932], so daß die Filtratfraktion verringert ist. Meist wird während ungestörter tubulärer Funktion eine Oligurie mit erhöhter Harnkonzentration gefunden [501]. Bei länger dauernder Hypotonie soll, falls es sich nicht um einen sehr ausgeprägten Kollaps handelt, eine leichte Erholung der reduzierten Nierenfunktion nach etwa 30—60 min eintreten können [302, 501, 823,

824, 1342]. Die tubuläre Resorption soll gesteigert sein [898]. Die Veränderung der renalen Ausscheidungsfunktion ist von besonderer Bedeutung, da die auslösenden Pharmaka z. T. über die Nieren eliminiert werden, und bei erneuter Zufuhr dieser Mittel ein circulus vitiosus durch Kumulation eintreten kann [816].

Die Leberdurchblutung, gemessen mit der Bromthaleinclearance, nahm im Tierexperiment [269] und beim Menschen [501—503] unter der Wirkung von Ganglienblockern ab. Die Drucke in Lebervenen, Pfortader und Milzvene waren nicht eindeutig verändert [616], der gesamte Widerstand des Splanchnicusgebietes verhielt sich wechselnd, jedoch ist von besonderem Interesse, daß das Blutvolumen in den Bauchgefäßen bei Hunden signifikant zunahm [269], ein Hinweis, daß sich ohne größere Änderung des Drucks in den Portalgefäßen und Lebervenen und unabhängig von der Stromstärke das aktuelle Blutvolumen des Splanchnicusgebietes verändern kann.

In dem Partialkreislauf der großen Masse der Skeletmuskulatur ändert sich die Durchblutung unter Ganglienblockade in Ruhelage nicht eindeutig [501, 503]. Wenn überhaupt Stromstärkezunahme gefunden wird, so ist diese nicht besonders groß, und die starke Durchblutungszunahme distaler Extremitätenabschnitte [1234] scheint eher das Hautorgan als die quergestreifte Muskulatur zu betreffen [501]. Die arteriellen und venösen Gefäße der Cutis und Subcutis, die besonders unter vasoconstrictorischem sympathischen Dauertonus stehen [461], werden erweitert und vermehrt durchströmt [1234], und die Steigerung der Durchblutung der Acren [501, 503] läßt vermuten, daß auch die av-Anastomosen an der Stromstärkezunahme [1234] in der Peripherie beteiligt sind. Wenn auch das Hautorgan unter Neuroplegika oft blaß aussieht [874], so muß diese Ausschaltung der obersten Capillarschicht durchaus nicht gegen eine Durchblutungszunahme sprechen [161]. Bei eigenen Untersuchungen fielen häufig die gegenüber dem Kontrollzustand gesteigerte Hautwärme der distalen Partien und eine vermehrte Venenfüllung in diesem Bereich auf. Lippen und Nagelbett sind rosig gefärbt [874, 898], solange die waagerechte Lage beibehalten wird. Bei Kreislaufkollaps durch Aufrichten tritt allerdings eine deutliche Haut- und Schleimhautblässe der oberen Körperpartien auf [350], die als Folge der passiven Volumenverlagerung angesehen werden muß.

Auf die weiteren zahlreichen Veränderungen anderer Faktoren der einzelnen Organfunktionen, des Stoffwechsels, der corpusculären und humoralen Blutelemente, auf die verschiedenen endokrinen Drüsen, die Immunität, Allergie und Wundheilung [898, 1381] sei hier im einzelnen nicht eingegangen. Es verdient jedoch erneuter Erwähnung, daß die Atmung bei therapeutischen Dosen von Ganglienblockern nicht stärker beeinträchtigt ist und bei Neuroplegica sogar eine zentrale Stimulation erfährt [379, 898, 1381], so daß eine arterielle Sauerstoffsättigung und respiratorische Acidose zunächst lange Zeit unterbleiben [93, 785, 786, 845, 870, 876]. Auch die venöse O_2-Sättigung wird bei Phenothiazinen oft erhöht gefunden [787, 845, 870 usf.]. Tritt jedoch mit der Entwicklung eines Kollaps in Vertikalposition eine Hypotonie mit Unterschreiten des kritischen Blutdrucks von 60—70 mm Hg auf, so ist das Atemzentrum in gleicher Weise wie die übrigen Hirnabschnitte durch zirkulatorische Hypoxie gefährdet, und bei hohen Dosen von Neuroplegika, wie bei tiefer Hypothermie, besteht ebenfalls die Gefahr einer Lähmung des Atemzentrums und außerdem einer zunehmenden Acidose und CO_2-Retention [1081].

Die besondere Bedrohung des unter dem Einfluß der genannten Mittel stehenden Organismus in Orthostase, oft auch bereits durch passives Aufrichten von 50—60°, mit starkem Abfall der beiden arteriellen Drucke auf manchmal extrem niedrige Werte mit allen daraus resultierenden Folgen für die Durchblutung der Vitalorgane ist bereits mehrfach erwähnt worden (Abb. 25). Als entscheidender Faktor muß der Verlust der normalen Kontrolle über die Venomotoren und Arteriomotoren betrachtet werden, sei es durch periphere, ganglionäre oder zentrale Hemmung der vasoconstrictorischen Fähigkeit und ihrer reflektorischen Vermittlung [950, 1059].

Die Unfähigkeit, den peripheren arteriellen Widerstand durch Arteriolenconstriction zu drosseln, führt gleichzeitig zu kaum behindertem Abstrom in das dehnungsfähige Volumenreservoir der Venen und zu starkem Abfall des mittleren Aortendrucks, der seinerseits druckpassiv Querschnitt und Stromstärke, besonders der Gefäße höher gelegener Gewebe, auf pathologisch niedrige Werte sinken läßt. Da auch die Venen ihre normale reflektorische Kontraktionsfähigkeit eingebüßt haben, ist der venöse Reflux stark eingeschränkt. Während sonst in den genannten Gefäßprovinzen bei Kollaps infolge venöser Insuffizienz [831, 1149] die orthostatische Zentralisation bei vermehrtem Abstrom in die dilatierten Niederdruckgefäße in der Lage ist, mit Erhalten des arteriellen Mitteldrucks noch eine Notversorgung der vitalen Gefäßprovinzen aufzubringen und den vermehrten Abstrom in die dilatierten Niederdruckgefäße und damit den endgültigen Zusammenbruch längere Zeit aufzuhalten, führen bei Ganglienblockern, Neuroplegika, Antihypertonika und Adrenalytika in entsprechender Dosis vermehrter Abstrom aus dem arteriellen System und zugleich verminderter Reflux aus den Venen zum Herzen oft in kürzester Frist zu einer derartig negativen Bilanz, daß das Herzzeitvolumen auf minimale Werte sinkt und das Leben besonders dann bedroht ist, wenn durch Fixation in Narkose das im Kollaps sonst eintretende passive Einnehmen der Horizontalen verhindert wird.

Da die besonders lebenswichtigen Pressoreceptorenreflexe auch in tiefer Narkose zwar abgeschwächt, nicht aber in Gegensatz zu verschiedenen anderen Kreislaufreflexen aufgehoben werden [550, 1266, 1270, 1412, 1413, 1417], kann auch, z. B. im Phenothiazinschlaf, manchmal anfangs ein sehr kurzfristiger frustraner Zentralisationsversuch kurz nach dem Aufrichten beobachtet werden, der aber meist nach wenigen Sekunden zusammenbricht (Abb. 25). Bei höheren Dosen dagegen entwickelt sich sofort in der vertikalen Position eine paralytische, hypodyname Kreislaufstörung. Zahlreiche andere reflektorische Umstellungen des Zirkulationssystems, so der überschießende arterielle Druckanstieg nach der Valsalvaschen Preßdruckprobe, die pressorische Kältereaktion und die Reflexantwort auf Schmerzreize sind bei Ganglienblockade aufgehoben oder sehr stark abgeschwächt [449]. Die Bedeutung der Muskelpumpe für den venösen Reflux, die eine periphere Vasoparalyse bis zu einem gewissen Grade zu kompensieren vermag, zeigt sich bei der Beobachtung, daß nach Ganglienblockade Umhergehen manchmal den Kollaps verhütet, während dieser bei ruhigem Stehen sofort einsetzt. Es entspricht der Erwartung, daß der Kreislauf unter Neuroplegika und Ganglienblockern eine weit größere Empfindlichkeit gegen Volumenverluste zeigt, die z. B. durch Aderlaß, Staumanschette an den Extremitäten oder Operationsblutungen usw. eintreten können, wie FREIS [500—503] experimentell nachgewiesen hat, und auf derartige Ereignisse mit starkem Blutdruckabfall reagiert. Die nach den Untersuchungen von REMINGTON u. WIGGERS [1155, 1538] über die Wirkung von Adrenolytika (Dibenamin) erhoffte günstige Beeinflussung von Kollapszuständen hat sich nicht bestätigt; zwar ist das durch Aderlaß entnehmbare Blutquantum im Tierexperiment wegen des erweiterten Niederdrucksystems und der Refluxänderung deutlich geringer als in Kontrollserien, aber die Überlebensquote wird dennoch verschlechtert, wie spätere Untersuchungen ergeben haben [483].

Außer der generalisierten peripheren Gefäßinsuffizienz und dem Kollaps bei Lagewechsel ist der Organismus unter dem Einfluß von Neuroplegika aber auch in Horizontallage durch die Wirkungsumkehr zahlreicher Sympathicomimetika gefährdet [350, 508, 550, 786, 787, 898, 1360]. Trotz der adrenolytischen Wirkung dieser Substanzen ist ihr Effekt auf den gesamten Kreislauf oder bestimmte Gefäßprovinzen nicht aufgehoben, dafür aber gleichzeitig die regulatorische Kompensation der auftretenden Blutdruckveränderungen stark eingeschränkt. Es kann nunmehr die geringe Dosis von 0,03 γ/kg Adrenalin bei i.v. Applikation genügen, um bereits in Horizontallage den systolischen und diastolischen Druck etwa 20 mm Hg absinken zu lassen [350, 550]. Gleichsinnig wirken auch Effortil und Sympatol [350, 550], so daß die Verwendung derartiger Medikamente bereits bei flacher Lagerung, erst recht aber bei orthostatischem Kollaps, statt des erwünschten therapeutischen Effektes den pathologischen Kreislaufzustand nur noch verschlechtert. Die bei Adrenalingabe im Phenothiazinschlaf während des zusätzlichen Blutdruckabfalls auftretende Frequenzzunahme trotz der eingeschränkten Reflexerregbarkeit des Kreislaufs und die formoscillatorischen Veränderungen der einzelnen Druckpulse im Sinne von Kollapspulsen [347] zeigen an, daß zusätzliche Gefäßprovinzen eröffnet worden sein müssen [550]. Die normalerweise bei kleinen Dosen uncharakteristische oder biphasische Adrenalinwirkung auf den Blutdruck ist die Resultante aus der constrictorischen Wirkung auf Hautorgan und Splanchnicusgefäße und der dilatorischen Wirkung auf die Arteriolen der Skeletmuskulatur. Am sonst unbeeinflußten Kreislauf halten sich bei kleinen Dosen beide Teileffekte etwa die Waage, und erst bei großen Dosen setzt sich die pressorische Wirkung durch. Da unter Ganglienblockern die Hautdurchblutung deutlicher als die Muskeldurchblutung gesteigert ist [503, 1182, 1234], darf angenommen werden, daß Adrenalin und seine Derivate mit der Dilatation der Muskelgefäße entscheidend zu dem Druckabfall beitragen, weil die Vasoparalyse der cutanen Provinzen die sonst hier eintretende kompensierende Constriction ausfallen läßt [550]. DUESBERG u. SPITZBARTH [350] warnen wegen der Gefahr unkontrollierbarer Blutdruckänderungen besonders vor der Anwendung der Phenothiazine bei Phäochromocytomen und vor allem bei deren Operation, da durch Manipulation am Tumor „intravenöse Injektion" von unvorhersehbaren Adrenalin-Noradrenalingemischen in großen Mengen zustande kommen können.

Von den bisher erprobten Kreislaufmitteln sind nur Noradrenalin und seine Derivate (Novadral, Aramin) in der Lage, den orthostatischen paralytischen Kollaps unter Ganglienblockern, Neuroplegika sowie Antihypertonika zu verhindern und zu bessern, doch manchmal vermögen auch größere Dauerinfusionen nicht den Ausgangsdruck der Horizontallage wieder einzustellen [350]. Vasopressin führt trotz seines peripher-muskulären Angriffspunktes in Phenothiazinnarkose nicht selten zu anfänglicher weiterer, wenn auch leichter, ursächlich nicht geklärter Blutdrucksenkung, die allerdings von einer mäßigen Steigerung des Druckes gefolgt ist. Ebenso wie durch die zur sog. potenzierten Narkose angewandten Dosen von Phenothiazinen die Adrenalinwirkung nicht aufgehoben wird, vermögen auch die Antihistamineigenschaften dieser Mittel den Kreislaufeffekt des Histamins nicht völlig zu unterdrücken, und Histamininjektionen führen zur Senkung des arteriellen Drucks [550, 1360] und Frequenzzunahme; Untersuchungen, ob quantitative Unterschiede des arteriellen Druckabfalls gegenüber dem Normalzustand bestehen, scheinen beim Menschen nicht vorzuliegen. Die depressorische Wirkung von Acetylcholin auf den Blutdruck ist ebenfalls trotz der parasympathicolytischen Qualitäten der Phenothiazinderivate vorhanden [350]. Dabei können sich infolge der Ausschaltung oder Einschränkung der normalen Selbststeuerung des Kreislaufs die sonst regelmäßig zu beobachtende Reflextachykardie und nach Aussetzen der Zufuhr der reaktive Blutdruckanstieg häufig nicht durchsetzen, so daß jetzt eher ein reiner Acetylcholineffekt auf die Herztätigkeit und den Kreislauf mit Bradykardie, Senkung des systolischen und diastolischen Blutdrucks zur Darstellung kommt, der sonst kaum zu erzielen ist [350, 550].

Zur Therapie der paralytischen Kollapszustände unter Neuro- und Ganglioplegica sind Noradrenalin (0,1—0,8 γ/kg/min) und seine Abkömmlinge am zweckmäßigsten, da sie allein in der Lage sind, in gesteuerter Dauerinfusion einem fatalen Blutdruckabfall wirksam zu begegnen (Abb. 25). Auch das neuerdings synthetisch hergestellte Hypertensin (0,03—0,2 γ/kg/min), das einen mehr als doppelt so starken pressorischen Effekt wie das Noradrenalin aufweist [137, 138, 547], stellt möglicherweise bei derartigen artifiziellen paralytischen Gefäßinsuffizienzen ein sehr wirksames Mittel dar, doch scheint seine Anwendbarkeit unter diesen Umständen noch nicht systematisch untersucht worden zu sein. Es sei betont, daß nach Möglichkeit der physikalischen Behandlung durch Horizontal- oder Kopftieflagerung vor der Anwendung pressorischer Mittel der Vorzug gegeben werden sollte, da die pharmakologisch bewirkte Restitution des arteriellen Drucks nicht unbedingt einen Maßstab für die Durchblutungsgüte aller lebenswichtigen Organe bedeutet. Diese können vielmehr einschließlich des Gehirns und mit Ausnahme allein der Coronargefäße an der peripheren Vasoconstriction durch Noradrenalin beteiligt sein [65], die zur erstrebten Steigerung des Aortendrucks führt. Wie weit sich, besonders hinsichtlich des Hirnkreislaufs, constrictorische Effekte einerseits und druckpassive Strombahnerweiterung andererseits auf das Zeitvolumen auswirken, dürfte für den klinischen Einzelfall und das Einzelorgan nur schwer zu übersehen sein. Allerdings zeigt die klinische Erfahrung, daß die Hirndurchblutung im allgemeinen von einer Blutdrucksteigerung durch pressorische Mittel profitiert. Die weitgehende Einschränkung der autonomen Kreislaufregulation, der Ausfall vasoconstrictorischer Kompensation und damit die Aufhebung der Fähigkeit zur Kreislaufzentralisation machen bei den besprochenen Pharmaka und den durch sie ausgelösten Kollapszuständen den frühzeitigen ausreichenden und kontinuierlichen Ausgleich etwa auftretender Volumenverluste noch wesentlich dringlicher als bei allen anderen Zuständen von Oligämie.

Pharmaka, vorwiegend Neuro- und Ganglioplegica, in geringerem Umfang auch Ganglienblocker [1535], die in der Lage sind, einen bedrohlichen Kollaps auszulösen, zugleich zur Therapie von anderen Kollapszuständen zu verwenden, mag auf den ersten Blick widerspruchsvoll erscheinen. Da diese Indikation zunächst von LABORIT [873, 874 usf.] und BÉNITTE [93] erarbeitet worden ist, seien die theoretischen Vorstellungen dieser Autoren kurz angeführt. LABORIT [874] knüpft an die Untersuchungen von REILLY [1135] und seiner Schule an, die sich mit der entscheidenden Rolle des vegetativen Nervensystems in der Gesamtheit der Abwehrmaßnahmen gegen Noxen aller Art befaßt haben, und verwandte Auffassungen zu den Theorien von SPERANSKY [1357] zeigen. Die Aggressionen im weitesten Sinne (analog dem Stressbegriff von SELYE [1308 usf.]), lokaler oder generalisierter Art (Toxine, Alkaloide, Salze, Reizung autonomer und animalischer Nerven, elektrische und mechanische Insulte usw.) sollen nach REILLY zu einer charakteristischen Reihenfolge von Ereignissen führen, nämlich Vasodilatation, Capillarhyperpermeabilität, Ödem, Stase, multiplen visceralen Zirkulationsstörungen und Infarkten, Blutungen, reticulohistiocytären Schädigungen und zuletzt Nekrosen. Es werden Frühreaktionen und nach weniger intensiven aber länger anhaltenden Schädigungen Spätreaktionen unterschieden. Die Frühreaktionen in ihrer Gesamtheit wurden von LABORIT und Mitarbeiter [873 usf.] als Schock oder Schockphänomen bezeichnet, womit eine erhebliche Ausweitung des üblichen Begriffs Schock und eine Identifizierung etwa mit dem Stressphänomen SELYES vorgenommen wurde, während sonst beim Terminus Schock (Choc) der angloamerikanischen und französischen Literatur im allgemeinen die vasculäre Insuffizienz hinsichtlich Volumen und Regulation gemeint ist.

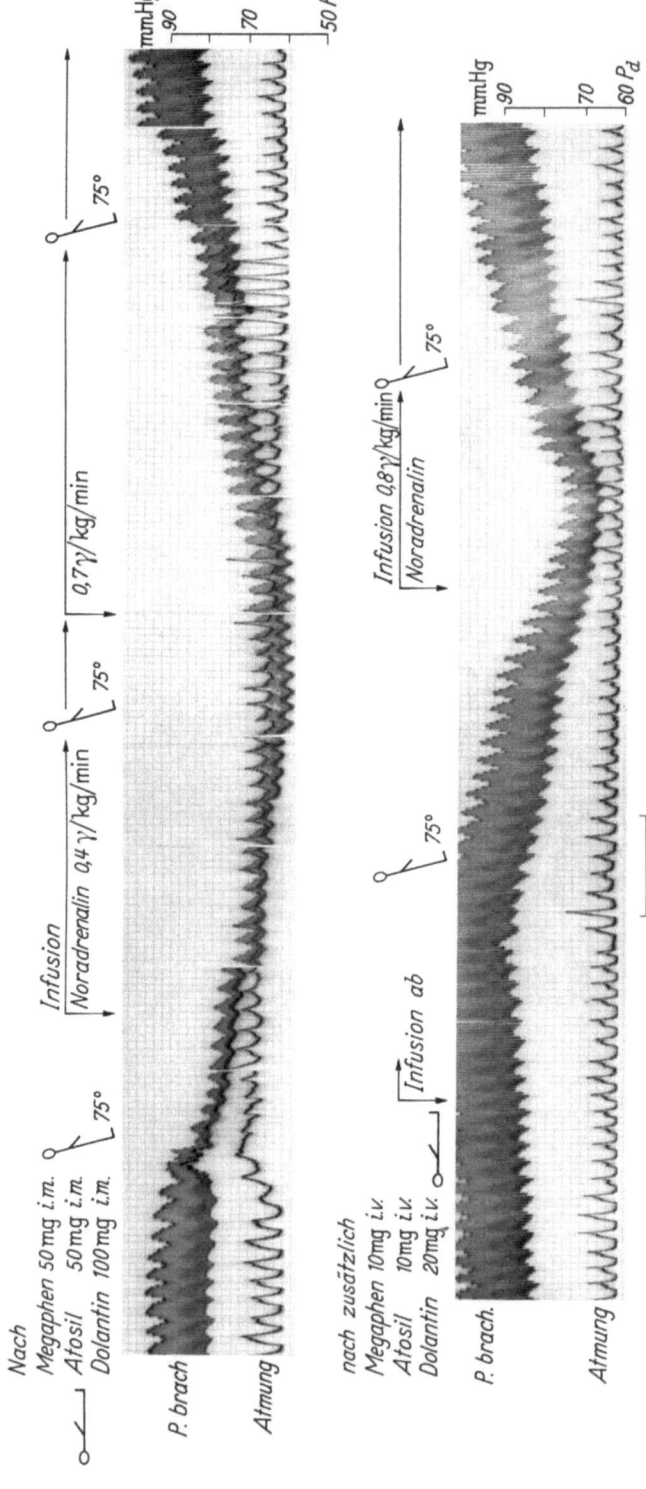

Abb. 25a. Schwerer orthostatischer Kollaps bei passivem Aufrichten unter dem Einfluß von Neuroplegica. Nach anfänglichem kurzen Zentralisationsversuch (beim ersten nach unten gerichteten Preil) beträchtliches Absinken des arteriellen Mitteldrucks, des systolischen und diastolischen Druckes sowie der Druckamplitude. Steigerung der Infusion von Noradrenalin führt trotz beibehaltener halbsteiler Lagerung zur Normalisierung des arteriellen Druckes, der in der Horizontallage die Ausgangswerte übersteigt. Wenige Minuten nach Absetzen des Medikamentes bei Aufrichten erneuter Kollaps und Normalisierung durch Noradrenalininfusion. Der in der letzten Zeile nach Absetzen der Infusion wiederum aufgetretene Kollaps ist durch Horizontallagerung auch ohne Medikament sofort zu beheben. Meßtechnik wie Abb. 22

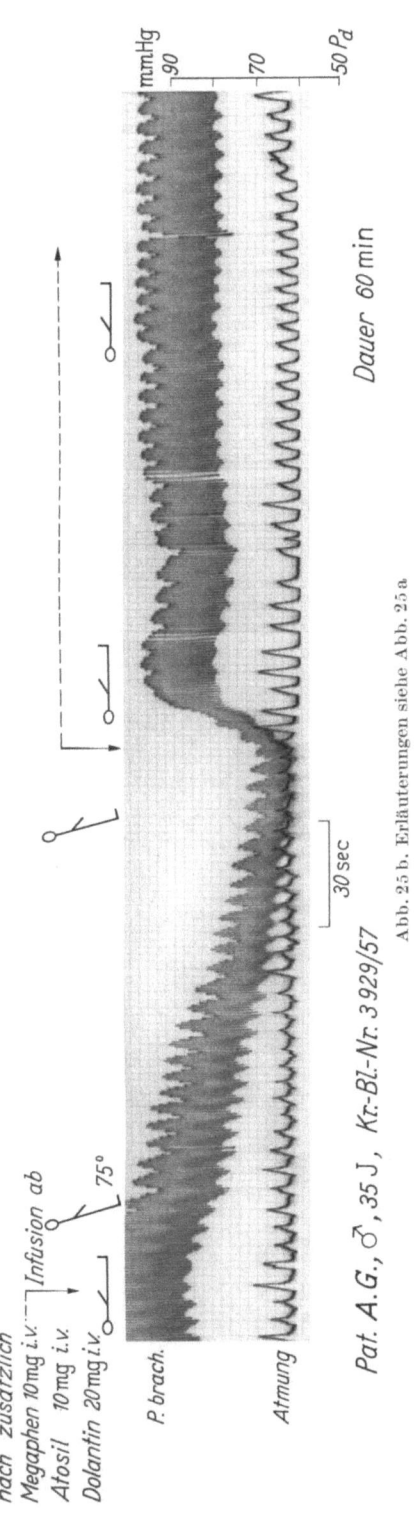

Abb. 25 b. Erläuterungen siehe Abb. 25 a

LABORIT und Mitarbeiter [*873* usf.] versuchten, ausgehend von der Vorstellung, daß der nachteilige biologische Effekt nach Aggression und Gleichgewichtsstörung sich aus den Komponenten Noxe plus Hyperaktivität des Organismus zusammensetzt, die maximale Abwehr medikamentös zu unterdrücken, um einen als günstig erachteten Indifferenzzustand zu erzielen. Zusätzlich wurde zur pharmakologischen, durch Kombination zahlreicher Mittel erzielten Neuro- und Ganglioplegie artifizielle Unterkühlung angewendet, und tierexperimentell zeigte sich, daß durch die chemotherapeutischen wie die kombinierten chemisch-physikalischen Maßnahmen die Überlebenszeit gegenüber vielfachen Schädigungen verbessert war, und auch klinisch ließen sich mit der „lytischen Therapie" günstige Erfolge erzielen. Der allgemein und seit langer Zeit geübten Therapie mit dem Ziel, unzweckmäßige und Energiereserven verbrauchende vegetative und animalische Aktivitätszustände mit schädlichen Reflexerregungen zu unterdrücken (etwa mit Opiaten oder Narkotica z. B. bei Myokardinfarkt oder bei Lungenembolie) stehen damit zahlreiche neuartige Mittel zur Verfügung, die nicht nur zentral, sondern auch peripher sedierend wirken. Wenn in diesem Zusammenhang LABORIT von der Anwendung der Neuro- und Ganglioplegica in der Schockbehandlung spricht, so bezeichnen er und seine Mitarbeiter als Schock in Erweiterung der üblichen Definition die Unfähigkeit des Organismus, sein durch Aggression verlorenes Gleichgewicht wiederzufinden. Schock ist nach ihrer Definition die Störung aller Lebensfunktionen, wobei allerdings die Zirkulationsstörungen und das Kreislaufversagen einen wichtigen Faktor darstellen. Der große Wert einer derartigen Kombinationstherapie mit neuroplegischen Mitteln hat sich erwiesen, und die zahlreichen Indikationen auf den verschiedensten Fachgebieten sind inzwischen erarbeitet worden. Jedoch handelt es sich dabei eigentlich weniger um eine „Schocktherapie" im engeren Sinne, d. h. eine primär auf die Behandlung eines definierten zirkulatorischen Versagens gerichtetes Vorgehen, wie es hier vorwiegend besprochen werden soll.

Daneben existiert eine gezielte und in ihrer Anwendung eng umschriebene Kollapsbehandlung mit Neuroplegika [*786, 816, 1535*]. Ein Spannungskollaps, besonders nach Volumenverlusten, vermag nach längerem Bestehen derartig fixiert zu sein, daß die einmal entwickelte und stark ausgeprägte Zentralisation auch dann nicht oder kaum durchbrochen werden kann, wenn die auslösende Ursache durch adäquate Volumensubstitution beseitigt worden ist [*347, 348*]. Unter diesen Umständen führt der Flüssigkeitsersatz zu stärkerer und am Hautorgan deutlich erkennbarer Füllung des Niederdrucksystems, Schwellung der Venen der proximalen Abschnitte der Körperoberfläche und Zunahme der Lungenblutmenge, evtl. sogar mit der Gefahr des Lungenödems, ohne daß der Kreislaufzustand insgesamt eine Besserung, kenntlich an Amplitudenvergrößerung, zunehmendem systolischen und abnehmendem diastolischen Druck sowie Verringerung der Herzfrequenz zeigt. Dieser an eine myokardiale Insuffizienz erinnernde Zustand ist jedoch weniger durch Herzversagen als vielmehr durch den extremen Kontraktionszustand des arteriellen Systems bestimmt. WIEMERS [*1535*] unterscheidet daher eine reversible von einer irreversiblen Zentralisation. Die früher zur Therapie verwendeten Spasmolytika [*347*] waren in der Folgezeit von vasodilatierenden Sympathicomimetica (Vasculat, Dilatol) abgelöst worden, die sich zur Durchbrechung der fixierten Zentralisation als wertvoll erwiesen hatten [*353, 849*]. Gestützt auf tierexperimentelle und ausgedehnte klinische Erfahrungen [*786, 816*] scheinen auch bei hochgradigem Spannungskollaps, der sich gegenüber der bisherigen Therapie als resistent erweist, Phenothiazinderivate einen günstigen Effekt zu haben [*1430*], und WIEMERS [*1535*] sieht in den Neuroplegika unter diesen Umständen das Mittel der Wahl. Es muß allerdings ganz besonders hervorgehoben werden, daß eine solche Medikation mit differenten und langwirkenden Substanzen in der Zentralisation einen zunächst biologisch sinnvollen und lebenserhaltenden Zustand zerschlägt, und daher absolut kontraindiziert ist, wenn nicht eine reichliche Volumenzufuhr parallel geht, eine sorgfältige ärztliche Überwachung stattfindet und der Patient vor unzweckmäßigem Lagewechsel behütet wird. Unter diesen Bedingungen kann mit der Aufhebung des Spannungskollaps durch Neuroplegika und der nunmehr freigegebenen Hautdurchblutung neben der Normalisierung der Stromstärke der Vitalorgane auch die mit der Zentralisation häufig einhergehende und wegen der Stoffwechselsteigerung der inneren Organe gefährliche Kernhyperthermie wirksam bekämpft werden [*1535*].

Ob die gleichfalls von verschiedenen Autoren bereits diskutierte Phenothiazintherapie anderer Kollapsformen [*786*] zweckmäßig und vertretbar ist, muß vorerst dahingestellt bleiben, ehe nicht systematische tierexperimentelle und klinische Untersuchungen hierüber vorliegen. Auf die Tatsache, daß auch nach Ganglienblockern allergische Reaktionen auftreten und in die Regulation eingreifen können, sei am Rande verwiesen [*397*].

5. Kollaps bei Curare

Im Anschluß an die Ganglienblocker und Neuroplegika soll der sog. Curareschock den Sonderformen des paralytischen Kollaps zugeordnet werden, da er der genannten Gruppe hämodynamisch weitgehend entspricht und auch kausal enge Beziehungen hierzu aufweist. FREY [*507, 509*] hat die peripheren und zentralen Effekte des d-Tubocurarin und anderer Muskelrelaxantien, besonders unter den klinischen Gesichtspunkten, ausführlich dargestellt. Hier sei vorwiegend auf die Kreislaufeffekte der intra operationem angewendeten Curarederivate eingegangen [*1536*]. Während nach STEINKE [*1382, 1383*] bei Dosen bis 0,3 mg/kg d-Tubocurarin bedeutsame Blutdrucksenkungen meist vermißt werden, sind nach größeren Dosen tierexperimentell, unter anderem von HEYMANS [*732*], EVERETT

[*424*] sowie ERDMANN u. MERCKER [*409*] und beim Menschen von GROB [*631*] und THOMAS [*1421*] z. T. ausgeprägter arterieller Drucksturz und gelegentlich bedrohliche Kollapszustände berichtet worden. Während in einer großen klinischen Untersuchungsreihe unmittelbar nach einer Gesamtdosis von 15 mg Curarin der systolische Druckabfall beim Menschen nur bis 24 mm Hg betrug, war nach THOMAS [*1421*] diese Drucksenkung mit steigender Dosis zunehmend größer und bei 40 mg fiel der systolische Druck maximal um 67 mm Hg ab. Dabei sank gleichzeitig der diastolische Druck ebenfalls sofort nach der Injektion, zwar nicht im absoluten Betrag, jedoch prozentual etwa gleich, und erreichte Minimalwerte von 40 und 30 mm Hg. Die Druckamplitude verkleinerte sich infolge der geringeren Reduktion des Minimaldrucks. In diesen Fällen eines ausgeprägten Kollaps war die Erholung der Blutdruckwerte deutlich verzögert im Vergleich zu der relativ schnellen Restauration bei geringeren Dosen, und z. T. war erst nach 30—50 min der Ausgangswert wieder erreicht. Insgesamt zeigten von 136 Patienten 117 einen mehr oder weniger ausgeprägten arteriellen Druckabfall [*1421*], wobei außer der Dosisabhängigkeit und beträchtlichen individuellen Reaktionsschwankungen die erhöhte Kollapsneigung der schwerer erkrankten Patienten auffiel. Auch MERCKER und Mitarbeiter [*409*] sowie STEINKE und Mitarbeiter [*1382, 1383*] beobachteten im Tierexperiment stärkeren arteriellen Druckabfall bis zu schwerem Kollaps. Die Herzfrequenz nimmt währenddessen keineswegs regelmäßig zu, es werden im Gegenteil oft unveränderte Schlagzahl oder stärkere Bradykardie beschrieben. Auch bei eigenen Untersuchungen am wachen Carotisschlingenhund wurde in einem Fall nach 0,3 mg/kg Tubocurarin ein schwerer Kollapszustand mit starkem arteriellen Drucksturz und Bradykardie beobachtet, der trotz künstlicher Beatmung innerhalb kurzer Frist zum Tode des Tieres führte [*553*]. Zur Frage des Wirkungsmechanismus ist von Interesse, daß offenbar die Histaminfreisetzung durch Curare nicht die Ursache des peripheren Kreislaufversagens ist, denn nach STEINKE waren durch Antihistaminika bei derartigen Zuständen wohl die pulmonalen Symptome (Bronchospasmus, Sekretionssteigerung) zu hemmen, in keinem Fall aber der Kreislaufkollaps. Vielmehr dürfte die bei höheren Curaredosen auch vorhandene ganglienblockierende Wirkung die wahrscheinlichere Erklärung des zirkulatorischen Versagens darstellen [*1382, 1383*]. Ein zentraler Effekt scheint ursächlich aber auch in Betracht zu kommen [*1082*].

Während bei den üblichen therapeutischen Dosen in normaler Reaktionslage stärkere Kreislaufeffekte durch Curarederivate und d-Tubocurarin nicht zu erwarten sind, können bei Überdosierung, bei individueller Überempfindlichkeit, renaler Ausscheidungsstörung und Hypoxie oder Hyperkapnie schwere paralytische Kollapszustände auftreten [*1382, 1383*], deren Behandlung am zweckmäßigsten mit Infusionen von Noradrenalin und verwandten Mitteln, gegebenenfalls über längere Zeit, erfolgt. Stets sind andere Ursachen einer Hypotonie (z. B. Überdruckbeatmung) auszuschließen, ehe eine Curarewirkung angenommen werden darf.

6. Mischformen (Paralytischer Kollaps mit Oligämie)

Sowohl der typische paralytische Kreislaufkollaps (z. B. bei febrilen Infekten) als auch die Sonderformen von Zirkulationsversagen infolge peripherer Gefäßparalyse (u. a. bei Ganglio- und Neuroplegika) können in ihren Charakteristika vielfache Modifikationen erfahren, wenn Komplikationen dieser sonst isovolämischen Kollapszustände gelegentlich eine zusätzliche Hypovolämie herbeiführen. Die stark eingeengte Regulationsbreite des Gefäßsystems durch die zur Temperaturregulation erforderliche Hautgefäßdilatation bei febriler paralytischer Kreislaufinsuffizienz und die medikamentöse Lähmung zahlreicher Gefäßprovinzen bei Ganglienblockern oder Neuroplegika unterbinden die normale vasoconstrictorische Antwort auf Verluste intravasculärer Flüssigkeit oder schwachen sie ab. Die Unfähigkeit, regulatorisch wichtige große Widerstandsteilgebiete zur Kreislaufzentralisation heranzuziehen, gefährdet diese Kranken in hohem Maße, wie bereits für das Beispiel des Hitzekollaps bei zusätzlichem Flüssigkeitsverlust besprochen worden ist. Eine ähnliche pathophysiologische Situation liegt der geläufigen Beobachtung zugrunde, daß die Gefahr des Kollaps bei fieberhaften Infekten am größten ist, wenn unter Temperatursturz profuse Schweißausbrüche einsetzen; oft handelt es sich allerdings bei kritischer Entfieberung auch um einen Entspannungskollaps mit niedriger Herzfrequenz (s. auch unter Ohnmacht und Kippmechanismen).

Als Beispiel der zahlreichen Kombinationsformen von paralytischem Kollaps mit Hypovolamie seien weiterhin Darmblutungen bei Typhus, intraoperative Blutung bei Ganglienblockade und Exsiccose bei langfristiger Behandlung mit Neuroplegika (Phenothiazinen) genannt. Auch die Oligämie während gleichzeitiger peripherer Gefäßparalyse bei der Addisonkrise kann als Kollapszustand durch das Zusammentreffen dieser beiden Faktoren angesehen werden. Die jeweils unterschiedliche kausale Genese bestimmt im Einzelfall die Therapie, und adäquater Volumenersatz hat den Vorrang vor gleichzeitiger medikamentöser Behandlung.

Schlußwort

In der vorliegenden Abhandlung wurde der Versuch unternommen, die Pathogenese, Pathophysiologie und Klinik des Kreislaufkollaps unter Berücksichtigung der Therapie darzustellen. Darüber hinaus sind auch diejenigen Kreislaufzustände besprochen worden, die an sich noch nicht als vasomotorische Insuffizienz oder Kollaps im strengen Sinne zu bezeichnen sind, jedoch zum Teil als Grenzbereich physiologischer Regulationen, teils als Begleitphänomene von Erkrankungen den Ansatz zu Zirkulationsversagen als Präkollaps oder latente Gefäßinsuffizienz in sich bergen und damit entweder durch quantitative Steigerung oder durch zusätzliche Noxen zum endgültigen Versagen und zum Kollaps disponieren, dessen Einsetzen sowohl kontinuierlich als auch abrupt erfolgen kann.

Als Kreislaufkollaps wurden diejenigen Zustände definiert, die vorwiegend durch Versagen der Gefäßperipherie zustandekommen. Das auftretende Mißverhältnis zwischen Füllung und Kapazität muß sich in einem geschlossenen System zwar stets auf die gesamte periphere Blutbahn auswirken, jedoch können unter bestimmten Bedingungen die pathophysiologischen Veränderungen und die Symptome des Hoch- und des Niederdrucksystems unterschiedlich in den Vordergrund treten. Die Tatsache, daß das Herz und die Gefäße phylogenetisch, embryologisch und in ihren physiologischen Aufgaben eng verbunden und als geschlossene Funktionseinheit ohne einander im Gesamtorganismus über längere Zeit nicht aktionsfähig sind, macht verständlich, daß Störungen seitens des einen Partners kaum ohne unterschiedliche Rückwirkung auf den anderen bleiben können. Daraus ergibt sich, daß eine strenge Einhaltung der gegebenen Definition nicht immer möglich ist. Da die Trennung der kardiovasculären Funktionseinheit und die bevorzugte Betrachtung der Gefäßperipherie bei der Diskussion des Kollapsproblems zwar unvermeidbar ist, jedoch einen Kunstgriff zugunsten der Systematik darstellt, war es notwendig, auch auf bestimmte Kollapszustande näher einzugehen, die primär durch pathologische Veränderungen am Herzen ausgelöst worden sind.

Eine graduelle Abtrennung der Gefäßinsuffizienz oder Vasomotorenschwäche als leichtere Formen und des Kollaps und Schocks als quantitativ schwereres vasales

Versagen erscheint wegen der oft fließenden Übergänge, der großen individuellen Reaktions- und Toleranzvarianten und besonders wegen Fehlens allgemein akzeptierter Kriterien schwer durchführbar.

Aus der Geschichte der Kollapsforschung darf abgeleitet werden, daß ein „natürliches System", d. h., eine einfache, durch anatomische oder physiologische Fakten von der Natur eindeutig vorgezeichnete, markante und dadurch von allen Untersuchern anerkannte Einteilung nicht vorzuliegen scheint. Dennoch fordern das menschliche Denken, die experimentelle Forschung, die Notwendigkeit der Verständigung und nicht zuletzt die praktischen Gesichtspunkte der klinischen Therapie Ordnungsschemata, die hinsichtlich des Kreislaufkollaps in großer Anzahl vorgelegt worden sind. In der hier durchgeführten Untersuchung wurde als Einteilungsprinzip die von DUESBERG u. SCHROEDER vorgenommene Unterscheidung in Spannungskollaps (Zentralisation), Entspannungskollaps und paralytischen (febrilen) Kollaps zugrunde gelegt, die der Vielfalt der Insuffizienzmöglichkeiten durch Regulationsstörungen der arteriellen und venösen Kreislaufabschnitte mit oder ohne Volumenverlust am ehesten gerecht werden dürfte und mit dieser Nomenklatur zugleich die Beschreibung des aktuellen formalen Zustandes der Gesamtzirkulation und den Hinweis auf den pathogenetischen Mechanismus verknüpft. Diese drei Kollapsgruppen wurden jeweils nach weiteren Kriterien unter besonderer Berücksichtigung des pathogenetisch häufig bedeutsamen Faktors des intravasalen Gesamtvolumens weiter unterteilt. Die von zahlreichen Untersuchern angewendete Definition der Kollapszustände mit einer Systematik nach den übergeordneten Kriterien des Volumens und des venösen Refluxes erschien weniger zweckmäßig, da neben Gefäßinsuffizienzen infolge von vermindertem Rückstrom zum Herzen solche mit nicht entscheidend verändertem und solche mit z. T. hochgradig gesteigertem Herzzeitvolumen stehen, und ein Kollaps ebenso primär durch arterielle Widerstandsminderung mit Aortendruckabfall wie durch Refluxreduktion aus den Venen mit Minutenvolumenabfall eintreten kann. Auf die unterschiedlichen Begriffsbestimmungen und Auffassungen zahlreicher Autoren wurde in den verschiedenen Abschnitten der vorliegenden Darstellung Bezug genommen; ihre ausführliche und literarisch vollständige Wiedergabe würde den gesetzten Rahmen weit überschritten haben. Obwohl die Literatur über Kollapszustände angesichts ihres außerordentlichen Umfangs kaum zu übersehen ist, wurde im Bereich des Möglichen versucht, die vielfältigen Befunde anderer Untersucher zu erfassen und zu würdigen; jedoch mußte diesen Bemühungen um Vollständigkeit aus den dargelegten Gründen der Erfolg versagt bleiben.

Bei der Beschreibung biologischer Sachverhalte und dem Versuch ihrer Systematisierung verringert sich die Wahrscheinlichkeit, daß die Ordnungsprinzipien eines solchen Systems die Einzelfälle vollkommen wiedergeben mit der Zahl der jeweils vorhandenen unabhängigen Variablen. Letztere ist beim Kranken mit Kreislaufkollaps auch dann noch sehr groß und in ihrer Gesamtheit nie gleichzeitig erfaßbar, wenn allein die funktionellen und organischen Veränderungen des physischen Bereichs oder sogar ausschließlich die Abweichungen der Funktion des Zirkulationssystems betrachtet werden. Jede Systematik der Kollapszustände wird daher angesichts der Fülle biologischer Möglichkeiten dem Individualfall nur unvollkommen gerecht werden können. Dennoch besteht unverändert die Notwendigkeit, die ständig wiederkehrenden pathophysiologischen Grundformen nach bestimmten Prinzipien zu ordnen und unter Vernachlässigung von Einzelfaktoren das Allgemeingültige hervorzuheben, da es nur gestützt auf eine derartige Ordnung gelingen kann, die oft schnelle Entschlüsse fordernde Situation zu durchdenken und die zusätzlichen jeweiligen Besonderheiten in die Überlegungen mit einzubeziehen. Allein unter diesen Bedingungen kann das gezielte therapeutische Handeln Aussicht auf Erfolg haben.

Literaturverzeichnis

1. ADOLPH, E. F.: The initiation of sweating response to heat. Amer. J. Physiol. **145,** 710 (1946).
2. — and W. B. FULTON: The effects of exposure to high temperatures upon the circulation in man. Amer. J. Physiol. **67,** 573 (1923/24).
3. ALEXANDER, B.: Tissue thiamine in hemorrhagic shock. J. clin. Invest. **23,** 259 (1943).
4. ALEXANDER, R. S.: Reflex alterations in venomotor tone produced by venous congestion. Circulat. Res. **4,** 49 (1956).
5. — Venomotor tone in hemorrhage and shock. Circulat. Res. **3,** 181 (1955).
6. — The influence of constrictor drugs on the distensibility of the splanchnic venous system, analyzed on the basis of an aortic model. Circulat. Res. **2,** 140 (1954).
7. — The participation of the venomotor system in pressure reflexes. Circulat. Res. **2,** 405 (1954).
8. — Influence of the diaphragma upon portal blood flow and venous return. Amer. J. Physiol. **167,** 738 (1951).
8a. ALLGÖWER, M., in „Lehrbuch der Chirurgie" von H. HELLNER, R. NISSEN u. K. VOSSCHULTE. Thieme, Stuttgart 1957. VII. Schock. S. 104.
8b. — Der traumatische Schock. Ergebn. Chir. Orthopad. **41,** 1 (1958).
9. ALTEMEIER, W. A., R. L. COITH and W. R. CULBERTSON: Parenteral and intestinal absorption of antibiotics in traumatic shock. Arch. Surg. (Chicago) **63,** 403 (1951).
10. ALTMANN, F.: Die diagnostische Bedeutung des Schwindels. Wien. klin. Wschr. **70,** 675 (1958).
11. — Morbus Menière. Fortschr. Hals-Nas.-Ohrenheilk. **2,** 1 (1955).
12. — Morbus Menière. Mschr. Ohrenheilk. **86,** 257 (1952).
13. ALTSCHULE, M. D., A. S. FREEDBERG and M. J. MCMANUS: Circulation and respiration during episode of chill and fever in man. J. clin. Invest. **24,** 878 (1945).
14. ALVAREZ, W. C.: The dumping syndrome. Gastroenterology **13,** 212 (1949).
15. ANDERSON, D. P., W. J. ALLEN, H. BARCROFT, O. G. EDHOLM and G. W. MANNING: Circulatory changes during fainting and coma caused by oxygen lack. J. Physiol. (Lond.) **104,** 426 (1946).
16. ANDREWS, W. H. H.: The blood flow of the liver. Brit. med. Bull. **13,** 82 (1957).
17. ANSCHUTZ, H. F., u. H. CHR. DRUBE: Über den Fehler der auskultatorischen Blutdruckmessung nach RIVA-ROCCI-KOROTKOFF bei Kreislaufumstellungen. Verh. dtsch. Ges. Kreisl.-Forsch. **20,** 278 (1954).
18. ARNOLD, K.: Medizinische Probleme des Raumflugs. Ärztl. Mitt. (Köln) **34,** 1037 (1957).
19. ARNOLD, O. H., u. H. PFISTERER: Die Behandlung des Hochdrucks mit blutdrucksenkenden Stoffen. Z. Kreisl.-Forsch. 7/8, 265 (1954).
20. ARNOLD, P., and M. L. ROSENHEIM: Effect of pentamethonium iodide on normal and hypertensive persons. Lancet **2,** 321 (1949).
21. ASCHIERI, F.: Venose Kreislaufstorungen bei arteriovenösen Fisteln und Anastomosen. Medizinische **1959,** 1425.
22. ASCHNER, B.: Über einen bisher noch nicht beschriebenen Reflex vom Auge auf Kreislauf und Atmung. Verschwinden des Radialispulses bei Druck auf das Auge. Wien. klin. Wschr. **21,** 1529 (1908).
23. ASCHOFF, J.: Warmeaustausch mit Hilfe des Kreislaufes. Dtsch. med. Wschr. **84,** 1509 (1959).
24. — Die Extremitäten als Effektoren der physikalischen Temperaturregulation. Wien. med. Wschr. **108,** 404 (1958).
25. — Hauttemperatur und Hautdurchblutung im Dienste der Temperaturregulation. Klin. Wschr. **36,** 193 (1958).
26. — Regelgroßen des Kreislaufs in „Regulationsstorungen des Kreislaufs", S. 2. Darmstadt: Steinkopff 1955.
27. — Hundert Jahre Homoiothermie. Naturwissenschaften **35,** 235 (1948).
28. — u. F. KAEMPFFER: Über den Warmedurchgang durch die Haut und seine Änderung bei Vasokonstriktion. Pflügers Arch. ges. Physiol. **249,** 112 (1947).

29. Askey, J. M.: Hemiplegia following carotid sinus stimulation. Amer. Heart J. **31**, 131 (1946).
30. Asmussen, E., u. M. Nielsen: Cardiac output during muscular work and its regulation. Physiol. Rev. **35**, 778 (1955).
31. Assali, N. S., S. A. Kaplan, S. J. Foman, R. A. Douglass and Y. Tada: The effect of high spinal anesthesia on the renal hemodynamics and the excretion of electrolytes during osmotic diuresis in the hydropenic normal pregnant woman. J. clin. Invest. **30**, 916 (1951).
32. Aub, J. C., P. C. Zamecnik and I. T. Nathanson: Physiologic action of clostridium oedematiens (Novyi) toxin in dogs. J. clin. Invest. **26**, 404 (1947).
33. — Toxic factor in experimental traumatic shock. New Engl. J. Med. **231**, 71 (1944).
34. Auinger, W., H. Braunsteiner, F. Kaindl, F. Salzmann u. W. Weissel: Blutverlust und Blutersatz in ihrer Wirkung auf den Pulmonalarteriendruck. Wien. Z. inn. Med. **33**, 67 (1952).
35. Aviado, D. M., and C.F.Schmidt: Cardiovascular and respiratory reflexes from the left side of the heart. Amer. J. Physiol. **196**, 726 (1959).
36. — — Reflexes from stretch receptors in blood vessels, heart and lungs. Physiol. Rev. **35**, 247 (1955).
37. — A. Cerletti, J. Alanis, P. H. Bulle and C. F. Schmidt: Effects of anoxia on pressure, resistance and blood (P_{32}) volume of pulmonary vessels. Amer. J. Physiol. **169**, 460 (1952).
38. — u. C. F. Schmidt: Respiratory burns with special reference to pulmonary edema and congestion. Circulation **6**, 666 (1952).
39. Bader, W., W. Brose u. H. Schaefer: Über phasische Reaktionen am Kreislauf. Arch. Kreisl.-Forsch. **18**, 111 (1952).
40. Bar, C. G., u. K. Bachmann: Die Änderung des zentralen Blutvolumens unter Ganglienblockade und ihr Nachweis durch Farbstoffverdünnungskurven. Z. Kreisl.-Forsch. **48**, 529 (1959).
41. Balikow, B.: Orally administered antibiotics in burn shock. Amer. J. Physiol. **197**, 705 (1959).
42. Bansi, H. W.: VI. Krankheiten des hyperthyreotischen Formenkreises. Der Morbus Basedowi, die Thyreotoxikose. Handb. inn. Med. VII, 1, S. 612. Berlin-Gottingen-Heidelberg: Springer 1955.
43. — Herz-Kreislaufbeteiligung bei endokrinen Krankheiten. Nauheimer Fortbildungslehrgänge **20**, 87. Darmstadt: Steinkopff 1955.
44. — J. Kracht, U. Kracht u. J. Meissner: Zur Entstehung des Morbus Basedow. Dtsch. med. Wschr. **78**, 256 (1953).
45. — Ist der Kollaps ein hämodynamisches Problem? Verh. dtsch. Ges. Kreisl.-Forsch. **11**, 255 (1938).
46. — u. G. Groscurth: Die Kreislaufleistung beim Basedow und Myxödem. Z. klin. Med. **116**, 38 (1931).
47. Barbey, K., u. W. Kutscha: Über Veränderungen des Phonocardiogramms bei orthostatischer Kreislaufbelastung. Pflügers Arch. ges. Physiol. **270**, 35 (1959).
48. Barcroft, H.: Die Ohnmacht. Triangel, Z. f. med. Wissenschaft, Nurnberg III, 53 (1957).
49. — K. D. Bock, H. Hensel u. A. H. Kitchin: Die Muskeldurchblutung des Menschen bei indirekter Erwärmung und Abkuhlung. Pflugers Arch. ges. Physiol. **261**, 199 (1955).
50. — and H. J. C. Swan: Sympathetic control of human blood vessels. London: Arnold 1953.
51. — Some problems of innervation. Visceral Circulation, Ciba Symposion London 1952, 165.
52. — Noradrenaline in hypotensive states. Lancet **1951**, 854.
53. — and H. Konzett: Nor-Adrenaline, adrenaline, isopropyl-noradrenaline; influence on circulatory system in man. J. Physiol. (Lond.) **110**, 194 (1949).
54. — u. O. G. Edholm: Temperature and blood flow in the human forearm. J. Physiol. (Lond.) **104**, 366 (1946).
55. — — On the vasodilatation in human skeletal muscle during posthaemorrhagic fainting. J. Physiol. (Lond.) **104**, 161 (1945).
56. — — J. McMichael and E. P. Sharpey-Schafer: Posthaemorrhagic fainting: study by cardiac output and forearm flow. Lancet **246**, 489 (1944).
57. Barcroft, J.: Features in the architecture of physiological function. Cambridge: Univ. Press 1934.
58. — and L. T. Poole: The blood in speen pulp. J. Physiol. (Lond.) **64**, 23 (1927).
59. — and E. K. Marshall: Note on the effect of external temperature on the circulation in man. J. Physiol. (Lond.) **58**, 145 (1923/24).
60. — C. A. Binger, A. V. Bock, J. H. Doggart, H. S. Forbes, G. Harrop, J. C. Meakins and A. Redfield: Observations upon the effect of high altitude on the physiological

processes of the human body out in the Peruvian Andes, chiefly at Cerro de Pasco. Phil. Trans. Roy-Soc. London B. **211,** 351 (1923).
61. BARLOW, G.: Comparison of the intravascular mixing and disappearance of radiosodium, radiopotassium and T 1824. Circulat. Res. **5,** 419 (1957).
62. BARLOW, R. B., and H. R. ING: Curare-like action of polymethylene bisquaternary ammonium salts. Nature (Lond.) **161,** 718 (1948).
63. BARLOW, T. E.: Vascular patterns in the alimentary canal. Visceral Circulation 1952; Ciba Symposion London. pag. 21.
64. BARNETT, A. J.: Severe orthostatic hypotension: Case report and description of response to sympathicomimetic drugs. Amer. Heart J. **56,** 412 (1958).
65. — R. B. BLACKET, A. E. DEPORTER, P. H. SANDERSON and G. M. WILSON: The action of noradrenaline in man and its relation to phaeochromocytoma and hypertension. Clin. Sci. **9,** 151 (1950).
66. BARTELHEIMER, H.: Symptomatologie und Therapie des diabetischen Koma. Dtsch. med. Wschr. **84,** 897 (1959).
67. BARTTER, F. C., E. G. BIGLIERI, P. PRONOVE and C. S. DELEA: Effect of changes in intravascular volume on aldosterone secretion in man. Internat. Sympos. on Aldosterone, p. 100. London: Churchill 1958.
68. BASEDOW, K. A. v.: Caspers Wschr. f. d. ges. Heilk. 769 (1848); 414 (1849). Zit. n. H. W. BANSI Hdb. Inn. Med. VII, **1,** 612 (1955).
69. BAUEREISEN, E., H. BÖHME, H. KRUG, U. PEIPER u. L. SCHLICHER: Die Aussagekraft intracardialer Druckmessungen für das Anpassungsverhalten des Herzens in situ. Z. Kreisl.-Forsch. **48,** 372 (1959).
70. — Die Kreislaufwirkung intraarterieller und intravenöser Infusionen im hämorrhagischen Schock. Z. ges. inn. Med. **13,** 390 (1958).
71. BAVINK, B.: Ergebnisse und Probleme der Naturwissenschaften. Zurich: Hirzel 1949.
72. BAYER, O., S. EFFERT u. R. SCHUNK: Wirkung von Peripherin „Homburg" auf den großen und kleinen Kreislauf des Menschen. Naunyn-Schmiedeberg's Arch. exp. Path. Pharmak. **217,** 351 (1953).
73. — Die Bedeutung der morphologischen Struktur für die Kreislaufdynamik. Arch. Kreisl.-Forsch. **15,** 284 (1949); **16,** 82 (1950).
74. BAYLISS, W. M.: The action of gum acacia on the circulation. J. Pharmacol. exp. Ther. **15,** 29 (1920).
75. — Transfusion Media. Zit. n. C. J. WIGGERS (1950). Med. Res. Comm. (G. B.) Spec. Rep. Ser. Nr. 25, I, 5 (1919).
76. BAZETT, H. C.: Physiology of human heat regulation. Ed. L. H. NEWSBURGH. Philadelphia: Saunders 1950.
77. — L. LOVE, E. S. MENDELSON and L. H. PETERSON: Cooling effect of peripheral venous blood. Fed. Proc. Amer. Physiol. Soc. **6,** 76 (1947).
78. — Council on physical therapy. The effect of heat on the blood volume and circulation. J. Amer. med. Ass. **111,** 1841 (1938).
79. BEARN, A. G., B. BILLING and SH. SHERLOCK: The effect of adrenaline and noradrenaline on hepatic blood flow and splanchnic carbohydrate metabolism in man. J. Physiol. (Lond.) **115,** 430 (1951).
80. — O. G. EDHOLM and SH. SHERLOCK: Hepatic blood flow and carbohydrate changes in man during fainting. J. Physiol. (Lond.) **115,** 442 (1951).
81. BEATTY, C. H.: Effect of hemorrhage on lactate / pyruvate ratio and arterial-venous differences in glucose and lactate. Amer. J. Physiol. **143,** 579 (1945).
82. BEECHER, H. K.: The physiologic effects of wounds. U. S. Government Printing Office, Washington 1952.
83. — Problems of sedation and anaesthesia in the shock patient. Symposion on shock 1951, 12 Army Medical Service Graduate School, Washington 12 D. C.
84. — Resuscitation and anesthesia for wounded men: the management of traumatic shock. Springfield (Ill.): Thomas 1949.
85. — H. S. BENNET and D. L. BASSET: Circulatory effects of increased pressure in the airway. Anesthesiology **4,** 612 (1943).
86. — and C. A. MOYER: Mechanisms of respiratory failure under barbiturate anesthesia (Evipal, Pentothal). J. clin. Invest. **20,** 549 (1941).
87. BEIGLBÖCK, W., u. F. ODENTHAL: Kreislaufstudien mit radioaktivem Jod zur Untersuchung gefäßwirksamer Mittel. Dtsch. med. Wschr. **79,** 944 (1954).
88. — Über die Beeinflussung der Ergotamingangran bei der Ratte durch Butylsympatol (Vasculat). Naunyn-Schmiedeberg's Arch. exp. Path. Pharmak. **217,** 430 (1953).
89. — u. K. STEINLECHNER: Die Bedeutung des Muskeltonus für die Klinik. Verh. dtsch. Ges. Kreisl.-Forsch. **11,** 301 (1938).

90. BEIN, H. J., u. R. MEIER: Zur Frage der Schockbekampfung mit Pendiomid. Anaesthesist **3**, 25 (1954).
91. — Kreislaufwirkung der blutdrucksenkenden Substanzen: Hydrazinophthalazin-Derivate Apresolin und Nepresol. Schweiz. med. Wschr. **83**, 336 (1953).
92. BENESTAD, A. M., u. J. BØE: Die idiopathische orthostatische Hypotension. Acta med. scand. **150**, 1 (1954).
93. BÉNITTE, A.: Pharmakologische Hibernisation und experimentelle Grundlagen (franz.). 20. Tagg. Dtsch. Pharm. Ges. Bonn 1953.
94. BENNINGHOFF, A.: Lehrbuch der Anatomie. München: Lehmann 1944.
95. BERGMANN, G. V.: Zit. n. GOLLWITZER-MEIER (1938). Z. ärztl. Fortbild. **35**, 125 (1938).
96. — Die das Leben akut bedrohenden Erkrankungen. Jena: Fischer 1937; Z. ärztl. Fortbild. **35**, 125 (1938).
97. BERKSON, D. M.: Fulminating meningococcemia (Waterhouse-Friderichsen-Syndrome). J. Amer. med. Ass. **170**, 1387 (1959).
98. BERMAN, E. F., and L. C. AKMAN: Intraarterial transfusion in treatment of shock resulting from coronary occlusion. Amer. Heart J. **43**, 264 (1952).
99. BERNARD, C.: Leçons sur les phénomènes de la vie commune aux animaux et aux végétaux. Paris 1878; zit. n. LABORIT (1952).
100. — C. R. Acad. Sci. (Paris) **46**, 159 (1858). Zit. n. CLARA (1956).
101. BERNREITER, M.: Electrocardiogram of patient in anaphylactic shock. J. Amer. med. Ass. **170**, 1628 (1959).
102. BERNSMEIER, A.: Probleme der Hirndurchblutung. Z. Kreisl.-Forsch. **48**, 278 (1959).
103. — Die klinische Bedeutung der Ganglienblocker. Münch. med. Wschr. **95**, 1221 (1953).
104. — u. K. SIEMONS: Hirnkreislauf bei gesteuerter experimenteller Hypotension. Schweiz. med. Wschr. **83**, 210 (1953).
105. — H. ESSER u. B. LORENZ: Kreislaufwirkung des Regitin. Med. Klin. **47**, 1236 (1951).
106. BERTALANFFY, L. V.: Biophysik des Fließgleichgewichtes. Braunschweig: Vieweg 1953.
107. — Theoretische Biologie. 2. Aufl. Bern: Francke 1950.
108. BESREDKA, A.: Théorie de l'anaphylaxie. Paris: Masson 1927.
109. BESTERMAN, E. M. M.: Treatment of cardiac shock by metaraminol. Brit. med. J. **1**, 1081 (1959).
110. BETHE, A.: Allgemeine Physiologie. Berlin: Springer 1952.
111. — Die periodische Unterbrechung rhythmischer Vorgänge (Cheyne-Stokes'sches Phänomen und Lucianische Perioden) im Vergleich zu ähnlichen Vorgängen an elektrischen Kippsystemen. Pflügers Arch. ges. Physiol. **246**, 485 (1943).
112. — Vergleichende Physiologie der Blutbewegung. Handbuch norm. path. Physiol. 7/1 S. 3. Berlin: Springer 1926.
113. BEZOLD, A. V., u. L. HIRT: Über die physiologischen Wirkungen des essigsauren Veratrins. Untersuchungen Physiol. Lab. Wurzburg **1**, 73 (1867).
114. — Untersuchungen über die Innervation des Herzens. Leipzig: Engelmann 1863.
115. BIERHAUS, H.: Chirurgie und Kreislauf. Stuttgart: Wiss. Verlag 1949.
116. BILECKI, G.: Hypertonie, Pathogenese, Klinik und Therapie. Stuttgart: Thieme 1948.
117. BING, R. J.: Metabolic studies on the human heart in vivo, I. Studies on carbohydrate metabolism of the human heart. Amer. J. Med. **15**, 284 (1953).
118. — Coronary minute volume. Zit. n. BARCROFT (1953). Amer. Heart J. **38**, 1 (1949).
119. BIRKMAYER, W., u. W. WINKLER: Klinik und Therapie der vegetativen Funktionsstörungen. Wien: Springer 1951.
120. BLALOCK, A.: Principles of surgical care, shock and other problems. London: Kimpton 1940.
121. — Utilization of oxygen by brain in traumatic shock. Arch. Surg. **49**, 167 (1944).
122. — Toxicity of lymph from traumatized areas. Zit. n. WIGGERS (1950). Bull. Johns Hopk. Hosp. **72**, 54 (1943).
123. — and R. D. CRESSMAN: Experimental traumatic shock: further studies with particular reference to rôle of nervous system. Surg. Gynec. Obstet. **68**, 278 (1939).
124. — Peritonitis: effects of administration of salt solution on amount of fluid that accumulates in peritoneal cavity. Arch. Surg. **26**, 1098 (1933).
125. — and J. W. BEARD: Effects on composition of blood of subcutaneous injection of normal salt solution into normal dogs and into dogs subjected to intestinal trauma, graded hemorrhage and histamine injection. J. clin. Invest. **11**, 311 (1932).
126. — and H. B. BRADBURY: Trauma to central nervous system: its effects on cardiac output and blood pressure. Experimental study. Arch. Surg. **19**, 725 (1929).
127. BLANCHER, G., J. L. SAUVE et A. ROSSIER: La maladie d'Addison chez l'enfant. Sem. Hôp. Paris **35**, 1436 (1959).
128. BLAND, J. H.: Störungen des Wasser- und Elektrolythaushaltes. 2. Aufl., deutsche Übersetzung. Stuttgart: Thieme 1959.

129. BLISS, R. W.: What should be known about the atomic bomb. Publ. Army medic. dept. USA 1950.
130. BLOCK, W.: II. Wandlungen und Fortschritte der Sympathikuschirurgie. Verh. dtsch. Ges. Chir. 70. Tagg. **276**, 38 (1953).
131. BLUMBERGER, KJ.: Die Wirkungen des peripherischen Kreislaufs auf die zeitliche Dynamik des Herzens beim Menschen. Verh. dtsch. Ges. Kreisl.-Forsch. **22**, 79 (1956).
132. — Die Herzdynamik bei erhohtem und erniedrigtem Blutdruck. Verh. dtsch. Ges. Kreisl.-Forsch. **15**, 118 (1949).
133. — Die Untersuchung der Dynamik des Herzens beim Menschen. Ihre Anwendung als Herzleistungsprüfung. Erg. inn. Med. Kinderheilk. **62**, 481 (1942).
134. — Die Anspannungszeit und Austreibungszeit beim Menschen. Arch. Kreisl.-Forsch. **6**, 203 (1940).
135. BLUMGART, H. L., M. J. SCHLESINGER and P. M. ZOLL: Multiple fresh coronary occlusions in patients with antecedent shock. Arch. int. Med. **68**, 181 (1941).
136. BOCK, H. E.: Allergische Erkrankungen des Herzens und des Gefaßsystems in „Allergie" (Hansen), 3. Aufl., S. 532. Stuttgart: Thieme 1957.
137. BOCK, K. D.: Untersuchungen uber die Wirkung von synthetischem Hypertensin II auf Elektrolythaushalt, Nierenfunktion und Kreislauf beim Menschen. Klin. Wschr. **36**, 808 (1958).
138. — Untersuchungen uber die Wirkung von synthetischem Hypertensin II auf Blutdruck, Atmung und Extremitätendurchblutung des Menschen. Klin. Wschr. **36**, 254 (1958).
139. — H. HENSEL u. J. RUEF: Die Wirkung von Adrenalin und Noradrenalin auf die Muskel- und Hautdurchblutung des Menschen. Pflugers Arch. ges. Physiol. **261**, 322 (1955).
140. BODECHTEL, G.: Die Hirndurchblutung bei inneren Krankheiten. Munch. med. Wschr. **96**, 507 u. 552 (1954).
141. BOGER, A., u. K. WEZLER: Kreislaufuntersuchungen bei Thyreotoxikose. Z. ges. exp. Med. **102**, 134 (1937).
142. BOHLE, A., u. H. J. KRECKE: Über das Sanarelli-Shwartzman-Phänomen (sog. generalisiertes Shwartzman-Phanomen des Menschen). Klin. Wschr. **37**, 803 (1959).
143. BOHN, H., u. H. WINTER: Zum Problem des perakuten Nebennierenrindenversagens beim Waterhouse-Friderichsen-Syndrom. Med. Welt **1960**, I, 13.
144. BOHR, D. F., D. C. BRODIE u. D. H. CHEU: Effect of electrolytes on arterial muscle contraction. Circulation **17**, 746 (1958).
145. BOLLMAN, J. L., and E. V. FLOCK: Phosphate turnover during shock. Zit. n. WIGGERS (1950). Amer. J. Physiol. **144**, 437 (1945).
146. BOLT, W.: Angiographische Untersuchungen wahrend der Burgerschen Preßdruckprobe. Z. Kreisl.-Forsch. **45**, 402 (1956).
147. — D. MICHEL, H. VALENTIN u. H. VENRATH: Über die Druckverhältnisse im kleinen Kreislauf, rechten Herzen und in den dem Herzen vorgelagerten Venen unter den Bedingungen der Burgerschen Preßdruckprobe. Z. Kreisl.-Forsch. **44**, 261 (1955).
148. — Pathologische Physiologie des Cor pulmonale. Verh. dtsch. Ges. Kreisl.-Forsch. **21**, 196 (1955).
149. — u. H. W. KNIPPING: Die Kollaps- und Schockbehandlung. Ther. d. Gegenw. **92**, 47 (1953).
150. — u. L. WULLEN: Zur Therapie infektioser Kollapszustande. Munch. med. Wschr. **93**, 1313 (1951).
151. — — Das Verhalten der Kreislaufgroßen im Verlauf des Typhus abdominalis und des Paratyphus B. Z. Kreisl.-Forsch. **39**, 24 (1950).
152. BOOTHBY, W. M.: One hundred per cent oxygen: indications for its use and methods of administration. J. Amer. med. Ass. **113**, 477 (1939).
153. BORST, H. G.: Pathophysiologische Veränderungen bei Anwendung eines extrakorporalen Kreislaufs. Langenbecks Arch. klin. Chir. **291**, 467 (1959).
154. — The effects of pharmacologic agents on the pulmonary circulation in the dog. J. clin. Invest. **36**, 669 (1957).
155. — M. McGREGOR, I. L. WHITTENBERGER and E. BERGLUND: Influence of pulmonary arterial and left atrial pressures on pulmonary vascular resistance. Circulation Res. **6**, 393 (1956).
156. BOSTROEM, B., u. J. PIIPER: Über arteriovenöse Anastomosen und Kurzschlußdurchblutung in der Lunge. Pflügers Arch. ges. Physiol. **261**, 165 (1955).
157. — u. P.-W. SCHNEIDER: Über die Wirkung depressorischer Reflexe auf die Durchblutung der arteriovenösen Anastomosen der Hundeextremitat. Pflügers Arch. ges. Physiol. **257**, 241 (1953).
158. BOUCKAERT, J. J., et R. PANNIER: Au sujet des influences réflexes de la pression veineuse sur la circulation et sur la réspiration. Arch. int. Pharmacodyn. **67**, 464 (1942).

159. Bouvrain, Y., H. Sikorav et M. Abastado: Corticothérapie en infarctus de myocarde. Bull. Soc. Méd. Hôp. Paris **75**, 539 (1959).
160. Boyd, T. E., and M. C. Patras: Variations in filling and output of the ventricles with the phases of respiration. Amer. J. Physiol. **134**, 74 (1941).
161. Brack, W.: Über die Perniosis und die Raynaud'sche Krankheit und ihre Behandlung mit Benzylimidazolin (Priscol). Schweiz. med. Wschr. **40**, 948 (1940).
162. Bradbury, S., and C. Eggleston: Postural Hypotension. Amer. Heart J. **1**, 73 (1925).
163. Bradley, S. E., P. A. Marks, P. C. Reynell and J. Meltzer: The circulating splanchnic blood volume in dog and man. Trans. Ass. Amer. Phycns. **66**, 294 (1953).
164. — Determinants of hepatic hemodynamics. Visceral Circulation, Ciba symposion 1952, London, p. 219.
165. Brannon, E. S., E. A. Stead jr., J. V. Warren and A. J. Merrill: Hemodynamics of acute hemorrhage in man. Amer. Heart J. **31**, 407 (1946).
166. Brauch, F.: Zur Klinik des Carotissinusreflexes. Dtsch. med. Wschr. **79**, 678 (1954).
167. Braun-Menendez, E., and I. H. Page: A suggested revision of nomenclature — Angiotensin. Nature (Lond.) **181**, 1061 (1958).
168. Brecher, G. A.: Venous return. New York: Grune & Stratton 1956.
169. — and A. T. Kissen: Relation of negative intraventricular pressure to ventricular volume. Circulat. Res. **5**, 2 (1957).
170. — Experimental evidence of ventricular diastolic suction. Circulat. Res. **4**, 513 (1956).
171. — Cardiac variations in venous return studied with a new bristle flowmeter. Amer. J. Physiol. **176**, 423 (1954).
172. Brehm, H., A. G. Gathof u. J. Krzywanek: Experimentelle Untersuchungen über die Entstehung des Blutspenderkollapses und dessen Verhütung. Vortr. VII. Int. Kongr. f. Bluttransf. Rom, Sept. 1958.
173. — Kreislaufanalysen bei Blutersatz nach Blutverlusten. Medizinische **1956**/I, 915.
174. — Der orthostatische Symptomenkomplex und seine Therapie. Z. Kreisl.-Forsch. **44**, 471 (1955).
175. Bretschneider, H. J.: in: Probleme der Coronardurchblutung. Berlin-Göttingen-Heidelberg: Springer 1958.
176. Brigden, W., and E. P. Sharpey-Schafer: Postural changes in peripheral blood flow in cases with left heart failure. Clin. Sci. **9**, 93 (1950).
177. — S. Howarth u. E. P. Sharpey-Schafer: Postural changes in the peripheral blood flow of normal subjects with observations on vasovagal fainting reactions as a result of tilting, the lordotic posture, pregnancy and spinal anesthesia. Clin. Sci. **9**, 79 (1950).
178. Briges, Th. S.: Plethysmographic studies of the cerebral circulation: evidence for cranial nerve vasomotor activity. J. clin. Invest. **37**, 763 (1958).
179. Broch, O. J., S. Humerfelt, J. Haarstad and J. R. Myhre: Hemodynamic studies in acute myocardial infarction. Amer. Heart J. **57**, 522 (1959).
180. Broemser, Ph., u. O. F. Ranke: Die physikalische Bestimmung des Schlagvolumens des Herzens. Z. Kreisl.-Forsch. **25**, 11 (1933).
181. — — Über die Messung des Schlagvolumens des Herzens auf unblutigem Weg. Z. Biol. **90**, 467 (1930).
182. Broglie, M., G. Jörgensen u. G. Voss: Über die neuro-ganglioplegische Behandlung innerer Krankheiten mit Phenothiazinderivaten unter bes. Berucksichtigung des Asthma bronchiale. Ärztl. Wschr. **8**, 1148 (1953).
183. Brooks, B., and A. Blalock: Shock with particular reference to that due to hemorrhage and trauma to muscles. Ann. Surg. **100**, 728 (1934).
184. Broser, F.: Die cerebralen vegetativen Anfalle. Berlin-Göttingen-Heidelberg: Springer 1958.
185. — u. R. Stuhler: Über vago-vasale Anfalle bei Hypersensivität des Carotissinus und die Bedeutung eines dabei wirksamen centralen Faktors. Z. Kreisl.-Forsch. **47**, 1123 (1958).
186. Broquet, G.: Supine hypotensive syndrome. Gynaecologia (Basel) Suppl. zu Bd. **144** (1957).
187. Bruce, R. A., F. W. Lovejoy, P. Yu, R. Pearson, G. L. Engel and W. S. McCann: Observations in a case of tussive syncope. Trans. Ass. Amer. Phycns. (1949), zit. nach Engel, G. L. 1950.
188. Brüschke, G.: Die Capillarresistenz bei „essentiellen" und symptomatischen Thrombopenien. Z. ges. inn. Med. **12**, 865 (1957).
189. Brun, C., E. O. E. Knudsen u. F. Raaschou: On the cause of post-syncopal oliguria. Acta med. scand **122**, 486 (1945).
190. Brun, G. C.: Visceral blood vessels as pain receptors. Visceral Circulation 1952, London, Ciba Symposion, p. 111.
191. Bruns, E. H.: Pleural Shock. Zit. n. Davis (1949). Colorado Med. **27**, 237 (1930).

192. BUCHBORN, E., K. R. KOCZOREK u. H. P. WOLFF: Aldosteronausscheidung und tubuläre Nierenfunktion. Klin. Wschr. **35,** 452 (1957).
193. — Ein quantitativer biologischer Adiuretin-(Vasopressin-)nachweis an der Kröte. Z. ges. exp. Med. **125,** 614 (1955).
193a. BUCHBORN, E.: Handbuch der Inneren Medizin, IX/1, 952 (4. Auflage), Schock und Kollaps, Springer 1960.
194. BUCHER, K., L. DETTLI, K. WEISSER u. D. v. CAPELLER: Über primär cardiale Regulationen bei der gegenseitigen Anpassung von Lungen- und Körperkreislauf. Helv. physiol. Acta **13,** 79 (1955).
195. — u. H. A. HURLIMANN: Über die Bedeutung von Druck und Blutangebot in den Vorhofen für die Hamodynamik von Lungen- und Korperkreislauf. Helv. physiol. Acta **8,** 317 (1950).
196. BUDELMANN, G.: Der Muskeltonus und seine Beziehungen zum peripheren Kreislauf. Arch. Kreisl.-Forsch. **5,** 188 (1941).
197. — Zur Frage des orthostatischen Kollapses. Verh. dtsch. Ges. Kreisl.-Forsch. **14,** 291 (1938).
198. BUCHERL, E. S.: Hämodynamik während extrakorporaler Zirkulation. Thoraxchirurgie **6,** 29 (1959).
199. BUCHERL, E., u. G. RESSEL: Über den Einfluß von Megaphen auf die Atmung. Klin. Wschr. **34,** 430 (1956).
200. BÜCHLER, H.: Über Cortisonindikationen. Schweiz. med. Wschr. **85,** 25 (1955).
201. BUCHNER, F.: Die Coronarinsuffizienz. Dresden-Leipzig: Steinkopff 1939.
202. BUHLMANN, A., G. HOSSLI u. A. HUNZIKER: Respiratorische Acidose und Kreislauf mit besonderer Berücksichtigung des Gehirnkreislaufs. Schweiz. med. Wschr. **90,** 7 (1960).
203. BULBRING, E., and J. H. BURN: The sympathetic dilator fibres in the muscles of the cat and dog. J. Physiol. (Lond.) **83,** 483 (1935).
204. BURGER, M., u. D. MICHEL: Funktionelle Engpässe des Kreislaufs. München: Lehmann 1957.
205. — Die Bedeutung des aufrechten Ganges für die Funktion und Struktur der menschlichen Kreislauforgane. Münch. med. Wschr. **185,** 214 (1953).
206. BUTTNER, H.: Inauguraldissertation Würzburg 1957.
207. BUTTNER, K.: Physikalische Bioklimatologie. Leipzig: Akad. Verlagsgesellschaft 1938.
208. BUGARD, P.: Le rôle du cortex surrénal dans l'adaptation à la chaleur. Presse méd. **67,** 1333 (1959).
209. BUHR, G.: Beitrag zur Beeinflußbarkeit des menschlichen Lungenkreislaufs durch vasoaktive Substanzen. Z. Kreisl.-Forsch. **44,** 601 (1954).
210. — Über den Einfluß der Aludrin-Aerosolinhalation auf die Druckverhältnisse in der A. pulmonalis beim Menschen. Z. Kreisl.-Forsch. **42,** 669 (1953).
211. — Über die Wirkung der Sauerstoffinhalation auf die arterielle Kreislaufdynamik im Stadium tiefer Evipan-Natrium-Narkose. Anaesthesist **1,** 85 (1952).
212. — Effortil als Prophylaktikum narkosebedingter Zentralisationszustände. Z. Kreisl.-Forsch. **41,** 693 (1952).
213. BURCH, G. E.: A primer on venous pressure. Philadelphia: Lea and Febiger 1950.
214. — Influence of tropical weather on cardiac output, work and power of right and left ventricles of man resting in hospital. Arch. intern. Med. **104,** 553 (1959).
215. — and A. HYMAN: A study of influence of tropical weather on output of volume, work and power by the right and left ventricles of man. Amer. Heart J. **57,** 247 (1959).
216. — and M. MURTADHA: A study of the venomotor tone in a short intact venous segment of the forearm of man. Amer. Heart J. **51,** 807 (1956).
217. BURCH, J. C., and T. R. HARRISON: Effect of spinal anesthesia on arterial tone. Arch. Surg. **22,** 1040 (1931).
218. — and T. R. HARRISON: Effect of spinal anesthesia on cardiac output. Arch. Surg. **21,** 330 (1930).
219. BURDETTE, W. J.: Changes in metabolism of cardiac muscle in shock. In: Surgical forum, proceedings of the forum sessions of the thirty-sixth clinical congress of the American college of surgeons. Ed. by O. H. WANGENSTEEN, pp. 665. Philadelphia: Saunders 1951. P. 530.
220. BURN, G. V. R., and E. BÜLBRING: The movement of potassium between smooth muscle and the surrounding fluid. J. Physiol. (Lond.) **131,** 690 (1956).
221. BURN, I. H.: Sympathetic vasodilator fibres. Physiol. Rev. **18,** 137 (1938).
222. — and H. H. DALE: Tetraaethylammoniumbromid. Zit. n. ARNOLD (1954). J. Pharmacol. exp. Ther. **6,** 417 (1914).
223. BURNETT, C. H., E. F. BLAND and H. K. BEECHER: Electrocardiograms in traumatic shock in man. J. clin. Invest. **24,** 687 (1945).
224. BYWATERS, E. G. L.: Ischemic muscle necrosis, crushing injury, traumatic edema, the crush syndrome, traumatic anuria, compression syndrome; a type of injury seen in air raid casualities following burial beneath debris. J. Amer. med. Ass. **124,** 103 (1944).

225. CACCAMISE, W. C., and J. F. WHITMAN: Pulsless disease. Amer. Heart J. **44**, 629 (1952).
226. CAMP, J. L., F. TATE, P. B. LOWRANCE and J. E. WOOD jr.: Effect of posture on salt and water retention I. J. Lab. clin. Med. **52**, 192 (1958).
227. CAMPBELL, E. H. jr.: Incidence and significance of shock in head injury. In: Symposion on shock, May 1951, Washington, D. C.: Army Medical Service Graduate School 1951. Pp XX 1 — XX 15.
228. CANNON, W. B.: The supersensivity of denervated structures. New York: Macmillan 1949.
229. — Bodily changes in pain, hunger, fear and rage. 2nd Ed. New York: Appleton Century 1939.
230. — The wisdom of the body. New York: Morton 1932.
231. — Organization for physiological homeostasis. Physiol. Rev. **9**, 399 (1929).
232. — Traumatic shock. Philadelphia: Appleton 1923.
233. — Studies in experimental traumatic shock. Arch. Surg. **4**, 1 (1922).
234. — and W. M. BAYLISS: Med. Res. Comm. Spec. Rep. **26** (1919).
235. — Med. Res. Comm. (G. B.) Spec. Rep. Ser. No. **25**, II, p. 109 (1919).
236. — „Voodoo" death. Psychosom. Med. **3**, 182 (1957).
237. CAPELLER, D. v.: Mechanismen der gegenseitigen Anpassung von Lungen- und Korperkreislauf. Helv. physiol. Acta **12**, 23 (1954).
238. CAPPS, J. A.: Zit. n. DAVIS (1949). J. Amer. med. Ass. **109**, 852 (1937).
239. CARLON, C. A., P. G. MONDINI u. L. CONVALLONI: Über die Bedeutung der vegetativen Reflexe wahrend der Narkose und die Ursachen der Nachoperationskrankheit. Anaesthesist **3**, 39 (1954).
240. CARMICHAEL, E. A., J. DOUPE, A. A. HARPER u. B. A. McSWINEY: Vasomotor reflexes in man following duodenal distension. J. Physiol. (Lond.) **95**, 276 (1939).
241. CASE, R. B., and S. J. SARNOFF: Insufficient coronary flow and consequent myocardial failure as contributing factor in hemorrhagic shock. Fed. Proc. **12**, 24 (1953).
242. — Intraarterial and intravenous blood infusions in hemorrhagic shock. J. Amer. med. Ass. **125**, 208 (1953).
243. CAZAL, P.: La masse sanguine et sa pathologie — troubles de la volémie et chocs. Paris: Masson 1955.
244. CELANDER, O.: The range of control exercised by the sympathico-adrenal-system. Acta physiol. scand. **32**, suppl. 116 (1954).
245. CERLETTI, A., u. E. ROTHLIN: Myocarddepression bei Neuroplegica. Acta neuroveg. (Wien) **11**, 260 (1955), 5. Neuroveg. Symp. Sept. 1954 Wien.
246. CHAMBERS, R., and B. W. ZWEIFACH: Blood-borne vasotropic substances in shock. Zit. n. WIGGERS (1950). Amer. J. Physiol. **150**, 239 (1947).
247. — — Peripheral circulation. Ann. N. Y. Acad. Sci. **46**, 683 (1946).
248. — — Topographie and function of the mesenteric capillary circulation. Amer. J. Anat. **75**, 173 (1944).
249. CHILD, C. G.: The hepatic circulation and portal hypertension. Philadelphia u. London: W. B. Saunders 1954.
250. CHRISTIAN, P.: Die funktionelle Bedeutung der Hirnrinde für die Kreislaufregulation. Arch. Kreisl.-Forsch. **21**, 174 (1954).
251. CHURCHILL, E. D.: Wound shock. Symposion on shock, 12 Army Medical Service Graduate School Washington 12 D. C. 1951.
252. — Surgical management of wounded men in mediteranean theatre at time of fall of Rome. Ann. Surg. **120**, 268 (1944).
253. — and O. COPE: Rapid shallow breathing resulting from pulmonary congestion and edema. J. exp. Med. **49**, 531 (1929).
254. CLARA, M.: Die arteriovenösen Anastomosen. Anatomie, Biologie, Pathologie. 2. Aufl. Wien: Springer 1956.
255. CLARK, E. R.: Arteriovenous anastomoses. Physiol. Rev. **18**, 229 (1938).
256. — and E. L. CLARK: Observations on living arteriovenous anastomoses as seen in transparent chambers introduced into the rabbits ear. Amer. J. Anat. **54**, 229 (1934).
257. CLARK, G. A., H. HUGHES u. E. GASSER: Nervous factor in shock. Zit. n. WEZLER (1949). Amer. J. Physiol. **114**, 69 (1935).
258. CLARK, J. H., and M. C. LINDEN: Volume of the blood in patients with toxic goiter. Arch. Surg. **56**, 579 (1948).
259. CLARKE, C. W.: Clinical appraisal of a new adrenergic blocking agent: effect of regitine. Circulation **8**, 715 (1953).
260. CLARKE, D. A., J. DAVOLL, F. S. PHILIPS and G. B. BROWN: Enzymatic desamination and vasodepressor effects of adenosine analogs. J. Pharmacol. exp. Ther. **106**, 291 (1952).
261. CLARKE, A. R.: Recent advances in haemorrhage and shock. Brit. med. J. **II**, 721 (1957).
262. — and M. R. FISHER: A symposion on blood loss and its replacement after injury. Assessment of blood loss following injury. Brit. J. clin. Pract. **10**, 746 (1956).

263. CLARKE, A. R.: Blood transfusions in the treatment of injuries. Brit. J. clin. Pract. **10**, 777 (1956).
264. — E. TOPLEY and C. T. G. FLEAR: Assessment of blood loss in civilian trauma. Lancet **1955/I**, 629.
265. — On the prevention and treatment of shock and anaemia in civilian trauma. Ann. roy. Coll. Surg. Engl. **11**, 87 (1952).
266. CLAUSER, G.: In L. HEILMEYER: Lehrbuch der inn. Med. S. 1144. Vegetative Storungen und klinische Psychotherapie. Berlin: Springer 1955.
267. CLOUD, T. M., S. GAINES and E. J. PULASKI: Absorption and excretion of antimicrobial agents in hemorrhagic shock. In: Surgical forum, proceedings of the forum sessions of the thirty-seventh clinical congress of the American college of surgeons. Pp. 667. Ed. by O. H. WANGENSTEEN. Philadelphia: Saunders 1952.
268. COCKE, C. H.: Zit. n. DAVIS (1949). Amer. J. Rev. Tuberc. **31**, 404 (1935).
269. COMBES, B., J. R. K. PREEDY, H. O. WHEELER, R. M. HAYS and S. E. BRADLEY: The hemodynamic effects of hexamethonium bromide in the dog, with special reference to "splanchnic pooling". J. clin. Invest. **36**, 860 (1957).
270. COMROE, J. H. jr., B. VAN LINGEN, R. C. STROUD and A. RONCORINI: Reflex and direct cardiopulmonary effects of 5-OH-tryptamine (serotonine). Amer. J. Physiol. **173**, 379 (1953).
271. COPE, O.: The role of ACTH and cortisone in the treatment of shock. Symposion on Shock, 1951, 12 Army Medical Service Graduate School Washington, 12 D. C.
272. — and F. D. MOORE: Study of capillary permeability in experimental burns and burn shock using radioactive dyes in blood and lymph. J. clin. Invest. **23**, 241 (1944).
273. — and F. W. RHINELANDER: Problem of burn shock complicated by pulmonary damage. Ann. Surg. **117**, 915 (1943).
274. CORT, J. H., and G. D. DAVIS: Yale J. Biol. Med. **22**, 213 (1950). Zit. n. HALMAGYI (Steigerung der efferenten Vagusimpulse nach Lungenembolie).
275. COTTEN, M. DE V., J. M. BROWN, P. S. KRONEN: Heart force responses to pressor amines during hypotension produced by hexamethonium. Anaesthesiology **15**, 126 (1954).
276. COTTON, T. F., and T. LEWIS: Observations upon fainting attacks due to inhibitory cardiac impulses. Heart **7**, 23 (1918).
277. COURNAND, A. F.: Pulmonary circulation. Its control in man with some remarks on methodology. Amer. Heart J. **54**, 172 (1957).
278. COURNAND, A.: Pulmonary circulation; its control in man with some remarks on methodology. Science **125**, 1231 (1957).
279. — Recent observations on the dynamics of the pulmonary circulation. Bull. N. Y. Acad. Med. **23**, 27 (1947).
280. — R. P. NOBLE, E. S. BREED, H. D. LAUSON, E. DE F. BALDWIN, G. B. PINCHOT and D. W. RICHARDS: Clinical, chemical and immunological studies in the products of human plasma fractionation. J. clin. Invest **23**, 491 (1944).
281. — R. L. RILEY, S. E. BRADLEY, E. S. BREED, R. P. NOBLE, H. D. LAUSON, M. J. GREGERSEN and D. W. RICHARDS jr.: Studies of circulation in clinical shock. Surgery **13**, 964 (1943).
282. COWELL, E. M.: Spec. Rep. Ser. med. Res. Coun. (Lond.) **25**, 99 (1919).
283. COX, R. A.: Amblyopia resulting from hemorrhage. Arch. Ophthal. (Chicago) **32**, 368 (1944).
284. CRAM, R. H.: The management of burns. Lancet **1951/I**, 263.
285. CREMER, H. D.: Physiologisch-chemische Untersuchungen im Wundschock. Veröffentlichungen aus dem Chir. Sonderlazarett des O. K. H. De Lage Landen, Brüssel 1944.
286. CREYSSEL, J., et P. SUIRE: Choc traumatique. 2. Ed. Paris: Masson 1949.
287. CRILE, G. W.: An experimental research into surgical shock. Philadelphia 1899. Zit. n. WIGGERS (1950).
288. CRUMPTON, C. W., G. G. ROWE, G. O'BRIEN and Q. R. MURPHY: The effect of hexamethonium bromide upon coronary flow, cardiac work and cardiac efficiency in normotensive and renal hypertensive dogs. Circulat. Res. **2**, 79 (1954).
289. CULBERTSON, W. R.: Bacterial studies in irreversible hemorrhagic shock. Arch. Surg. **79**, 185 (1959).
290. CURLING, T. B.: Burn ulcers. Med. Chir. Trans. (Lond.) **25**, 260 (1842); zit. n. WIGGERS (1950).
291. DA COSTA, J. M.: On irritable heart, a clinical form of functional cardiac disorder and its consequences. Amer. J. med. Sci. **61**, 17 (1871); zit. n. SCHERF-BOYD (1955).
292. DAILY, W. M., and T. R. HARRISON: A study of the mechanism and treatment of experimental heat pyrexia. Amer. J. med. Sci. **215**, 42 (1947).
293. DALE, H. H.: Discussion on traumatic shock. Proc. roy. Soc. Med. **28**, 1493 (1935).
294. — and P. P. LAIDLAW: Histamine shock. J. Physiol. (Lond.) **52**, 355 (1919).
295. — and A. N. RICHARDS: The vasodilator action of histamine and some other substances. J. Physiol. (Lond.) **52**, 110 (1918).

296. DALEY, R., J. D. WADE, F. MARAIST and R. J. BING: Pulmonary hypertension from Lycopodium Spores. Amer. J. Physiol. **164**, 380 (1951).
297. DALY, J. DE BURGH, u. A. SCHWEITZER: The effects of stimulation of the carotid sinus baroreceptors upon the pulmonary arterial blood pressure in the dog. J. Physiol. (Lond.) **131**, 220 (1956).
298. — and C. O. HEBB: A study of crossed innervation of the lungs in chronic pneumectomized dogs. Quart. J. exp. Physiol. **39**, 231 (1954).
299. — and J. L. LINZELL, L. E. MOUNT and G. M. H. WAITES: Pulmonary vasomotor response and acid-base-balance in perfused eviscerated dog preparations. Quart. J. exp. Physiol. **39**, 177 (1954).
300. DARMADY, E. M.: Renal anoxia and traumatic uraemia syndrome. Brit. J. Surg. **34**, 262 (1947).
301. DASTRE, A., et I. P. MORAT: Recherches experimentales sur le systéme nerveux vasomoteur. Paris 1884; zit. n. SJÖSTRAND (1956).
302. DAVIS, H. A.: Shock and allied forms of failure of the circulation. New York: Grune & Stratton 1949.
303. — V. J. PARLANTE u. A. M. HALLSTED: Coronary thrombosis and insufficiency resulting from shock. Arch. Surg. **62**, 698 (1951).
303a. DAVISON, A. N.: Physiological Role of Monamine Oxidase. Phys. Rev. **38**, 729 (1958).
304. DAWES, G. S.: Some reflex reactions elicited from receptors in the lung. Visceral Circulation, Ciba Symposion London 1952, p. 132.
305. DEBAKEY, M. E., and B. N. CARTER: Current considerations of war surgery. Ann. Surg. **121**, 545 (1945).
306. DEGKWITZ, R., J. ZISSLER u. R. ZISSLER: Zur Bestimmung der aktiven Blutmenge am Menschen mit T 1824 (Evans Blue). Z. klin. Med. **148**, 288 (1951).
307. DELAFIELD, M. E.: Zit. n. KRONEBERG (1952). Brit. J. exp. Path. **15**, 130 (1934).
308. DELAUNAY, A., J. LEBRUN II, A. DELAUNAY, J. LEBRUN et H. COTERAU: Le mode d'action des endotoxines bactériennes. Ann. Inst. Pasteur **73**, 555 (1947).
309. DELIUS, L.: Diagnose, Prognose und Therapie anfallsweiser Herzrhythmusstörungen. Medizinische **1959/I**, 491.
310. — Untersuchung und Beurteilung der körperlichen Leistungsfähigkeit von Kreislaufkranken. Med. Sachverständige **54**, 73 (1958).
311. — Vegetative Regulationsstörungen des Herzens und des Kreislaufs. Z. Kreisl.-Forsch. **47**, 346 (1958).
312. — Über Umstimmung und Anpassung. Dtsch. med. Wschr. **82**, 1952 (1957).
313. — Kardiovaskulare Regulationsstörungen und kardiale Insuffizienzen. Medizinische **45**, 1642 (1957).
314. — Vegetative Störungen und Kreislauforgane. Regensburg. Jb. ärztl. Fortbild. **III**, 414 (1954).
315. — F. ODENTHAL, C. H. KELLER u. J. SCHLEIP: Über Eigenfunktionen im Bereich des Venensystems. Z. klin. Med. **146**, 224 (1950).
316. — Über den Einfluß der Skeletmuskulatur auf den venosen Rückfluß. Z. klin. Med. **146**, 237 (1950).
317. DELORME, E. J.: Arterial perfusion of the liver in shock. Lancet **260**, 259 (1951).
318. DENGLER, H., u. H. W. RAUDONAT in: H. M. RAUEN Biochemisches Taschenbuch, VI. Chemie und Pharmakologie tierischer Gifte. S. 1009. Berlin-Göttingen-Heidelberg: Springer 1956.
319. — Die Katecholaminausscheidung bei Infektionskrankheiten. Klin. Wschr. **37**, 798 (1959).
320. DENNIS, E. W.: Zit. n. KRONEBERG (1952). Proc. Soc. exp. Biol. (N. Y.) **42**, 553 (1939).
321. DENNY-BROWN, D., and W. R. RUSSELL: Vagoglossopharyngealer Reflex und Kreislaufversagen nach Schadeltrauma; zit. n. DAVIS (1949). Brain **64**, 93 (1941).
322. — Kollaps und Schadeltrauma beim Menschen. Lancet **1941/I**, 371.
323. DERRA, E., u. J. KORTH: Zit. n. BUHR (1953). Dtsch. Z. Chir. **253**, 281 (1940).
324. DEXTER, L., J. W. DOW, F. W. HAYNES, J. L. WHITTENBERGER, B. G. FERRIS, W. T. GOODALE and H. K. HELLEMS: Studies in pulmonary circulation in man at rest. J. clin. Invest. **29**, 602 (1950).
325. — H. A. FRANK, F. W. HAYNES and M. D. ALTSCHULE: Zit. n. WIGGERS (1950). Hypertensinogen in shock. J. clin. Invest. **22**, 847 (1943).
326. DIETRICH, A.: Kreislaufversagen nach Oberschenkelamputation in korrelationspathologischer Betrachtung. Zbl. Path. **91**, 252 (1954).
327. — Allgemeine Pathologie und pathologische Anatomie. Stuttgart: Hirzel 1948.
328. DIETRICH, S., u. G. SCHIMERT: Der Kollaps beim Herzinfarkt als Grenzfall der vom Herzen ausgehenden reflektorischen Kreislaufsteuerung. Verh. dtsch. Ges. Kreisl.-Forsch. **13**, 131 (1940).

329. DIETRICH, S., u. H. SCHWIEGK: Das Schmerzproblem der Angina pectoris. Klin. Wschr. **11**, 135 (1933).
330. — — in G. v. BERGMANN: Das epiphrenale Syndrom, seine Beziehungen zur Angina pectoris und zum Cardiospasmus. Dtsch. med. Wschr. **58**, 605 (1932).
331. DILL, D. B., B. F. JONES, H. T. EDWARDS and S. A. OBERG: Salt economy in extreme dry heat. J. biol. Chem. **100**, 755 (1933).
332. DIRINGSHOFEN, H. v.: Flugmedizinische Probleme der Gewichtslosigkeit. Münch. med. Wschr. **101**, 1345 (1959).
333. — Perspektiven der heutigen Luftfahrtmedizin. Münch. med. Wschr. **95**, 1317 (1953).
334. — Zur Mechanik der Druckdifferenz zwischen Brust- und Bauchhöhle und ihrer Wirkung auf den venösen Rückstrom. Verh. dtsch. Ges. Kreisl.-Forsch. **17**, 124 (1951).
335. — Untersuchungen im Flugzeug über die erhöhte Kollapsgefahr durch gleichzeitige Einwirkung von Höhe und Beschleunigung. Verh. dtsch. Ges. Kreisl.-Forsch. **13**, 92 (1940).
336. DITTMAR, A., u. K. MECHELKE: Über die Regelung des Blutdrucks bei gesunden Menschen und Personen mit nervösen Herz-Kreislaufstörungen. Dtsch. Arch. klin. Med. **201**, 720 (1955).
337. — Über die Blutdruck- und Flußänderungen in der A. carotis communis und der Aorta ascendens nach Arterenol und Adrenalin, sowie deren Beeinflussung durch Regitin. Naunyn-Schmiedeberg's Arch. exp. Path. Pharmak. **223**, 75 (1954).
338. DOBBEN-BROEKEMA, M. VAN, u. M. N. J. DIRKEN: Reactions of the sympathetic nervous system on the circulation in the rabbits ear. Acta physiol. pharmacol. neerl. **1**, 562, 584 (1950).
339. DOLE, V. P., K. EMERSON jr., R. A. PPILLIPS, P. B. HAMILTON and D. D. VAN SLYKE: Renal extraction of oxygen in experimental shock. Amer. J. Physiol. **146**, 337 (1946).
340. DOYLE, J. T., R. A. LEE and E. B. KELLEY: Observations on the elasticity of the pulmonary vasculature in man. Amer. Heart J. **44**, 565 (1952).
341. — J. S. WILSON, E. H. ESTES and J. V. WARREN: The effect of intravenous infusions of physiologic saline on the pulmonary arterial and pulmonary capillary pressure in man. J. clin. Invest. **30**, 345 (1951).
342. DRAGSTEDT, C. A.: Anaphylaxis. Physiol. Rev. **21**, 563 (1941).
343. — and F. B. MEAD: Pharmacological study of toxemia theory of surgical shock. J. Amer. med. Ass. **108**, 95 (1937).
344. DREWES, J., u. F. J. SCHULTE: Die Phlegmasia coerulea dolens. Dtsch. med. Wschr. **83**, 1997 (1958).
345. DRILL, V. A.: Zit. n. GOODMAN (1955). Pharmacology in Medicine. New York: 1954.
346. DRINKER, C. K.: Formation and movements of heat. Amer. Heart J. **18**, 389 (1939).
347. DUESBERG, R., u. W. SCHROEDER: Pathophysiologie und Klinik der Kollapszustände. Leipzig: Hirzel 1944.
348. — u. E. F. GERSMEYER: Fortschritte in der Erkennung und Therapie des Kreislaufkollaps. Langenbecks Arch. klin. Chir. **293**, 373 (1960).
349. — u. F. GRAMLICH: Eiweißregeneration und Eiweißersatz bei akuten Verlustzuständen. Regensburg. Jb. ärztl. Fortbild. **6**, 1 (1957/58).
350. — u. H. SPITZBARTH: Struktur und Reagibilität des Kreislaufs in Phenothiazinnarkose. Langenbecks Arch. klin. Chir. **279**, 787 (1954).
351. — Gefäßbedingte Kreislaufschwäche. Nauheimer Fortbildungslehrgänge **19**, 70 (1953). Darmstadt.
352. — Die Verbrennungskrankheit. Hefte zur Unfallheilk. **47**, 27 (1953).
353. — Vasodilatierend und depressorisch wirksame Adrenalinkörper. Dtsch. med. Wschr. **74**, 529 (1949); La Centralizacion de la Circulacion, El Dia Medico **24**, 49 (1952).
354. — Die Blutübertragung als parenterale Eiweißsubstitution bei Eiweißverlust infolge Eiterung oder Blutung. Klin. Wschr. **22**, 633 (1943).
355. — Beobachtungen über den sog. Wundschock, zugleich ein Beitrag zur Pathophysiologie des Entblutungszustandes. Dtsch. Mil.Arzt **7**, 69 (1942).
356. — u. W. SCHROEDER: Zur Pathophysiologie und Therapie des Entblutungszustandes. Klin. Wschr. **21**, 981 (1942).
357. DUGGAN, J. J.: A bedside test for peripheral venomotor reactions. Amer. Heart J. **55**, 400 (1958).
358. DUGGAN, J.: A study of reflex venomotor reactions in man. Circulation **7**, 869 (1953).
359. DUKE, H.: In R. J. S. MCDOWALL: The control of the circulation of the blood. Pulmonary circulation. Suppl. Vol. London: Dawson 1956.
360. — Pulmonary vasomotor responses to changes in the alveolar gas concentration. Visceral Circulation, Ciba Symp. London 1952, p. 156.
361. DUNCAN, G. W., and A. BLALOCK: Shock produced by crush injury: effects of administration of plasma and local application of cold. Arch. Surg. **45**, 183 (1942).

362. DUOMARCO, J. L., W. H. DILLON and C. J. WIGGERS: Cardiac output methods. Amer. J. Physiol. **154**, 290 (1948).
363. — y R. RIMINI: La presión intraabdominal en el hombre (en condiciones normales y patólogicas). Ateneo B. Aires (1947).
364. — P. RECARTE y R. RIMINI: Influencia de las presiones abdominal y toracica sobre el retorno venoso en la cava inferior. Rev. Argent. cardiol. **11**, 286 (1944).
365. EATON, R. M.: Pulmonary edema. Experimental observations on dogs following acute peripheral blood loss. Dis. Chest. **17**, 95 (1950).
366. — Pulmonary edema. J. thorac. Surg. **16**, 668 (1947).
367. EBBECKE, U.: Schüttelfrost in Fieber, Kälte und Affekt. Klin. Wschr. **26**, 609 (1948).
368. — Über einen von der Gesichtshaut her ausgelösten Kreislaufreflex (Trigeminusreflex). Pflügers Arch. ges. Physiol. **247**, 240 (1943).
369. — Über Gewebsreizung und Gefäßreaktion. Pflügers Arch. ges. Physiol. **199**, 197 (1923).
370. — Capillardilatation und Schock. Klin. Wschr. **2**, 1725 (1923).
371. — Endothelzellen, Rougetzellen, Adventitiazellen in ihrer Beziehung zur Kontraktilitat der Capillaren. Klin. Wschr. **2**, 1341 (1923).
372. — Die lokale vasomotorische Reaktion der Haut und der inneren Organe. Pflügers Arch. ges. Physiol. **169**, 1 (1917).
373. EBERT, R. V., C. W. BORDEN, W. H. HALL and D. GOLD: A study of hypotension (shock) produced by meningococcus toxin. Circulation **3**, 378 (1955).
374. — Physiologic problems of shock. Symposion on shock. 12 Army Medical Service Graduate School, Washington, 12 D. C., 1951.
375. — P. S. HAGEN and C. W. BORDEN: Mechanism of shock in peritonitis: study of hemodynamics of shock occuring in peritonitis experimentally produced in dogs. Surgery **25**, 399 (1949).
376. — E. A. STEAD jr., J. V. WARREN and W. E. WATTS: Plasma protein replacement after hemorrhage in dogs with and without shock. Amer. J. Physiol. **136**, 299 (1942).
377. — — Circulatory failure in acute infections. J. clin. Invest. **20**, 671 (1941).
378. — — Demonstration, that in normal man no reserves of blood are mobilized by exercise, epinephrine and hemorrhage. Amer. J. med. Sci. **201**, 655 (1941).
379. ECKENHOFF, J. E.: The effects of promethazine upon respiration and circulation of man. Anesthesiology **18**, 703 (1957).
380. — The physiology of the coronary circulation. Anesthesiology **11**, 168 (1950).
381. — J. H. HAFKENSCHIEL, E. L. FOLTZ u. R. L. DRIVER: Influence of hypotension on coronary blood flow, cardiac work and cardiac efficiency. Amer. J. Physiol. **152**, 545 (1948).
382. EDER, H. A.: Effekt of shock on kidney. Ann. N. Y. Acad. Sci. **55**, 394 (1952).
383. EDHOLM, O. G.: Physiological changes during fainting. Visceral Circulation, Ciba Found. Symp. London: Churchill, 1952.
384. — S. HOWARTH and J. MCMICHAEL: Zit. n. SCHWIEGK (1951). J. clin. Sci **5**, 249 (1945).
385. EDWARDS, W. S.: Nervale Regulation des Lungenkreislaufs. Zit. n. RODBARD (1951). Amer. J. Physiol. **167**, 756 (1951).
386. EGDAHL, R. H.: The differential response of the adrenal cortex and medulla to bacterial endotoxin. J. clin. Invest. **38**, 1120 (1959).
387. EHLICH, W., u. R. WALLISCH: Die Kreislaufwirkung des Apomorphin beim Menschen. Z. Kreisl.-Forsch. **35**, 625 (1943).
388. EICHNA, W. A., S. M. HORVATH and W. B. BEAN: Post exertional orthostatic hypotension. Amer. J. med. Sci. **213**, 641 (1947).
389. EICKHOFF, W.: Hyperthyreose in Klinik und Experiment. Dtsch. med. J. **4**, 315 (1953).
390. ELIAKIM, M., S. Z. ROSENBERG and K. BRAUN: Effect of acetylcholine on the pulmonary artery pressure in anesthetized dogs. Arch. int. Pharmacodyn. **113**, 169 (1957).
391. ELKINTON, J. R., and T. S. DANOWSKI: The body fluids. Basic physiology and practical therapeutics. Baltimore: Williams & Wilkins 1955.
392. — A. W. WINKLER and T. S. DANOWSKI: Fluid volume and tonicity as shock factors. Zit. n. WIGGERS (1950). J. clin. Invest. **26**, 1002 (1947).
393. — T. S. DANOWSKI and A. W. WINKLER: Salt depletion and dehydration as shock factors. Zit. n. DAVIS (1949). J. clin. Invest **25**, 120 (1946).
394. ELLENBERG, M., and E. K. OSSERMAN: Role of shock in production of central liver cell necrosis. Amer. J. Med. **11**, 170 (1951).
395. ELONDEAU, PH.: Deux cas de syndrome de la veine cave supérieure traités chirurgicalement par désobstruction, l'autre par greffe. Arch. mal. coeur **52**, 504 (1959).
396. EMERSON, C. P., and R. V. EBERT: Study of shock in battle casualities: measurement of blood volume changes occuring in response to therapy. Ann. Surg. **122**, 745 (1945).
397. EMMELIN, N., and I. NORDENFELT: Supersensitivity due to prolonged administration of ganglion blocking compounds. Brit. J. Pharm. **234**, 229 (1959).

398. ENGEL, F. L.: Studies on the nature of the protein catabolic response to adrenal cortical extract. Endocrinology **45**, 170 (1949).
399. — H. C. HARRISON and C. N. H. LONG: Biochemical changes in shock. J. exp. Med. **79**, 9 (1944).
400. ENGEL, G. L.: Fainting. American Lecture Series, Springfield (Ill.): Thomas 1950.
401. — Mechanisms of fainting. J. Mt. Sinai Hosp. **12**, 170 (1945).
402. — J. ROMANO and T. MCLIN: Vasodepressor and carotid sinus syncope. Clinical, electroencephalographic and electrocardiographic observations. Int. Med. **74**, 100 (1944).
403. — and F. L. ENGEL: The significance of the carotid sinus reflex in biliary tract disease. New Engl. J. Med. **227**, 470 (1942).
404. EPPINGER, H.: Die Permeabilitätspathologie als die Lehre vom Krankheitsgeschehen. Wien: Springer 1949.
405. — Die serose Entzündung. Berlin: Springer 1935.
406. — Über Permeabilitatsanderungen im Kapillarbereich. Verh. dtsch. Ges. Kreisl.-Forsch. **11**, 166 (1938).
407. — Die Bedeutung der Blutdepots fur die Pathologie. Klin. Wschr. **12**, 5 (1933).
408. EPSTEIN, F. H., and A. S. RELMAN: Transfusion treatment of shock due to myocardial infarction. New Engl. J. Med. **241**, 889 (1949).
409. ERDMANN, W. D., u. H. MERCKER: Untersuchungen uber die Blutdrucksenkung nach d-tubocurarin und die antagonistische Wirkung von Prostigmin. Naunyn-Schmiedeberg's Arch. exp. Path. Pharmak. **214**, 455 (1952).
410. ERLANGER, J.: Studies in secundary, traumatic shock: the circulation in shock after abdominal injuries. Amer. J. Physiol. **49**, 90 (1919).
411. ETSTEIN, B., and T. H. LI: Hemodynamic changes during thiopental anesthesia in humans: cardiac output, stroke volume, total peripheral resistance, intrathoracic blood volume. J. clin. Invest. **34**, 500 (1955).
412. — and H. E. HIMWICH: Hypoxie in Barbituratnarkose; zit. n. BUHR (1952). Amer. J. Surg. **76**, 268 (1948).
413. EULER, U. S. v.: Noradrenaline. Springfield (Ill.) Thomas 1956.
414. — Noradrenaline in hypotensive states and shock. Lancet **1955/II**, 151, 269.
415. — Sympathin production and excretion in various conditions. Visceral Circulation, Ciba Sympos. London 1952, p. 87.
416. — Physiologie des Lungenkreislaufs. Verh. dtsch. Ges. Kreisl.-Forsch. **17**, 8 (1951).
417. — Noradrenaline (arterenol), adrenal medullary hormone and chemical transmitter of adrenergic nerves. Ergebn. Physiol. **52**, 261 (1950).
418. — u. G. LILJESTRAND: Observations on the pulmonary arterial blood pressure in the cat. Acta physiol. scand. **12**, 301 (1946).
419. — G. LILJESTRAND u. Y. ZOTTERMANN: The excitation mechanism of the chemoreceptors of the carotid body. Scand. arch. physiol. **83**, 132 (1939).
420. EVANS, E. J.: Early management of severely burned patient. Surg. Gynec. Obstet. **94**, 273 (1952).
421. — The treatment of shock in the burned patient. Symposion on shock. 12 Army Medical Service Graduated School, Washington 12 D. C. 1951.
422. — and H. BUTTERFIELD: ACTH und Cortison im Schock; zit. n. LABORIT (1952). Ann. Surg. **134**, 588 (1951).
423. — M. J. HOOVER, G. W. JAMES III and T. ALM: Studies on traumatic shock. I. Blood volume changes in traumatic shock. Ann. Surg. **119**, 64 (1944).
424. EVERETT, G. M.: Pharmacological studies of d-tubocurarine and other curare fractions. J. Pharmacol. exp. Ther. **92**, 236 (1948).
425. EVRINGHAM, A.: Influence of sodium pentobarbital on splanchnic blood flow and related functions. Amer. J. Physiol. **197**, 624 (1959).
426. EWIG, W.: Über den Verbrennungskollaps. Verh. dtsch. Ges. Kreisl.-Forsch. **11**, 148 (1938).
427. — u. L. KLOTZ: Zit. n. EWIG (1938). Klin. Wschr. **11**, 932 (1932).
428. — Zit. n. BLALOCK (1940). Dtsch. Z. Chir. **235**, 681 (1932).
429. — u. K. HINSBERG: Kreislaufstudien. Z. klin. Med. **115**, 677 u. 693 (1931).
430. EXLEY, K. A.: Depression of autonomic ganglia by barbiturates. Brit. J. Pharm. **9**, 170 (1954).
431. FANCONI, G.: Der heutige Stand der Wasser- und Elektrolytbehandlung toxischer Zustande. Schweiz. med. Wschr. **90**, 1 (1960).
432. FEKETE, G., u. V. HONIG: Posttraumatischer Schock und Kollaps. Orv. Hetil. **52**, 1830 (1958).
433. — Noradrenalinbehandlung und lokale Komplikation. Orv. Hetil. **34**, 928 (1957).
434. FELIX, W.: Erganzende Bemerkungen zur Blutstrommessung mit Thermistoren. Z. Biol. **108**, 121 (1955).

435. Fenn, W. O.: The role of potassium in physiological processes. Physiol. Rev. **20**, 377 (1940).
436. Ferris, E., M. B. Blankenhorn, H. W. Robinson and G. E. Cullen: Heat stroke, clinical and chemical observations on 44 cases. J. clin. Invest. **17**, 249 (1938).
437. Ferris, E. B. jr., R. B. Capps and S. Weiss: Carotid sinus syncope and its bearing on the mechanism of the unconscious state and convulsions. Medicine (Baltimore) **14**, 377 (1935).
438. Fieldman, E. J., R. W. Ridley and E. H. Wood: Hemodynamic studies in man during thiopental sodium and N_2O anesthesia. Anesthesiology **16**, 473 (1955).
439. Fine, D.: The effect of acute hypovolemia on the release of aldosterone and on the renal excretion of sodium. J. clin. Invest. **37**, 232 (1958).
440. Fine, J.: Körpereigene Abwehr gegen bakterielle Infektion beim traumatischen Schock. Klin. Wschr. **35**, 949 (1957).
441. — The effect of peripheral vascular collapse on the antibacterial defense mechanisms. Ann. N. Y. Acad. Sci. **66**, 329 (1956).
442. — H. Frank, F. Schweinburg, S. Jacob and T. Gordon: Bacterial factor in traumatic shock. Ann N. Y. Acad. Sci. **55**, 429 (1952).
443. — Irreversible Shock. Treatment of Shock. Symposion on Shock, 12 Army Med. Serv. Grad. School, Washington, 12 D. C. 1951.
444. — A. M. Seligman and H. A. Frank: Role of liver in hemorrhagic shock. Zit n. Wiggers (1950). Ann. Surg. **126**, 1002 (1947).
445. — H. A. Frank and A. M. Seligman: Traumatic shock. VIII. Studies in therapy and hemodynamics of tourniquet shock. J. clin. Invest **23**, 731 (1944).
446. — and A. M. Seligman: Traumatic shock: experimental study including evidence against capillary leakage hypothesis. J. clin. Invest. **22**, 285 (1943). — Ann. Surg. **118**, 238 (1943).
447. — J. Fischmann and H. A. Frank: DCA in hemorrhagic shock. Surgery **12**, 1 (1942).
448. Finnerty, F. A.: Cardiac and cerebral hemodynamics in drug induced postural collapse. Circulat. Res. **5**, 1 (1957).
449. — and E. D. Freis: Experimental and clinical evaluation in man of hexamethonium (C6) a new ganglionic blocking agent. Circulation **2**, 828 (1950).
450. Fischer, H.: Über den Shok. Volkmanns klin. Vorträge Nr. 10. Leipzig: Breitkopf & Hartel 1870.
451. Fleckenstein, A.: Zur Energetik des Natrium-Kalium-Austausches am erregten Nerven. Pflügers Arch. ges. Physiol. **253**, 321 (1951).
452. — R. Muschaweck u. F. Bohlinger: Weitere Untersuchungen über die pharmakologische Ausschaltung des Bezold-Jarisch-Reflexes. Naunym-Schmiedeberg's Arch. exp. Path. Pharmak. **211**, 132 (1950).
453. — E. Wagner u. K. H. Goggel: Weitere Untersuchungen über die Abhängigkeit der Muskellänge vom Membranpotential. Pflügers Arch. ges. Physiol. **253**, 38 (1950).
454. — Über den primären Energiespeicher der Muskelkontraktion. Pflügers Arch. ges. Physiol. **250**, 643 (1948).
455. Fleisch, A.O.: Speed of pulsewave in peripheral circulation before and after sympathectomy. Angiology **9**, 54 (1958).
456. Fleisch, A., u. P. Weger: Die gefäßerweiternde Wirkung der phosphorylierten Stoffwechselprodukte. Pflügers Arch. ges. Physiol. **239**, 362 (1937).
457. — Venensystem und Kreislaufreflexe. Pflügers Arch. ges. Physiol. **225**, 26 (1930); **226**, 393 (1931).
458. Földi, M., u. F. Solti: Venöser Druck und Hypoxie des Zentralnervensystems. Z. Kreisl.-Forsch. **47**, 219 (1958).
459. — Unsere neuen Ergebnisse in der Physiologie und Pathologie der Lymphströmung. Z. ges. inn. Med. **10**, 483 (1955).
460. — J. Rusznyák u. Gy. Szabo: Über die flüssigkeitsspeichernde und resorbierende Funktion des Lymphsystems. Acta med. Acad. Sci. hung. **4**, 355 (1953).
461. Folkow, B.: The efferent innervation of the cardiovascular system. Verh. dtsch. Ges. Kreisl.-Forsch. **25**, 84 (1959).
462. — Nervous control of blood vessels. By R. J. S. MacDowall. The control of the circuculation of the blood. Suppl.Vol. London: Dawson 1956.
463. — Nervous control of blood vessels. Physiol. Rev. **35**, 629 (1955).
464. — u. B. Uvnäs: Do adrenergic vasodilator nerves exist? Acta physiol. scand. **20**, 329 (1950).
465. Fontaine, R., et S. Pereira: Arterieller Reflex bei venösen Prozessen. Zit. n. Drews (1958). Rev. Chir. (Paris) **75**, 161 (1937).
466. Fontanini, F., P. L. Prati and A. Rivi: Effect of prednisone on the capillary permeability in patients with heart disease associated with edema. J. Amer. med. Ass. **169**, 1666 (1959).

467. FORSSMANN, W.: Über die Sondierung des rechten Herzens. Klin. Wschr. **1929**, 2085, 2287.
468. FOSTER, M.: Textbook of Physiology, Bd. I, S. 297. London: McMillan 1888. Zit. n. BARCROFT (1944).
469. FOWLER, E. P. jr., and A. ZECKEL: Psychophysiological factors in Menières disease. Psychosom. Med. **15**, 127 (1953).
470. FOWLER, N. O., W. L. BLOOM and J. A. WARD: Hemodynamic effects of hypervolemia with and without anemia. Circulat. Res. **6**, 163 (1958).
471. — Mechanism of pressor response to l-norepinephrine during hemorrhagic shock. Circulat. Res. **5**, 2 (1957).
472. — Hemodynamic effects of anemia with and without plasma volume expansion. Circulat. Res. **4**, 319 (1956).
473. — R. N. WESTCOTT and R. C. SCOTT: Normal Pressure in the right heart and pulmonary artery. Amer. Heart J. **46**, 264 (1953).
474. — — and J. McGUIRE: Noradrenaline and intracardiac pressures. Zit. n. HALMAGYI (1957). J. clin. Invest. **30**, 517 (1951).
475. — V. D. HAUENSTEIN, R. S. SCOTT and J. McGUIRE: Observations on automatic participation in pulmonary arteriolar resistance in man. J. clin. Invest. **29**, 1387 (1950).
476. FOZZARD, H. A., and J. P. GILMORE: Use of levarterenol in treatment of irreversible hemorrhagic shock. Amer. J. Physiol. **196**, 1029 (1959).
477. FRANK, E. D., H. A. FRANK, S. JACOB, H. A. E. WEIZEL, H. KORMAN and J. FINE: Effect of norepinephrine on circulation of the dog in hemorrhagic shock. Amer. J. Physiol. **186**, 74 (1956).
478. — D. KAUFMAN, H. KORMAN, F. SCHWEINBURG, H. A. FRANK and J. FINE: Effect of antibiotics on hemodynamics of hypovolemic septic shock. Amer. J. Physiol. **182**, 166 (1955).
479. — H. A. FRANK and J. FINE: Traumatic shock, plasma prothrombin activity in hemorrhagic shock in the dog. Amer. J. Physiol. **167**, 499 (1951).
480. — — Traumatic shock. Plasma fibrinogen in hemorrhagic shock in the dog. Amer. J. Physiol. **162**, 619 (1950).
481. — — H. KORMAN, J. A. MACCHI and O. HECHTER: Corticosteroid output and adrenal blood flow during hemorrhagic shock in the dog. Amer. J. Physiol. **182**, 24 (1955).
482. — S. JACOB, H. A. E. WEIZEL, L. REINER, R. COHEN and J. FINE: The effect of ACTH and cortisone on the experimental hemorrhagic shock. Amer. J. Physiol. **180**, 282 (1955).
483. — Present-day concepts of shock. N. Y. St. J. Med. **249**, 445, 486 (1953).
484. — Traumatic shock. XXII. Irreversibility of hemorrhagic shock and VDM hypothesis: failure of ferritin to affect arterial pressure and survival period of hepatectomized nephrectomized dogs. Amer. J. Physiol. **168**, 150 (1952).
485. — S. W. JACOB, F. B. SCHWEINBURG, J. GODDARD and J. FINE: Traumatic shock. XXI. Effectiveness of antibiotic in experimental hemorrhagic shock. Amer. J. Physiol. **168**, 430 (1950).
486. — H. SELIGMAN and J. FINE: Traumatic shock XIII, the prevention of irreversibility in hemorrhagic shock by viviperfusion of the liver. J. clin. Invest. **25**, 22 (1946).
487. — M. D. ALTSCHULE and N. ZAMCHEK: Traumatic shock. J. clin. Invest. **24**, 54 (1945).
488. — and S. FINE: Traumatic shock V, a study of the effect of oxygen on hemorrhagic shock. J. clin. Invest. **22**, 305 (1943).
489. FRANK, O.: Die Theorie der Pulswellen. Z. Biol. **85**, 91 (1927).
490. FRANKE, F. E.: Action of toxic doses of polysaccharide from Serratia marcescens (Bacillus prodigiosus) on dog and guinea pig. J. nat. Cancer Inst. **5**, 185 (1944).
491. FRANKE, H., G. PEPPMEIER u. T. HUBNER: Die intrakardialen Druckverhältnisse bei vorübergehendem Herzstillstand des hypersensitiven Carotissinussyndroms. Dtsch. Arch. klin. Med. **205**, 148 (1958).
492. — H. BRACHARZ, J. SCHRÒDER u. F. LONGIN: Zur klinischen Diagnostik der Koronarsklerose unter besonderer Berücksichtigung des Carotissinussyndroms. Dtsch. med. Wschr. **82**, 1468 (1957).
493. — u. J. SCHRÒDER: Über Unterschiede der Hautdurchblutung bei den Geschlechtern. Klin. Wschr. **34**, 536 (1956).
494. — u. J. HANN: Die Auswirkungen des hypersensitiven Carotissinussyndroms cardialen Typus mit längeren Herzpausen auf das Hirnstrombild des Menschen. Verh. dtsch. Ges. Kreisl.-Forsch. **19**, 205 (1953).
495. — Beitrag zur Klinik und Pathogenese der cardialen Form des gesteigerten Sinus caroticus-Reflexes. Arch. Kreisl.-Forsch. **15**, 198 (1949).
496. FRANKENTHAL, L.: Virchows Arch. path. Anat. **222**, 332 (1916); zit. n. LABORIT (1952).
497. FRANKLIN, K. J.: Renal circulation. In McDOWALL: The control of the circulation of blood. London: DAWSON 1956.

498. FRANKLIN, K. J.: Aspects of the renal circulation and its regulation. Visceral Circulation. Ciba Symposion London 1952, p. 187.
499. — A monograph on veins. Baltimore: Thomas 1937.
500. FREIS, E. D., J. C. ROSE, E. A. PARTENOPE, T. F. HIGGINS, R. T. KELLEY, H. W. SCHNAPER and R. L. JOHNSON: The hemodynamic effects of hypotensive drugs in man. III. Hexamethonium. J. clin. Invest. **32**, 1285 (1953).
501. — Hemodynamic effects of hypotensive drugs in man. Circulation **8**, 199 (1953).
502. — H. W. SCHNAPER, R. L. JOHNSON and G. E. SCHREINER: Hemodynamic alterations in acute myocardial infarction: I. Cardiac output, mean arterial pressure, total peripheral resistance, „central" and total blood volumes, venous pressure and average circulation time. J. clin. Invest. **31**, 131 (1952).
503. — J. R. STANTON, F. A. FINNERTY jr., H. W. SCHNAPER, R. L. JOHNSON, C. E. RATH and R. W. WILKINS: The collapse produced by venous congestion of the extremities or by venaesection following certain hypotensive agents. J. clin. Invest. **30**, 435 (1951).
504. FREY, H. H., u. K. F. BENITZ: Vergleichende Untersuchungen uber Barbiturate und Thiobarbiturate als Kurznarkotika. Arch. int. Pharmacodyn. **2**, 125 (1955).
505. FREY, J.: Anaphylaktischer Schock. In L. HEILMEYER: Lehrbuch der inneren Medizin, S. 1070. Berlin-Gottingen-Heidelberg: Springer 1955.
506. — Experimentelle Untersuchungen über den Blutkreislauf bei Einwirkung hydrostatischer Krafte. Arch. Kreisl.-Forsch. **7**, 329 (1940).
507. FREY, R.: Vergleichende Untersuchungen der muskelerschlaffenden Mittel. Ergebn. Chir. Orthop. **38**, 286 (1953).
508. — Fortschritte und Erfahrungen mit der kunstlichen Blutdrucksenkung. Verh. dtsch. Ges. Chir. 70. Tagung **276**, 670 (1953).
509. — H. GÖPFERT u. W. RAULE: Vergleichende Untersuchungen der Wirkungen muskelerschlaffender Mittel auf das Atemzentrum. Anaesthesist **1**, 33 (1952).
510. FREY, W.: Die hàmatogenen Nierenerkrankungen. Handb. inn. Med., VIII, S. 253. Berlin-Göttingen-Heidelberg: Springer 1951.
511. FRIEDBERG, CH. K.: Erkrankungen des Herzens. Das akute Kreislaufversagen: Schock, Kollaps, plotzl. Tod. Kap. 12, S. 350. Stuttgart: Thieme 1959.
512. FRIEDBERG, L., L. N. KATZ and F. S. STEINITZ: The effect of drugs on the pulmonary and systemic arterial pressures in the trained and unanesthetized dog. J. Pharmacol. exp. Ther. **77**, 80 (1943).
513. FRIEDERICI, L.: Der Erythrocyt. Heidelberg-Frankfurt: Hüthig-Verlag 1958.
514. FRIEDLANDER, A.: Hypotension. Medicine (Baltimore) **6**, 143 (1927).
515. FRIEDMAN, E. W., H. A. FRANK and J. FINE: Portal circulation in experimental hemorrhagic shock; in vivo roentgen ray studies. Ann. Surg. **134**, 70 (1951).
516. — and R. S. WEINER: Estimation of hepatic sinusoid pressure by means of venous catheters and estimation of portal pressure by hepatic vein catheterization. Amer. J. Physiol. **165**, 527 (1951).
517. FRIEDMAN, M., S. C. FREED and R. H. ROSENMAN: Reduction of blood pressure in the normotensive and hypertensive animal following potassium deprivation. J. clin. Invest. **30**, 639 (1951).
518. FRIMMER, M., u. H. GÖTTE: Kreislaufuntersuchungen am Hund mit Hilfe von P_{32} nachweisbarem Kalium-Natrium-Polyphosphat. Naunyn-Schmiedeberg's Arch. exp. Path. Pharmak. **217**, 319 (1953).
519. FRONĚK, A., and Z. PÍŠA: Contribution to the therapy of myocardial depression caused by thiopentone sodium. Brit. J. Anaesth. **8**, 366 (1956).
520. FURSTENBERG, A. C.: Symposion on Vertigo. Ann. Otol. (St. Louis) **56**, 576 (1947).
521. FULTON, G. P.: Conference on microcirculatory physiology and pathology. Angiology **6**, 281 (1955).
522. FULTON, J. F.: Physiology of the nervous system. New York: Oxford University Press 1949.
523. GADDUM, J. H., u. H. H. DALE: Die gefäßerweiternden Stoffe. Leipzig: Thieme 1936.
524. GADERMANN, E.: Die Abhängigkeit der Kreislaufwirkung verschiedener Phenothiazinderivate vom Angriffspunkt und der vegetativen Ausgangslage. Klin.Wschr. **34**, 311 (1956).
525. — Über die orthostatische Regulationsstörung des Kreislaufs und ihre medikamentose Behandlung. Wien. med. Wschr. **103**, 911 (1953).
526. — Kreislaufregulation bei der Dystrophia musculorum progressiva Erb. Z. Kreisl.-Forsch. **40**, 538 (1951).
527. GAMBLE, J. L.: Chemistry, anatomy, physiology and pathology of extracellular fluid. Harvard Medical School, Dept. Pediatrics, Syllabus (1939).
528. — Dehydration. New England J. Med. **201**, 909 (1929).
529. GASSER, H. S.: Studies in secondary traumatic shock: the blood volume changes and the effect of gum acacia on their development. Amer. J. Physiol. **50**, 31 (1919).

530. GASSER, J., H. S. ERLANGER and H. MECK: Zit. n. GOLLWITZER-MEIER (1938). Amer. J. Physiol. **47**, 304 (1919).
531. GASSMANN, R., u. H. G. HAAS: Akuter Hyperparathyreoidismus. Schweiz. med. Wschr. **3**, 67 (1960).
532. GAUER, O. H.: Die volumbedingte, reflektorische Beeinflussung der Nierenfunktion. Vortrag Med. Gesellschaft Mainz, 6. 2. 1959. Munch. med. Wschr. **101** (1959).
533. — H. L. THRON u. K. D. SCHEPPOKAT: Das Verhalten der kapazitiven und der Widerstandsgefäße der menschlichen Hand unter orthostatischen Bedingungen. 24. Tag. Dtsch. Physiol. Ges. Mai 1958, Munchen.
534. — Die volumregulatorische Komponente im Elektrolyt- und Wasserhaushalt. Melsungen med.-pharm. Mitt. Sonderheft 1957: 1. Elektrolyt-Symposium Kassel.
535. — u. I. P. HENRY: Beitrag zur Homoiostase des extraarteriellen Kreislaufs. Volumenregulation als unabhangiger Parameter. Klin. Wschr. **34**, 356 (1956).
536. — Changes in central venous pressure after moderate hemorrhage and transfusion in man. Circulat. Res. **4**, 79 (1956).
537. — u. H. O. SIEKER: The continuous recording of central venous pressure changes from an arm vein. Circulat. Res. **4**, 74 (1956).
538. — Volumen changes of the left ventricle during blood pooling and exercise in the intact animal. Their effects on left ventricular performance. Physiol. Rev. **35**, 143 (1955).
539. — J. P. HENRY and H. O. SIEKER: Blood volume control and venomotor tone. XIX. Internat. Physiol. Congr. Proc. Montreal 381 (1953).
540. — J. P. HENRY, E. E. MARTIN, P. J. MAHER: Arterial oxygen saturation and intracardiac pressures during acceleration in relation to cardiac damage. Fed. Proc. Amer. Physiol. Soc. **8**, 54 (1949).
541. — u. F. LINDER: Kreislaufdynamik und vegetativer Tonus des Menschen bei arteriovenösen Fisteln. Klin. Wschr. **26**, 1 (1948).
542. — Rontgenkinematographische Darstellung der Fliehkraftwirkung. Luftfahrtmedizin **9**, 109 (1944).
543. GAZES, P. C., J. A. RICHARDSON and E. F. WOODS: Plasma catecholamine concentrations in myocardial infarction and angina pectoris. Circulation (Baltimore) **19**, 657 (1959).
544. GELLHORN, A., M. MERELL and R. M. RANKIN: Rate of transcapillary exchange of sodium in normal and shocked dogs. Amer. J. Physiol. **142**, 407 (1944).
545. GERSMEYER, E. F.: (In Vorbereitung.) Druck und Strömungsgeschwindigkeit in der Pulmonalarterie des wachen Hundes im Kreislaufkollaps und nach vasoaktiven Pharmaka.
546. — Zur Frage des Blutdepots im Splanchnicusgebiet. Vortrag Med. Ges. Mainz. Münch. med. Wschr. **100**, 1067 (1958).
547. — H. SPITZBARTH u. H. WEYLAND: Kreislaufuntersuchungen mit synthetischem Hypertensin II. Klin. Wschr. **36**, 1061 (1958).
548. — u. H. SPITZBARTH: Der arterielle Kreislauf in der Steroidnarkose. Klin. Wschr. **36**, 169 (1958).
549. — H. WEYLAND u. H. SPITZBARTH: Zur Messung der Blutstromgeschwindigkeit mit Thermistoren in großen Gefäßen des Menschen. Klin. Wschr. **36**, 872 (1958).
550. — — Der Druck in der Lungenschlagader des Menschen wahrend Barbiturat- und Phenothiazinnarkose. Anaesthesist **7**, 79 (1958).
551. — K. H. GASTEYER u. G. GERSMEYER: Ergebnisse fortlaufender Druckmessungen in der Pfortader des wachen Hundes. Z. Kreisl.-Forsch. **46**, 459 (1957).
552. — u. G. GERSMEYER: Stromungsgeschwindigkeits- und Druckmessungen in der Pfortader des wachen Hundes. Arch. Kreisl.-Forsch. **27**, 206 (1957).
553. — u. K. H. GASTEYER: Unveroffentlichte Untersuchungen 1956.
554. — u. G. GERSMEYER: Zum Verhalten des Pfortaderdruckes wacher Hunde unter dem Einfluß einiger gefäßwirksamer Pharmaka. Verh. dtsch. Ges. Kreisl.-Forsch. **22**, 328 (1956).
555. — H. SPITZBARTH u. H. BAUER: Vergleichende Untersuchungen zwischen der fortlaufenden indirekten Blutdruckmessung nach SCHROEDER und intraarterieller Druckbestimmung. Z. ges. exp. Med. **124**, 298 (1954).
556. GEST, P. H.: The effects of hemorrhage on pulmonary circulation and respiratory gas exchange. Blood **4**, 524 (1959).
557. GIBBS, F. A., E. L. GIBBS and W. G. LENNOX: Changes in human cerebral blood flow consequent on alterations in blood gases. Amer. J. Physiol. **111**, 557 (1935).
558. GIBSON, G. G., and I. KOPP: Studies in the physiology of artificial fever/I. Changes in the blood volume and water balance. J. clin. Invest. **17**, 219 (1938).
559. GIBSON, J. G., A. M. SELIGMAN, W. C. PEACOCK, J. FINE, J. C. AUB and R. D. EVANS: Distribution of blood in shock dogs. J. clin. Invest. **26**, 126 (1947).
560. — — — J. C. AUB, J. FINE and R. D. EVANS: Distribution of cells and plasma-normal dogs. J. clin. Invest. **25**, 848 (1946).

561. GIBSON, J. G., W. C. PEACOCK, A. M. SELIGMAN and T. SACK: Circulating red cell volume by radioactive and dye methods. J. clin. Invest. **25**, 838 (1946).
562. GILCHRIST, A. R.: Lecture on faints and fits. Brit. med. J. **1937/I**, 203.
563. GILLESPIE, L.: The application of a monoamine-oxydase inhibitor, 1-phenyl-2-hydrazinopropane (JB 516) to the treatment of primary hypertension. Amer. Heart J. **58**, 1 (1959).
564. GISINGER, E., G. GRABNER u. F. KAINDL: Zur Wirkung eines Adrianolderivates auf den Lungenkreislauf. Klin. Med. (Wien) **10**, 125 (1955).
565. GLASSER, O., and I. H. PAGE: Experimental hemorrhagic shock; study of its production and treatment. Amer. J. Physiol. **154**, 297 (1948).
566. — — Experimental hemorrhagic shock. Cleveland Clin. Quart. **13**, 125 (1946).
567. GLAVIANO, V. V., and F. NYKIEL: Effect of a peripheral arteriovenous fistula on coronary blood flow and cardiac oxygen metabolism. Amer. J. Physiol. **197**, 201 (1959).
568. GLICK, M.: Cough, Faintness and Syncope. Med. J. Aust. **40**, 447 (1953).
569. GLICKMAN, N., F. K. HICK, R. W. KEETON and M. M. MONTGOMERY: Zit. n. DAVIS (1949). Amer. J. Physiol. **134**, 165 (1941).
570. GORGO, P., L. RÁNKY u. J. STEFANICS: Angiographic studies in experimental shock. Acta med. Acad. Sci. hung. **9**, 289 (1956).
571. GOETZ, R. H.: Clinical Plethysmography. S. Afr. med. J. **22**, 391, 422 (1948).
572. GOTTE, H., u. M. FRIMMER: Blutvolumenbestimmung mit radioaktiv markierten hochpolymeren Phosphaten. Angew. Chemie **65**, 52 (1953).
573. GOLDBERG, M., and J. FINE: Intestinal absorption in hemorrhagic shock. J. clin. Invest. **24**, 445 (1945).
574. GOLDBERG, S. J.: Circulation time as a diagnostic aid in hyperthyreoidism. Ann. intern. Med. **11**, 1818 (1938).
575. GOLIGHER, J. C., and T. A. RELEY: Incidences and mechanism of the early dumping syndrome after gastrectomy. Lancet **1952/I**, 630.
576. GOLLWITZER-MEIER, KL.: Lancet **1950/I**, 381. Zit. n. SCHROEDER (1952).
577. — u. O. PINOTTI: Über die Nachdauer der Erregung des Atemzentrums bei der Kohlensaureatmung. Pflügers Arch. ges. Physiol. **249**, 3 (1947).
578. — Über die Nachdauer der Atmungsveranderungen des Sauerstoff-Mangels. Pflügers Arch. ges. Physiol. **249**, 17 (1947).
579. — u. E. LERCHE: Pflugers Arch. ges. Physiol. **244**, 145 (1941). Zit. n. R. WAGNER.
580. — Klin. Wschr. **17**, 255 (1939). Zit. n. SCHAEFER.
581. — Der Kreislaufkollaps. Verh. dtsch. Ges. Kreisl.-Forsch. **11**, 15 (1938).
582. — Venensystem und Kreislaufregulierung. Ergebn. Physiol. **34**, 1145 (1932).
583. — Über den Schlafkreislauf. Klin. Wschr. **9**, 341 (1931).
584. — Zentrale Regulierung des Herzmınutenvolumens. Pflugers Arch. ges. Physiol. **222**, 124 (1929). Verh. dtsch. Ges. Kreisl.-Forsch. **11**, 15 (1938).
585. — Die hamodynamische Wirkung akuter Veranderungen der Blutmenge bei verschiedener Gefaßreaktion. Pflügers Arch. ges. Physiol. **218**, 586 (1927).
586. GOLTZ, F.: Über gefaßerweiternde Nerven. Zweite Abhandlung. Pflügers Arch. ges. Physiol. **11**, 52 (1875).
587. — u. A. FREUSBERG: Über gefaßerweiternde Nerven. Pflugers Arch. ges. Physiol. **9**, 174 (1874).
588. — Über den Tonus der Gefaße und seine Bedeutung fur die Blutbewegung. Virchows Arch. path. Anat. **29**, 394 (1864).
589. GOODMAN, L. S., and A. GILMAN: The pharmacological basis of therapeutics. New York: The Macmillan Co. 1955.
590. GOVIER, W. M. M.: Studies on shock induced by hemorrhage. J. Pharmacol. exp. Ther. **77**, 40 (1943).
591. GOWERS, W. R.: The borderland of epilepsy. London 1907. Zit. n. TH. F. COTTON u. TH. LEWIS (1918).
592. GRAB, W., u. K. OBERDISSE: Die medikamentose Behandlung der Schilddrusenerkrankungen. Stuttgart: Thieme 1959.
593. — S. JANSSEN u. H. REIN: Über die Größe der Leberdurchblutung. Z. Biol. **89**, 324 (1929).
594. GRABNER, G., u. F. MLCZOCH: Die respiratorischen Schwankungen des Druckes in der Pulmonalarterie unter pathologischen Bedingungen. Z. Kreisl.-Forsch. **47**, 804 (1958).
595. — F. KAINDL, P. KOHN u. A. NEUMAYR: Das Verhalten der Leberdurchblutung während Sauerstoffmangelatmung. Z. Kreisl.-Forsch. **47**, 798 (1958).
596. — u. H. BRAUNSTEINER: Methode zur Bestimmung der lokalen Durchblutung des Knochenmarkes. Transactions of the 6th Congress of the European Society of Haematology. Kopenhagen 1957. p. 1064.
597. — Der Einfluß von Fullungsschwankungen der Venen auf das Extremitätenrheogramm. Wien. Z. inn. Med. **36**, 318 (1955).

598. GRABNER, G., F. MLCZOCH, K. STEINBEREITHNER u. H. VETTER: Der Kreislauf bei künstlicher Blutdrucksenkung. Anaesthesist **3**, 50 (1954).
599. GRACA, J. G., and E. L. GARST: Early blood changes in dogs following intravenous pentobarbital anaesthesia. Anaesthesiology **18**, 461 (1957).
600. GRAF, K., u. G. STROM: Große und Verhalten der peripheren Durchblutung des Menschen bei vasoregulativer Asthenie. Verh. dtsch. Ges. Kreisl.-Forsch. **25**, 223 (1959).
601. — W. GRAF u. S. ROSELL: Zusammenhange der Durchblutungsrhythmik in Haut-, Muskel- und Intestinalstrombahn des Menschen. Pflügers Arch. ges. Physiol. **270**, 43 (1959).
602. GRANT, R. T.: Etiology and mechanisms of shock: diagnosis and evaluation. Symposion on Shock, 1951, 12 Army Medical Service Graduate School, Washington 12 D. C.
603. — and E. B. REEVE: Observations on general effects of injury in man, with special reference to wound shock. Med. Res. Council, Spec. Rep. Ser. No. 277, p. 162 (1950).
604. — E. F. BLAND and M. CAMP: Vasomotor reactions in the rabbits ear. Heart **16**, 69 (1933).
605. — Observations on local arterial reactions in the rabbits ear. Heart **15**, 257 (1930).
606. — Observations on direct communications between arteries and veins in the rabbits ear. Heart **15**, 281 (1930).
607. — and E. F. BLAND: Observations on arteriovenous anastomoses in human skin and in the birds foot with special reference to the reaction to cold. Heart **15**, 385 (1929).
608. — Observations on the after-histories of men suffering from the effort syndrome. Heart **12**, 121 (1925).
609. GRASER, F.: Der Einfluß des Wasserhaushalts auf den Kreislauf im fruhen Kindesalter. Mschr. Kinderheilk. **106**, 111 (1958).
610. — Über den Kreislauf im fruhen Kindesalter. Gießen: Pfanneberg Co. 1953.
611. GRAYBIEL, A., and R. A. MCFARLAND: J. Aviat. Med. **12**, 194 (1941); zit. n. DAVIS (1949).
612. GRAYSON, J.: The role of the portal vein in the integration of splanchnic blood flow. 4. Europ. Kongr. f. Gastroenterologie, Paris, Juli 1954.
613. — Role of the intestinal circulation in the vascular economy of the body. Visceral Circulation, Ciba Symposion London 1952, pag. 236.
614. — Intestinal blood flow changes in man during fainting. J. Physiol. (Lond.) **112**, 44 (1951).
615. GREEFF, K.: Diskussionsbemerkung zu KOPPERMANN. Naunyn-Schmiedeberg's Arch exp. Path. Pharmak. **22**, 166 (1954).
616. GREEN, H. D., C. P. DEAL jr. and S. BARDHANABAEDYA: The effects of adrenergic substances and ischemia on the blood flow and peripheral resistance of the canine mesenteric vascular bed before and during adrenergic blockade. J. Pharmacol. exp Ther. **113**, 115 (1955).
617. — Circulation blood flow measurement. Meth. med. Res. **1**, 66 (1948).
618. — G. A. BERGERON, J. M. LITTLE and J. E. HAWKINS jr.: Evidence from cross transfusion experiments, that no toxic factor is present in ischemic compression shock capable of inducing shock state in normal dogs. Amer. J. Physiol. **149**, 112 (1947).
619. — and B. L. BROFMAN: Anoxia in shock. Fed. Proc. **2**, 4 (1943).
620. GREEN, H. N., and H. B. STONER: Biological actions of the adenine nucleotides. London: Lewis 1950.
621. GREEN, J. H.: Further baroceptor areas associated with the common carotid artery in the cat. J. Physiol. (Lond.) **123**, 41 (1954).
622. GREEN, N. M.: Hypotensive spinal anesthesia. Surg. Gynec. Obstet. **95**, 331 (1952).
623. GREENFIELD, A. D. M.: An emotional faint. Lancet **1951**, 1302.
624. GREEVER, C. J., and D. T. WATTS: Epinephrine levels in the peripheral blood during irreversible hemorrhagic shock in dogs. Circulat. Res. **7**, 192 (1959).
625. GREGERSEN, M. J., and R. A. RAWSON: Blood Volume. Physiol. Rev. **39**, 307 (1959).
626. — Experimental studies on traumatic and hemorrhagic shock. Ann. N. Y. Acad. Sci. **49**, 542 (1948).
627. — and W. S. ROOT: Capillary permeability in shock. Amer. J. Physiol. **148**, 98 (1947).
628. — Chemical changes in blood during hemorrhage and traumatic shock-dogs. Ann. Rev. Physiol. **8**, 335 (1946).
629. GREISMAN, S. E.: The physiologic basis for vasopressor therapy during shock. Ann. intern. Med. **50**, 1092 (1959).
630. GROB, D., W. R. SCARBOROUGH, A. A. JR. KATTUS u. H. G. LANGFORD: Further Observations on the effects of autonomic blocking agents on patients with hypertension. Circulation **8**, 352 (1953).
631. — J. L. LILIENTHAL and A. M. HARVEY: On certain vascular effects of curare in man: the „histamine" reaction. Bull. Johns Hopk. Hosp. **80**, 299 (1947).

632. GROENINGEN, G. H.: Über den Schock. Wiesbaden: Bergmann 1885.
633. GROLLMANN, A.: Physiological variations of cardiac content in man. Amer. J. Physiol. **95**, 263 (1930).
634. GROSS, F.: Die Steuerung der Aldosteronsekretion. Schweiz. med. Wschr. **89**, 1 (1959).
635. — Renin und Hypertensin, physiologische und pathologische Wirkstoffe. Klin. Wschr. **36**, 1 (1958).
636. — Die Bedeutung der experimentellen Analyse für die therapeutische Anwendung blutdrucksenkender Pharmaka. Klin. Wschr. **33**, 1113 (1955).
637. GROSSE-BROCKHOFF, F.: In Handbuch der Thoraxchirurgie. Physiologie u. Pathophysiologie des Kreislaufs. Berlin-Gottingen-Heidelberg: Springer 1958.
638. — In Handbuch der inneren Medizin VI, 2. Krankheiten aus äußeren physikalischen Ursachen. Berlin: Springer 1954.
639. — Kalteschäden. In Handbuch der inneren Medizin VI, 2. Berlin: Springer 1954.
640. — G. NEUHAUS u. A. SCHAEDE: Herzbelastung bei arteriovenosen Fisteln und venovenösen Anastomosen im großen und kleinen Kreislauf. Z. Kreisl.-Forsch. **49**, 388 (1954).
641. — Pathologische Physiologie. Berlin: Springer 1950.
642. — u. K. KAISER: Zur Anwendung der sphygmographischen Methoden der Kreislauf-Minutenvolumenbestimmung bei plötzlichen Kreislaufumstellungen. Z. Kreisl.-Forsch. **39**, 489 (1950).
643. — H. REIN u. W. SCHOEDEL: Anpassung von Durchblutung und Energieumsatz des arbeitenden Muskels bei Belastungsänderungen. Pflügers Arch. ges. Physiol. **248**, 62 (1944).
644. — u. W. SCHOEDEL: Das Bild der akuten Unterkühlung im Tierexperiment. Naunyn-Schmiedeberg's Arch. exp. Path. Pharmak. **201**, 417 (1943).
645. — — Zur Wirkung der Analeptica auf unterkühlte Tiere. Naunyn-Schmiedeberg's Arch. exp. Path. Pharmak. **201**, 443 (1943).
646. — H. MERCKER u. W. SCHOEDEL: Zur Frage der Kreislauf- und Atmungsregulation bei exogener Hyperthermie. Pflügers Arch. ges. Physiol. **247**, 342 (1943).
647. — u. W. SCHOEDEL: Tierexperimentelle Untersuchungen zur Frage der Therapie bei Unterkühlungen. Naunyn-Schmiedeberg's Arch. exp. Path. Pharmak. **201**, 457 (1943).
648. — — Über die Änderungen der Erregbarkeit von Atem- und Kreislaufzentrum bei rascher Unterkühlung. Pflügers Arch. ges. Physiol. **246**, 664 (1942).
649. —M.SCHNEIDER u. W.SCHOEDEL: Über vasomotorische Interferenzen im Muskelgefäßnetz bei künstlicher Hyperämie durch gefäßerweiternde Substanzen. Pflügers Arch. ges. Physiol. **237**, 178 (1936).
650. GRUBER, CH. M.: Papaverine hydrochloride in thiobarbiturate anaesthesia in dog. Arch. int. Pharmacodyn. **2**, 248 (1953).
651. — CH. M. GRUBER jr. and KWANG SOO LEE: A study of the effect of the thiobarbiturates on the cardiovascular system. Arch. int. Pharmacodyn. **3**, 461 (1952).
652. — The effects of anaesthetic doses of sodium-thio-pentobarbital, sodium-thio-ethanyl and pentotal sodium upon respiratory system, the heart and blood pressure in experimental animals. J. Pharm. (Lond.) **60**, 143 (1937).
653. McGUIRE, J., R. S. GREEN, S. COURTER, V. HAUENSTEIN, J. R. BRAUNSTEIN, V. PLESSINGER, A. IGLAUER and J. NOERTKER: Bed pan deaths. Trans. Amer. clin. climat. Ass. **60**, 78 (1949).
654. GURDJIAN, E. S., and J. E. WEBSTER: Kreislaufversagen nach experimentellem Schädeltrauma. Zit. n. DAVIS (1949). Proc. Amer. Res. Nerv. Ment. Dis. **24**, 48 (1945).
655. GUYTON, A. C., A. W. LINDSEY, B. N. KAUFMANN and J. B. ABERATHY: Effect of blood transfusion and hemorrhage on cardiac output and on the venous return curve. Amer. J. Physiol. **194**, 263 (1958).
656. HAAS, H.: Histamin und Antihistamine. Aulendorff: Ed. Cantor 1951.
657. HABIF, D. V.: The renal and hepatic blood flow, glomerular filtration rate and urinary output on electrolytes during cyclopropane, ether and thiopental anaesthesia, operation, and the immediate postoperative period. Surgery **30**, 241 (1951).
658. HACHMEISTER, W.: Das Problem der tödlichen Lungenembolie. Naunyn-Schmiedeberg's Arch. exp. Path. Pharmak. **210**, 175 (1950).
659. HACKEL, D. B., S. M. SANCETTA and J. KLEINERMANN: Effect of hypotension due to spinal anesthesia on coronary blood flow and myocardial metabolism. Circulation **13**, 92 (1952).
660. HADDY, F. J., G. S. CAMPBELL, M. B. VISSCHER: Effects of shock (low arterial pressure) on the pulmonary vessel pressures. Fed. Proc. Amer. Physiol. Soc. **8**, 64 (1949).
661. HADORN, W.: Essentielle alveoläre Hypoventilation mit Cor pulmonale. Schweiz. med. Wschr. **89**, 647 (1959).
662. — Bewußtseinsstörungen bei kardiovaskulären Erkrankungen. Schweiz. med. Wschr. **89**, 65 (1959).

663. Hadorn, W.: Untersuchungen des Herzens im hypoglykämischen Schock. Arch. Kreisl.-Forsch. **2,** 70 (1937).
664. Hanze, S.: Beitrag zur Chlorothiazid-Wirkung; experimentelle Untersuchungen und klinische Beobachtungen. Ärztl. Wschr. **14,** 436 (1959).
665. Hahn, F.: Experimentelle Untersuchungen über die Blutdruckwirkung von Cardiazol in Kombination mit Veritol und anderen Sympathicomimeticis. Arzneimittelforsch. **3,** 232 (1953).
666. Hahn, H., u. I. Rossle: Über Barbituratvergiftung und Kreislaufkollaps. Med. Mschr. **10,** 367 (1956).
667. Haid, B.: Klinik und „Low pressure" mit besonderer Berücksichtigung der EKG-Veränderungen. Anaesthesist **3,** 49 (1954).
668. Haist, R. E.: The influence of environmental temperature and humidity on shock produced by a clamping procedure. Canad. J. Biochem. **37,** 165 (1959).
669. — Liver glycogen in shock. Amer. J. Digest. Dis. **13,** 152 (1946).
670. Halmagyi, D. F. J.: Die klinische Physiologie des kleinen Kreislaufs. Jena: Fischer 1957.
671. Halmagyi, D.: Effect of vagotomy on pulmonary oedema induced by massive intravascular infusions in the dog. Acta Med. **8,** 261 (1955).
672. Halpern, A.: The cardiovascular dynamics of bowel function. Angiology **9,** 99 (1958).
673. Hamilton, A. S., and D. A. Collins: Renin-angiotonin system in shock. Amer. J. Physiol. **136,** 275 (1942).
674. Hamilton, T. R., and D. M. Angevine: Fatal pulmonary embolism in 100 battle casualities. Milit. Surg. **99,** 450 (1946); Amer. J. med. Sci. **202,** 914 (1941).
675. Hansen, K.: Allergie. Stuttgart: Thieme 1957.
676. Hansen, R.: Verh. dtsch. Ges. Kreisl.-Forsch. **11,** 158 (1938).
677. Hardy, D. J.: Physiological responses to heat and cold. Ann. Rev. Physiol. **12,** 119 (1950).
678. Harkins, H. N.: The present status of the problem of thermal burns. Physiol. Rev. **25,** 531 (1945).
679. — u. C. N. H. Long: Metabolic changes in shock after burns. Amer. J. Physiol. **144,** 661 (1945).
680. — Zit. n. Cazal. The treatment of burns. London: Thomas 1942.
681. — Recent advances in study and management of traumatic shock. Surgery **9,** 447, 607 (1941).
682. — u. P. H. Harmon: Thermal injuries; effects of freezing. J. clin. Invest. **16,** 213 (1937).
683. — — Plasma exudation: loss of plasma-like fluid in various conditions resembling surgical shock. Ann. Surg. **106,** 1070 (1937).
684. — Mechanism of death in bile peritonitis. Proc. Soc. exp. Biol. (N. Y.) **32,** 691 (1935).
685. — Experimental burns: rate of fluid shift and its relation to onset of shock in severe burns. Arch. Surg. **31,** 71 (1935).
686. — Shock due freezing: shift of body fluids and associated blood concentration changes. Proc. Soc. exp. Biol. (N. Y.) **32,** 432 (1934).
687. — Shift of body fluids in severe burns. Proc. Soc. exp. Biol. (N. Y.) **31,** 994 (1934).
688. Harrison, T.: Failure of the circulation. Baltimore: Williams & Wilkins 1939.
689. Harrison, T. R., W. Dock and E. Holman: Experimental studies in arteriovenous fistulae: cardiac output. Heart **11,** 337 (1924).
690. Harrison, W., and A. A. Liebow: The effects of massive intravenous infusions with special reference to pulmonary congestion and edema. Yale J. Biol. Med. **26,** 372 (1954).
691. Haury, V. G., C. M. Gruber jr. et C. M. Gruber: Zit. n. Gruber (1952). Arch. int. pharm. thér. **62,** 342 (1939).
692. Hauss, W. H.: Angina pectoris. Stuttgart: Thieme 1954.
693. — Symptomatologie und Diagnostik der Kreislaufregulationsstörungen. Nauheimer Fortbildungslehrgange **20,** 33 (1955). Darmstadt: Steinkopff.
694. — Der Herzanfall infolge endokriner Storungen. Nauheimer Fortbildungslehrgange **19,** 59 (1954). Darmstadt: Steinkopff.
695. — Über das humorale Kollapssyndrom. Klin. Wschr. **28,** 537 (1950).
696. — u. E. Koppermann: Über das Minutenvolumen beim Myocardinfarkt. Z. Kreisl.-Forsch. **39,** 449 (1950).
697. — H. Kreuziger u. H. Asteroth: Über die Reizung der Pressoreceptoren im Sinus caroticus beim Hund. Z. Kreisl.-Forsch. **38,** 28 (1949).
698. — K. Tietze u. R. Falk: Zur pathologischen Physiologie und Klinik des Herzinfarktes. Z. Kreisl.-Forsch. **34,** 335 (1942).
699. Hayek, H. v.: Zur Anatomie des Lungenkreislaufs. Wien. Z. inn. Med. **37,** 494 (1957).
700. — Über die funktionelle Anatomie der Lungengefäße. Verh. dtsch. Ges. Kreisl.-Forsch. **17,** 17 (1951).
701. Heath, D.: Pulmonary vascular changes in a dog after aortopulmonary anastomosis for four years. Brit. Heart J. **2,** 187 (1959).

702. HEINECKER, R.: Erkennung und Behandlung akuter Herzrhythmusstörungen. Die Med. **35**, 1539 (1959).
703. — Kreislaufanalytische Untersuchungen im Phenothiazinschlaf und deren Nutzanwendung auf die Behandlung des Myocardinfarktes. Klin. Wschr. **32**, 803 (1954).
704. HENDERSON, Y.: Zit. n. WIGGERS. Medicine (Baltimore) **22**, 223 (1943).
705. — Adventures in respiration. Baltimore: William & Wilkins 1938.
706. — Die Bedeutung des Muskeltonus beim postoperativen Schock. Verh. dtsch. Ges.-Kreisl.-Forsch. **11**, 121 (1938).
707. — Zit. n. BARCROFT (1952). Amer. J. Physiol. **114**, 261 (1936).
708. — and S. C. HARVEY: Venopressor mechanism. Amer. J. Physiol. **46**, 533 (1918).
709. — Venopressormechanismus. Zit. n. GOLLWITZER-MEIER (1938). Amer. J. Physiol. **27**, 152 (1910/11).
710. HENRY, J. P.: Evidence of the atrial location of receptors influencing urine flow. Circulat. Res. **4**, 85 (1956).
711. — O. H. GAUER, S. S. KETY u. K. KRAMER: Factors maintaining cerebral circulation during gravitational stress. J. clin. Invest. **30**, 292 (1951).
712. — O. H. GAUER, E. E. MARTIN, S. S. KETY and K. KRAMER: Factors determining cerebral oxygen supply during positive acceleration. Fed. Proc. Amer. Physiol. Soc. **8**, 73 (1949).
713. HENSEL, H.: Über die Steuerung der menschlichen Muskeldurchblutung. Arch. phys. Ther. **10**, 4 (1958).
714. — Kritische Betrachtungen zur Messung der Hautdurchblutung mit thermischen Methoden. Klin. Wschr. **34**, 1273 (1956).
715. — Die Messung der Muskeldurchblutung am Menschen. Klin. Wschr. **34**, 1223 (1956).
716. — Über die Steuerung der peripheren Durchblutung. Arch. phys. Ther. **7**, 60 (1955).
717. — J. RUEF u. K. GOLENHOFEN: Fortlaufende Registrierung der Muskeldurchblutung am Menschen mit einer Calorimetersonde. Pflügers Arch. ges. Physiol. **259**, 267 (1954).
718. — Die Muskel- und Hautdurchblutung des Menschen bei Einwirkung vasoaktiver Substanzen. Z. Kreisl.-Forsch. **43**, 756 (1954).
719. HERNANDEZ-RICHTER, J., u. H. SCHWALB: Experimentelle Untersuchungen über die Änderung der Nierenfunktion bei künstlicher Hypotension durch Ganglienblocker. Langenbecks Arch. klin. Chir. **291**, 614 (1959).
720. HERSHEY, S. G.: Effects of depth of anesthesia on behavior of peripheral vascular bed. Anesthesiology **14**, 245 (1953).
721. — B. W. ZWEIFACH, R. CHAMBERS and E. A. ROVENSTINE: Peripheral circulatory reactions as a basis for evaluating anesthetic agents. Anesthesiology **6**, 362 (1945).
722. HERTZMAN, A. B.: Vasomotor regulation of cutaneous circulation. Physiol. Rev. **39**, 280 (1959).
723. HESS, H.: Eine Methode zur fortlaufenden Registrierung der Veranderungen des Lungenblutvolumens beim Menschen. Verh. dtsch. Ges. Kreisl.-Forsch. **22**, 297 (1956).
724. HESS, W. R.: Übergeordnete corticale Zentren vegetativer Regulationen. 21. Tagg. d. dtsch. Physiol. Ges. Sept. 1954 Heidelberg.
725. — Die funktionelle Organisation des vegetativen Nervensystems. Basel: Schwabe 1948.
726. — Die Regulierung des Blutkreislaufs. Leipzig: Thieme 1930.
727. — Zit. n. BARCROFT (1953) u. JARISCH (1948). Arch. Psychiatr. **88**, 813 (1929).
728. HEVESY, G.: Radioactive indicators. New York-London: Interscience Publishers 1948.
729. HEVESY, R., u. G. DAL SANTO: Effect of adrenaline on the interaction between plasma and tissue constituents. Acta physiol. scand. **32**, 339 (1954).
730. HEYMANS, C. J. F.: Selbststeuerung des arteriellen Drucks und Hypertension. Medizinische **35**, 1161 (1955).
731. HEYMANS, C., and A. L. DELAUNOIS: Action of norepinephrine on carotid sinus arterial walls and blood pressure. Proc. Soc. exp. Biol. (N. Y.) **89**, 597 (1955).
732. — Pharmakologische Wirkungen auf die Selbststeuerung des Blutdrucks. Naunyn-Schmiedeberg's Arch. exp. Path. Pharmak. **216**, 114 (1952).
733. — and C. v. d. HEUVEL-HEYMANS: New aspects of blood pressure regulation. Circulation **4**, 581 (1951).
734. — Sensibilité réflexe des vaisseaux excitants chimiques. Paris: Masson 1934.
735. — J. BOUCKAERT et P. REGNIERS: Le sinus carotidien et la zone homologue cardioaortique. Paris: Doin et Cie 1933.
736. — — et L. DAUTREBANDE: Arch. int. Pharmacodyn. **40**, 292 (1931). Zit. n. GOLLWITZER-MEIER (1938).
737. HICKLER, R. B., G. R. THOMPSON, L. M. FOX and J. T. HAMLIN: Successful treatment of orthostatic hypotension with 9-alpha-fluorohydrocortisone. New Engl. J. Med. **261**, 788 (1959).
738. — Postural hypotension. Amer. J. Med. **26**, 410 (1959).

739. HILD, R.: Über die Änderungen der im oligämischen Schock in der Aorta der Katze bestehenden Druck-Stromstärke-Beziehungen während einer Arterenolinfusion. Z. Kreisl.-Forsch. **47**, 573 (1958).
740. — K. MECHELKE u. E. NUSSER: Über die Kreislaufanderungen nach rasch vorgenommenen großen Blutentnahmen bei der Katze. Z. Kreisl.-Forsch. **47**, 690 (1958).
741. — — — Über die Beziehungen zwischen dem Druck und der Stromstärke in der A. pulmonalis sowie der Leistung des rechten Ventrikels beim „unbeeinflußten" Kreislauf der Katze und im oligämischen Schock. Pflügers Arch. ges. Physiol. **263**, 401 (1956).
742. HIMWICH, H. E., K. M. BOWMAN, C. DALY, J. F. FAZEKAS, J. WORTIS and W. GOLDFARB: Zit. n. DAVIS (1959). Amer. J. Physiol. **132**, 640 (1941).
743. HOCHE, O.: Über capillarmikroskopische Untersuchungen bei Morbus Basedow und Hyperthyreoidismus. Langenbecks Arch. klin. Chir. **168**, 294 (1931).
744. HOCHREIN, M.: Die Funktion des cardiopulmonalen Systems. Med. Klin. **48**, 765 (1953).
745. — u. CH. J. KELLER: Beiträge zur Blutzirkulation im kleinen Kreislauf. 1. Mittlg. Naunyn-Schmiedeberg's Arch. exp. Path. Pharmak. **164**, 529 (1932).
746. — — Beiträge zur Blutzirkulation im kleinen Kreislauf. 2. Mittlg. Naunyn-Schmiedebergs' Arch. exp. Path. Pharmak. **164**, 552 (1932).
747. — — Beiträge zur Blutzirkulation im kleinen Kreislauf. 3. Mittlg. Naunyn-Schmiedeberg's Arch. exp. Path. Pharmak. **166**, 229 (1932).
748. — Zur Pathologie und Therapie des Lungenkreislaufs. Klin. Wschr. **17**, 438 (1938).
749. HOFF, E. C., and H. D. GREEN: Cardiovascular reactions induced by electrical stimulation of the cerebral cortex. Amer. J. Physiol. **117**, 411 (1936).
750. HOFFMANN, G., W. KEIDERLING, H. A. E. SCHMIDT u. W. SCHOEPPE: Zur Folge der unterschiedlichen Größe des Blutvolumens bei verschiedener Markierung. Z. ges. exp. Med. **130**, 301 (1958).
751. HOFMANN, H., u. E. GUTH: Elektrocardiographische und kreislaufanalytische Untersuchungen bei Barbitursäure-Intoxikationen. Ärztl. Forsch. **11**, 34 (1957).
752. HOFMANN, L., u. H. STADLER: Beitrag zur Erkennung und Bedeutung des Carotissinussyndroms. Med. Mschr. **8**, 405 (1954).
753. HOLMAN, E.: Arteriovenous aneurysm; abnormal communication between the arterial and venous circulations. New York: Macmillan 1937.
754. HOLMGREN, A.: Effect of physical training in vasoregulatory asthenia, in Da Costa's Syndrome, and in neurosis without heart symptoms. Acta med. scand **165**, 89 (1959).
755. — u. G. STRÖM: Vasoregulatory asthenia in a female athlete and Da Costa's syndrome in a male athlete successfully treated by physical training. Acta med. Scand. **164**, 113 (1959).
756. — Circulatory adaptation at rest and during muscular work in patients with complete heart block. Acta med. scand. **164**, 119 (1959).
757. HOLSTEIN, J.: Beeinflussung des Plasmavolumens und des Extrazellulärraumes durch Ganglienblocker. Z. Kreisl.-Forsch. **48**, 1014 (1959).
758. HOLTZ, P.: Allgemeine Physiologie der nervalen und humoralen Regelung des Kreislaufs. Verh. dtsch. Ges. Kreisl.-Forsch. **25**, 36 (1959).
759. — Die Wirkstoffe des sympathiko-adrenalen Systems. Dtsch. med. Wschr. **80**, 1 (1955).
760. — Referat Verh.-Ber. dtsch. Ges. inn. Med.: Acetylcholin, Adrenalin, Noradrenalin und Histamin. Dtsch. med. Wschr. **78**, 822 (1953).
761. — F. BACHMANN, H. ENGELHARDT u. K. GREEFF: Die Milzwirkung des Adrenalin und des Arterenols. Pflügers Arch. ges. Physiol. **255**, 232 (1952).
762. — u. H. J. SCHÜMANN: Carotissinusentlastung und Nebennieren. Arterenol, chemischer Übertragerstoff sympathischer Nervenerregungen und Hormon des Nebennierenmarkes. Naunyn-Schmiedeberg's Arch. exp. Path. Pharmak. **205**, 49 (1949).
763. — — Arterenol, ein neues Hormon des Nebennierenmarks. Naturwissenschaften **5**, 159 (1948).
764. — Arterenol, Hormon des Nebennierenmarks und chemischer Übertragerstoff sympathischer Nervenerregungen. Schweiz. med. Wschr. **78**, 252 (1948).
765. — u. G. KRONEBERG: Zit. n. HOLTZ (1955). Klin. Wschr. **26**, 605 (1948). — Naunyn-Schmiedeberg's Arch. exp. Path. Pharmak. **206**, 150 (1949).
766. HOSSLI, G.: Das Verhalten des Arztes beim Scheintod. Schweiz. med. Wschr. **89**, 762 (1959).
767. HOWARD, J. E., W. PARSON, K. E. STEIN, H. EISENBERG and V. REIDT: Zit. n. DAVIS (1949). Bull. Johns Hopk. Hosp. **75**, 165 (1944).
768. HOWARD, J. M.: Experiences with shock in the corean theater. Shock and circulatory homoiostasis 3d conference 1953, New York 1954.
769. — and M. E. DE BAKEY: Treatment of hemorrhagic shock with cortisone and vitamin B_{12}. Surgery **30**, 161 (1951).
770. HOWARTH, S., and S. G. OWEN: Action of promethazine on systemic blood pressure, pulmonary artery pressure and pulmonary blood flow. Brit. med. J. **4899**, 1266 (1954).

771. HOWARTH, S. and J. B. LOWE: The mechanism of effort syncope in primary pulmonary hypertension and cyanotic congenital heart disease. Brit. Heart J. **15**, 47 (1953).
772. — J. MCMICHAEL and E. P. SHARPEY-SCHAFER: Low blood pressure in diabetic coma. Clin. Sci **6**, 247 (1948).
773. — — — Effects of venesection in low output heart failure. Clin. Sci **6**, 41 (1946).
774. HUEBER, E. F., H. SAEXINGER u. K. WOHLRAB: Zum Kreislaufmechanismus bei der kunstlichen Blutdrucksenkung. Anaesthesist **3**, 53 (1954).
775. HURLIMANN, A., and C. J. WIGGERS: The effects of progressive general anoxia on the pulmonary circulation. Circulat. Res. **1**, 230 (1953).
776. — u. K. BUCHER: Die Wirkung von Adrenalin auf arteriovenose Anastomosen verschiedener Kaliber. Helv. physiol. pharmcol. Acta **8**, 331 (1950).
777 — Über Kurz- und Nebenschlusse des Lungenkreislaufs. Arch. int. Pharmacodyn. **80**, 99 (1949).
778. HUIZENGA, K. A., B. L. BROFMAN and C. J. WIGGERS: Ineffectiveness of adrenal cortex extracts in standardized hemorrhagic shock. J. Pharmacol. exp. Ther. **78**, 139 (1943).
779. HURST, W. W.: Some cardiovascular and fluid change effects of intravenously administered diphteria toxin in dogs. Amer. Heart J. **55**, 701 (1958).
780. IGLAUER, S., and B. A. SCHWARTZ: Heart-block periodically induced by the swallowing of food in a patient with cardiospasm. (Vagovagal syncope). Ann. Otol. (St. Louis) **45**, 875 (1936).
781. ILLIG, L.: Die terminale Strombahn. Berlin-Gottingen-Heidelberg: Springer (im Druck).
782. — in RATSCHOW, M.: Physiologie und Pathophysiologie des Capillarbettes. Angiologie, S. 121. Stuttgart: Thieme 1959.
783. — Beitrag zur Frage der arteriovenosen Anastomosen. Klin. Wschr. **32**, 943 (1954).
784. INGLE, D. J., and M. H. HUIZENGA: Zit. n. WIGGERS (1950). Amer. J. Physiol. **145**, 203 (1945).
785. IRMER, W.: Vergleichende Kreislauf- und Stoffwechseluntersuchungen in Barbituratnarkose mit und ohne Dampfung der vegetativen Reizubertragung durch Vorgabe von Promethazin und Chlorpromazin am Hund. Langenbecks Arch. klin. Chir. **283**, 129 (1956).
786. — Pharmakologische Blockierung der Übertragerstoffe und des Histamins. Anaesthesist **3**, 79 (1954).
787. — u. F. H. Koss: Die potenzierte Narkose. Dtsch. med. Wschr. **78**, 361 (1953).
788. JALAVISTO, E., O. MERTENS u. W. SCHOEDEL: Zur Steuerung der Muskeldurchblutung nach rhythmischer Tatigkeit. Pflugers Arch. ges. Physiol. **249**, 167 (1947).
789. JARISCH, A., u. R. ZOTTERMANN: Depressor reflexes from the heart. Acta physiol. scand. **16**, 31 (1948).
790. — Die Ohnmacht und verwandte Zustände als biologisches Problem. Med. Klin. **3**, 956 (1948).
791. — Kreislaufsteuerung durch das Herz. Klin. Wschr. **19**, 1045 (1941).
792. — Vom Herzen ausgehende Kreislaufreflexe. Arch. Kreisl.-Forsch. **7**, 260 (1940).
793 — Die blutdrucksenkende Wirkung der Mistel. Wien. klin. Wschr. **50**, 37 (1938).
794. — u. C. HENZE: Erstmitteilung des Misteleffekts. Naunyn-Schmiedeberg's Arch. exp. Path. Pharmak. **187**, 694 (1937).
795. — — Über Blutdrucksenkung durch chemische Erregung depressorischer Nerven. Naunyn-Schmiedeberg's Arch. exp. Path. Pharmak. **187**, 706 (1937).
796. JESSEL, H. J.: Erfahrungen mit Prothipendyl in der Psychiatrie. Dtsch. med. Wschr. **85**, 192 (1960).
797. JORGENSEN, G.: Disk.-Bem. zu P. SCHOSTOK: ST-Senkung und P pulmonale bei Neuroplegica. Anaesthesist **3**, 197 (1954).
798. JOHNSON, S. R., and L. B. WALDSTROM: Serum fat in tourniquet shock. Scand. J. clin. Lab. Invest. **8**, 323 (1956).
799. — The effect of some anaesthetic agents on the circulation in man. Acta chir. scand. Suppl. **158** (1951).
800. JONÁS, V.: Die Kreislaufstorungen beim Morbus Basedow. Acta med. Scand. **82**, 433 (1934).
801. JULICH, H.: Kurzschlußverbindungen in der Lunge aus klinischer Sicht. Ärztl. Wschr. **14**, 594 (1959).
802. JUST, O.: Die Verminderung des operativen Blutverlustes durch kunstliche Hypotension. Ärztl. Wschr. **7**, 433 (1952) und Disk.-Bem. zu R. FREY: Minderung des peripheren Widerstandes durch Phenothiazin. Verh. dtsch. Ges. Chir. **276**, 693 (1953).
803. KAFER, K.: Therapie der orthostatischen Kreislaufregulationsstorungen mit Phenylpyrrolidinpentan. Medizinische **1958/I**, 886.
804. KAGEBEIN, P.: Die Menièresche Krankheit. Dtsch. med. Wschr. **79**, 1305 (1954).
805. KÄMMERER, H., u. H. MICHEL: Allergische Diathese und allergische Erkrankungen. München: J. F. Bergmann 1956.
806. — Allergische Krankheiten. Hdb. inn. Med. VI, I, S. 338. Berlin: Springer 1954.

807. KAISER, E., u. H. MICHL: Die Biochemie der tierischen Gifte. Wien: Deuticke 1958.
808. KALCKAR, H. M., u. O. H. LOWRY: Relationship between traumatic shock and release of adenylic acid compounds. Amer. J. Physiol. **149**, 240 (1947).
809. KALKOFF, W.: Blutdruckregulation in „Die Blutdruckkrankheiten". 25. Nauheimer Fortbildungslehrgang 1959. Darmstadt: Steinkopff.
810. — Quantitative Analyse der Blutdruckwirkung des Präparates „Megaphen Bayer". Naunyn-Schmiedeberg's Arch. exp. Path. Pharmak. **231**, 568 (1957).
811. KARÁDY, J., L. KISS u. K. THURANSZKY: Zur Pathophysiologie des traumatischen Schocks (Capillarpermeabilität und Sludge-Bildung im traumatischen Schock). Acta med. **13**, 179 (1959).
812. KATZ, N., u. W. v. STRENGE: Untersuchungen über die arteriovenosen Anastomosen des Mesenterialkreislaufs. Langenbecks Arch. klin. Chir. **191**, 618 (1938).
813. KATZENSTEIN, R., E. MYLON and M. C. WINTERNITZ: Toxicity of thoracic fluid after release of tourniquets. Amer. J. Physiol. **139**, 307 (1943).
814. KEITH, N. M.: Zit. n. BLALOCK (1940). Med. Res. Comm. Spec. Rept. **27**, 36 (1919).
815. KELLER, Ch. J., A. LOESER u. H. REIN: Physiologie der Skeletmuskeldurchblutung. Z. Biol. **90**, 260 (1930).
816. KERN, E.: Die Praxis der künstlichen Blutdrucksenkung nach 2 Jahren klinischer Erfahrung. Anaesthesist **3**, 225 (1954).
817. — Künstliche Blutdrucksenkung mit „Arfonad" in der Chirurgie. Anaesthesist **5**, 105 (1956).
818. KETY, S. S., and C. F. SCHMIDT: The nitrous oxide method for the quantitative determination of cerebral blood flow in man. J. clin. Invest. **27**, 476 (1948).
819. KILLIAN, H., u. H. WEESE: Die Narkose. Stuttgart: Thieme 1954.
820. KIPFER, K.: Postural Hypotension, ein Therapieversuch mit synthetischem Hypertensin II. Tagg. Ges. Inn. Med. Lausanne Mai 1958.
821. KIRCHHOFF, H. W.: Untersuchungsmethoden für Kreislaufregulationsstörungen beim Kind. Arch. Kinderheilk. **146**, 50 (1953).
822. KLEINERMAN, J.: Effects of high spinal anesthesia on cerebral circulation and metabolism in man. J. clin. Invest. **37**, 285 (1958).
823. KLEINSCHMIDT, A.: Die kreislaufbedingte Niereninsuffizienz. Verh. dtsch. Ges. inn. Med. **71**, 306 (1959)
824. — Die Bedeutung der Diuresehemmung im Kollapszustand. Bibl. haemat. (Basel) **2**, 46 (1955).
825. KLENSCH, H.: Das Schlagvolumen des Herzens vor und nach Operation traumatischer arteriovenöser Fisteln der unteren Extremitäten. Z. Kreisl.-Forsch. **48**, 153 (1959).
826. KLEPZIG, H., H. REINDELL u. W. BERG: Veränderungen des Kreislaufs und der Hämodynamik des linken Ventrikels nach kleinen oralen Veritolgaben. Med. Welt **20**, 422 (1951).
827. KLINE, D. L.: Hemorrhage and plasma nitrogen. Amer. J. Physiol. **146**, 654 (1946).
828. KLUSSMANN, F. W., A. LÜTCKE u. W. KOENIG: Über das Verhalten der Körperflüssigkeit während der künstlichen Hypothermie. Pflügers Arch. ges. Physiol. **268**, 515 (1959).
829. KNEBEL, R.: In: Das Ödem, Pathogenese und Therapie. Nauheimer Fortbildungslehrgange, Bd. 24, S. 49. Das Lungenödem. Darmstadt: Steinkopff 1959.
830. — Hämodynamik des Lungenkreislaufs beim chronischen Cor pulmonale. Verh. dtsch. Ges. Kreisl.-Forsch. **21**, 181 (1955).
831. — Verschiedene Formen des orthostatischen Kollapses. 56. Kongr. dtsch. Ges. inn. Med. **56**, 177 (1950).
832. KNIPPING, H. W., u. W. BOLT: Zur Therapie des Kreislaufkollapses. Med. Klin. **51**, 625 (1956).
833. KNISELY, M. H.: Kongreßreferat über Hämorheologie. Lancet **1958/II**, 40.
834. — J. M. WALLACE, M. S. MAHALEY jr. and B. S. and W. M. SATTERWHITE jr.: Evidence, including in vivo observations suggesting mechanical blockade rather than reflex vasospasm as the cause of death in pulmonary embolisation. Amer. Heart J. **54**, 458 (1957).
835. — Shock and circulatory homeostasis. 4. Conference New York 1954.
836. KOCH, E.: Die reflektorische Selbststeuerung des Kreislaufes und Kollaps. Verh. dtsch. Kreisl.-Forsch. **11**, 278 (1938).
837. — Die Tonusgröße der Herz- und Gefäßnerven. Verh. dtsch. Ges. Kreislaufforschg. **6**, 59 (1933).
838. — Die reflektorische Selbststeuerung des Kreislaufs. Dresden-Leipzig: Steinkopff 1931.
839. KOCZOREK, KH. R., J. KARL, G. RIECKER, M. EICKE u. H. P. WOLFF: Über die Behandlung des Morbus Addison mit synthetischem Aldosteron. Dtsch. med. Wschr. **84**, 1134 (1959).
840. KONZETT, H., u. E. ROTHLIN: Beobachtungen über vago-vasale Synkope-Mechanismen. Z. Kreisl.-Forsch. **40**, 193 (1951).
841. — et C. O. HEBB: Zit. n. MCDOWALL (1956). Arch. int. Pharmacodyn. **73**, 210 (1949).

842. KOPPERMANN, E., u. W. BRENDEL: Der narkotisch veränderte Kreislauf in Abhängigkeit von der allgemeinen Narkosewirkung. Naunyn-Schmiedeberg's Arch. exp. Path. Pharmak. **222**, 166 (1954).
843. KORNER, P. I.: Circulatory adaptations in hypoxia. Physiol. Rev. **39**, 687 (1959).
844. KOSS, F.: Bedenken gegen die Barbiturat-Langnarkosen. Anaesthesist **1**, 58 (1952/53).
845. KOSS, F. H.: Erfahrungen mit der potenzierten Narkose. Verh. dtsch. Ges. Chir. **276**, 698 (1953).
846. KRACHT, J.: Fright-thyreotoxicosis in the wild rabbit, a model of thyreotoxic alarm-reaction. Acta endocr. **1**, (KbH.) 355 (1954).
847. KRAMER, K.: Die Stellung der Niere im Gesamtkreislauf. Verh. dtsch. Ges. inn. Med. **71**, 225 (1959).
848. — Die afferente Innervation und die Reflexe von Herz und venösem System. Verh. dtsch. Ges. Kreisl.-Forsch. **25**, 142 (1959).
849. KRAUSS, H., u. A. MIEHLKE: Die Behandlung des operativen Spannungskollaps mit Vasculat. Dtsch. med. Wschr. **75**, 1524 (1950).
850. KROGH, A.: Anatomie und Physiologie der Capillaren. Berlin: Springer 1929.
851. — The regulation of the supply of blood to the right heart (with a description of a new circulation model). Scand. Arch. Physiol. **27**, 227 (1912).
852. — u. J. LINDHARD: Measurements of the blood flow through the lungs of man. Scand. Arch. Physiol. **27**, 100 (1912).
853. — On the influence of the venous supply upon the output of the heart. Scand. Arch. Physiol. **27**, 126 (1912).
854. KROGSGAARD, A. R.: Blodtryksaenkende Laegemidler. Nord. Med. **61**, 123 (1959).
855. KRONEBERG, G., u. W. SANDRITTER. Zur Toxikologie der Bakterienendotoxine. Naunyn-Schmiedeberg's Arch. exp. Path. Pharmak. **218**, 111 (1953).
856. — — Kreislaufkollaps und morphologische Veränderungen bei der Vergiftung mit Flexner-Ruhr-Endotoxin. Z. ges. exp. Med. **120**, 329 (1953).
857. — u. E. PÖTZSCH: Über die Toxizität des Flexner-Endotoxins und den Endotoxinkollaps an thyroxinbehandelten Mäusen. Naunyn Schmiedeberg's Arch. exp. Path. Pharmak. **216**, 233 (1952).
858. — — Untersuchungen über die pharmakologischen Wirkungen des Endotoxins der Flexnerbakterien. Naunyn Schmiedeberg's Arch. exp. Path. Pharmak. **216**, 213 (1952).
859. KRUGER, H. E., S. F. QUAN and M. PRINZMETAL: Penetration of antibacterial substances into ischemic inflammatory tissue. Amer. J. med. Sci. **211**, 590 (1946).
860. KUCHMEISTER, H.: Die Klinik des Muskelinnendrucks. Arch. Kreisl.-Forsch. **21**, 339 (1954).
861. KUHN, H. A., H. KLEPZIG u. E. SCHILDGE: Akute innere Krankheiten. Diagnostische und therapeutische Hinweise in tabellarischer Übersicht. Stuttgart: Thieme 1956.
862. KUHN, L. A., and J. K. TURNER: Alterations in pulmonary and peripheral vascular resistance in immersion hypothermia. Circulat. Res. **7**, 366 (1959).
863. KURLAND, G. S., and M. N. MALACH: Clinical use of nor-epinephrine in treatment of shock accompanying myocardial infarction and other conditions. New Engl. J. Med. **247**, 383 (1952).
864. KUSCHINSKY, G.: Taschenbuch der modernen Arzneibehandlung. Stuttgart: Thieme 1958.
865. — P. JUNGBLUT, H. VORHERR u. B. CULLMANN: Die Wirkung von Thiopentalnatrium und Pentobarbitalnatrium auf die Nierengefäße von Mäusen. Naunyn-Schmiedeberg's Arch. exp. Path. Pharmak. **231**, 473 (1957).
866. — H. VORHERR u. U. TRENDELENBURG: Über den Einfluß der Hormone des Nebennierenmarks auf die Blutverteilung in Mäusenieren. Naunyn-Schmiedeberg's Arch. exp. Path. Pharmak. **231**, 479 (1957).
867. — Kreislauftherapie mit adrenalinverwandten Mitteln. Klin. Wschr. **17**, 145 (1938).
868. — Untersuchungen über Sympatol, einen adrenalverwandten Körper. Naunyn-Schmiedeberg's Arch. exp. Path. Pharmak. **156**, 290 (1930).
869. KYU, K., J. YAMAGUCHI and M. KOGAME: The experimental study of shock with special reference to the change of blood circulation in the central nervous system by a special technique of capillary expression. Yokohama med. Bull. **3**, 400 (1952).
870. LABORIT, H.: Résistance et soumission en physiobiologie. Paris: Masson 1954.
871. — Potenzierte Narkose. Langenbecks Arch. klin. Chir. **279**, 723 (1954).
872. — et P. HUGUENARD: Pratique de l'hibernothérapie en chirurgie et en médicine. Paris: Masson 1954.
873. — Potenzierte Narkose und künstlicher Winterschlaf (franz.). 20. Tagg. dtsch. pharmakol. Ges., Bonn Okt. 1953.
874. — Réaction organique à l'aggression et choc. Paris: Masson 1952.
875. — et L. MORAND: Mém. Acad. Chir. **73**, 326 (1947). Zit. n. LABORIT (1952).

876. Laborit, H.: Physiol. et Biol. de SNV au service de la Chir. 1 Vol., Doin et c. Ed. 1, 1950. Zit. n. Laborit (1952).
877. Ladell, W. S. S., J. C. Waterlow and M. F. Hudson: Desert climate physiological and clinical observations. Lancet **1944/II**, 491, 527.
878. Lagerlof, H., H. Bucht, L. Werko u. A. Holmgren: Bestimmung des Minutenvolumens des Herzens und des Blutvolumens in den Herzhalften und in den Lungen mit Hilfe von Farbverdünnungskurven. Nord. Med. **51**, 446 (1949).
879. — — — — Zit. n. Halmagyi (1956). Scand. J. clin. Lab. Invest. **1**, 114 (1949).
880. Lambert, E. H., and E. H. Wood: The problem of blackout and unconsciousness in aviators. Med. Clin. N. Amer. **30**, 833 (1946).
881. Lambert, J.: Beitrag über den Blutkreislauf in der quergestreiften Muskulatur unter experimentellen pathophysiologischen Bedingungen. Die Med. **45**, 1666 (1957).
882. Landis, E. M., and J. C. Hortenstine: Functional significance of venous blood pressure. Physiol. Rev. **30**, 1 (1950).
883. — Plethysmographic studies of fluid movement in human extremities. Physiol. Rev. **14**, 404 (1934).
884. — Capillary pressure. Heart **15**, 209 (1930).
885. Lang, K., u. H. Schwiegk: Menschliches Serum als Blutersatz. Dtsch. Mil-Arzt **6**, 561 (1941).
886. — — Erfolg mit der Serumkonserve und mit Plasma als Blutersatzmittel. Dtsch. Mil.-Arzt **7**, 379 (1942).
887. Langen, C. P. de: The problem of the peripheral resistance in the pathogenesis of hyper- and hypotension, in relation to newer concepts on the peripheral autonomic nervous system and the capillary circulation. Acta med. scand. **164**, 9 (1959).
888. Lasch, H. G., K. Mechelke, E. Nusser u. H. H. Sessner: Über Beziehungen zwischen Blutgerinnung und Kreislauffunktion. Z. exp. Med. **129**, 484 (1958).
889. Lasch, F.: Erfolgreiche Cortisontherapie bei schweren Kreislaufkollapszuständen. Med. Klin. **47**, 1602 (1952).
890. Lassen, N. A.: Cerebral blood flow and oxygen consumption in man. Physiol. Rev. **39**, 183 (1959).
891. Latta, J.: A practical System of Surgery; Vol. II. Chap. 12, Sect. 6. Edinburgh: Mudie 1795. Zit. n. Wiggers (1950).
892. Lauda, E.: Einfuhrung zum Hauptthema: Der Lungenkreislauf und die Klinik der Erkrankungen des Pulmonalkreislaufs. Wien. Z. inn. Med. **37**, 482 (1956).
893. Lauson, H. D., S. E. Bradley and A. Cournand: Renal circulation in shock. J. clin. Invest. **23**, 381 (1944).
894. Le Dran, H. F.: A treatise or reflections, drawn from practice on gunshot wounds. Clarke, London 1743. Translated from the French. Zit. n. Davis (1949).
895. Lee, W. Ch.: Intraarterial and intravenous transfusion in hemorrhagic shock. Yokohama Med. Bull. **4**, 298 (1953).
896. Leeds, S. E., J. Puziss and D. Siegel: Shunting of blood from right heart by means of pump. 6. Clin. Congr. Am. College Surg., p. 265. Ed. by O. H. Wangensteen Philadelphia, 1951.
897. Leersum, E. C. van: Carotisschlingen an Kaninchen. Pflügers Arch. ges. Physiol. **142**, 377 (1911).
898. Lembeck, F.: Pathophysiologische und pharmakologische Probleme; in: Künstlicher Winterschlaf. Wien-Innsbruck: Urban 1955.
899. Lennox, W. G., F. A. Gibbs and E. L. Gibbs: Relationship of unconsciousness to cerebral blood flow and to anoxemia. Arch. Neurol. Psychiat. (Chicago) **34**, 1001 (1935).
900. Le Page, G. A.: Effect of hemorrhage on tissue metabolites. Amer. J. Physiol. **146**, 267 (1946); **147**, 446 (1946).
901. Leriche. R.: A propos du rôle du système nerveux dans l'occlusion intestinale. Presse méd. **49**, 137 (1941).
902. Letterer, E.: Morphologische Untersuchungen über die Entwicklung und Bedeutung der Fruhstadien der Flexner-Ruhr. Virchows Arch. path. Anat. **312**, 673 (1944).
903. Lewis, H., M. Cardenas and H. Sandberg: The effect of ganglionic blockade on venous pressure and blood volume: further evidence in favor of increased venomotor tone in congestive heart failure. Amer. Heart J. **57**, 897 (1959).
904. Lewis, R. N., J. M. Werle and C. J. Wiggers: The behaviour of the spleen in hemorrhagic hypotension and shock. Amer. J. Physiol. **138**, 205 (1943).
905. Lewis, T.: The soldiers heart and the effort syndrome. London: Shaw & Sons 1940.
906. — Lecture on vasovagal syncope and carotid sinus mechanism with comments on Gowers and Nothnagel's syndrome. Brit. Med. J. **1932/I**, 873.
907. — Angina pectoris associated with high blood pressure and its relief by amyl nitrite; with a note an Nothnagel's syndrome. Heart **15**, 305 (1931).

908. LEWIS, T.: The blood vessels of the human skin and their responses. London: Shaw & Sons 1927.
909. — and A. N. DRURY: Observations relating to arteriovenous aneurysm. I. Circulatory manifestations in clinical cases with particular reference to the arterial phenomena of aortic regurgitation. Heart 10, 301 (1923).
910. LEWY, A.: The symptomatology of vertigo. Ann. Otol. (St. Louis) 54, 534 (1947).
911. LILLEHEI, R. C.: Relationship of appearance of abnormal plasma hemin pigment to development of irreversible hemorrhagic shock in dogs. Circulat. Res. 6, 438 (1958).
912. LINDSAY, J. R.: Pathology of vertigo arising from the peripheral vestibular apparatus. Ann. Otol. (St. Louis) 54, 541 (1947).
913. LIST, C. F.: Physiology of sweating. Ann. Rev. Physiol. 10, 387 (1948).
914. LOCHNER, W., u. E. WITZLEB: Probleme der Coronardurchblutung. Bad Oeynhausener Gespräche II, Oktober 1957. Berlin-Göttingen-Heidelberg: Springer 1958.
915. — G. RODEWALD, H. J. HOFFHEINZ, H. HARMS u. K. DONAT: Bestimmung des Herzzeitvolumens am Menschen mit der Injektionsmethode durch Blutverdünnung, insbesondere nach Blockung eines Hauptastes der A. pulmonalis. Klin. Wschr. 19, 902 (1958).
916. — u. W. SCHOEDEL: Die Regulation des Herzzeitvolumens und die Blutfüllung des kleinen Kreislaufs. Pflügers Arch. ges. Physiol. 255, 327 (1952).
917. — — Blutfüllung des kleinen Kreislaufs und Herzminutenvolumen. Pflügers Arch. ges. Physiol. 252, 281 (1950).
918. — u. E. WITZLEB: Lungen und kleiner Kreislauf. Bad Oeynhausener Gespräche, Bd. 1. Berlin-Göttingen-Heidelberg: Springer 1957.
919. LOEW, F.: Folgen der gedeckten Hirnschädigung. Ärztl. Prax. 5, 48 (1953).
920. — Spätere Komplikationen nach gedeckten traumatischen Hirnschädigungen. Zbl. Neurochir. 12, 27 (1952).
921. — Akute und subakute Störungen der zentralen Kreislaufregulation nach gedeckten Hirnverletzungen. Zbl. Neurochir. 9, 128 (1949).
922. LOGUE, R. B., and J. F. HANSON: Electrocardiographic changes following heat stroke, report of a case. Ann. intern. Med. 24, 123 (1946).
923. LOSSE, H.: Therapie des niederen Blutdrucks. XXV. Nauheimer Fortbildungslehrgang. Darmstadt: Steinkopff 1959.
924. LÜDERITZ, B.: Regulationsprüfungen des Kreislaufs, ihre Möglichkeiten und Grenzen. XX. Nauheimer Fortbildungslehrgang, S. 17. Darmstadt: Steinkopff 1954.
925. LÜSCHER, E.: Lehrbuch der Ohrenheilkunde. Wien: Springer 1952.
926. LUFT, R., and U. S. v. EULER: Two cases of postural hypotension showing a deficiency in release of nor-epinephrine and epinephrine. J. clin. Invest. 32, 1065 (1953).
927. LUGER, N. M., A. KLEIMAN and R. E. FREMONT: Treatment of shock with arterenol. J. Amer. med. Ass. 146, 1592 (1951).
928. LUMIERE, A., P. MEYER et M. VIOLET: Zit. n. HALMAGYI (1956). C. R. Soc. Biol. (Paris) 124, 149 (1937).
929. — Zit. n. HALMAGYI (1956). C. R. Soc. Biol. (Paris) 122, 149 (1936).
930. MACHELLA, T. E.: Undesirable sequelae of subtotal gastric resection. Med. Clin. N. Amer. 40, 391 (1956).
931. MACHINNON, J., C. F. H. VICKERS and E. G. WADE: The effects of adrenergic-blocking agents on the pulmonary circulation in man. Brit. Heart J. 18, 442 (1956).
932. MACHINNON, J.: Effect of hypotension-producing drugs on the renal circulation. Lancet 1952/II, 12.
933. MACLEAN, L. P., and M. H. WEIL: Hypotension (shock) in dogs produced by Escherichia coli endotoxin. Circulat. Res. 4, 546 (1956).
934. MACLEAN, A. R., E. V. ALLEN and T. B. MAGATH: Orthostatic tachycardia and orthostatic hypotension: defects in the return of venous blood to the heart. Amer. Heart J. 27, 145 (1944).
935. — — Orthostatic hypotension and orthostatic tachycardia. Treatment with „headup" bed. J. Amer. med. Ass. 115, 2162 (1940).
936. — and B. T. HURTON: Myasthenia gravis with postural hypotension. Proc. Mayo Clin. 13, 21 (1938).
937. MAINZER, F.: Auslösung des Myocardinfarktes durch orthostatische Hypotonie. Münch. med. Wschr. 100, 1819 (1958).
938. MALAMOS, B., S. MOULOPOULOS, B. BAKOPOULOS u. E. AREALIS: Experimentelle Untersuchungen über die Hämodynamik des akuten Cor pulmonale. Z. Kreisl.-Forsch. 47, 1099 (1958).
939. MALLORY, T. B.: General pathology of traumatic shock. Surgery 27, 629 (1950).
940. — Hemoglobinurie nephrosis in traumatic shock. Amer. J. clin. Path. 17, 427 (1947).
941. MANERY, J. F., and D. Y. SOLANDT: Studies in experimental traumatic shock with particular reference to plasma potassium changes. Amer. J. Physiol. 138, 499 (1943).

942. MARKLE, K.: Clinical evaluation of saline solution therapy in burn shock. J. Amer. med. Ass. **170**, 1631 (1959).
943. MARKOWITZ, J., and A. M. RAPPAPORT: The hepatic artery. Physiol. Rev. **31**, 188 (1951).
944. MARMOR, J., and M. R. SAPIRSTEIN: Bilateral thrombosis of anterior cerebral arteries following stimulation of a hyperactive carotid sinus. J. Amer. med. Ass. **117**, 1089 (1941).
945. MARQUARD, H.: Der arterielle Blutdruck bei Kreuzotterbiß. Zit. n. Kongr.-Zbl. ges. inn. Med. **143**, 102 (1953). Bibl. Laeger **144**, 69 (1952).
946. MARQUARDT, H., u. H. SAUER: Zum Krankheitsbild der orthostatischen Hypotonie. Medizinische **44**, 1472 (1954).
947. MARRIOTT, W. McK.: Anhydremia. Physiol.Rev. **3**, 275 (1923).
948. MARTIN, M. M.: Combined anterior pituitary and neurohypophyseal insufficiency. Studies of body fluid spaces and renal function. J. clin. Invest. **38**, 882 (1959).
949. MARTINI, P., u. A. PIERACH: Der niedere Blutdruck und der Symptomenkomplex der Hypotonie. Klin. Wschr. **5**, 1809 (1926).
950. MARX, H. H.: Zur depressorischen Wirkung der Phenothiazine. Ärztl. Wschr. **11**, 552 (1956).
951. — Über die Bedeutung der Venendruckmessung im klinischen Gesamtbild. Z. Kreisl.-Forsch. **42**, 136 (1953).
952. MARX, H., u. W. SCHOOP: Über die akute Vasodilatation in der Endstrombahn durch Adenosinmonophosphorsaure. Z. klin. Med. **154**, 293 (1956).
953. — — Über das Verhalten der peripheren Strombahn in der reaktiven Hyperämie. Z. Kreisl.-Forsch. **44**, 186 (1955).
954. MARX, L.: Der Wasserhaushalt. Berlin: Springer 1935.
955. MASTER, A. M., S. DACK, A. GRESHMAN, L. E. FIELD and H. HORN: Acute coronary insufficiency due to acute hemorrhage: analysis of 103 cases. Circulation **1**, 1302 (1950).
956. MATEEF, D.: Zur Frage der Sportkrankheit. Klin. Wschr. **15**, 421 (1936).
957. MATTHES, K.: Hamodynamik des Kreislaufkollapses. Praxis **48**, 578 (1959).
958. — Hámodynamik des Kreislaufkollapses. Cardiologica (Basel) **35**, 324 (1959).
959. — Pathophysiologie des Lungenkreislaufs. Arch. phys. Ther. **6**, 80 (1954).
960. — Regulation of skin blood flow. Visceral Circulation. Ciba Foundation, Symposion London 1952, p. 180.
961. — Kreislaufuntersuchungen am Menschen mit fortlaufend registrierenden Methoden. Stuttgart: Thieme 1951.
962. — Zur Physiologie der Bürgerschen Preßdruckprobe. Klin. Wschr. **17**, 474 (1938).
963. MAYER, R. J.: Zit. n. B. BAVINK: Ergebnisse und Probleme der Naturwissenschaften. Zürich: Hirzel 1949.
964. MAYERSON, H. S.: The influence of posture on blood flow in the dog. Amer. J. Physiol. **136**, 381 (1942).
965. McCARELL, J. D.: Effect of warm and of cold nasopharyngeal irrigation on cervical lymph flow. Amer. J. Physiol. **128**, 349 (1940).
966. McDOWALL, R. J. S.: The control of the circulation of blood. London: W. M. Dawson 1938 u. 1956.
967. — Reactive hyperaemia. Visceral Circulation, Ciba Foundation Symposion London 1952; p. 173.
968. — A vago-pressor reflex. J. Physiol. (Lond.) **59**, 41 (1924).
969. McFARLANE, M. G., and S. J. SPOONER: Breakdown and resynthesis of ATP in shock. Brit. J. exp. Path. **27**, 339 (1946)
970. McLAURIN, R. L., J. W. DEVANNEY, E. B. ELAM and R. B. BUDDE: Studies on cerebral oxygenation during induced hypotension. A. M. A. Arch. Neurol. Psychiat. **1**, 443 (1959).
971. McMICHAEL, J., and E. P. SHARPEY-SCHAFER: Visceral Circulation, Ciba Foundation, Symposion London 1952.
972. — Zit. n. DAVIS, Shock (1949). Recent advances in internal medicine **2**, 64 (1947).
973. — E. P. SHARPEY-SCHAFER: Zit. n. BARCROFT (1944). Brit. Heart J. **6**, 33 (1944).
974. McSHAN, W. M., V. R. POTTER, A. GOLDMAN, E. G. SHIPLEY and R. K. MEYER: Biological energy transformations during shock as shown by blood chemistry. Amer. J. Physiol. **145**, 93 (1945.)
975. MECHELKE, K.: Die Störungen der nervalen Regulation des Kreislaufs. Verh. dtsch. Ges. Kreisl.-Forsch. **25**, 187 (1959).
976. — E. NUSSER u. W. ULMER: Über den Einfluß erhöhter alveolärer Kohlensäuredrucke auf den Blutdruck und die Stromstärke im großen und kleinen Kreislauf. Z. Kreisl.-Forsch. **47**, 596 (1958).
977. — u. P. CHRISTIAN: Formen und Bedeutung abnormer Regelungsvorgänge im Kreislauf. Z. Kreisl.-Forsch. **47**, 246 (1958).
978. — Die Labilität der Blutdruckregelung bei nervösen Kreislaufregulationsstörungen als Ausdruck der vegetativen Gesamtverfassung. Z. Psychother. med. Psychol. **7**, 79 (1957).

979. MECHELKE, K. u. E. NUSSER: Über Blutdruck- und Pulsfrequenzanderungen während und nach körperlicher Arbeit bei Personen mit stabiler und labiler Blutdruckregelung. Dtsch. Arch. klin. Med. **202**, 599 (1955).
980. — Über orthostatische Kreislaufstörungen. Therapiewoche **4**, 149 (1953/54).
981. MEDNIK, G. L.: The influence of ACTH and Cortisone on vascular permeability. Probl. Endokr. Hormonother. **3**, 40 (1957). Ref. in Abstr. Wld. Med. **22**, 383 (1957).
982. MEESMANN, W.: Änderung der intracardialen Hämodynamik beim akuten Kranzgefäßverschluß. Z. ges. exp. Med. **131**, 200 (1959).
983. — Nachweis der diastolischen Saugwirkung der Herzkammern und deren Einfluß auf die intracardialen Druckablaufe. Z. Kreisl.-Forsch. **47**, 534 (1958).
984. — Disk.-Bem. zu SCHIMERT. Verh. dtsch. Ges. Kreisl.-Forsch. **22**, 136 (1956).
985. MEESSEN, H., u. R. SCHMIDT: Über Durchblutungsstörungen in den Netzhautgefäßen beim experimentellen Kollaps. Arch. Kreisl.-Forsch. **10**, 255 (1942).
986. — Weitere experimentelle Untersuchungen zum Kollapsproblem. Verh. dtsch. Ges. Kreisl.-Forsch. **11**, 275 (1938).
987. MELCHER, G. W. jr., and W. W. WALCOTT: Myocardial infarction following shock. Amer. J. Physiol. **164**, 832 (1951).
988. MENARD, O. J., and L. M. HURXTHAL: Changes observed in the heart shadow in toxic goiter before and after treatment. Arch. intern. Med. **6**, 1634 (1932/33).
989. MENIÈRE, P.: Maladie de l'oreille interne offrant les symptomes de la congestion cerebrale apoplectiforme. Gaz. méd. Paris **3**, 88 (1861).
990. MENKIN, H.: Effect direct de la corticostimuline sur la permeabilité capillaire dans l'inflammation. J. Physiol. (Paris) **49**, 761 (1957).
991. MERCKER, H.: Probleme der Coronardurchblutung. Berlin-Göttingen-Heidelberg: Springer 1958.
992. — W. LOCHNER u. H. J. BRETSCHNEIDER: Die Sauerstoffversorgung des Herzmuskels. Dtsch. med. Wschr. **83**, 17 (1958).
993. — — — Die Sauerstoffversorgung des Herzmuskels. Dtsch. med. Wschr. **83**, 61 (1958).
994. MERTENS, H. G., S. u. H. HARMS u. H. JUNGMANN: Die Kreislaufregulation bei Querschnittslähmung des Halsmarks. Dtsch. med. Wschr. **85**, 180 (1960).
995. MERTENS, O.: Zur Physiologie der peripheren Durchblutungsregulation. Abh. dtsch. Wiss. Berlin, Kl. med. Wiss. **1**, 29 (1955).
996. MERTENS, W.: Tierversuche über Sauerstoffmangel und Erstickung. Arch. Kreisl.-Forsch. **2**, 192 (1938).
997. MERTENS, W.: Kreislaufkollaps bei zentralen Schadigungen. Verh. dtsch. Ges. Kreisl.-Forsch. **11**, 283 (1938).
998. MERTZ, D. P., u. U. LUTZ-DETTINGER: Beitrag zur Frage des volumenregulatorischen Reflexgeschehens. Dtsch. Arch. klin. Med. **204**, 354 (1957).
999. MERRYLL, A. J., J. V. WARREN, E. A. STEAD and E. S. BRANNON: Circulation in penetrating wounds of chest. Amer. Heart J. **31**, 413 (1946).
1000. MICHAEL, M., u. W. BUSCHKE: Über das Verhalten der Hautcapillaren bei Morbus Basedowi. Klin. Wschr. **10**, 1592 (1932). — Dtsch. med. Wschr. **58**, 134 (1933).
1001. MICHEL, D., J. NÖCKER u. O. HARTLEB: Zur Kreislaufwirkung der Adenylphosphorsaureverbindungen. Z. Kreisl.-Forsch. **46**, 717 (1957).
1002. MILES, A. A., and I. S. F. NIVEN: Enhancement of infection during shock produced by bacterial toxins and other agents. Brit. J. exp. Path. **31**, 73 (1950).
1003. MILLAR, R. A., E. B. KEENER and B. G. BENFEY: Plasma adrenaline and noradrenaline after phenoxybenzamine administration and during haemorrhagic hypotension, in normal and adrenalectomized dogs. Brit. J. Pharmacol. **14**, 9 (1959).
1004. MILLER, A. J., and E. A. MOSER: Arterenol therapy for shock after acute myocardial infarction and pulmonary embolization. J. Amer. med. Ass. **169**, 2000 (1959).
1005. MOESCHLIN, S.: Klinik und Therapie der Vergiftungen. Stuttgart: Thieme 1959.
1006. MOON, V. H.: Pathology of secondary shock. Amer. J. Path. **24**, 235 (1948).
1007. — Shock, its dynamics, occurence and management. London: Kimpton 1942.
1008. — Alleged differences between hemorrhage and shock. Amer. J. med. Sci. **203**, 1 (1942).
1009. — Shock and related capillary phenomena. New York: Oxford University Press 1938.
1010. MOORE, F. D.: Metabolism in trauma: the reaction of survival-introductory editorial. Metabolism **8**, 783 (1959).
1011. — Note on thrombophlebitis encountered in burns. Ann. Surg. **117**, 931 (1943).
1012. MORITZ, W., u. F. K. WILDHAGEN: Die Menièresche Krankheit. Zit. n. P. KÄGEBEIN. Dtsch. med. Wschr. **79**, 1305 (1954).
1013. MORRIS, E. A.: Practice treatise on shock after operations and injuries. London 1867. Zit. n. DAVIS (1949).
1014. MORRIS, G. C. R.: Syncope. Brit. med. J. **1**, 630 (1956).

1015. MOTLEY, H. L., A. COURNAND, L. WERKÖ, A. HIMMELSTEIN and D. DRESDALE: Acute anoxia and pulmonary artery pressure. Amer. J. Physiol. **150**, 315 (1947).
1016. MULLER, A.: Über direkte und indirekte Blutdruckmessung beim Menschen. Bull. schweiz. Akad. med. Wiss. **7**, 402 (1951).
1017. — In: E. ABDERHALDEN, Handbuch der biologischen Arbeitsmethoden. Einführung in die Mechanik des Kreislaufs. Berlin: Urban & Schwarzenberg 1935.
1018. MULLER, A. F., E. L. MANNING and A. M. RIONDEL: Diurnal variation of Aldosterone related to position and activity in normal subjects and patients with pituitary insufficiency. Int. Symp. on Aldosterone. London 1958, p. 111.
1019. MULLER, FR. v.: Beiträge zur Kenntnis der Basedow'schen Krankheit. Dtsch. Arch. klin. Med. **51**, 335 (1895).
1020. MULLER, M.: Der Kreislauf bei Morbus Basedow. Dissertation, Mainz 1950.
1021. MULLER, O.: Die feinsten Blutgefäße des Menschen in gesunden und kranken Tagen. Stuttgart: Enke 1939.
1022. MUELLER, R. P., R. B. LYNN and S. M. SANCETTA: Studies of hemodynamic changes in humans following induction of low and high spinal anesthesia. Circulation **6**, 894 (1952).
1023. MUKHERJEE, S. R., and S. ROWLANDS: Pulmonary and peripheral circulation times in experimental traumatic shock. Lancet **1951/I**, 1041.
1024. MYERS, S. D., E. S. BRANNON and B. C. HOLLAND: A correlation study of the cardiac output and the hepatic circulation in hyperthyreoidism. J. clin. Invest. **29**, 1065 (1950).
1025. MYLON, E., M. LUND and J. H. HELLER: Limitations of renin-hypertensin hypothesis. Amer. J. Physiol. **152**, 397 (1948).
1026. — and M. C. WINTERNITZ: Differentiation of potassium from other agents associated with toxic effects of tourniquet shock. Amer. J. Physiol. **146**, 254 (1946).
1027. — C. W. CASHMAN and M. C. WINTERNITZ: Blood gases after hemorrhage and transfusion. Amer. J. Physiol. **142**, 299 (1944).
1028. — — Hyperglycemic mechanisms after hemorrhage. Amer. J. Physiol. **142**, 638 (1944).
1029. — M. C. WINTERNITZ and G. J. DE SÜTÖ-NAGY: Serum phosphates and succinate in shock. Amer. J. Physiol. **139**, 313 (1943).
1030. NAHAS, G. G., M. B. FISCHER, G. W. MATHER, F. J. HADDY and H. R. WARNER: Influence of hypoxia on pulmonary circulation of non-narcotized dogs. J. appl. physiol. **6**, 467 (1954).
1031. NASTUK, W. L., and C. H. BEATTY: Alkali in shock. Zit. n. WIGGERS. Amer. J. Physiol. **156**, 202 (1949).
1032. NAUCK, E. G.: Handb. Inn. Med. I/2. Infektionskrankheiten. Berlin: Springer 1952.
1033. NECHELES, H., S. O. LEVINSON, M. JANOTA and F. ARIMOTO: Preinfusion — a study in the prevention of hemorrhagic shock. Surg. Gynec. Obstet. **84**, 499 (1947).
1034. — L. WALKER and W. H. OLSON: Gastrointestinal motility. Amer. J. Physiol. **146**, 449 (1946).
1035. NEIL, E.: The afferent innervation of the arterial system and the circulatory reflexes thereby engendered. Verh. dtsch. Ges. Kreisl.-Forsch. **25**, 131 (1959).
1036. NETER, E.: Untersuchungen über die reflektorische Selbststeuerung des Kreislaufs bei experimenteller Thyreotoxikose. Naunyn-Schmiedeberg's Arch. exp. Path. Pharmak. **174**, 416 (1934).
1037. — u. K. SCHNEYER: Über den Einfluß des Adrenalins auf den diastolischen Blutdruck bei Hyperthyreose und Aorteninsuffizienz. Z. Kreisl.-Forsch. **26**, 136 (1934).
1038. NEWMAN, G. T.: Constitutional reaction after Penicillin and Streptomycin. J. Amer. med. Wom. Ass. **9**, 253 (1954).
1039. NICHOLS, J., and A. T. MILLER: Excretion of adrenal corticoids in the sweat. Proc. Soc. exp. Biol. (N. Y.) **69**, 448 (1948).
1040. NIDEN, A. H., and D. M. AVIADO: Effects of pulmonary embolism on the pulmonary circulation with special reference to arteriovenous shunts in the lung. Circulat. Res. **4**, 77 (1956).
1041. NISELL, O. J.: The action of oxygen and carbon dioxide on the bronchioles and vessels of the isolated perfused lungs. Acta physiol. scand. **21**, Suppl. 73 (1958).
1042. NOBLE, R. L., and N. B. G. TAYLOR: Antidiuretic substances in human urine after haemorrhage, fainting, dehydration and acceleration. J. Physiol. (Lond.) **122**, 220 (1953).
1043. — and C. G. TOBY: Observations on shock produced in the rat by limb ischaemia. Canad. J. Res., E **25**, 189 (1947).
1044. — and M. J. GREGERSEN: Blood volume in clinical shock. J. clin. Invest. **25**, 172 (1946).
1045. — and J. B. Collip: ACE in tumbling shock. Quart. J. exp. Physiol. **31**, 187 (1942).
1046. — and M. J. GREGERSEN: Blood volume in clinical shock. J. clin. Invest. **25**, 172 (1946); **25**, 158 (1946).
1047. NOELL, W., u. M. SCHNEIDER: Über die Durchblutung und die Sauerstoffversorgung des Gehirns im akuten Sauerstoffmangel. Pflügers Arch. ges. Physiol. **246**, 181 (1942).

1048. NYLIN, G.: Zirkulationsstudien mit radioaktiven Isotopen. Münch. med. Wschr. **97**, 4 (1955).
1049. — Circulatory studies with radioactive isotopes. Acta med. scand. **147**, 275 (1953).
1050. — and M. LEVANDER: Studies on the circulation with aid of tagged erythrocytes in a case of orthostatic hypotension (asympathicotonic hypotension). Ann. intern. Med. **28**, 723 (1948).
1051. OBERHOLZER, R. J. H.: Kreislaufzentren. Verh. dtsch. Ges. Kreisl.-Forsch. **25**, 57 (1959).
1052. OPDYKE, D. F., and R. C. FOREMAN: Study of coronary flow under conditions of hemorrhagic hypotension and shock. Amer. J. Physiol. **148**, 762 (1947).
1053. OPITZ, E., u. M. SCHNEIDER: Über die Sauerstoffversorgung des Gehirns und den Mechanismus von Mangelwirkungen. Ergebn. Physiol. **52**, 126 (1950).
1054. ORGANE, G., W. D. M. PATON and E. J. ZAIMIS: Preliminary trials of bistrimethylammonium decane and pentane diiodide (C 10 a. C 5) in man. Lancet **1949/I**, 21.
1055. O'SHAUGNESSY, W. B.: Lancet **1831/II**, 225. Zit. n. DAVIS (1949).
1056. OVERMAN, R. R., and S. C. WANG: Contributary role of afferent nervous factor in experimental shock. Amer. J. Physiol. **148**, 289 (1947).
1057. PACKER, L.: Effect of shock on rat heart and brain mitochondria. Proc. Soc. exp. Biol. (N. Y.) **98**, 164 (1958).
1058. PAGE, E. B., J. B. HICKAM, H. O. SIECKER, H. D. MCINTOSH and W. W. PRYOR: Reflex venomotor activity in normal persons and in patients with postural hypotension. Circulation **11**, 262 (1955).
1059. PAGE, J. H., and H. P. DUSTAN: A new, potent antihypertensive drug. J. Amer. med. Ass. **170**, 1265 (1959).
1060. — Pharmacologic aspects of synthetic angiotonin. Circulat. Res. **5**, 553 (1957).
1061. — Control of the caliber and reactivity of blood vessels in shock. Symposion on shock. 1951, 12 Army Medical Service Graduate School, Washington 12 D. C. pag. 110.
1062. PAINTAL, A. S.: A study of right and left atrial receptors. J. Physiol. (Lond.) **120**, 596 (1953).
1063. PAL, J.: Gefäßkrisen. Leipzig: Hirzel 1905.
1064. PAPAGEORGIU, A.: Das Aortenbogensyndrom als symptomatologische Krankheit. Fortschr. Med. **78**, 65 (1960).
1065. PAPPENHEIMER, J. R., and J. P. MAES: Quantitative measure of vasomotor tone in hindlimb muscles of dog. Amer. J. Physiol. **137**, 187 (1947).
1066. — Passage of molecules through capillary walls. Physiol. Rev. **33**, 387 (1953).
1067. PARADE, G. W.: Elektrocardiographische Untersuchungen im Kollaps. Klin. Wschr. **21**, 295 (1943).
1068. — Kreislauf bei Störungen der Schilddrüsenfunktion. Verh. dtsch. Ges. Kreisl.-Forsch. **10**, 114 (1937).
1069. — u. H. R. FOERSTER: Das Elektrocardiogramm bei Morbus Basedow. Z. klin. Med. **129**, 198 (1936).
1070. — M. Basedow und Herz. Med. Klin. **29**, 1388 (1934).
1071. PARR, F., u. K. W. SCHNEIDER: Über das Verhalten der Kreislaufgrößen bei tiefer arterieller Drucksenkung durch einen Ganglienblocker. Arch. Kreisl.-Forsch. **26**, 271 (1957).
1072. — Zur Pathophysiologie und Klinik der orthostatischen Kreislaufstörungen. Arch. Kreisl.-Forsch. **25**, 101 (1957).
1073. — u. K. J. ULLRICH: Über die orthostatischen Veränderungen der Phenolrotausscheidung und über die Kreislaufgrößen im Sitzen mit und ohne Kollapserscheinungen. Z. klin. Med. **151**, 242 (1954).
1074. PARRISH, H. M., and C. B. POLLARD: Effects of repeated poisonous snakebites in man. Amer. J. med. Sci. **3**, 237 (1959).
1075. — Deaths from bites and stings of venomous animals and insects in the United States. Arch. intern. Med. **104**, 198 (1959).
1076. PARRY, CH.: Collected works. (London) **1**, 478 (1825). Zit. n. SCHIMERT.
1077. PARSONS, E., and D. B. PHEMISTER: Hemorrhage and „shock" in traumatized limbs: experimental study. Surg. Gynec. Obstet. **51**, 196 (1930).
1078. PATON, W. D. M., and H. STEINBERG: A class experiment on ganglion block in human subjects. Brit. med. J. **1956/II**, 4993.
1079. — and E. J. ZAIMIS: Clinical potentialities of certain bisquaterny salts causing neuromuscular and ganglionic block. Nature (Lond.) **162**, 810 (1948).
1080. PAUSCHINGER, P., K. BARBEY u. K. BRECHT: Über die hämodynamischen Grundlagen der auskultatorischen und graphischen Kriterien bei der Blutdruckmessung nach RIVA-ROCCI-KOROTKOW. Klin. Wschr. **36**, 915 (1958).
1081. PAYNE, J. P.: Controlled hypotension in theory and practice. Brit. J. Anaesth. **25**, 134 (1953).

1082. PEISS, C. N., and J. W. MANNING: Excitability changes in vasomotor areas of the brain stem following d-tubocurarine. Amer. J. Physiol. **197**, 149 (1959).
1083. PFEFFER, K. H.: Störungen der Kreislauffunktion nach Sympathektomie bei arteriosklerotischen Hypertonikern. Z. Kreisl.-Forsch. **39**, 465 (1950).
1084. PHEMISTER, D. B., and C. H. LEASTAR: Local fluid loss, nerve stimuli and toxins in causation of shock. Ann. Surg. **121**, 803 (1945).
1085. — — L. EICHELBERGER and R. J. SCHACHTER: Afferent vasodepressor nerve impulses as cause of shock. Ann. Surg. **119**, 26 (1944).
1086. — Review of nervous factors. Ann. Surg. **118**, 256 (1943). — J. Amer. med. Ass. **127**, 1109 (1945). Zit. n. WIGGERS.
1087. — and H. LIVINGSTONE: Primary shock. Trans. Amer. surg. Ass. **52**, 133 (1934).
1088. PHILLIPS, R. A.: Effects of acute haemorrhagic and traumatic shock on renal function of dogs. Amer. J. Physiol. **145**, 314 (1946).
1089. „Physiologic effects of wounds", Washington, D. C.: Office of surgeon general, Dept. of the Army 1952. — Board for the study of the severely wounded.
1090. PIIPER, J.: Durchblutung der arteriovenösen Anastomosen und Warmeaustasuch an der Hundeextremitat. Pflugers Arch. ges. Physiol. **268**, 242 (1959).
1091. — Über die Lage der Kapillaren und des Stromungswiderstandes in der Lungenstrombahn. 24. Tagg. dtsch. Physiol. Ges., Munchen, Mai 1958.
1092. — Détermination du débit sanguin des anastomoses artérioveneuses par la méthode d'injection de sphérules. Angéiologie N. S. **9**, 19 (1957).
1093. — u. E. SCHURMEYER: Über den Einfluß von Doryl und Histamin auf die arteriovenösen Anastomosen in der Hundeextremität. Pflügers Arch. ges. Physiol. **261**, 234 (1955).
1094. — u. W. SCHOEDEL: Untersuchungen über die Durchblutung der arteriovenösen Anastomosen in der hinteren Extremitat des Hundes mit Hilfe von Kugeln verschiedener Große. Pflugers Arch. ges. Physiol. **258**, 489 (1954).
1095. PIROFSKY, B.: The determinative of blood viscosity in man by a method based on Poiseuilles law. J. clin. Invest. **32**, 292 (1953).
1096. PLESCH, J.: Z. exp. Path. Ther. **6**, 380 (1909). Zit. n. M. MULLER (1950).
1097. POCHE, R.: Über den Winterschlaf. Dtsch. med. Wschr. **84**, 2018 (1959).
1098. POCHIN, E. E.: Investigation of thyroid function and disease with radioactive iodine. Lancet II, 41, 83 (1950).
1099. POLLACK, A. A., and I. DORNHORST: J. clin. Invest. **28**, 559 (1949). Zit. n. BARCROFT (1953).
1100. POLLOCK, A. Q., and P. A. LASLETT: Cerebral arteriovenous fistula producing cardiac failure in the newburn infant. J. Pediat. **53**, 731 (1958).
1101. PORTER, R. R., and R. S. DOWNS: Some physiological observations on the circulation during recovery from vitamin B_1 deficiency. Ann. intern. Med. **17**, 645 (1942).
1102. POST, R. S., P. H. VISSCHER and C. J. WIGGERS: Sequential changes in oxygen consumption during oligemic and normovolemic shock and their meaning. Amer. J. Physiol. **153**, 71 (1948).
1103. POWERS, W. F., and C. D. HENSLEY jr.: Circulatory blood volume changes incident to major orthopedic surgery. J. Amer. med. Ass. **169**, 545 (1959).
1104. PRENTICE, T. C., J. M. OLNEY jr., C. P. PARTZ and J. M. HOWARD: Studies of blood volume and transfusion therapy in the korean battle casuality. Surg. Gynec. Obstet. **99**, 542 (1954).
1105. PRICE, H. L.: J. appl. Physiol. **4**, 629 (1952). Zit. n. SCARBOROUGH (1957).
1106. PRICE, P. B., R. L. TINGEY and F. K. INUI: Bull. Amer. Coll. Surg. **35**, 73 (1950). Zit. n. DELORME (1951).
1107. — C. R. HANLON, W. P. LONGMIRE and W. METCALF: Blood gases and oxygen consumption in hemorrhagic shock-dogs. Bull. Johns Hopk. Hosp. **69**, 327 (1941).
1108. PRICHARD, M. M. L., and P. M. DANIEL: Arteriovenous anastomoses in the tongue of the sheep and the goat. Amer. J. Anat. **95**, 203 (1954).
1109. — — Arteriovenous anastomoses in the tongue of the dog. J. Anat. (Lond.) **87**, 66 (1953).
1110. — — Some features of vascular arrangements of the kidney and the liver and their relevance to changes in the circulation in these organs. Visceral Circulation, Ciba Foundation Symposion, London, 1952, p. 60.
1111. PRINZMETAL, M., E. M. ORNITZ jr., B. SIMKIN and H. C. BERGMAN: Arteriovenous anastomoses in liver, spleen and lungs. Amer. J. Physiol. **152**, 48 (1948).
1112. — H. C. BERGMAN and H. E. KRUGER: Toxic factor in shock. J. clin. Invest. **25**, 781 (1946).
1113. — and H. C. BERGMAN: Heart in experimental shock. J. Mt. Sinai Hosp. **12**, 579 (1945).
1114. — S. C. FREED and H. E. KRUGER: Muscle transplantation and shock. War Med. **5**, 74 (1944).
1115. PUGH, L. G. C., and C. L. WYNDHAM: The circulatory effects of high spinal anaesthesia in hypertensive and control subjects. Clin. Sci. **9**, 189 (1950).

1116. QUILLIGAN, E. J., and C. TYLER: Postural effects on the cardiovascular status in pregnancy: a comparison of the lateral and supine postures. Amer. J. Obstet. Gynec. **78**, 465 (1959).
1117. QUINBY, W. C., and O. COPE: Blood viscosity and whole blood therapy of burns. Surgery **32**, 316 (1952).
1118. RAAB, W.: Die Rolle des Nervensystems und der endokrinen Drüsen in der Pathologie und Therapie des Kreislaufs. Medizinische **12**, 500 (1959).
1119. — u. W. GIGEE: Uptake and break down of catecholamines in vascular tissue. Angiology **9**, 256 (1958).
1120. — Hormonal and neurogenic cardiovascular disorders. Baltimore: Williams & Wilkins 1953.
1121. — Neurogenic and hormonal hypotension. Anaesthesiology **16**, 781 (1955).
1122. — Die koordinierte Rolle von Nerven, Hormonen und Elektrolyten in der Pathophysiologie des Blutdrucks. Acta neuroveg. (Wien) **6**, 52 (1953).
1123. Radioactive isotopes and nuclear radiations in medicine. Proc. internat. Conf. on the peaceful uses of atomic energy. United Nations, New York 1956.
1124. Proceedings of the second United Nations internat. Conf. on the peaceful uses of atomic energy. Volume 26. Isotopes in Medicine. United Nations, Geneva 1958, printed in USA.
1125. RADÓ, J. P.: The role of venous constriction in circulatory disorders. Brit. Heart J. **20**, 389 (1958).
1126. RAKITA, L., and S. M. SANCETTA: Acute hemodynamic effects of hexamethonium in normotensive man. Circulat. Res. **1**, 499 (1953).
1127. RANKE, O. F.: Die Theorie der physikalischen Schlagvolumenbestimmung. Verh. dtsch. Ges. Kreisl.-Forsch. **15**, 1 (Anhang) (1949). Darmstadt: Steinkopff.
1128. — Arbeits- und Wehrphysiologie. Leipzig: Quelle & Meyer 1941.
1129. — Ursache des orthostatischen Kollaps und des Beschleunigungskollaps. Luftfahrtmed. **2**, 14 (1937).
1130. RATSCHOW, M.: Angiologie. Stuttgart: Thieme 1959.
1131. READ, J. M.: Correlation of basal metabolic rate with pulse rate and pulse pressure. J. Amer. med. Ass. **78**, 1887 (1922).
1132. READ, R. C., H. KUIDA and J. A. JOHNSON: Venous pressure and total peripheral resistance in the dog. Amer. J. Physiol. **192**, 609 (1958).
1133. REEVE, E. B.: Quantities of blood lost by grossly injured men within few hours of wounding. Ann. N. Y. Acad. Sci. **55**, 351 (1952).
1134. REGAN, T. J.: Norepinephrine induced pulmonary congestion in patients with aortic valve regurgitation. J. clin. Invest. **38**, 1564 (1959).
1135. REILLY, J., et R. LAPLANE: Encyclopédie Médico-Chirurgicale, II du Système Nerveux de la Vie végétative 1945. Ref. in: E. NIEDERMEYER, Ärztl. Forsch. **7**, 45 (1953).
1136. REIN, H.: Kreislauf und Stoffwechsel. Verh. dtsch. Ges. Kreisl.-Forsch. **15**, 9 (1949).
1137. — Die bestimmenden Faktoren für die Vasomotorik der Ruhedurchblutung des Skeletmuskels. Pflugers Arch. ges. Physiol. **248**, 100 (1944).
1138. — Physiologie des Menschen. Berlin: Springer 1943.
1139. — Zur physiologischen Bedeutung des vasomotorischen Hepaticareflexes. Pflugers Arch. ges. Physiol. **246**, 880 (1942).
1140. — Vasomotorische Schutzreflexe aus dem Stromgebiet der A. hepatica. Pflugers Arch. ges. Physiol. **246**, 866 (1942).
1141. — u. U. OTTO: Kohlendioxyd im Dienste der Kreislaufanpassung. Pflugers Arch. ges. Physiol. **243**, 303 (1940).
1142. — Über die physiologischen Aufgaben des Adrenalins als Kreislaufhormon. Verh. dtsch. Ges. Kreisl.-Forsch. **10**, 2 (1937).
1143. — Langenbecks Arch. klin. Chir. **189**, 302 (1937). Zit. n. GOLLWITZER-MEIER (1938).
1144. — Die Blutreservoire des Menschen. Klin. Wschr. **11**, 1 (1933).
1145. — Vasomotorische Regulationen. Ergebn. Physiol. **32**, 28 (1931).
1146. — u. M. SCHNEIDER: Physiologie der Skeletmuskeldurchblutung. Z. Biol. **91**, 13 (1930).
1147. — u. R. ROSSLER: Abhangigkeit der vasomotorischen Blutdruckregulation bei akuten Blutverlusten von den thermoregulativen Blutverschiebungen im Gesamtkreislauf. Z. Biol. **89**, 237 (1929).
1148. REINDELL, H., K. KÖNIG, H. KLEPZIG u. E. SCHILDGE: Zur Frage der Bewegungstherapie bei funktionellen und organischen Kreislauferkrankungen. Med. Welt 1, 2, 4: 26, 106, 210 (1960).
1149. — E. SCHILDGE, H. KLEPZIG u. H. W. KIRCHHOFF: Kreislaufregulation. Stuttgart: Thieme 1955.
1150. — Diagnostik der Kreislaufschäden. Stuttgart: Enke 1949.
1151. — u. H. KLEPZIG: Verschiedene Formen der Hypotonie und ihre hämodynamischen Grundlagen. Verh. dtsch. Ges. Kreisl.-Forsch. **15**, 114 (1949).
1152. — — Zur Frage der Kreislaufregulation bei Unterernährten. Z. ges. inn. Med. **3**, 193 (1948).

1153. REINHARD, J. J., O. GLASSER and J. H. PAGE: Hemorrhagic shock in hepatectomized and nephrectomized dogs. Amer. J. Physiol. **155**, 106 (1948).
1154. REMINGTON, J. W., R. E. REMINGTON and H. M. CADDELL: Production of circulatory failure by electrolyte depletion. Amer. J. Physiol. **170**, 564 (1952).
1155. — N. C. WHEELER, G. H. BOYD jr. and H. M. CADDELL: Protective action of dibenamine after hemorrhage and after muscle trauma. Proc. Soc. exp. Biol. (N. Y.) **69**, 150 (1948).
1156. RESTALL, P. A., and F. H. SMIRK: The treatment of high blood pressure with hexamethonium iodide. N. Z. med. J. **49**, 206 (1950).
1157. RICHARDS, D. W.: Nature and treatment of shock. Circulation **9**, 606 (1954).
1158. — Advances in plasma expanders. Symposion on shock, 1951, 12 Army Medical Service Graduate School Washington, 12 D. C. p. 192.
1159. RICHARDS, D. W. jr.: Effects of hemorrhage on circulation. Ann. N. Y. Acad. Sci. **49**, 534 (1948).
1160. — The circulation in traumatic shock in man. Bull. N. Y. Acad. Med. **20**, 363 (1944).
1161. — Circulation in human shock. Harvey Lect. **39**, 217 (1943).
1162. RICHARDS, V., R. LEE and W. GOGGANS: The effects of adrenal medullectomy and sympathectomy on the circulation dynamics of normal dog. Surgery **34**, 510 (1953).
1163. RITZMANN, ST.: Behandlung des Menièreschen Symptomenkomplexes. Medizinische **2**, 92 (1958).
1164. RIZZI, R.: Hypotension and pharmacologic hypothermie. Anaesthesist **3**, 179 (1954).
1165. ROBERTSON, O. H., and A. V. BOCK: Memorandum on blood volume after hemorrhage. Medical Res. Comm. Spec. Rep. S. **25**, 213 (1919).
1166. ROBERTSON, R. L., I. H. TRINCHER and E. W. DENNIS: Intraarterial transfusion: experimental and clinical considerations. Surg. Gynec. Obstet. **87**, 695 (1948).
1167. RODBARD, S., and M. HARASAWA: The passivity of the pulmonary vasculature in hypoxia. Amer. Heart J. **57**, 232 (1959).
1168. ROE, B. B., and R. H. BACON: An experimental study of blood flow in neurogenic hypotension and hemorrhagic shock. Amer. Heart J. **54**, 580 (1957).
1169. ROSLER, H.: Das Rontgenbild des Herzens bei Hyperthyreoidismus. Wien. Arch. inn. Med. **15**, 539 (1928).
1170. ROMANO, J., G. L. ENGEL, J. P. WEBB, E. B. FERRIS, H. W. RYDER and M. A. BLANKENHORN: Syncopal reactions during simulated exposure to high altitude in the decompression chamber. War Med. **4**, 475 (1943).
1171. ROMBERG, E., H. PASSLER, C. BRUHNS u. W. MULLER: Vasomotorisches Versagen bei Diphtherie und Pneumonie. Dtsch. Arch. klin. Med. **64**, 652 (1899). Zit. n. SIEBECK (1938).
1172. RONDELL, P. A., W. F. KEITZER and D. F. BOHR: Distribution of flow through capillaries and arteriovenous anastomoses in the rabbit ear. Amer. J. Physiol. **183**, 523 (1955).
1173. ROOS, A., J. R. WEISIGER and A. R. MORITZ: J. clin. Invest. **26**, 505 (1947). Zit. n. DAVIS (1949).
1174. ROOT, W. S., J. B. ALLISON, W. H. COLE, J. H. HOLMES, W. W. WALCOTT and M. J. GREGERSEN: Disturbances in chemistry and acid — base balance of blood of dogs in hemorrhagic and traumatic shock. Amer. J. Physiol. **149**, 52 (1947).
1175. ROSENBERG, H.: Central summation in vasodilator and respiratory reflexes. Proc. physiol. Soc. (1948), J. Physiol. (Lond.) **107**, 29 (1948).
1176. ROSENBERG, J., and M. J. MATZNER: The dumping syndrome: a review. Amer. J. Gastroent. **28**, 548 (1957).
1177. ROSENTHAL, O., and M. D. MCCARTHY: The plasma non-protein nitrogen distribution and its correlation with the efficacy of fluid replacement therapy following thermal injury. Amer. J. Physiol. **148**, 365 (1947). — J. clin. Invest. **26**, 827 (1947).
1178. — H. SHENKIN and D. L. DRABKIN: Oxydation of pyruvate and glucose in brain suspensions from animals subjected to irreversible hemorrhagic shock: carbon monoxide poisoning or temporary arrest of circulation — study to effects of anoxia. Amer. J. Physiol. **144**, 334 (1945).
1179. ROSS, CH. A.: Cardiovascular responses of unanesthetized rats during traumatic and endotoxin shock. Proc. Soc. exp. Biol. (N. Y.) **96**, 582 (1957).
1180. ROSS, J. C.: Reflex venoconstrictor response to strong autonomic stimulation. Amer. Heart J. **57**, 3 (1959).
1181. ROTHLIN, E., u. A. CERLETTI: Über die Koppelung von Atmung und Kreislauf. Schweiz. med. Wschr. **80**, 1394 (1950).
1182. ROWE, G. G., C. A. CASTILLO, G. M. MAXWELL, D. H. WHITE, D. J. FREEMANN and C. W. CRUMPTON: The effect of mecamylamine on coronary flow, cardiac work and cardiac efficiency in normotensive dogs. J. Lab. clin. Med. **52**, 883 (1958).
1183. — The hemodynamics of thyreotoxicosis in man with special reference to coronary blood flow and myocardial oxygen metabolism. J. clin. Invest. **35**, 272 (1956).

1184. RUBIN, W., and J. R. ANDERSON: The management of circulatory disturbances of the inner ear. Angiology **9**, 256 (1958).
1185. RUDOLPH, A. M.: Effects of vasodilator drugs on normal and serotonin-constricted pulmonary vessels of the dog. Amer. J. Physiol. **197**, 617 (1959).
1186. RUF, H.: Kreislauffunktionsstörungen bei organischen und funktionellen Erkrankungen des Zentralnervensystems. Nauheimer Fortbildungslehrgänge **20**, 97 (1955).
1187. RUFF, S., u. H. STRUGHOLD: Grundriß der Luftfahrtmedizin. München: Barth 1957.
1188. RUSHMER, R. F.: Applicability of Starlings law of the heart to intact, unanesthetized animals. Physiol. Rev. **35**, 138 (1955).
1189. — Circulatory collapse following mechanical stimulation of arteries. Amer. J. Physiol. **141**, 722 (1944).
1190. RUSKIN, A.: Potassium depletion in the treatment of essential hypertension. Texas St. J. Med. **50**, 818 (1954).
1191. RUSZNYÁK, J., M. FÖLDI u. G. SZABÓ: Physiologie und Pathologie des Lymphkreislaufs. Jena: Fischer 1957.
1192. — Physiologische und pathologische Bedeutung des Lymphkreislaufs. Schweiz. med. Wschr. **85**, 1037 (1955).
1193. SALISBURY, P. F.: Stretch reflexes from the dog's lung to the systemic circulation. Circulat. Res. **7**, 62 (1959).
1194. SALZBERG, A. M., and E. J. EVANS: Blood volumes in normal and burned dogs. Ann. Surg. **132**, 746 (1950).
1195. SANCETTA, S. M., and J. KRAMERS: The effects of "dry" heat on the circulation of man. Amer. Heart J. **56**, 212 (1958).
1196. SANCETTA, S.: Dynamic and neurogenic factors determining the hepatic arterial flow after portal occlusion. Circulat. Res. **1**, 414 (1953).
1197. SANEN, F. J.: Das Martorell-Fabresche Syndrom. Klin. Wschr. **37**, 814 (1959).
1198. SAPIRSTEIN, L. A., and R. GREENE: Total body sodium in hypertension in rat. Fed. Proc. **11**, 137 (1952).
1199. SARRE, H.: Nierenkrankheiten. Physiologie, Pathophysiologie, Untersuchungsmethoden, Klinik und Therapie. Stuttgart: Thieme 1959.
1200. — Endotoxisch bedingte Nierenfunktionsstörungen. Verh. dtsch. Ges. inn. Med. **65**, 269 (1959).
1201. SAYEN, J. J.: Favorable effects of l-norepinephrine on experimental localized ischemia of myocardium. J. clin. Invest. **31**, 658 (1952).
1202. SCARBOROUGH, W. R.: Some circulatory effects of morphine-barbiturate anesthesia, artificial respiration and abdominal compression based on ballistocardiographic observations on dogs. Amer. Heart J. **54**, 651 (1957).
1203. SCHAEFER, H.: Einige Probleme der Kreislaufregelung in Hinsicht auf ihre klinische Bedeutung. Münch. med. Wschr. **99**, 69 (1957).
1204. — Konstitutionelle Hypotonie. Münch. med. Wschr. **96**, 1018 (1954).
1205. — Pathophysiology of the nervous heart. Exp. Med. Surg. **9**, 438 (1951).
1206. — Elektrophysiologie der Herznerven. Ergebn. Physiol. **46**, 71 (1950).
1207. SCHALLOCK, G.: Anatomische Untersuchungen über das Schicksal von Blutersatzmitteln im Empfängerorganismus nach den durch sie ausgelösten Reaktionen. Beitr. path. Anat. **108**, 405 (1943).
1208. — Beitrag zur pathologischen Anatomie des Wundschockes und des Wundkollapses. Dtsch. Mil.-Arzt **7**, 76 (1942).
1209. SCHEGA, H. W.: Der Austausch der extrazellularen Flüssigkeit an der Capillarwand und seine Triebkräfte. Dtsch. med. Wschr. **82**, 470 (1957).
1210. — Das Ödem der Magen- und Darmwand nach intravenosen Infusionen. Verh. dtsch. Ges. Chir. **276**, 478 (1953).
1211. SCHEIFLEY, CH. H.: Arteriovenous fistula of the kidney. Circulation **19**, 662 (1959).
1212. SCHELLONG, F., u. B. LÜDERITZ: Regulationsprüfungen des Kreislaufs. Darmstadt: Steinkopff 1954.
1213. — Storung der Kreislaufregulation, ein neues Symptom des Hypophysenvorderlappens. Klin. Wschr. **10**, 100 (1931).
1214. SCHEPPOKAT, K. D., H. L. THRON u. O. H. GAUER: Quantitative Untersuchungen über Elastizität und Kontraktilitat peripherer menschlicher Blutgefäße in vivo. Pflügers Arch. ges. Physiol. **266**, 130 (1958).
1215. SCHERF, D., u. L. J. BOYD: Klinik und Therapie der Herzkrankheiten. Wien: Springer 1955.
1216. — Hochdruckkrisen ohne Phäochromozytom mit pectanginösen Schmerzen. Ergebn. inn. Med. Kinderheilk. **20**, 237 (1935).
1217. SCHIMERT, G.: Reflektorische Kreislaufveränderungen bei Sauerstoffmangel des Herzmuskels. Verh. dtsch. Ges. Kreisl.-Forsch. **22**, 126 (1956).

1218. SCHIMERT, G.: Über die allgemeine und medikamentose Therapie der Kreislaufregulationsstörungen. Nauheimer Fortbildungslehrgange **20**, 53 (1955).
1219. — Herz und Kreislauf bei Hyperthyreose. Dtsch. med. J. **4**, 572 (1953).
1220. — H. BLOMER u. W. SCHIMMLER: Untersuchungen über das Verhalten der Kreislaufdynamik bei experimentellem Coronarverschluß; ein Beitrag zur klinischen Bedeutung des Bezold-Jarisch-Effekts. Z. Kreisl.-Forsch. **41**, 337 (1952).
1221. — Die Beziehung zwischen Bezold-Jarisch-Reflex und Herzinsuffizienz. 16. Tagg. dtsch. Ges. Kreisl.-Forsch. 1950.
1222. — Bezold-Jarisch-Reflex. Naunyn-Schmiedeberg's Arch. exp. Path. Pharmak. **204**, 473 (1947). — Z. klin. Med. **145**, 1 (1949). Zit. n. WOLLHEIM (1958).
1223. SCHMERMUND, J.: Hamburger Symposion: Die Capillarfunktion und das Interstitium. Stuttgart: Thieme 1955.
1224. SCHMIDT, C. F., S. S. KETY and H. H. PENNES: Gaseous metabolism of monkey brain. Amer. J. Physiol. **143**, 33 (1945).
1225. — and J. H. COMROE jr.: Barbiturates and respiration. Ann. Rev. Physiol. **3**, 151 (1941).
1226. SCHMIDT, H.: In K. HANSEN, Allergie, S. 342. Stuttgart: Thieme 1957.
1227. SCHMIDT, L., u. R. ENGELHORN: Die Abhangigkeit der Coronardurchblutung vom arteriellen Blutdruck. Z. ges. exp. Med. **120**, 578 (1953).
1228. SCHMIDT, R.: Pectangiose Beschwerden beim Morbus Basedow. Munch. med. Wschr. **73**, 1044 (1931).
1229. SCHMIDT-VOIGT, J.: Über orthostatische Kreislaufstorungen. Therapiewoche **4**, 143 (1954).
1230. — Fortschritte in der Erkennung orthostatischer Kreislaufstorungen. Dtsch. med. Wschr. **75**, 462 (1950).
1231. — Kreislaufstorungen in der arztlichen Praxis. Aulendorf: Ed. Cantor 1950.
1232. SCHMIER, J.: In: Probleme der Coronardurchblutung. Berlin-Gottingen-Heidelberg: Springer 1958.
1233. SCHMITT, W.: Zur chirurgischen und Anaesthesiebehandlung von Kreislaufregulationsstörungen. Nauheimer Fortbildungslehrgange **20**, 103 (1955).
1234. SCHNAPER, H. W., R. L. JOHNSON, E. B. TUOHY and E. D. FREIS: The effect of hexamethonium as compared to procaine or metycaine lumbar block on the blood flow to the foot of normal subjects. J. clin. Invest. **30**, 786 (1951).
1235. SCHNEIDER, E. C.: Medical studies in aviation. J. Amer. med. Ass. **71**, 1384 (1918).
1236. SCHNEIDER, G.: Das EKG im Apomorphinkollaps. Z. Kreisl.-Forsch. **35**, 636 (1943).
1237. SCHNEIDER, H.: Beurteilung des Kreislaufs bei urologischen Erkrankungen. Z. Urol. Sonderheft: Verh.-Bericht, Urologentagung Dusseldorf, Sept. 1948.
1238. SCHNEIDER, J.: Über die Anwendung des neuen ganglienblockierenden Mittels Pendiomid. Schweiz. med. Wschr. **81**, 704 (1951).
mid in der Urologie. Schweiz. med. Wschr. **81**, 704 (1951).
1239. SCHNEIDER, K. W.: Untersuchungen uber Veranderungen einiger Kreislaufgroßen unter der Wirkung sympathikomimetischer Substanzen. Arch. Kreisl.-Forsch. **25**, 1 (1957).
1240. — Disk.-Bem. zu SCHWIEGK: Aktive Blutmenge bei arteriovenosen Fisteln. Verh. dtsch. Ges. Kreisl.-Forsch. **17**, 293 (1951).
1241. SCHNEIDER, M.: Physiologische Grundlagen der Sympathikuschirurgie. Verh. dtsch. Ges. Chir. **276**, 23 (1953).
1242. — u. D. SCHNEIDER: Untersuchungen uber die Regulierung der Gehirndurchblutung. Naunyn-Schmiedeberg's Arch. exp. Path. Pharmak. **175**, 606 (1934).
1243. SCHOEDEL, W.: In: Probleme der Coronardurchblutung. Berlin-Gottingen-Heidelberg: Springer 1958.
1244. — Zur Funktion der arteriovenösen Anastomosen. Münch. med. Wschr. **95**, 259 (1953).
1245. SCHOLMERICH, P., u. J. G. SCHLITTER: Zur Dynamik der Vorhofe des menschlichen Herzens. 60. Tagg. dtsch. Ges. inn. Med. Munchen, April 1954.
1246. — Zur Kreislaufregulation im Fieber. 16. Tagg. dtsch. Ges. Kreisl.-Forsch. Nauheim 1950.
1247. — Zur pathologischen Physiologie der Überhitzung durch Strahlung. Naunyn-Schmiedeberg's Arch. exp. Path. Pharmak. **205**, 441 (1948).
1248. SCHOEN, R.: Klinik und Therapie der Coronarthrombose. Verh. dtsch. Ges. Kreisl.-Forsch. **21**, 38 (1955).
1249. — Pharmakologie und spez. Therapie des Kreislaufkollapses. Verh. dtsch. Ges. Kreisl.-Forsch. **11**, 80 (1938).
1250. — Weckwirkung aus tiefster Narkose: Cardiazol. Naunyn-Schmiedeberg's Arch. exp. Path. Pharmak. **113**, 257 (1926).
1251. SCHONBACH, G., H. L'ALLEMAND, K. DEVENS u. W. THORBAN: Über den Wert der kunstlichen Blutdrucksenkung bei akuten Oesophagusvarizenblutungen. Chirurg **29**, 204 (1958).

1252. SCHOLER, H.: Die Grundlagen klinischer Diagnostik in der Kreislaufpathologie. Z. Kreisl.-Forsch. **47**, 830 (1958).
1253. SCHOOP, W.: In M. RATSCHOW: Angiologie. Arteriovenöse Fisteln. Stuttgart: Thieme 1959.
1254. — u. H. MARX: Der Einfluß nervaler vasokonstriktorischer Reize und arterieller Blutdruckänderungen auf die Ruhedurchblutung des Skeletmuskels. Verh. dtsch. Ges. Kreisl.-Forsch. **22**, 348 (1956).
1255. — u. PH. PFLEIDERER: Die Bedeutung eines lokalen Regelmechanismus fur die Muskeldurchblutung bei intraarterieller Dauerinfusion von Adenylsauren. Z. Kreisl.-Forsch. **46**, 304 (1956).
1256. — u. H. MARX: Studien zur Regulation der spontanen Capillardruckschwankungen. Z. ges. exp. Med. **126**, 425 (1955).
1257. SCHOSTOK, P.: Zur Frage der Asphyxietoleranz bei Anwendung von Phenothiazinen. Anaesthesist **3**, 195 (1954).
1258. SCHRADE, W., u. R. HEINECKER: Alimentäre Kreislaufstorungen als Ursache des sog. Dumping-Syndroms. Schweiz. med. Wschr. **85**, 481 (1955).
1259. SCHREINER, W. E.: Der postpartuale Hypopituitarismus. Gynaecologia (Basel) **148**, 4 (1959).
1260. SCHROEDER, W., u. K. PETERMANN: Antibarische Reaktionen der Carotisgefäße des wachen Hundes. Pflügers Arch. ges. Physiol. **268**, 105 (1958).
1261. — E. F. GERSMEYER u. H. FREUND: Die Bedeutung der Capillardruckmessung für die Beurteilung der Wirkung sog. capillarabdichtender Substanzen. Naunyn-Schmiedeberg's Arch. exp. Path. Pharmak. **228**, 566 (1956).
1262. — Capillaren und Interstitium, Hamburger Symposion, S. 65. Die Bedeutung hämodynamischer Faktoren fur den Sauerstoffaustausch durch die Capillarwand. Stuttgart: Thieme 1955.
1263. — Druckdifferentialuhr zur Messung der Strömungsgeschwindigkeit des Blutes in Arterienschlingen des wachen Hundes. Pflügers Arch. ges. Physiol. **261**, 507 (1955).
1264. — Physiologie der peripheren Kreislaufregulation. Ärztl. Prax. **7**, 3 (1955).
1265. — W. SCHOOP u. E. STEIN: Die Durchblutung der Extremität im akuten Sauerstoffmangel unter besonderer Berücksichtigung der Funktion der arteriovenosen Anastomosen. Pflugers Arch. ges. Physiol. **259**, 124 (1954).
1266. — Physiologische Regulationen des peripheren Kreislaufs. Nauheimer Fortbildungslehrgange **19**, 14 (1953).
1267. — u. H. LOSSE: Zur Entstehung der respiratorischen Blutdruckschwankungen. Pflügers Arch. ges. Physiol. **258**, 1 (1953).
1268. — Zur Physiologie der arteriovenosen Anastomosen. Verh. dtsch. Ges. Kreisl.-Forsch. **18**, 276 (1952).
1269. — u. H. BREHM: Untersuchungen über den adäquaten Reiz des Bainbridge-Reflexes. Pflügers Arch. ges. Physiol. **255**, 114 (1952).
1270. — u. H. F. ANSCHUTZ: Der Einfluß der Narkose auf die Funktion vegetativer Reflexe. Z. ges. exp. Med. **117**, 37 (1951).
1271. SCHUBOTHE, H.: In L. HEILMEYER: Lehrbuch der inneren Medizin, S. 1088. Durch physikalische Umweltbedingungen bedingte innere Erkrankungen. Berlin: Springer 1955.
1272. SCHUMANN, H. J.: Pharmakologie der Kreislaufregulationsstorungen. Bad Nauheim 1954. Darmstadt: Steinkopff 1955.
1273. SCHULTE, W.: Die synkopalen Anfalle. Stuttgart: Thieme 1949.
1274. SCHULTZ, J. H.: Das autogene Training. Stuttgart: Thieme 1952.
1275. SCHWAB, M., u. K. KUHNS: Die Storungen des Wasser- und Elektrolytstoffwechsels. Berlin-Gottingen-Heidelberg: Springer 1959.
1276. SCHWALM, H., u. E. GOLTNER: Bluttransfusion und Diurese. Acta haemat. (Basel) **5**, 172 (1956).
1277. — Früherkennung des drohenden Blutungskollaps. Dtsch. med. Wschr. **78**, 1221 (1953); Die Bluttransfusion. **2**, 3 (1953).
1278. SCHWARTZ, S. P., and L. S. SCHWARTZ: The Adams-Stokes syndrome during normal sinus rhythm and transient heart block. Amer. Heart J. **57**, 849 (1959).
1279. SCHWEINBURG, F. B., A. M. SELIGMAN and J. FINE: Transmural migration of intestinal bacteria: study based on use of radioactive Escherichia coli. New Engl. J. Med. **242**, 747 (1950).
1280. SCHWEITZER, A.: Die Irradiation autonomer Reflexe. Basel: Karger 1937.
1281. SCHWIEGK, H.: Die Störungen der hormonalen Regulation des Kreislaufs. Verh. dtsch. Ges. Kreisl.-Forsch. **25**, 202 (1959).
1282. — Normale und pathologische Physiologie des Pfortaderkreislaufs. Verh. dtsch. Ges. Verdau.- u. Stoffwechselkr. XVIII. Tagung, 114 (1955) Stuttgart: Thieme 1956.

1283. Schwiegk, H.: Über Reflexe aus dem kleinen Kreislauf. Verh. dtsch. Ges. Kreisl.-Forsch. **17**, 95 (1951).
1284. — u. N. Lang: Kreislaufveränderungen bei Ostitis deformans. Verh. dtsch. Ges. Kreisl.-Forsch. **17**, 290 (1951).
1285. — Symptomatik und Pathogenese des akuten Herzversagens. Kli . Wschr. **29**, 1 (1951).
1286. — Disk.-Bem. zu Symptomatik des Kollaps. Verh. dtsch. Ges. Kreisl.-Forsch. **16**, 141 (1950).
1287. — Wiederbelebung durch einen kunstlichen Kreislauf. Klin. Wschr. **24**, 104 (1946).
1288. — Die Gefahren der Esmarchschen Blutleere für den Kreislauf. Zbl. Chir. **70**, 1614 (1943).
1289. — u. W. H. A. Schottler: Kreislaufveranderungen nach Esmarchscher Blutleere. Klin. Wschr. **21**, 47 (1943).
1290. — Schock und Kollaps. Klin. Wschr. **20**, 765 u. 741 (1942).
1291. — Der Kreislaufkollaps bei der Lungenembolie. Verh. dtsch. Ges. Kreisl.-Forsch. **11**, 308 (1938).
1292. — Der Lungenentlastungsreflex. Pflugers Arch. ges. Physiol. **236**, 206 (1935).
1293. — Untersuchungen uber die Leberdurchblutung und den Pfortaderkreislauf. Naunyn-Schmiedeberg's Arch. exp. Path. Pharmak. **168**, 693 (1932).
1294. Scudder, J.: Ann. N. Y. Acad. Sci. **55**, 345 (1952). Zit. n. Frank (1953).
1295. Seeley, S. F.: Role of intraarterial transfusion in correction of circulatory volume disparety. Ann. N. Y. Acad. Sci. **55**, 446 (1952).
1296. Seidel, H. H.: Die neuropathische Ohnmacht. Dtsch. Z. Nervenheilk. **157**, 148 (1944).
1297. Seiffert, A.: Irrtum und Methode. Philosophia naturalis **4**, 500 (1958).
1298. Selbach, H.: Hdb. inn. Med. V, III, Neurologie, S. 1082. Die cerebralen Anfallsleiden. Berlin-Gottingen-Heidelberg: Springer 1953.
1299. Seligman, A. M., B. Alexander, H. A. Frank and J. Fine: Traumatic shock. XVI. Amino acid metabolism in hemorrhagic shock in dog. Amer. J. Physiol. **152**, 531 (1948).
1300. — H. A. Frank and J. Fine: Traumatic shock. XIV. Successful treatment of hemorrhagic shock by viviperfusion of liver in dogs irreversible to transfusion. J. clin. Invest. **26**, 530 (1947).
1301. — — B. Alexander and J. Fine: Traumatic shock. XV. Carbohydrate metabolism in hemorrhagic shock in dog. J. clin. Invest. **26**, 536 (1947).
1302. — — and J. Fine: Cross circulation of liver during shock. J. clin. Invest. **26**, 530 (1947).
1303. Selkurt, E. E.: Intestinal ischemic shock and the protective role of the liver. Amer. J. Physiol. **197**, 281 (1959).
1304. — and P. C. Johnson: Effect of acute elevation of portal venous pressure on mesenteric blood volume, interstitial fluid volume and hemodynamics. Circulat. Res. **6**, 5 (1958).
1305. — and G. A. Brecher: Splanchnic hemodynamics and oxygen utilization during hemorrhagic shock in the dog. Circulat. Res. **4**, 693 (1956).
1306. — R. S. Alexander and M. B. Patterson: The role of the mesenteric circulation in the irreversibility of hemorrhagic shock. Amer. J. Physiol. **149**, 732 (1947).
1307. — Renal blood flow and renal clearance during hemorrhagic shock. Amer. J. Physiol. **145**, 699 (1946).
1308. Selye, H.: The Physiology and Pathology of Exposure to Stress. Montreal: Acta Inc. Medical Publishers 1950.
1309. — Cyclopedia of Medicine, vol. 15, p. 15. Philadelphia: Davis Co. 1940. Zit. n. Davis (1949).
1310. — and C. Dosne: Corticosterone and ACE in shock. Lancet **II**, 70 (1940).
1311. — Alarm reaction. Nature (Lond.) **138**, 32 (1936). — Endocrinology **21**, 169 (1937). — J. clin. Endocr. **6**, 169 (1937). Zit. n. Wiggers (1950).
1312. — and J. B. Collip: Fundamental factors in the interpretation of stimuli influencing endocrine glands. Endocrinology **20**, 667 (1936).
1313. Semisch, R.: Neue Gesichtspunkte zur Hámodynamik des kleinen Kreislaufs auf dem Boden lungenangiographischer Studien. Z. Kreisl.-Forsch. **48**, 437 (1959).
1314. Shannon, J. A.: Changes in renal function during shock. Symposion on shock, 1951, 12 Army Medical Service Graduate School. Washington 12 D. C., pag. 102.
1315. Sharpey-Schafer, E. P.: Mechanism of acute hypotension from fear or nausea. Brit. med. J. **1958/I**, 878.
1316. — Syncope. Brit. med. J. **1956/I**, 506.
1317. — The mechanism of syncope after coughing. Brit. med. J. **1953/I**, 860.
1318 — Acute and chronic hypotension after hemorrhage in man. In: Transactions of the first conference on shock and circulatory homeostasis, October 1951. Ed. by H. D. Green, New York, p. 245. Josiah Macy jr. Foundation 1951, Pag 115.
1319. — and J. Wallace: Brit. med. J. **1942/II**, 304. Zit. n. Davis (1949).
1320. Sheehan, H. L.: Hypopituitarismus post partum. J. Obstet. Gynaec. Brit. Emp. **45**, 456 (1938); **46**, 218 (1939).

1321. SHERLOCK, SH.: Disk.-Bem. zu EDHOLM, Ciba Foundation Symposion, Visceral Circulation. London: Churchill 1952.
1322. SHORR, E.: The role of hepatorenal vasoactive factors in experimental shock. Symposion on shock, 1951, 12 Army Medical Service Graduate School. Washington 12 D. C. pag. 32.
1323. — B. W. ZWEIFACH, R. F. FURCHGOTT and S. BAEZ: Hepatorenal factors in circulatory homeostasis. Circulation **3**, 42 (1951).
1324. SIEBECK, R.: Der Wasserhaushalt. Klin. Wschr. **6**, 1361 (1927).
1325. SIEGENTHALER, W., B. TRUNIGER u. P. HOSLI: Aldosteron in der klinischen Medizin mit besonderer Berucksichtigung des Hyperaldosteronismus bei odematösen Erkrankungen. Schweiz. med. Wschr. **89**, 1308 (1959).
1326. SIEGMUND, H.: Allgemeine Pathologie der Leberparenchymveränderungen unter besonderer Berücksichtigung zirkulatorischer und nutritiver Faktoren. Dtsch. Z. Verdau.- u. Stoffwechselkr. Sonderband **31** (1952); Tagg. Kissingen 1950.
1327. SILVERSTEIN, A.: Occlusive disease of the carotid arteries. Circulation **20**, 4 (1959).
1328. SIMONART, A.: Etude experimentale sur la toxemie traumatique et la toxemie des grandes brules. Arch. int. Pharmacodyn. **37**, 269 (1930).
1329. SIMPSON, K.: Deaths from vagal inhibition. Lancet **1949/I**, 558.
1330. SINN, W.: Die arterielle Blutbahn als dynamische Funktionseinheit. 21. Tagg. dtsch. physiol. Ges., Heidelberg, Sept. 1954.
1331. SJÖSTRAND, T.: Blutverteilung und Regulation des Blutvolumens. Klin. Wschr. **34**, 561 (1956).
1332. — Reserveblut und Kreislaufregulierung. Verh. dtsch. Ges. inn. Med. **60**, 543 (1954).
1333. — Drugs, adrenal circulation. Scand. arch. Phys. **71**, 85 (1934). Zit. n. WIGGERS (1950).
1334. — Funktionieren die Leber und die Lunge als Blutdepots? Klin. Wschr. **13**, 169 (1934).
1335. SLOME, D., and L. O'SHAUGNESSY: The nervous factor in traumatic shock. Brit. J. Surg. **25**, 900 (1938).
1336. — Discussion on traumatic shock. Proc. roy. Soc. Med. **28**, 1479 (1935).
1337. SMALL, H. S.: Cardiovascular effects of levarterenol, hydrocortisone hemisuccinate and aldosterone in the dog. Amer. J. Physiol. **196**, 1025 (1959).
1338. SMIRK, F. H.: Clin. Sci. **2**, 317 (1935). Zit. n. BARCROFT (1953).
1339. SMITH, B. H.: Nature and treatment of plexus coeliacus reflex in man. Lancet **1953/II**, 223.
1340. SMITH, F. J., J. W. KEYES and R. M. DENHAM: Myocardial infarction: study of acute phase in 920 patients. Amer. J. med. Sci. **221**, 508 (1951).
1341. SMITH, H. L., and H. C. HINSHAW: Syncopal attacks due to a congenital anomaly of the right common carotid artery. Amer. Heart J. **11**, 619 (1936).
1342. SMITH, H. W.: The kidney: structure and function in health and disease. New York: Oxford University Press 1951.
1343. — E. A. ROVENSTINE, W. GOLDRING, H. CHASIS and H. A. RANGES: Circulatory effects of spinal anesthesia. J. clin. Invest. **18**, 319 (1939).
1344. SMITH, J. R., and S. W. HOOBLER: Acute and chronic cardiovascular effects of pentolinium in hypertensive patients. Circulation **14**, 1061 (1956).
1345. — and M. HARA: Experimental embolism of selected portions of pulmonary arterial bed. Fed. Proc. **7**, 117 (1948).
1346. SMITH, R. B.: Effect of the Valsalva experiment upon arterial p CO_2, O_2 Saturation and pH. J. Lab. clin. Med. **53**, 686 (1959).
1347. SMITH, V. M.: High-output circulatory failure due to arteriovenous fistula. Arch. intern. Med. **100**, 833 (1957).
1348. SMITH, W. H.: Potassium lack in the postgastrectomy dumping syndrome. Lancet **1951/II**, 745.
1349. SMITH, W. K.: The functional significance of the rostral cingular cortex as revealed by its responses to electrical excitation. J. Neurophysiol. **8**, 241 (1945).
1350. SORIANO, M.: Thrombosis de la vena cava superior. Med. clin. (Barcelona) **21**, 9 (1953).
1351. SPANG, K.: Rhythmusstorungen des Herzens. Stuttgart: Thieme 1957.
1352. — Die paroxysmalen Tachycardien. Verh. dtsch. Ges. inn. Med. **65**, 513 (1959).
1353. — u. C. KORTH: Das Elektrocardiogramm bei Überfunktionszuständen der Schilddrüse. Arch. Kreisl.-Forsch. **4**, 189 (1939).
1354. SPANNER, R.: Die arteriovenösen Anastomosen. Fortschr. Diagnost. u. Ther. **1**, 1 (1950).
1355. — Abkurzungskreislauf der menschlichen Niere. Klin. Wschr. **16**, 1421 (1937).
1356. — Neue Befunde über Blutwege in der Darmwand. Morph. Jb. **69**, 394 (1932).
1357. SPERANSKY, A. D.: Grundlagen der Theorie der Medizin. Berlin: Dr. W. Saenger 1950.
1358. SPITZBARTH, H., u. E. F. GERSMEYER: Die Druckverhaltnisse in der Lungenstrombahn des Menschen bei Kreislaufveränderungen in der Evipan- und Trapanalnarkose. Verh. dtsch. Ges. Kreisl.-Forsch. **23**, 113 (1957).
1359. — Hämodynamische Studien über eine neue gangioplegisch wirksame Substanz, Ha 106. Ärztl. Forsch. **10**, I, 455 (1956).

1360. SPITZBARTH, H., H. BAUER u. H. WEYLAND: Der Kreislauf im Phenothiazinschlaf. Dtsch. med. Wschr. **80**, 406 (1955).
1361. — E. F. GERSMEYER u. H. BAUER: Untersuchungen zur Kreislaufwirkung des 2-Phenyl-3-Methyl-Morpholins (A 66) beim Menschen. Klin. Wschr. **31**, 806 (1953).
1362. — Erfahrungen mit Effortil bei arterieller Hypotonie. Med. Klin. **45**, 1593 (1950).
1363. — Blutdruckerhohung und Blutdrucksenkung durch Adrenalinkörper. Vortrag Seminarabend der Med. Fakultàt Mainz, Februar 1949. Ref. Dtsch. med. Wschr. **3**, 299 (1949).
1364. SPRINGORUM, W.: Die Hautdurchblutung bei lokaler thermischer Beeinflussung. Pflügers Arch. ges. Physiol. **238**, 317 (1937).
1365. — Kreislaufregulation in thermisch beeinflußter Haut. Pflügers Arch. ges. Physiol. **238**, 644 (1937).
1366. STARLING, E. H.: Surgical shock. Arch. méd. belges **71**, 369 (1918).
1367. — Osmotic pressure of colloids. J. Physiol. (Lond.) **19**, 312 (1896); **24**, 317 (1899).
1368. STAUBESAND, J.: Neue Befunde zur Histophysiologie der Glomusorgane. Verh. dtsch. Ges. Kreisl.-Forsch. **18**, 316 (1952).
1369. — Anatomie menschlicher Glomusorgane. Verh. anat. Ges. (Jena) 174 (1951).
1370. STEAD, jr., E. A.: Circulation dynamics in shock. Symposion on shock, 1951, 12 Army Medical Service Graduate School. Washington 12 D.C., pag. 87.
1371. STEAD, E. A., J. V. WARREN and E. S. BRANNON: Cardiac output in congestive heart failure. Amer. Heart J. **35**, 529 (1948).
1372. — — Cardiac output in man. Arch. intern. Med. **80**, 237 (1947).
1373. — and R. V. EBERT: Postural hypotension, a disease of the sympathetic nervous system. Arch. intern. Med. **67**, 546 (1941).
1374. — P. KUNKEL and S. WEISS: Effect of pitressin in circulatory collapse induced by sodium nitrite. J. clin. Invest. **18**, 673 (1939).
1375. STEIN, E., u. H. LAMMERT: Kaltereflex und Kreislauf. Arch. phys. Ther. (Lpz.) **7**, 377 (1955).
1376. — Die Kreislaufsituation bei der Thyreotoxikose. Medizinische **38**, 1338 (1955).
1377. — Die spontane vasomotorische Aktivitat der peripheren Strombahn des Menschen. Z. Kreisl.-Forsch. **43**, 73 (1954).
1378. — u. E. BETZ: Über die Elastizitatsabnahme der terminalen Gefaße im Alter. 60. Tagg. dtsch. Ges. inn. Med. Munchen 1954.
1379. — u. H. LOSSE: Kreislaufreaktionen bei Lagewechsel. Z. ges. exp. Med. **121**, 101 (1953).
1380. STEIN, J. D.: Physical medicine and cold injury of the limbs. Arch. phys. Med. **28**, 348 (1947).
1381. STEINBEREITHNER, K., F. LEMBECK u. ST. HIFT: Künstlicher Winterschlaf. Wien: Urban 1955.
1382. STEINKE, H. J.: Über den sog. Curareschock. Med. Bilddienst Roche **2**, 25 (1958).
1383. — u. G. VOGEL: Experimentelle Untersuchungen zur Frage der Kreislaufwirkung von Curarin. Naunyn-Schmiedeberg's Arch. exp. Path. Pharmak. **216**, 381 (1952).
1384. STERN, L.: Zit. n. LABORIT (1952). Brit. med. J. **2**, 538 (1942).
1385. STERN, P.: Über die Wirkung von Serpasil auf die Schreckthyreose der Wildkaninchen. Schweiz. Med. Wschr. **86**, 415 (1956).
1386. STEWART, J. D., and F. WARNER: Observations on severely wounded in forward field hospitals, with special reference to wound shock. Ann. Surg. **122**, 129 (1945).
1387. STEWART, J. D.: Postoperative shock due to hemolytic streptococcus wound infection. Surgery **9**, 204 (1941).
1388. STILL, J. W.: An investigation of renal shunts in rats. Amer. J. Physiol. **178**, 399 (1954).
1389. STORSTEIN, O., and H. TVETEN: Die Wirkung von Hexamethoniumbromid auf den Lungenkreislauf. Scand. J. clin. Lab. Invest. **6**, 169 (1954).
1390. STRÄSSLE, B.: Venóse Gangràn: Extremitätengangrän durch akuten, massiven, venosen Verschluß. Z. klin. Med. **155**, 418 (1958).
1391. STRAUB, W., u. J. SCHOLZ: Versuche uber den Vagusstoff. Naunyn-Schmiedeberg's Arch. exp. Path. Pharmak. **182**, 331 (1936).
1392. STRISOWER, R.: Über bedeutende Blutdrucksenkung nach Arbeit und bei Änderung der Körperlage bei Tabes dorsalis. Z. klin. Med. **117**, 384 (1931).
1393. STRUGHOLD, H.: Grundriß der Luftfahrtmedizin. Leipzig: Joh. Ambr. Barth 1944.
1394. STRUPPLER, A.: Der Coronarinfarkt. Reflexmechanismen oder Insuffizienz. Z. Kreisl.-Forsch. **46**, 49 (1957).
1395. STUCKE, K.: Zit. n. BUHR (1952). Langenbecks Arch. klin. Chir. **265**, 495 (1950).
1396. STUCKI, P.: Der Kreislauf bei pressorischen Anstrengungen. Arch. Kreisl.-Forsch. **28**, 243 (1958).
1397. — CH. REY et E. LUTHY: Les variations de la tension artérielle au cours de l'ictus laryngué. Arch. Mal. Coeur **5**, 433 (1955).
1398. — Studies of circulation time during the Valsalva test in normal subjects and in patients with congestive heart failure. Circulation **11**, 900 (1955).

1399. SWINGLE, W. W., W. KLEINBERG, J. W. REMINGTON, W. J. EVERSOLE and R. R. OVERMAN: Experimental analysis of nervous factor in shock induced by muscle trauma. Amer. J. Physiol. **141**, 54 (1944).
1400. — R. R. OVERMAN, J. W. REMINGTON, W. KLEINBERG and W. J. EVERSOLE: Ineffectiveness of adrenal cortex preparations in treatment of experimental shock in nonadrenalectomized dogs. Amer. J. Physiol. **139**, 481 (1943).
1401. — J. W. REMINGTON, W. KLEINBERG, V. A. DRILL and W. J. EVERSOLE: Experimental study of tourniquet as a method for inducing circulatory failure in dog. Amer. J. Physiol. **138**, 156 (1942).
1402. — J. J. PFIFFNER, H. M. VARS, P. A. BOTT and W. M. PERKINS: Function of adrenal cortical hormone and cause of death from adrenal insufficiency. Science **77**, 58 (1933).
1403. SZABO, G.: Über die Kreislaufwirkungen der Phenothiazinderivate. Acta med. hung. **XIII**, 289 (1959).
1404. TAGNON, H. J., S. M. LEVENSON, C. S. DAVIDSON and F. H. L. TAYLOR: Occurence of fibrinolysis in shock with observations on prothrombin time in plasma fibrinogen during hemorrhagic shock. Amer. J. med. Sci. **211**, 88 (1946).
1405. TAKAYASU, M.: Pulseless disease. Zit. n. CACCAMISE (1952). Act. Soc. Opht. Jap. **12**, 554 (1908).
1406. TALBOTT, J. H.: Heat. Pathologic effects. Medic. Phys. 598 (1947).
1407. TAUSSIG, H. B.: Congenital malformations of the heart. New York: The Commonwealth Fund 1947.
1408. TAYLOR, N. B. G., and R. L. NOBLE: Appearance of an antidiuretic substance in the urine of man after various procedures. Proc. Soc. exp. Biol. (N. Y.) **73**, 207 (1950).
1409. — — Antidiuretic substance in the urine after fainting. Fed. Proc. Amer. Physiol. Soc. **8**, 144 (1949).
1410. TAYLOR, R. D., and J. H. PAGE: Origin of renal vasoconstriction in tourniquet shock. Fed. Proc. Amer. Physiol. Soc. **8**, 154 (1949).
1411. THAUER, R.: Probleme der Thermoregulation. Klin. Wschr. **36**, 989 (1958).
1412. — Pathophysiologie der Hypothermie. Thoraxchirurgie **6**, 128 (1958).
1413. — Kreislauf in Narkose. Verh. dtsch. Ges. Kreisl.-Forsch. **23**, 3 (1957).
1414. — Ergebnisse experimenteller Kreislaufuntersuchungen bei Hypothermie. Thoraxchirurgie **3**, 521 (1956).
1415. — Physiologie und Pathologie des Warmehaushalts. Acta neuroveg. (Wien). Ref. Dtsch. Wschr. **79**, 1884 (1954).
1416. — u. K. WEZLER: Der Stoffwechsel im Dienste der Wärmeregulation. Z. ges. exp. Med. **112**, 95 (1943).
1417. — — Ergebnisse von Kreislaufuntersuchungen an Hunden ohne Narkose. Arch. Kreisl.-Forsch. **12**, 125 (1943).
1418. — — Warmeregulatorische Umstellungen des Organismus bei wechselnden Klimabedingungen. Luftfahrtmed. **7**, 237 (1942).
1419. — Der Mechanismus der Wärmeregulation. Ergebnisse Physiol. **41**, 607 (1939).
1420. THRELFALL, C. J., and H. B. STONER: Carbohydrate Metabolism in Ischemic Shock. Quart. J. exp. Physiol. **39**, 1 (1954)
1421. THOMAS, E. T.: The effect of d-tubocurarine chloride on the blood pressure of anaesthetised patients. Lancet **II**, 772 (1957).
1422. THOMAS, H. M.: Effect of thyroid hormone on circulation. J. Amer. med. Ass. **163**, 337 (1957).
1423. THOMAS, H.: Transient paralysis from postural hypotension. Bull. Johns Hopk. Hosp. **65**, 329 (1939).
1424. THRON, H. L., K. D. SCHEPPOKAT, A. HEYDEN u. O. H. GAUER: Das Verhalten der kapazitiven und der Widerstandsgefäße der menschlichen Hand in Abhängigkeit von thermischen Einflüssen. Pflügers Arch. ges. Physiol. **266**, 150 (1958).
1424a. — u. O. H. GAUER: Untersuchungen über die elastischen und kontraktilen Eigenschaften der kapazitiven Handgefäße. Pflugers Arch. ges. Physiol. **266**, Heft 1 (1957).
1425. — Die Physiologie des Niederdrucksystems im Kreislauf. Dtsch. med. Wschr. **83**, 1135 (1958).
1426. THUM, H. J.: Die Beurteilung und Behandlung Schädelverletzter. Dtsch. med. Wschr. **1**, 31 (1960).
1427. TIETZE, K. H.: Über die Strömungsgeschwindigkeit des Blutes. Leipzig: Thieme 1954.
1428. TIGERSTEDT, R.: Die Physiologie des Kreislaufs. Band IV, Berlin: Springer 1923.
1429. TOBIAN, L.: The Electrolyts of arterial wall in experimental hypertension. Circulat. Res. **4**, 671 (1956).
1430. TONNIS, W.: Die neuzeitliche Behandlung frischer Schadel-Hirnverletzungen. Köln: Westdeutscher Verlag 1958.

1431. TÖNNIS, W., F. LOEW u. R. A. FROWEIN: Considération sur la classification et le traitement des traumatismes craniocérébraux fermés. Neurochirurgie 1, 268 (1955)
1432. — — Einteilung der gedeckten Hirnschädigungen. Ärztl. Praxis 5, 36 (1953).
1433. — — u. H. BORMANN: Die Bedeutung der orthostatischen Kreislaufbelastungsprobe (Schellong) für die Erkennung und Behandlung gedeckter Hirnverletzungen. Klin. Wschr. 27, 390 (1949).
1434. — Kreislaufstörungen nach Hirnoperationen. Langenbecks Arch. klin. Chir. 200, 179 (1940).
1435. TONUTTI, E.: Wirkung nachträglicher Hypophysektomie auf den Eintritt der Nebennierenschäden bei Diphtherietoxinvergiftung. Klin. Wschr. 28, 137 (1950).
1436. TRAKS, E., and S. M. SANCETTA: The effects of „dry" heat on the circulation of man. Amer. Heart J. 57, 444 (1959).
1437. TRUETA, J.: Congrès international de Chirurgie, Paris 1951. Zit. n. LABORIT 1952.
1438. — A. E. BARCLAY, P. M. DANIEL, K. J. FRANKLIN and M. PRICHARD: Studies of the renal circulation. Springfield/Illinois: Charles C. Thomas 1947.
1439. TURPINI, R., and M. STEFANINI: The nature and mechanism of the hemostatic breakdown in the course of experimental hemorrhagic shock. J. clin. Invest. 38, 53 (1959).
1440. UEXKULL, TH. V.: „Entlastung" als pathogenetischer Faktor, ein Beitrag zum Problem der Begriffe „Belastung" und „Entlastung". Klin. Wschr. 30, 414 (1952).
1441. ULMER, W. T., W. EY, D. HERBERG, G. REICHEL u. W. SCHWAB: Untersuchungen über die Wirksamkeit manueller Beatmungsmethoden. Dtsch. med. Wschr. 85, 58 (1960).
1442. — — — — — Untersuchungen über die Wirksamkeit der Mund-zu-Mund-Beatmung. Dtsch. med. Wschr. 85, 63 (1960)
1443. UNDERHILL, F. P., and M. E. FISK: Studies on mechanism of water exchange in animal organism. Amer. J. Physiol. 95, 302, 315, 325, 330 (1930)
1444. UNGAR, G., A. GROSSIORD et J. BRINCOURT: Zit. n. HALMAGYI (1956). C. R. Soc. Biol. (Paris) 120, 149 (1935).
1445. UNTERHARNSCHEIDT, F., H. ROHR u. H. DECHER: Das nicht traumatische syncopale cervicale Vertebralsyndrom. Nervenarzt 30, 310 (1959).
1446. — Syndrom mit synkopalen Anfällen bei Affektionen der Halswirbelsäulen-Nackenregion und ihre differentialdiagnostische Abgrenzung. Psychiat. Neurol. jap. 61, 393 (1959).
1447. — Über Syndrome mit synkopalen Anfällen bei Affektionen der Okzipito-Zervikalregion. Z. Orthop. 91, 395 (1959).
1448. VACCARI, F., B. SABOTTO and E. MANZINI: Die alkalische Serumphosphatase in der Differentialdiagnose hämatologischer Erkrankungen. Blood 10, 730 (1959). Leukozytenphosphatase im Schock; zit. n. KOCH, E., u. D. REMY. Klin. Wschr. 38, 26 (1960).
1449. VALSALVA, A. M.: De aure humana tractatus, S. 84. Utrecht: 1707; zit. n. SHARPEY-SCHAFER (1956).
1450. VEIL, H. W., u. A. STURM: Pathologie des Stammhirns. Jena: Fischer 1946.
1451. — Die Basedow'sche Krankheit. Jena: Fischer 1944.
1452. VENRATH, H., W. BOLT, W. HOLLMANN, H. VALENTIN u. H. KESTELOOT: Untersuchungen zur Frage der Blutdepots beim Menschen. Z. Kreisl.-Forsch. 46, 612 (1957).
1453. VERNEY, E. B.: Die Hemmung der Wasserdiurese durch Erhöhung des osmotischen Druckes im Carotisplasma und ihre Vermittlung über die Neurohypophyse. Naunyn-Schmiedeberg's Arch. exp. Path. Pharmak. 205, 387 (1948).
1454. VERSTRAETE, J. R.: Influences du Nembutal, du Pentothal et du Pentothal-Tubocurarine sur la respiration et la circulation sanguine. Arch. int. Pharmacodyn. 78, 283 (1949).
1455. VETTER, H., G. GRABNER, F. MLCZOCH u. K. STEINBEREITHNER: Herzkatheteruntersuchungen bei massiver Blutdrucksenkung durch Hexamethonium. Klin. Wschr. 32, 97 (1954).
1456. VOGEL, K.: Der Menièresche Symptomenkomplex. Dtsch. med. J. 6, 437 (1955).
1457. VOSSCHULTE, K.: Intraarterielle Bluttransfusion und Wiederbelebung in der Chirurgie des Herzens und der großen Gefäßstamme. Dtsch. med. Wschr. 84, 537 (1959).
1458. WACHSMUTH, W.: Pramortale Blutdruckhöhe bei dekompensierten Herzerkrankungen. Inauguraldissertation Mainz, 1950.
1459. WACHSMUTH, W.: Das arteriovenöse Aneurysma als Kreislaufkurzschluß. Dtsch. Mil.arzt 9 (1943).
1460. WAGNER, H. N.: The influence of autonomic vasoregulatory reflexes on the rate of sodium and water excretion in man. J. clin. Invest. 36, 1319 (1957).
1461. WAGNER, R.: Allgemeine Prinzipien der Regelung des Kreislaufs. Verh. dtsch. Ges. Kreisl.-Forsch. 25. Tagg., 3 (1959). Darmstadt: Steinkopff.
1462. — Feedback principle in regulation of the circulation. Circulat. Res. 5, 469 (1957).
1463. — Probleme und Beispiele biologischer Regelung. Stuttgart: Thieme 1954.
1464. — u. E. KAPAL: Über die elastischen Eigenschaften des Aortenwindkessels. Klin. Wschr. 30, 1 (1952); Z. Biol. 104, 169 (1951).

1465. WAGNER, R.: Zur physiologischen Problematik des Bezold-Jarisch-Effektes. Klin.Wschr. **28,** 527 (1950).
1466. — Methodik und Ergebnisse fortlaufender Blutdruckschreibung am Menschen. Leipzig: Thieme 1942.
1467. — Über einige grundsatzliche Fragen der Lungendurchblutung. Klin. Wschr. **16,** 961 (1938).
1468. — Über die Beziehungen zwischen Pulmonalisdruck und Minutenvolumen. Z. Biol. **88,** 25 (1928).
1469. WAKIM, K. G.: Certain cardiovascularrenal effects of hexamethonium. Amer. Heart J. **50,** 435 (1955).
1470. — C. DENTON and H. E. ESSEX: Cardiovascular Effects of Vasopression. Amer. Heart J. **47,** 77 (1954).
1471. WALKER, A. J., and C. J. LONGLAND: Venous pressure measurement in the foot in exercise as an aid to investigation of venous disease in the leg. Clin. Sci. **9,** 101 (1950).
1472. WALKER, H. A., S. WILSON, C. HEYMANS and A. P. RICHARDSON: The effect of C 7337 on the cardiovascular system of dogs. Arch. int. Pharmacodyn. **81,** 344 (1949).
1473. WALLACE, J. M., and E. A. STEAD: Spontaneous pressure elevations in small veins and effects of norepinephrine and cold. Circulat. Res. **5,** 650 (1957).
1474. WALLACE, J., and E. P. SHARPEY-SCHAFER. Zit. n. CAZAL (1955). Lancet **1951/I,** 501.
1475. WALSH, E. G.: Vagal nerve fibre activity following multiple pulmonary embolism. J. Physiol. (Lond.) **106,** 466 (1947).
1476. WALTERS, J. H., R. J. ROSSITER and H. LEHMANN: Blood volume changes in protein deficiency. Lancet **1947/I,** 244.
1477. — — — Malnutrition in Indian prisoners of war in the far east. Lancet **1947/I,** 205.
1478. WALTON, R. P.: Sympathetic influences during hemorrhagic hypotension. Amer. J. Physiol. **197,** 233 (1959).
1479. WANG, S. C., E. E. PAINTER and R. R. OVERMAN: Mechanism of prolonged fluorescein circulation time in experimental traumatic shock. Amer. J. Physiol. **148,** 69 (1947).
1480. — R. R. OVERMAN, J. W. FERTIG, W. S. ROOT and M. J. GREGERSEN: Blood volume reduction in hemorrhagic shock. Amer. J. Physiol. **148,** 164 (1947).
1481. — Blood volume in shock. Amer. J. Physiol. **148,** 547 (1947).
1482. — E. E. PAINTER u. R. R. OVERMAN: Fluorescein circulation time as a prognostic sign in experimental traumatic shock. J. exp. Med. **84,** 549 (1946).
1483. WANGENSTEEN, O. H.: Zit. n. LABORIT. Intestinal obstructions. Springfield: Thomas 1942.
1484. WANKE, R.: Pathologische Physiologie der frischen, geschlossenen Hirnverletzung, insbesondere der Hirnerschütterung; klinische, anatomische und experimentelle Befunde. Stuttgart: Thieme 1948.
1485. WARDENER, H. E. DE, and R. R. MCSWINEY: Renal haemodynamics in vasovagal fainting due to haemorrhage. Clin. Sci. **10,** 209 (1951).
1486. WARREN, H. D., V. G. BALBONI, F. T. ROGLIANO and A. FEDER: Shock in acute infections. Zit. n. WIGGERS (1950). New Engl. J. Med. **232,** 671 (1945).
1487. WARREN, J. V., E. S. STEAD jr. and A. J. MERRILL: The effect of venesection and the pooling of blood in the extremities on the atrial pressure and cardiac output in normal subjects with observations on acute circulatory collapse in three instances. J. clin. Invest. **24,** 337 (1945).
1488. WATERHOUSE, R.: A case of suprarenal apoplexie. Lancet **1911/I,** 576.
1489. WATSCHINGER, B., R. KUCHER, K. STEINBEREITHNER, E. VYSLONCIL u. W. WIRTINGER: Künstliche Blutdrucksenkung und Nierenfunktion. Anaesthesist **3,** 55 (1954).
1490. WATTEN, R. H.: Water and electrolyte studies in cholera. J. clin. Invest. **38,** 1879 (1959).
1491. WEESE, H.: Zit. n. KILLIAN u. WEESE (1954). Anesth. et Analg. **18,** 15 (1939).
1492. WEISS, A.: Vergleichende Untersuchungen insbes. uber das Verhalten von Atmung und Kreislauf vor und nach partiellen Sympathikusblockaden. Medizinische **1953/I,** 314.
1493. WEISS, S.: Instantaneous „physiological" death. New Engl. J. Med. **223,** 793 (1940).
1494. — and R. W. WILKINS: Disturbance of the cardiovascular system in nutritional deficiency. J. Amer. Med. Ass. **109,** 786 (1937).
1495. — R. W. WILKINS and F. W. HAYNES: The nature of circulatory collapse induced by sodium nitrite. J. clin. Invest. **16,** 73 (1937).
1496. — Syncope and related syndromes. Oxford Med. **2,** 250 (1935).
1497. — and E. FERRIS: Adams-Stokes syndrome with transient complete heart block of vagovagal reflex origin. Arch. int. Med. **54,** 931 (1943).
1498. — — and R. B. CAPPS: The influence of reflexes in the induction of intracardiac disturbances. Tr. Ass. Amer. Phycns. **49,** 177 (1934).
1499. — and J. P. BAKER: The carotid sinus reflex in health and disease: its role in the causation of fainting and convulsions. Medicine (Baltimore) **12,** 294 (1933).

1500. WEISSBECKER, L.: Hormonale Grundlagen der Kreislaufregulationsstörungen. Nauheimer Fortbildungslehrg. Bd. 20, 76, Darmstadt: Steinkopff 1955.
1501. WEISSLER, A. M.: The hemodynamic effects of isoproterenol in man. J. Lab. clin. Med. **53**, 921 (1959).
1502. WELLS, C., and R. WELBOURN: Post gastrectomy-syndromes: a study in applied physiology. Brit. med. J. **2**, 546 (1951).
1503. WELTZ, G. A.: Die kleinen Ohnmachten des täglichen Lebens. Z. Kreisl.-Forsch. **36**, 289 (1944).
1504. — H. KOTTENHOFF u. A. GAUL: Das Röntgenkymogramm des Kaninchenherzens im Unterdruck. Luftfahrtmed. **2**, 27 (1937); **2**, 33 (1937).
1505. WENNESLAND, R., E. BROWN, J. HOPPER, J. L. HODGES, O. E. GUTTENTAG, K. G. SCOTT, I. N. TUCKER and B. BRADLEY: Red cell, plasma and blood volume in healthy men measured by radio chromicum (Cr 51) cell tagging and hematocrit: influence of age, somatotype and habits of physical activity. J. clin. Invest. **38**, 1065 (1959).
1506. WENDT, F., and I. J. KIM: Über die Pathogenese des Fiebers beim Menschen. Z. ges. exp. Med. **131**, 246 (1959).
1507. WERKÖ, L., G. WADE, A. R. FRISK u. H. ELIASH: Effect of hexamethonium bromide in arterial hypertension. Lancet **1951/I**, 470.
1508. WESTCOTT, R. N., N. O. FOWLER, R. C. SCOTT, V. D. HAUENSTEIN and J. McGUIRE: Anoxia and human pulmonary vascular resistance. J. clin. Invest. **30**, 957 (1951).
1509. WEZLER, K.: Das Strömungsgesetz des Blutkreislaufes und einige seiner praktischen Anwendungen. Acta neuroveg. (Wien) **19**, 169 (1959).
1510. — Der Mensch in Hitze und Kälte. Kältetechnik, Sonderheft: Kaltetechnik im Dienste der Medizin, S. 2 (1954).
1511. — u. W. SINN: Das Strömungsgesetz des Kreislaufs. Aulendorf (Wurtt.): Editio Cantor 1953.
1512. — Zur Physiologie des Blutdrucks. Verh. dtsch. Ges. Kreisl.-Forsch. 15. Tagg. Bad Nauheim, April 1949, S. 1.
1513. — u. R. THAUER: Erträglichkeitsgrenze für wechselnde Raumtemperatur und -feuchte. Pflügers Arch. ges. Physiol. **250**, 192 (1948).
1514. — — Warmeregulatorische Umstellungen des Organismus bei wechselnden Klimabedingungen. Luftfahrtmed. **8**, 224 (1944).
1515. — — Kreislauf im Dienste der Warmeregulation. Z. ges. exp. Med. **112**, 345 (1943).
1516. — — Wärmeregulatorische Umstellung des Organismus bei wechselnden Klimabedingungen. Luftfahrtmed. **7**, 228; 237 (1943).
1517. — — Beitrag zur Auswertung kreislaufaktiver Stoffe im Tier- und Menschenversuch. Naunyn-Schmiedeberg's Arch. exp. Path. Pharmak. **201**, 105 (1943).
1518. — — Zit. n. DUESBERG (1944). Luftfahrtmed. **7**, 237 (1942); **7**, 228 (1942); **8**, 224 (1943).
1519. — Vegetative Steuerung und Umstimmung. Pflügers Arch. ges. Physiol. **244**, 622 (1941).
1520. — R. THAUER u. K. GREVEN: Die vegetative Struktur des Individuums, gemessen am Kreislauf und am Gasstoffwechsel in Ruhe. Z. ges. exp. Med. **107**, 673 (1940).
1521. — u. A. BÖGER: Die Dynamik des arteriellen Systems. Ergebn. Physiol. **41**, 292 (1939).
1522. — u. R. KNEBEL: Zeitlicher Ablauf mechanisch und reflektorisch bedingter Änderungen der Kreislaufgrößen im Valsalvaschen Preßversuch. Z. Biol. **99**, 355 (1939).
1523. — — Analyse der zentralen und peripheren arteriellen Pulse des Menschen im Valsalvaschen Preßversuch. Z. Biol. **98**, 302 (1937).
1524. — — Wirkung der intrapulmonalen Drucksteigerung auf den Kreislauf beim Valsalvaversuch. Z. Biol. **98**, 99 (1937).
1525. WHIPPLE, G. H.: The dynamic equilibrium of body proteins: hemoglobin, plasma proteins, organ and tissue proteins. Springfield/Illinois: Thomas 1956.
1526. — Protein production and exchange in the body including hemoglobin, plasma protein and cell protein. Amer. J. med. Sci. **196**, 609 (1938).
1527. — H. P. SMITH and A. E. BELT: Shock as a manifestation of tissue injury following rapid plasma protein depletion. Amer. J. Physiol. **52**, 72 (1920).
1528. WHITE, J. C.: The hypothalamus and central levels of autonomic function. Res. Publ. Ass. nerv. ment. Dis. **20**, 854 (1940).
1529. — Blood loss in neurosurgical operations. Ann. Surg. **107**, 287 (1938).
1530. WHITE, P. D.: The psyche and the soma: the spiritual and physical attributes of the heart. Ann. intern. Med. **35**, 1291 (1951).
1531. WHITTERIDGE, D.: Reflexes arising from the great veins and the pulmonary circulation. Brit. J. Anaesth. **27**, 274 (1955).
1532. — Multiple Embolism of the lung and rapid shallow breathing. Physiol. Rev. **30**, 475 (1950).
1533. — Afferent nerve fibres from the heart and lungs in the cervical vagus. J. Physiol. (Lond.) **107**, 496 (1948).

1534. WIEMERS, K.: Medikamentose Beeinflussung der Überlebenszeit des Gehirns bei Kreislaufunterbrechung. Thoraxchirurgie **6**, 145 (1958).
1535. — u. E. KERN: Das Versagen des peripheren Kreislaufs und seine Besonderheiten bei chirurgisch Kranken. Dtsch. med. Wschr. **81**, 1712 (1956).
1536. —u. J. EICH: Über Blutdrucksenkungen nach Curareanwendung. Anaesthesist **2**, 50 (1953).
1537. WIGGERS, C. J.: Physiology of shock. New York: The Commonwealth Fund. 1950. Hartford/Connecticut: Case, Lockwood a. Brainard 1950.
1538. — H. GOLDBERG, F. ROEMHILD and R. C. INGRAHAM: Impending hemorrhagic shock and the course of events following administration of dibenamine. Circulation **2**, 179 (1950).
1539. — Myocordial depression in shock. Amer. Heart J. **33**, 633 (1947).
1540. — D. F. OPDYKE and J. R. JOHNSON: Portal pressure gradients under experimental conditions, including hemorrhagic shock. Amer. J. Physiol. **146**, 192 (1946).
1541. WIGGERS, C.: Zit. n. WIGGERS (1950). Amer. J. Physiol. **144**, 91 (1945).
1542. WIGGERS, C. J.: Basic hemodynamic principles. Bull. N. Y. Acad. Med. **18**, 3 (1942).
1543. — u. J. M. WERLE: Cardiac and peripheral resistance factors as determinants of circulatory failure in hemorrhagic shock. Amer. J. Physiol. **136**, 421 (1942).
1544. — The present status of the shock problem. Physiol. Rev. **22**, 74 (1942).
1545. — The pressure pulses in the cardiovascular system. London: Longmans, Green and Co. 1928.
1546. — Stages of circulatory failure in abdominal shock. Amer. J. Physiol. **45**, 485 (1918).
1547. WIGGERS, H. C., u. R. C. INGRAHAM: Criteria of shock. J. clin. Invest. **25**, 30 (1946).
1548. — G. H. GLASER, K. DE S. CANAVARRO u. A. E. TREAT: Circulatory effects of spinal cord transection. Amer. J. Physiol. **139**, 217 (1943).
1549. WILHELMI, A. E., and C. N. H. LONG: Metabolic changes associated with hemorrhage. Ann. N. Y. Acad. Sci. **49**, 605 (1948).
1550. — J. A. RUSSELL, F. L. ENGEL and C. N. H. LONG: Hepatic anoxia on hepatic respiration. Amer. J. Physiol. **144**, 669 (1945).
1551. WILKINS, R. W.: The role of vasopressor agents in the treatment of shock. Symposium on Shock, 1951, 12 Army Medical Service Graduate School. Washington 12 D. C., S. 288.
1552. — S. WEISS and F. W. HAYNES: The effect of epinephrine in circulatory collapse induced by sodium nitrite. J. clin. Invest. **17**, 41 (1938).
1553. — J. DOUPE and H. W. NEWMAN: The rate of blood flow in normal fingers. Clin. Sci. **3**, 403 (1937/38).
1554. WILLIAMS, H.: Reflex effects of diffuse pulmonary embolism in anaesthetized dogs. Circulat. Res. **4**, 325 (1956).
1555. WILSON, F., and C. B. SEDZIMIR: Hypothermia and hypotension during craniotomy in a pregnant woman. Lancet **1959/II**, 947.
1556. WINKLER, A. W., T. S. Danowski and J. R. ELKINTON: Colloid and saline in treatment of shock. J. clin. Invest. **25**, 220 (1946).
1557. WINSLOW, C. E. A., u. L. P. HERRINGTON: Temperature and human life. Princeton: University Press 1949.
1558. WINZELER, H.: Das „supine hypotensive syndrome", eine spezifische Schockform der schwangeren Frau. Schweiz. med. Wschr. **88**, 42 (1958).
1559. WISLICKI, L.: Die Schilddruse als ein Regulator der kreisenden Blutmenge und ihre Wirkung auf das Blutdepot der Milz. Z. ges. exp. Med. **71**, 696 (1930).
1560. Wissenschaftliche Tabellen GEIGY: Basel: Geigy 1955.
1561. WOLFF, F. W.: Shock, due to pulmonary embolism. Lancet **1954/II**, 72.
1562. WOLFF, H. P., K. R. KOCZOREK and E. BUCHBORN: Aldosteronuria in oedema. International Symposion on Aldosterone. London 1958, A. F. Muller a. C. M. O'Connor, p. 193.
1563. — — Aldosteron in der klinischen Medizin. Dtsch. med. Wschr. **83**, 201 (1958); **83**, 250 (1958).
1564. WOLLHEIM, E.: Tubulare Insuffizienz als sekundares Syndrom. Verh. dtsch. Ges. inn. Med. **65**, 284 (1959).
1565. — u. K. W. SCHNEIDER: Zur Hamodynamik nach Myocardinfarkt. Arch. Kreisl.-Forsch. **28**, 171 (1958).
1566. — — Das Blutvolumen nach Plasma- und Bluttransfusionen. Dtsch. med. Wschr. **83**, 1117 (1958).
1567. — Die aktive Blutmenge bei Gefaßinsuffizienzen. Klin. Wschr. **33**, 1065 (1955).
1568. — Diskussionsbemerkung zu SCHOEN: Abnahme der aktiven Blutmenge nach Infarkt und Digitalis. Verh. dtsch. Ges. Kreisl.-Forsch. **21**, 98 (1955).
1569. — Diskussionsbemerkung: Vermehrung der aktiven Blutmenge beim chron. Cor pulmonale. Verh. dtsch. Ges. Kreisl.-Forsch. **21**, 319 (1955).
1570. — Gefaßinsuffizienz, Schock, Kollaps und Minusdekompensation. Cardiologia (Basel) **20**, 327 (1952).

1571. WOLLHEIM, E.: Diskussionsbemerkung zu SCHWIEGK: Blutmenge bei a. v. FISTEL. Verh. dtsch. Ges. Kreisl.-Forsch. **17**, 294 (1951).
1572. — Die Blutreservoire des Menschen. Klin. Wschr. **11**, 12 (1933).
1573. — Zit. n. SCHIMERT 1950. Z. klin. Med. **116**, 269 (1931).
1574. — Zum Problem der Kompensation und Dekompensation des Kreislaufs. Dtsch. med. Wschr. **55**, 556 (1930).
1575. — Kompensation und Dekompensation des Kreislaufs. Klin. Wschr. **7**, 1261 (1928).
1576. — Die Bestimmung der zirkulierenden Blutmenge. Z. klin. Med. **108**, 463 (1928).
1577. — Zur Funktion des subpapillaren Gefäßplexus der Haut. Klin. Wschr. **5**, 2134 (1927).
1578. WOOD, E. H.: Human centrifuge. Science **115**, 707 (1950).
1579. WOOD, F. A., and J. F. TOOLE: Carotid artery occlusion and its diagnosis by ophthalmodynamometry. J. Amer. Med. Assoc. **165**, 1264 (1957).
1580. WOOD, J. E., and J. W. ECKSTEIN: A tandem forearm plethysmograph for study of acute responses of the peripheral veins of man. J. clin. Invest. **37**, 41 (1958).
1581. WOOD, P.: Da Costa's Syndrome. Brit. med. J. **1**, 767 (1941).
1582. WRONG, O.: The volume control of body-fluids. Brit. med. Bull. **13**, 10 (1957).
1583. YATER, W.: The mechanism of adjustment of the circulation in hyperthyreoidism. Amer. Heart J. **8**, 143 (1932).
1584. YOUMANS, W. B., and A. R. HUSKINS: Hemodynamics in failure of the circulation. Springfield: Thomas 1951.
1585. ZAHL, P. A., S. H. HUTNER u. F. S. COOPER: Noble-Collip Shock: Therapeutic effects with autonomic depressants. J. Pharmacol. exp. Ther. **77**, 143 (1943).
1586. ZAMECNIK, P. C., I. T. NATHANSON and J. C. AUB: Physiologic action of clostridium welchii (type A) toxin in dogs. J. clin. Invest. **26**, 394 (1947).
1587. ZICKGRAF, H.: Moglichkeiten und Grenzen der Therapie mit den peripheren, vom Adrenalin abstammenden Kreislaufmitteln. Ärztl. Forsch. **7**, 246 (1953).
1588. — Über die Kreislaufwirkung der Lokal- und Periduralanaesthesien und die Frage der Prophylaxe und Therapie der dabei auftretenden Kollapse. Dtsch. med. Wschr. **75**, 380 (1950).
1589. ZIPF, H. F.: Natur, klinische Bedeutung und pharmakologische Beeinflussung des Bezold-Jarisch-Reflexes. Klin. Wschr. **28**, 593 (1950).
1590. ZISSLER, J., H. J. KUSCHKE, H. WERNZE u. E. WEHNER: Probleme beim Myocardinfarkt. Z. Kreisl.-Forsch. **48**, 83 (1959).
1591. ZISSLER, J.: Über die Wirkung einiger Herzglycoside auf die Hamodynamik des Menschen. Arch. Kreisl.-Forsch. **22**, 97 (1955).
1592. ZONDEK, H.: Basedow-Coma. Klin. Wschr. **8**, 1999 (1930).
1593. — Über das Verhalten des Kreislaufs und der Sauerstoff-Dissoziation des Blutes bei Morbus Basedow und Praebasedow. Dtsch. med. Wschr. **54**, 345 (1929).
1594. — u. H. W. BANSI: Prabasedow. Klin. Wschr. **7**, 1697 (1929).
1595. ZOPFF, G.: Pfortader-Leberkreislauf, Stoffwechsel und Kollaps. Arch. klin. Chir. **197**, 319 (1939).
1596. ZWEIFACH, B. W., and B. BENACERRAF: Effect of hemorrhagic shock on the phagocytic function of Kupffer cells. Circulat. Res. **6**, 1 (1958).
1597. — Irreversible hemorrhagic shock in germfree rats. J. exp. Med. **107**, 437 (1958).
1598. — Microcirculatory derangements as a basis for the lethal manifestations of experimental shock. Brit. J. Anaesth. **30**, 10 (1958).
1599. — General principles governing the behaviour of the microcirculation. Amer. J. Med. **23**, 5 (1957).
1600. — u. D. B. METZ: Relation of blood-borne agents acting on mesenteric vascular bed to general circulatory reactions. J. clin. Invest. **34**, 653 (1955).
1601. — Shock and circulatory homeostasis, 4th Conference, New York 1954.
1602. — Functional deterioration of terminal vascular bed in irreversible hemorrhagic shock. Ann. N. Y. Acad. Sci. **55**, 370 (1952).
1603. — Humoral vasoactive and other metabolic derangements in shock. In: Transactions of the first conference on shock and circulatory homeostasis, October 1951, edited by H. D. Green, New York 1951, page 15.
1604. — Microscopic observations of circulation in rat mesoappendix and dog omentum: use in study of vasotropic substances. Methods in Medical Research, Vol. I, S. 131. Chicago: Year Book Publishers 1948.
1605. — B. E. LOWENSTEIN and R. CHAMBERS: Blood capillaries after hemorrhage in rats. Amer. J. Physiol. **142**, 80 (1944).
1606. — R. E. Lee, C. Hymans and R. CHAMBERS: Omental circulation in hemorrhagic shock. Ann. Surg. **120**, 232 (1944).
1607. ZWEMER, R. L., and J. SCUDDER: Blood potassium during experimental shock. Surgery, **4**, 510 (1938).

Verzeichnis der im Inhalt erwähnten Substanzen

Handelsname	Internationaler Name	Chemische Bezeichnung
	Acetylcholin	
		Adenosintriphosphorsaure
Tonephin (R)	Adiuretin, Vasopressin, ADH	
Suprarenin (R)	Adrenalin	l-Brenzkatechin-athanolmethylamin
	Äther	Äthylather
Aldocorten (R) [Electrocortin (R)]	Aldosteron	11 (beta), 21-di-hydroxy-3, 20-di-oxo-4 pregnen-18-al
Aludrin (R) [Aleudrin (R)]	Isoprenalin Isoproterenol Isuprel	Brenzkatechinathanolisopropylamin
		Amylnitrit
Apresolin (R)	Hydralazine	Hydrazinophthalazin
Aramin (R)	Metaraminol	l-1-(m-hydroxy-phenyl)-2-amino-1-propanol
Atosil	Promethazine	N-(2-Dimethyl-amino-propyl)-phenothiazin. hydrochlor.
	Atropin	
Bellergal (R) (Kombination von Bellafolin, Gynergen, Phenylathylbarbitursaure)		
(Gynergen (R)	Ergotamintartrat)	
(Bellafolin	Gesamtalkaloide der Folia Belladonna)	
Bretylan (R)	Bretylium-Tosylat	N-o-Bromobenzyl-N-athyl-N: N-dimethylammonium-p-Toluolsulfonat
Camphidonium (R)		N-(gamma-trimethylammoniumpropyl)-N-methyl-camphidinium-dimethylsulfat
Cardiazol (R)	Pentetrazole	Pentamethylen-1,5-tetrazol
	Chinidin	
Megaphen (R) [Hibernal (R)]	Chlorpromazin	3-Chlor-10-(3-di-methyl-amino-propyl)-phenothiazin
Coramin (R)	Nikethamide	Pyrindin-beta-carbonsaurediathylamid
Curarin Asta (R)	d-Tubocurarin	
Dibenamin	Dibenzylamine	N. N-Dibenzyl-β-chlor-athylamin
Dilatol (R)	Nylidrin	Phenyl-butyl-nor-oxyephedrin-chlorhydrat
Diparcol (R) [Latibon (R)]	Diethazine	1-(2-diathylamino-athyl)-phenothiazin
Dolantin (R)	Pethidin	Hydrochlorid des 1-methyl-4-phenyl-piperidin-4-carbonsäureathylester
Dominal (R)	Prothipendyl	
Ecolid (R)	Chlorisondamine	4, 5, 6, 7-Tetrachlor-2-(trimethylammonium-athyl)-N-methyl-isoindoliniumdichlorid
Effortil (R)		1-(3-oxyphenyl)-1-oxy-2-äthyl-aminoathan-hydro-chlorid
Elastonon (R)	Amphetamine	beta-phenyl-iso-propylamin-sulfat

Verzeichnis der im Inhalt erwähnten Substanzen

Handelsname	Internationaler Name	Chemische Bezeichnung
	Ephedrin	1-phenyl-2-methyl-aminopropanol
Eukraton (R)	Bemegride	beta, beta-methyl-äthyl-glutarsäure-imid
Eunarcon (R)	Enibomal	10%ige waßrige Lösung des Na-salzes der N-methyl-beta-bromallyl-isopropyl-barbitursäure
Evipan (R)	Hexobarbital	N-methyl-cyclo-hexenyl-methyl-barbitursaure
Ismelin (R)	Guanethidin	2-(oktahydro-1-azocinyl)-äthyl-guanidin
Liquemin (R) [Vetren (R)]	Heparin	Polyschwefelsäureester eines Polysaccharids
Depressin (R)	Hexamethonium	Hexamethylen-bis-trimethylammonium
Imido (R)	Histamin	Imidazol-äthyl-amin
Hydergin (R)		Dihydroergocornin, -cristin u. -kryptin als Methansulfonate
Apresolin (R)	Hydralazine Hypertensin (Angiotensin) Hypertensin II, synthetisches	Hydrazinophthalazin
Ilidar (R)		6-allyl-6,7-dihydro-5 H-dibenzo (c, e)-azepinphosphat
Ismelin (R)	Guanethidin	s. o.
Hypophysin (R)	Vasopressin	
Katovit (R)		1-phenyl-2-pyrrolidino-pentanhydrochlorid, Vit. B_1, B_2, B_6, B_{12}, Vit. C, pantothensaures Ca, Nicotinsäureamid
Largactil (R)	Chlorpromazin	s. o.
Latibon (R)	Diethazin	s. o.
Liquemin (R)	Heparin	s. o.
Lobelin		Lobelinum hydrochloricum
Luminal (R)	Phenobarbital	5-äthyl-5-phenyl-barbitursäure
Marsilid (R)	Iproniazid	1-isonicotinyl-2-isopropyl-hydrazin
	Mecamylamin	3-methylamino-isocamphan
Megaphen (R)	Chlorpromazin	s. o.
Megimid (R)	Bemegride	s. o.
Metrotonin (R)		Acid. isoamyläthylbarbituric. u. N-dimethyl-phenyl-isopropylamın hydrochl.
Micoren (R)		Dimethylamidum Acidi N-crotonyl-alpha-aethylamino-butyrici und Dimethylamidum Acidi N-crotonyl-alpha-propylamino-butyrici aa 0,025
Multergan (R)	Thiazinamin	[1-methyl-2-(10-phenothiazinyl)-äthyl] trimethylammonium
Nardil (R)		beta-Phenyl-äthylhydrazinium-hydrogensulfat
Neosynephrin (R) [Adrianol (R)]	Phenylephrine	l-m-oxy-alpha (methylaminomethyl)-benzylalkohol
Nepresol (R)	Dihydralazine	1,4-dihydrazino-phthalazin
Niconacid (R)	Nicotinsäure	Pyridin-3-carbonsäure als Natriumsalz
Nicobion (R)	Nicotinsäureamid	Pyridin-3-carbon-säureamid
Arterenol (R) Noradral (R)	Noradrenaline	1-brenzkatechin-äthanolamin m-oxyphenyl-1-äthanol-1-amin-2-hydrochlorid
Novalgin (R)	Metamizole	Phenyl-dimethyl-pyrazolonmethyl-amino-methan-sulfonsaures Na
Novocain (R)	Procain	salzsaures p-amino-benzoyl-diäthyl-aminoäthanol

Verzeichnis der im Inhalt erwähnten Substanzen

Handelsname	Internationaler Name	Chemische Bezeichnung
Pacatal (R)	Mepazin	10-(1-methyl-3-pi-peridyl-methyl)-phenothiazin
Padisal (R) [Multergan (R)]	Thiazinamin	s. o.
Paredrin (R)		p-Oxyamphetamin
Pendiomid (R)	Azumethonium	
Penthonium (R)	Pentamethonium	Pentamethylen-1,5-bi-(bimethylammonium)
Isoamytal (R)	Pentobarbital	5-athyl-5-(1-methyl-butyl)-barbitursäure
Pentothal (R) [Trapanal (R)]	Thiopental	5-athyl-5 (1-methyl-butyl) 2-thiobarbitursaure
Peripherin (R)	Aminophyllin u. Ephedrin u. Oxyäthyltheophyllin	
Pervitin (R)	Methamphetamine	1-phenyl-2-methyl-aminopropan-hydro-chlorid
	Picrotoxin	
Pituitrin (R)	Vasopressin	
Phenergan (R)	Promethazin	s. o.
Preludin (R)	Phenmetrazine	Phenyl-methyl-tetra-hydro-oxazin-hydro-chlorid
Presuren (R) [Viadril (R)]	Hydroxydion	Hydroxypregnan-dion-hemi-succinat-Na
Priscol (R)	Tolazoline	Hydrochlorid des 2-benzyl-4,5-imidazolın
Novocain (R)	*Procain*	s. o.
Pronestyl (R)	Procainamid	p-Amino-N-(2 di-athylaminoathyl)-benzamid
Prostigmin (R)	Neostigmin	Dimethylcarbaminsäureester des m-hydroxyphenyl-trimethylammonium-bromid
Regitin (R)	Phentolamin	2[N-(m-oxyphenyl)-N-(p-tolyl)-aminomethyl]-2-imid-azolin
Ritalin (R)	Methylphedinate	Methylester der 1-phenyl-2-piperidin-essigsäure
	Serotonin (Enteramin)	5-oxy-tryptamin
		Stickoxydul
	Strychnin	
Sympatol (R)	Synephrine	Methylamino-äthanol-phenol-tartrat
		Tetraathal-ammoniumchlorid bzw. -bromid
Trapanal (R)	Thiopental	s. o.
Vasculat (R)		alpha-butylamino-methyl-p-oxy-benzylalkohol
Veritol (R)	Pholedrine	p-(2-methylamino-propyl)-phenol

Namenverzeichnis

Die kursiven Seitenzahlen beziehen sich auf das Literaturverzeichnis, die gewöhnlich gesetzten Ziffern auf die entsprechenden Stellen im Text. Da im Text die Eigennamen selbst nicht immer angegeben sind, sondern nur die Nummern des Zitates aus dem Literaturverzeichnis, sind diese Literaturnummern in Klammern hinter den Namen gesetzt.

Abastado, M., s. Bouvrain, Y. [159], 83, 216
Aberathy, J. B., s. Guyton, A. C. [655], 12, 231
Adolph, E. F. [1], 59, 163, 166, 212
—, u. W. B. Fulton [2], 59, 163, 212
Akman, L. C., s. Berman [98], 215
Alexander, B. [3], 35, 212
—, s. Seligman, A. M. [1299, 1301], 36, 122, 250
Alexander, R. S. [4—8], 9, 12, 20, 145, 176, 212
—, s. Selkurt, E. E. [1306], 29, 250
Allen, E. V., s. MacLean, A. R. [934, 935], 66, 185 239
Allen W. J., s. Anderson D. P. [15] 26, 116, 120, 123, 124, 127, 138, 145, 157, 212
Allison, J. B., s. Root, W. S. [1174], 38, 246
Allgower, M. [8a, 8b], 3, 7, 212
Alm, T., s. Evans, E. J. [423], 21, 41, 224
Altemeier, W. A., R. L. Coith u. W. R. Culbertson [9], 32, 212
Altmann, F. [10—12], 144, 145, 212
Altschule, M. D., s. Dexter, L. [325], 27, 28, 221
—, s. Frank, E. D. [487], 3, 44, 226
—, A. S. Freedberg u. M. J. McManus [13], 101, 212
Alvarez, W. C. [14], 80, 212
Anderson, D. P., W. J. Allen, H. Barcroft, O. G. Edholm u. G. W. Manning [15], 26, 116, 120, 123, 124, 127, 138, 145, 157, 212
Anderson, J. R., s. Rubin, W. [1184], 145, 247

Andrews, W. H. H. [16], 172, 212
Angevine, D. M., s. Hamilton, T. R. [674], 91, 232
Anschutz, H. F., u. H. Chr. Drube [17], 7, 119, 174, 212
—, s. Schroeder, W. [1270], 95, 96, 139, 152, 171, 203 249
Arealis, E., s. Malamos, B. [938], 91, 155, 239
Arimoto, F., s. Necheles, H. [1033], 43, 242
Arnold, K. [18], 3, 79, 144, 212
Arnold, O. H., u. H. Pfisterer [19], 38, 194, 196, 197, 212
Arnold, P., u. M. L. Rosenheim [20], 194, 212
Aschieri, F. [21], 180, 212
Aschner, B. [22], 85, 143, 212
Aschoff, J. [23—27], 9, 13, 25, 27, 28, 32, 33, 52, 64, 65, 71, 79, 107, 109, 114, 117, 121, 123, 125, 126, 140, 148, 153, 161, 172, 212
—, u. F. Kaempffer [28], 52, 212
Askey, J. M. [29], 86, 212
Asmussen, E., u. M. Nielsen [30], 65, 213
Assali, N. S., S. A. Kaplan, S. J. Foman, R. A. Douglass u. Y. Tada [31], 109, 213
Asteroth, H., s. Hauss, W. H. [697], 14, 232
Aub, J. C. [33], 36, 52, 213
—, s. Gibson, J. G. [559, 560], 21, 228
—, s. Zamecnik, P. C. [1586], 102, 258
—, P. C. Zamecnik u. J. T. Nathanson [32], 102, 213
Auinger, W., H. Braunsteiner, F. Kaindl, F. Salz-

mann u. W. Weissel [34], 14, 213
Aviado, D. M., A. Cerletti, J. Alanis, P. H. Bulle u. C. F. Schmidt [37], 25, 129, 213
—, s. Niden, A. H. [1040], 155, 242
—, u. C. F. Schmidt [35, 36, 38], 25, 48, 115, 129, 131, 151, 154, 155, 213

Bachmann, F., s. Holtz, P. [761], 13, 114, 115, 234
Bachmann, K., s. Bar, C. G. [40], 200, 213
Baker, J. P., s. Weiss, S. [1499], 87, 142, 255
Bacon, R. H., s. Roe, B. B. [1168], 109, 246
Bader, W., W. Brose u. H. Schaefer [39], 137, 213
Baez, S., s. Shorr, E. [1323], 3, 24, 26, 29, 53, 251
Bakey, M. E. de, u. B. N. Carter [305], 3, 221
—, s. Howard, J. M. [769], 46, 234
Bakopoulos, B., s. Malamos, B. [938], 91, 155, 239
Balboni, V. G., s. Warren, H. D. [1486], 102, 255
Baldwin, E. de F., s. Cournand, A. [280], 3, 220
Balikow, B. [41], 50, 213
Bansi, H. W. [42—45], 134, 173—179, 192—194, 213
—, u. G. Groscurth [46], 173, 213
—, s. Zondek, H. [1594], 173, 174, 177, 258
Bar, C. G., u. K. Bachmann [40], 200 213
Barbey, K., u. W. Kutscha [47], 68, 213
—, s. Pauschinger, P. [1080], 7, 174, 243
Barclay, A. E., s. Trueta, J. [1438], 27, 121, 254

Barcroft, H. [*48, 51, 52, 57*], 8, 25, 73, 114—119, 121—130, 133, 134, 137 bis 139, 145, 148, 158, *213*
—, s. Anderson, D. P. [*15*], 26, 116, 120, 123, 124, 127, 138, 145, 157, *212*
—, C. A. Binger, A. V. Bock, J. H. Doggart, H. S. Forbes, G. Harrop, J. C. Meakins u. A. Redfield [*60*], 9, 60, *213*
—, K. D. Bock, H. Hensel u. A. H. Kitchin [*49*], 25, 114, 115, 121, 122, 123, 124, *213*
—, u. O. G. Edholm [*54* bis *56*] 3, 8, 73, 114, 115, 123, 124, 129, 163, 172, *213*
—, O. G. Edholm, J. Mc Michael u. E. P. Sharpey-Schafer [*56*], 3, 8, 114, 115, 123, 163, *213*
—, s. Henderson, Y. [*707*], 2, *233*
—, s. Hess, W. R. [*727*], 133, *233*
—, u. H. Konzett [*53*], 115, 129, *213*
—, u. E. K. Marshall [*59*], 60, 162, *213*
—, u. L. T. Poole [*58*], 9, *213*
—, u. H. J. C. Swan [*50*], 25, 26, 33, 64, 66, 73, 113, 114, 115, 117, 120, 121, 122, 123, 124, 126, 127, 128, 130, 137, 139, 140, *213*
Bardhanabaedya, S., s. Green, H. D. [*616*], 196, 202, *230*
Barlow, G. [*61*], 37, *214*
Barlow, R. B., u. H. R. Ing [*62*], 194, *214*
Barlow, T. E. [*63*], 71, *214*
Barnett, A. J., [*64*], 183, 184, 187, *214*
—, R. B. Blacket, A. E. Deporter, P. H. Sanderson u. G. M. Wilson [*65*], 205, *214*
Bartelheimer, H. [*66*], 58, *214*
Bartter, F. C., E. G. Biglieri, P. Pronove u. C. S. Delea [*67*], 71, *214*
Basedow, K. A. v. [*68*], 173, *214*
Basset, D. L., s. Beecher, H. K. [*85*], 45, 99, *214*
Bauer, H., s. Gersmeyer, E. F. [*555*], 187, *228*
—, s. Spitzbarth, H. [*1360, 1361*], 100, 120, 123, 198, 199, 203, 204, *252*

Bauereisen, E. [*70*], 43, *214*
—, H. Bohme, H. Krug, U. Peiper u. L. Schlicher [*69*], 171, 176, *214*
Bavink, B. [*71*], 171, *214*
—, s. Mayer, R. J. [*963*], *240*
Bayer, O, [*73*], 65, 66, *214*
—, S. Effert u. R. Schunk [*72*], 77, *214*
Bayliss, W. M. [*74, 75*], 2, *214*
Bazett, H. C. [*76, 78*], 161, 162, 163, 164, *214*
—, L. Love, E. S. Mendelson u. L. H. Peterson [*77*], 162, *214*
Beard, J. W., s. Blalock, A. [*125*], 143, *215*
Bearn, A. G., B. Billing, O. G. Edholm u. Sh. Sherlock [*80*], 29, 68, 71, 125, 129, *214*
—, B. Billing u. Sh. Sherlock [*79*], 29, 125, 129, *214*
Beatty, C. H. [*81*], 35, *214*
—, s. Nastuk, W. L. [*1031*], 38, *242*
Beecher, H. K. [*82—84*], 38, 45, *214*
—, H. S. Bennet u. D. L. Basset [*85*], 45, 99, *214*
—, s. Burnett, C. H. [*223*], 19, *218*
—, u. C. A. Moyer [*86*], 45, 99, *214*
Beiglbock, W. [*88*], 101, *214*
—, u. F. Odenthal [*87*], 101, *214*
—, u. K. Steinlechner [*89*], 33, 64, *214*
Bein, H. J. [*91*], 197, *215*
—, u. R. Meier [*90*], 194, *214*
Belt, A. E., s. Whipple, G. H. [*1527*], 58, *256*
Benacerraf, B., s. Zweifach, B. W. [*1596*], 22, *258*
Benestad, A. M., u. J. Bøe [*92*], 185, *215*
Benfey, B. G., s. Millar, R. A. [*1003*], 25, 31, *241*
Benitz, K. F., s. Frey, H. H. [*504*], 92, 96, *227*
Bénitte, A. [*93*], 194, 202, 205, *215*
Bennet, H. S., s. Beecher, H. K. [*85*], 45, 99, *214*
Benninghoff, A. [*94*], 9, *215*
Berg, W., s. Klepzig, H. [*826*], 77, *236*
Bergeron, G. A., s. Green, H. D. [*618*], 52, *230*

Berglund, E., s. Borst, H. G. [*155*], 155, 171, *216*
Bergman, H. C., s. Prinzmetal, M. [*1111—1113*], 2, 12, 18, *244*
Bergmann, G. v. [*95, 96*], 4, *215*
—, s. Dietrich, [*330*], 82, *222*
Berkson, D. M. [*97*], 31, 55, 62, *215*
Berman, E. F., u. L. C. Akman [*98*], *215*
Bernard, C. [*99*], 35, 134, 195, *215*
Bernard, C. R. [*100*], 122, *215*
Bernreiter, M. [*101*], 56, 156, *215*
Bernsmeier, A. [*102, 103*], 23, 69, 95, 109, 112, 126, 200, 201, *215*
—, H. Esser u. B. Lorenz [*105*], 200, *215*
—, K. Siemons [*104*], 69, 95, 200, *215*
Bertalanffy, L. v. [*106, 107*], 1, *215*
Besredka, A. [*108*], 56, *215*
Besterman, E. M. M. [*109*], 83, *215*
Bethe, A. [*110—112*], 1, 25, 113, 131, 135, 157, *215*
Betz, E., s. Stein, E. [*1378*], 75, *252*
Bezold, A. v. [*114*], 152, *215*
—, u. L. Hirt [*113*], 152, *215*
Bierhaus, H. [*115*], 179, 180, *215*
Biglieri, E. G., s. Bartter, F. C. [*67*], 71, *214*
Bilecki, G. [*116*], 38, 194, 196, 197, *215*
Billing, B., s. Bearn, A. G. [*79, 80*], 29, 68, 71, 125, 129, *214*
Bing, R. J. [*117, 118*], 19, 25, 128, 175, *215*
—, s. Daley, R. [*296*], 155, *221*
Binger, C. A., s. Barcroft, H. [*60*], 9, 60, *213*
Birkmayer, W., u. W. Winkler [*119*], 131, 135, *215*
Blacket, R. B., s. Barnett, A. J. [*65*], 205, *214*
Blalock, A. [*120—122, 124*], 2, 3, 4, 6, 7, 8, 19, 24, 32, 35, 37, 45, 49, 51, 52, 53, 54, 105, 143, 146, 147, *215*
—, s. Ewig, W. [*428*], 49, *224*
—, s. Keith, N. M. [*814*], 2, 3, 20, *236*

Blalock, A. u. J. W. Beard [*125*], 143, *215*
—, u. H. B. Bradbury [*126*], 24, *215*
—, s. Brooks, B. [*183*], 52, *217*
—, u. R. D. Cressman [*123*], 24, 143, *215*
—, s. Duncan, G. W. [*361*], 54, *222*
Blancher, G., J. L. Sauve u. A. Rossier [*127*], 61, 62, *215*
Bland, E. F., s. Burnett, C. H. [*223*], 19, *218*
—, s. Grant, R. T. [*604, 607*], 12, 172, *230*
Bland, J. H. [*128*], 36, 37, 46, 48, 58, 60, 61, 192, *215*
Blankenhorn, M. A., s. Romano, J. [*1170*], 127, 134, 145, *246*
Blankenhorn, M. B., s. Ferris, E. [*436*], 166, *225*
Bliss, R. W. [*129*], 48, *215*
Block, W. [*130*], 71, 131, 135, 136, 143, 148, *216*
Blomer, H., s. Schimert, G. [*1220*], 138, 151, 153, *248*
Bloom, W. L., s. Fowler, N. O. [*470*], 42, *226*
Blumberger, Kj. [*131—134*], 19, 173, 174, *216*
Blumgart, H. L., M. J. Schlesinger u. P. M. Zoll [*135*], 19, *216*
Bock, A. V., s. Barcroft, H. [*60*], 9, 60, *213*
—, s. Robertson, O. H. [*1165*], 2, *246*
Bock, H. E. [*136*], 55, 56, 156, *216*
Bock, K. D. [*137, 138*], 27, 44, 187, 205, *216*
—, s. Barcroft, H. [*49*], 25, 114, 115, 121—124, *213*
—, H. Hensel u. J. Ruef [*139*], *216*
Bodechtel, G. [*140*], 95, *216*
Bøe, J., s. Bennestad, A. M. [*92*], 185, *215*
Bóger, A., u. K. Wezler [*141*], 14, 173, 174, 175, *216*
—, s. Wezler, K. [*1521*], 7, 13, 14, 65, 163, 173, 174—176, 187, *256*
Bohle, A., u. H. J. Krecke [*142*], 56, *216*
Bohlinger, F., s. Fleckenstein, A. [*452*], 153, *225*
Böhme, H., s. Bauereisen, E. [*69*], 171, 176, *214*

Bohn, H., u. H. Winter [*143*], 55, 107, *216*
Bohr, D. F., D. C. Brodie u. D. H. Cheu [*144*], 192, *216*
Bohr, D. F., s. Rondell, P. A. [*1172*], 121, *246*
Bollman, J. L., u. E. V. Flock [*145*], 34, *216*
Bolt, W. [*146, 148*], 74, 81, 82, 91, 176, *216*
—, u. H. W. Knipping [*149*], 4, 102, 107, *216*
—, s. Knipping, H. W. [*832*] 3—5, 7, 32, 134, *236*
—, D. Michel, H. Valentin u. H. Venrath [*147*], 74, 91, *216*
—, s. Venrath, H. [*1452*], 9, 126, *254*
—, u. L. Wullen [*150, 151*], 5, 102, 107, *216*
Boothby, W. M. [*152*], 45, *216*
Borden, C. W., s. Ebert, R. V. [*373, 375*], 55, 102, 103, *223*
Bormann, H., s. Tonnis, W. [*1433*], 74, 149, *254*
Borst, H. G. [*153, 154*], 14, 23, 155, 171, *216*
—, M. McGregor, I. L. Whittenberger u. E. Berglund [*155*], 155, 171, *216*
Bostroem, B., u. J. Piiper [*156*], 18, *216*
—, u. P. W. Schneider [*157*], 121, *216*
Bott, P. A., s. Swingle, W. W. [*1402*], 2, 31, 46, 61, *253*
Bouckaert, J., s. Heymans, C. [*735, 736*], 9, 12, 25, 110, 140, 142, *233*
Bouckaert, J. J., u. R. Pannier [*158*], 75, *216*
Bouvrain, Y., H. Sikorav u. M. Abastado [*159*], 83, *216*
Bowman, K. M., s. Himwich, H. E. [*742*], 59, *234*
Boyd, jr. G. H., s. Remington, J. W. [*1155*], 43, 203, *246*
Boyd, L. J., s. Scherf, D. [*1215*], 65, 70, 82, 84, 85, 91, 151, 152, 179, 180, 181, 183, 184, 185, 187, *247*
Boyd, T. E., u. M. C. Patras [*160*], 128, *217*
Bracharz, H., s. Franke, H. [*492*], 86, 87, 142, 146, *226*
Brack, W. [*161*], 33, 34, 124, 202, *217*

Bradbury, H. B., s. Blalock, A. [*126*], 24, *215*
Bradbury, S., u. C. Eggleston [*162*], 184, 185, *217*
Bradley, B., s. Wennesland, R. [*1505*], 3, 21, 40, *256*
Bradley, S. E. [*164*], 32, 125, *217*
—, s. Combes, B. [*269*], 199, 200, 202, *220*
—, s. Cournand, A. [*281*], 3, 9, 21, 53, 55, 146, *220*
—, s. Lauson, H. D. [*893*], 27, *238*
—, P. A. Marks, P. C. Reynell u. J. Meltzer [*163*], 98, *217*
Brannon, E. S., s. Merryll, A. J. [*999*], 151, *241*
—, s. Myers, S. D. [*1024*], 175, *242*
—, s. Stead, E. A. [*1371*], *252*
—, E. A. Stead jr., J. V. Warren u. A. J. Merrill [*165*], 32, *217*
Brauch, F. [*166*], 86, *217*
Braun, K., s. Eliakim, M. [*390*], 14, 154, 171, 176, 177, *223*
Braun-Menendez, E., u. I. H. Page [*167*], 27, *217*
Braunstein, J. R., s. Mc Guire, J. [*653*], 75, *231*
Braunsteiner, F., s. Auinger, W. [*34*], 14, *213*
Braunsteiner. H., s. Grabner, G. [*596*], 15, *229*
Brecher, G. A. [*168, 170, 171*], 9, 12, 19, 20, 23, 64, 67, 69, 76, 79, 107, 110, 120, 121, 126, 128, 171, 176, 199, *217*
—, u. A. T. Kissen [*169*], 9, *217*
—, s. Selkurt, E. E. [*1305*], 29, *250*
Brecht, K., s. Pauschinger, P. [*1080*], 7, 174, *243*
Breed, E. S., s. Cournand, A. [*280, 281*], 3, 9, 21, 53, 55, 146, *220*
Brehm, H. [*173, 174*], 77, 139, *217*
—, A. G. Gathof u. J. Krzywanek [*172*], 8, 65, 116, 139, 148, 158, *217*
—, s. Schroeder, W. [*1269*], 119, 139, 171, *249*
Brendel, W., s. Koppermann, E. [*842*], 95, 96, *237*
Bretschneider, H. J. [*175*], 19, 44, 69, 152, *217*
—, s. Mercker, H. [*992, 993*], 19, 44, 69, 132, *241*

Brigden, W., S. Howarth, E. P. Sharpey-Schafer [177], 119, 217
—, u. E. P. Sharpey-Schafer [176], 119, 217
Brigdes, Th. S. [178], 118, 217
Brincourt, J., s. Ungar, G. [1444], 155, 254
Broch, O. J., S. Humerfelt, J. Haarstad u. J. R. Myhre [179], 83, 217
Brodie, D. C., s. Bohr, D. F. [144], 192, 216
Broemser, Ph., u. O. F. Ranke [180, 181], 7, 175, 187, 217
Brofman, B. L., s. Green, H. D. [619], 45, 230
—, s. Huizenga, K. A. [778], 46, 235
Broglie, M., G. Jorgensen u. G. Voss [182], 198, 199, 201, 217
Brooks, B., u. A. Blalock [183], 52, 217
Broquet, G. [186], 217
Brose, W., s. Bader, W. [39], 137, 213
Broser, F. [184], 135, 146, 217
—, u. R. Stuhler [185], 142, 146, 217
Brown, E., s. Wennesland, R. [1505], 3, 21, 40, 256
Brown, G. B., s. Clarke, D. A. [260], 35, 219
Brown, J. M., s. Cotten, M. de V. [275], 201, 220
Bruce, R. A., F. W. Lovejoy, P. Yu, R. Pearson, G. L. Engel u. W. S. McCann [187], 75, 217
Bruhns, C., s. Romberg, E. [1171], 2, 102, 246
Brun, C., E. O. E. Knudsen u. F. Raaschou [189], 22, 27, 69, 71, 120, 124, 125, 126, 130, 217
Brun, G. C. [190], 143, 217
Bruns, F. H. [191], 151, 217
Bruschke, G. [188], 56, 217
Buchborn, E. [193, 193 a], 3, 4, 46, 51, 125, 147, 218
—, K. R. Koczorek u. H. P. Wolff [192], 31, 46, 151, 217
—, s. Wolff, H. P. [1562], 31, 46, 257
Buchler, H. [200], 107, 218
Bucher, K., L. Dettli, K. Weisser u. D. v. Capeller [194], 153, 218
—, u. H. A. Hurlimann [195], 153, 218

—, s. Hürlimann, A. [776], 13, 121, 172, 235
Bücherl, E., u. G. Ressel [199], 218
Bücherl, E. S. [198], 23, 218
Buchner, F. [201], 19, 218
Bucht, H., s. Lagerlof, H. [878, 879] 3, 12, 238
Budde, R. B., s. McLaurin, R. L. [970], 69, 70, 240
Budelmann, G. [196, 197], 33, 64, 218
Bugard, P. [208], 59, 161, 218
Buhlmann, A., G. Hossli u. A. Hunziker [202], 23, 81, 218
Buhr, G. [209—212], 15, 94, 96, 218
Bulbring, E. u. J. H. Burn [203], 114, 218
—, s. Burn, G. V. R. [220], 192, 218
Burch, G. E. [213, 214], 9, 65, 107, 161, 162, 218
—, u. A. Hyman [215], 65, 218
—, u. M. Murtadha [216], 9, 76, 218
Burch, J. C., u. T. R. Harrison [217, 218], 107, 218
Burdette, W. J. [219], 19, 218
Burger, M. [205], 119, 127, 218
—, u. D. Michel [204], 74, 218
Burn, G. V. R., u. E. Bulbring (220], 192, 218
Burn, J. H. [221], 25, 218
—, s. Bulbring, E. [203], 114, 218
—, u. H. H. Dale [222], 194, 218
Burnett, C. H., E. F. Bland u. H. K. Beecher [223], 19, 218
Buschke, W., s. Michael, M. [1000], 173, 174, 241
Butterfield, H., s. Evans, E. J. [422], 224
Buttner, P. [206], 218
Buttner, K. [207], 161, 162, 164, 218
Bywaters, E. G. L. [224], 28, 53, 54, 218

Caccamise, W. C., u. J. F. Whitman [225], 84, 86, 219
—, s. Takayasu, M. [1405], 84, 86, 253
Caddell, H. M., s. Remington, J. W. [1154, 1155], 43, 57, 203, 246

Camp, J. L., F. Tate, P. B. Lowrance u. J. E. Wood jr. [226], 125, 219
Camp, M., s. Grant, R. T. [604], 12, 172, 230
Campbell jr., E. H. [227], 149, 219
Campbell, G. S., s. Haddy, F. J. [660], 15, 231
Canavarro, K. de S., s. Wiggers, H. C. [1548], 3, 150, 257
Cannon, W. B. [228—236], 1—4, 6, 7, 13, 21, 22, 30, 32, 35, 36, 38, 51, 53, 133—135, 147, 195, 219
Capeller, D. v. [237], 91, 153, 219
—, s. Bucher, K. [194], 153, 218
Capps, J. A. [238], 151, 219
Capps, R. B., s. Ferris jr., E. B. [437], 86, 87, 142, 146, 225
—, s. Weiss, S. [1498], 86, 128, 146, 255
Cardenas, M., s. Lewis, H. [903], 199, 238
Carlon, C. A., P. G. Mondini u. L. Convalloni [239], 201, 219
Carmichael, E. A., J. Doupe, A. A. Harper u. B. A. McSwiney [240], 132, 146, 219
Carter, B. N., s. De Bakey, M. E. [305], 3, 221
Case, R. B., u. S. J. Sarnoff [241, 242], 43, 44, 219
Cashman, C. W., s. Mylon, E. [1027, 1028], 34, 35, 242
Castillo, C. A., s. Rowe, G. G. [1182], 199—201, 204, 246
Cazal, P. [243], 2—4, 6, 20, 21, 22, 26, 34, 37, 40 bis 42, 45, 48—51, 53, 54, 60, 69, 71, 74, 105, 123, 148, 150, 219
Celander, O. [244], 26, 219
Cerletti, A., u. E. Rothlin [245], 201, 219
—, s. Rothlin, E. [1181], 25, 246
Chambers, R., s. Hershey, S. G. [721], 97, 233
—, u. B. W. Zweifach [246, 247, 248], 3, 24, 26, 29, 53, 121, 122, 219
—, s. Zweifach, B. W. [1605, 1606], 3, 12, 53, 258
Chasis, H., s. Smith, H. W. [1343], 108, 201, 251
Cheu, D. H., s. Bohr, D. F. [144], 192, 216

Child, C. G. [*249*], 28, *219*
Christian, P. [*250*], 25, 26, 130, 131, 149, *219*
—, s. Mechelke, K. [*977*], 26, 64, 66, 70, 148, *240*
Churchill, E. D. [*251—253*], 2, 129, 154, *219*
Clara, M. [*254*], 12, 121, 126 161, 162, 176 *219*
Clark, E. L., s. Clark, E. R. [*256*], 12, 161, *219*
Clark, E. R. [*255*], 12, 161, 172, *219*
—, u. E. L. Clark [*256*], 12, 161, *219*
Clark, G. A., H. Hughes u. E. Gasser [*257*], 2, *219*
Clark, J. H., u. M. C. Linden [*258*], 173, *219*
Clarke, C. W. [*259*], 196, *219*
Clarke, D. A., J. Davoll, F. S. Philips u. G. B. Brown [*260*], 35, *219*
Clarke, A. R. [*261, 263, 265*], 40—42, 53, *219, 220*
—, u. M. R. Fisher [*262*], 40—42, 53, *219*
—, E. Topley u. C. T. G. Flear [*264*], 40, 41, *220*
Clauser, G. [*266*], 113, 132, 172, *220*
Cloud, T. M., S. Gaines u. E. J. Pulaski [*267*], 46, *220*
Cocke, C. H. [*268*], 132, 151, *220*
Cohen, R., s. Frank, E. D. [*482*], 31, *226*
Coith, R. L., s. Altemeier, W. A. [*9*], 32, *212*
Cole, W. H., s. Root, W. S. [*1174*], 38, *246*
Collins, D. A., s. Hamilton, A. S. [*673*], 28, *232*
Collip, J. B., s. Noble, R. L. [*1045*], 3, 31, *242*
—, s. Selye, H. [*1312*], 30, 31, 195, *250*
Combes, B., J. R. K. Preddy, H. O. Wheeler, R. M. Hays u. S. E. Bradley [*269*], 199, 200, 202, *220*
Comroe, jr., J. H., B. van Lingen, R. C. Stroud u. A. Roncorini [*270*], 155, *220*
—, s. Schmidt, C. F. [*1225*], 92, *248*
Convalloni, L., s. Carlon, C. A. [*239*], 201, *219*
Cooper, F. S., s. Zahl, P. A. [*1585*], 3, *258*
Cope, O. [*271*], 46, *220*
—, u. F. D. Moore [*272*], 48, 49, *220*

—, s. Quinby, W. C. [*1117*], 50, *245*
—, u. F. W. Rhinelander [*273*], 49, *220*
Cort, J. H., u. G. D. Davis [*274*], 155, *220*
Coterau, H., s. Delaunay, A. [*308*], 104, *221*
Cotten, M. de V., J. M. Brown, P. S. Kronen [*275*], 201, *220*
Cotton, T. F., u. T. Lewis [*276*], 2, *220*
Cournand, A. [*278, 279*], 3, 9, 14, 91, 98, 154, 171, 176, 177, *220*
—, s. Lauson, H. D. [*893*], 27, *238*
—, s. Motley, H. L. [*1015*], 3, *242*
—, R. P. Noble, E. S. Breed, H. D. Lauson, E. de F. Baldwin, G. B. Pinchot u. D. W. Richards [*280*], 3, *220*
—, R. L. Riley, S. E. Bradley, E. S. Breed, R. P. Noble, H. D. Lauson, M. J. Gregersen u. D. W. Richards jr. [*281*], 3, 9, 21, 53, 55, 146, *220*
Cournand, A. F. [*277*], 3, 9, 14, 91, 98, 154, 171, 176, 177, *220*
Courter, S., s. McGuire, J. [*653*], 75, *231*
Cowell, E. M. [*282*], 4, 8, 146, 147, *220*
Cox, R. A. [*283*], 24, *220*
Cram, R. H. [*284*], 50, *220*
Cremer, H. D. [*285*], 36, *220*
Cressman, R. D., s. Blalock, A. [*123*], 24, 143, *215*
Creyssel, J., u. P. Suire [*286*], 2, 3, *220*
Crile, G. W. [*287*], 27, *220*
Crumpton, C. W., s. Rowe, G. G. [*1182*], 199—201, 204, *246*
—, G. G. Rowe, G. O'Brien u. Q. R. Murphy [*288*], 199, *220*
Culbertson, W. R. [*289*], 46, *220*
—, s. Altemeier, W. R. [*9*], 32, *212*
Cullen, G. E., s. Ferris, E. [*436*], 166, *225*
Cullmann, B., s. Kuschinsky, G. [*865*], 95, 96, *237*
Curling, T. B. [*290*], 32, *220*

Da Costa, J. M. [*291*], 70, *220*
Dack, S., s. Master, A. M. [*955*], 19, *240*

Daily, W. M., u. T. R. Harrison [*292*], 163, 164, 166, *220*
Dal Santo, G., s. Hevesy, R. [*729*], 25, *233*
Dale, H. H. [*293*], 2, 51, *220*
—, s. Burn, J. H. [*222*], *194*, *218*
—, s. Gaddum, J. H. [*523*], 2, *227*
—, u. P. P. Laidlaw [*294*], 2, 51, 53, *220*
—, u. A. N. Richards [*295*], 2, 51, 53, *220*
Daley, R., J. D. Wade, F. Maraist u. R. J. Bing [*296*], 155, *221*
Daly, C., s. Himwich, H. E. [*742*], 59, *234*
Daly, J. de Burgh u. C. O. Hebb [*298*], 14, 154, *221*
—, J. L. Linzell, L. E. Mount u. G. M. H. Waites [*299*], 14, 128, 154, *221*
—, u. A. Schweitzer [*297*], 14, 128, 129, 154, *221*
Daniel, P. M., s. Prichard, M. M. L. [*1108—1110*], 121, *244*
—, s. Trueta, J. [*1438*], 27, 121, *254*
Danowski, T. S., s. Elkinton, J. R. [*391—393*], 36, 37, 38, 58, 60, 62, 192, *223*
—, s. Winkler, A. W. [*1556*], 42, *257*
Darmady, E. M. [*300*], 53, *221*
Dastre, A., u. J. P. Morat [*301*], 2, 65, *221*
Dautrebande, L., s. Heymans, C. [*736*], 140, *233*
Davidson, C. S., s. Tagnon, H. J. [*1404*], 36, *253*
Davis, s. McMichael, J. [*972*], 123, *240*
—, s. Roos, A. [*1173*], 163, *246*
Davis, G. D., s. Cort, J. H. [*274*], 155, *220*
Davis, H. A. [*302*], 2, 3, 6, 21, 27, 29, 32, 34, 36—38, 41, 45, 46, 51, 52, 54, 59—63, 72, 94, 95, 102, 105, 107, 108, 110, 111, 132, 142, 143, 146, 147, 149—152, 154, 165, 166, 193, 201, *221*
—, V. J. Parlante u. A. M. Hallsted [*303*], 19, 69, *221*
Davison, A. N. [*303*a], 197, *221*
Davoll, J., s. Clarke, D. A. [*260*], 35, *219*

Dawes, G. S. [*304*], 126, 154, *221*
Deal, jr., C. P. s. Green, H. D. [*616*], 196, 202, *230*
Decher, H., s. Unterharnscheidt, F. [*1445*], 145, *254*
Degkwitz, R., J. Zissler u. R. Zissler [*306*], 21, 40, *221*
Delafield, M. E. [*307*], 106, *221*
Delaunay, A., J. Lebrun II., A. Delaunay, J. Lebrun u. H. Coterau [*308*], 104, *221*
Delaunois, A. L., s. Heymans, C. [*731*], 140, *233*
Delea, C. S., s. Bartter, F. C. [*67*], 71, *214*
Delius, L. [*309—314, 316*], 5, 19, 64, 65, 66, 70, 76, 77, 106, 184, *221*
—, F. Odenthal, C. H. Keller u. J. Schleip [*315*], 65, 76, *221*
Delorme, E. J. [*317*], 30, *221*
Dengler, H., u. H. W. Raudonat [*318, 319*], 55, 106, 112, 182, *221*
Denham, R. M., s. Smith, F. J. [*1340*], 83, *251*
Dennis, E. W. [*320*], 106, *221*
—, s. Robertson, R. L. [*1166*], 43, *246*
Denny-Brown, D., u. W. R. Russell [*321, 322*], 149, 150, *221*
Denton, C., s. Wakim, K. G. [*1470*], 44, *255*
Deporter, A. E., s. Barnett, A. J. [*65*], 205, *214*
Derra, E., u. J. Korth [*323*], 94, 97, *221*
Dettli, L., s. Bucher, K. [*194*], 153, *218*
Devanney, J. W., s. McLaurin, R. L. [*970*], 69, 70, *240*
Devens, K., s. Schönbach, G. [*1251*], 199, *248*
Dexter, L., J. W. Dow, F. W. Haynes, J. L. Whittenberger, B. G. Ferris, W. T. Goodale u. H. K. Hellems [*324*], 176, *221*
—, H. A. Frank, F. W. Haynes u. M. D. Altschule [*325*], 27, 28, *221*
Dietrich, A. [*326, 327*], 148, 183, *221*
Dietrich, S., u. G. Schimert [*328*], 82, 151, 153, *221*

—, u. H. Schwiegk [*329*], 82, *222*
—— in G. v. Bergmann [*330*], 82, *222*
Dill, D. B., B. F. Jones, H. T. Edwards u. S. A. Oberg [*331*], 161, *222*
Dillon, W. H., s. Duomarco, J. L. [*362*], 3, *223*
Diringshofen, H. v. [*332* bis *335*], 3, 78, 79, 96, 128, 144, *222*
Dirken, M. N. J., s. Dobben-Broekema, M. van [*338*], 122, *222*
Dittmar, A. [*337*], 196, *222*
—, u. K. Mechelke [*336*], 64, 66, 148, *222*
Dobben-Broekema, M. van, u. M. N. J. Dirken [*338*], 122, *222*
Dock, W., s. Harrison, T. R. [*689*], 232
Doggart, J. H., s. Barcroft, H. [*60*], 9, 60, *213*
Dole, V. P., K. Emerson jr., R. A. Ppillips, P. B. Hamilton u. D. D. van Slyke [*339*], 28, 54, *222*
Donat, K., s. Lochner, W. [*915*], 91, 129, 154, 176, *239*
Dornhorst, J., s. Pollack, A. A. [*1099*], 72, *244*
Dosne, C., s. Selye, H. [*1310*], 30, 31, 195, *250*
Douglass, R. A., s. Assali, N. S. [*31*], 109, *213*
Doupe, J., s. Carmichael, E. A. [*240*], 132, 146, *219*
—, s. Wilkins, R. W. [*1553*], 123, *257*
Dow, J. W., s. Dexter, L. [*324*], 176, *221*
Downs, R. S., s. Porter, R. R. [*1101*], 180, *244*
Doyle, J. T., J. S. Wilson, E. H. Estes u. J. V. Warren [*341*], 14, *222*
—, R. A. Lee u. E. B. Kelley [*340*], 171, *222*
Drabkin, D. L., s. Rosenthal, O. [*1178*], 23, 35, *246*
Dragstedt, C. A. [*342*], *222*
—, u. F. B. Mead [*343*], 53, *222*
Dresdale, D., s. Motley, H. L. [*1015*], 3, *242*
Drewes, J., u. F. J. Schulte [*344*], 47, 48, *222*
Drill, V. A. [*345*], 94, 95, *222*
—, s. Swingle, W. W. [*1401*], 51, *253*
Drinker, C. K. [*346*], 162, *222*

Driver, R. L., s. Eckenhoff, J. E. [*381*], 25, 44, 201, *223*
Drube, H. Chr., s. Anschutz, H. F. [*17*], 7, 119, 174, *212*
Duesberg, R. [*351—355*], 3, 6, 21, 22, 37, 40, 48, 49, 50, 82, 86, 101, 145, 147, 151, 152, 168, *222*
—, u. E. F. Gersmeyer [*348*], 4, 12, 40, 41—44, 46, 54, 76, 81, 92, 106, 107, 139, 147, 169, 208, *222*
—, u. F. Gramlich [*349*], 22, 37, 40, 48, 49, *222*
—, u. W. Schroeder [*347, 356*], 2—4, 6—9, 12 bis 14, 18, 20—22, 40—44, 46, 49, 52, 53, 55, 73, 79, 86, 92, 96, 101—103, 106, 112, 116, 119—127, 129, 130, 132, 135—141, 146—148, 152, 158, 159, 161—169, 171, 172, 174, 183, 204, 208, 211, *222*
—, u. H. Spitzbarth [*350*], 120, 123, 198, 199, 202, 203, 204, *222*
Duggan, J. [*358*], 120, *222*
Duggan, J. J. [*357*], 120, *222*
Duke, H. [*359, 360*], 14, 98, 128, 129, 171, 176, *222*
Duncan, G. W., u. A. Blalock [*361*], 54, *222*
Duomarco, J. L., W. H. Dillon u. C. J. Wiggers [*362*], 3, *223*
—, P. Recarte u. R. Rimini [*364*], 128, *223*
—, u. R. Rimini [*363*], 128, *223*
Dustan, H. P., s. Page, J. H. [*1059*], 157, 196, 197, 203, *243*

Eaton, R. M. [*365, 366*], 18, *223*
Ebbecke, U. [*367—372*], 25, 56, 101, *223*
Ebert, R. V. [*374*], 102, *223*
—, C. W. Borden, W. H. Hall u. D. Gold [*373*], 55, 102, 103, *223*
—, s. Emerson, C. P. [*396*], 3, *223*
—, P. S. Hagen u. C. W. Borden [*375*], 55, 102, 103, *223*
—, s. Stead, E. A. [*1373*], 64, 72, *252*
—, u. E. A. Stead jr. [*377, 378*], 9, 55, 102, 103, 104, *223*
—— J. V. Warren u. W. E. Watts [*376*], *223*

Eckenhoff, J. E. [*379, 380*], 19, 25, 44, 49, 128, 152, 197, 202, *223*
—, J. H. Hafkenschiel, E. L. Foltz u. R. L. Driver [*381*], 25, 44, 201, *223*
Eckstein, J. W., s. Wood, J. E. [*1580*], 9, *258*
Eder, H. A. [*382*], 28, *223*
Edholm, O. G. [*383*], 3, 25, 26, 113, 115, 116, 119, 120, 122—130, 133, 134, 137, 139, 141, 145, 149, 158, *223*
—, s. Anderson, D. P. [*15*], 26, 116, 120, 123, 124, 127, 138, 145, 157, *212*
—, s. Barcroft, H. [*54, 55*], 73, 114, 115, 124, 129, 172, *213*
—, s. Bearn, A. G. [*80*], 29, 68, 71, 125, 129, *214*
—, S. Howarth u. J. McMichael [*384*], 179, 180, *223*
Edwards, W. S. [*385*], 14, *223*
Effert, S., s. Bayer, O. [*72*], 77, *214*
Egdahl, R. H. [*386*], 102, 106, 120, *223*
Eggleston, C., s. Bradbury, S. [*162*], 184, 185, *217*
Ehlich, W., u. R. Wallisch [*387*], 118, 130, *223*
Eich, J., s. Wiemers, K. [*1536*], 208, *257*
Eichelberger, L., s. Phemister, D. B. [*1085*], 24, 142, 150, *244*
Eichna, W. A. [*388*], 72, 134, 179, *223*
Eicke, M., s. Koczorek, Kh. [*839*], 31, 46, *236*
Eickhoff, W. [*389*], 173, 179, *223*
Eisenberg, H., s. Howard, J. E. [*767*], *234*
Elam, E. B., s. McLaurin, R. L. [*970*], 69, 70, *240*
Eliakim, M., S. Z. Rosenberg u. K. Braun [*390*], 14, 154, 171, 176, 177, *223*
Eliash, H., s. Werko, L. [*1507*], 200, *256*
Elkinton, J. R., u. T. S. Danowski [*391*], 36, 37, 38, 58, 60, 62, 192, *223*
— — u. A. W. Winkler [*393*], 37, 62, *223*
—, s. Winkler, A. W. [*1556*], 42, *257*
—, A. W. Winkler u. T. S. Danowski [*392*], 36, 62, *223*

Ellenberg, M., u. E. K. Osserman [*394*], 30, *223*
Elondeau, Ph. [*395*], 48, *223*
Emerson, C. P., u. R. V. Ebert [*396*], 3, *223*
Emerson, jr., K. s. Dole, V. P. [*339*], 28, 54, *222*
Emmelin, N., u. I. Nordenfelt [*397*], 208, *223*
Engel, F. L. [*398*], 35, 36, *224*
—, s. Engel, G. L. [*403*], 3, *224*
—, H. C. Harrison u. C. N. H. Long [*399*], 34, 35, 36, *224*
—, s. Wilhelmi, A. E. [*1550*], 36, *257*
Engel, G. L. [*400, 401*], 3, 65, 67, 69, 72, 75, 76, 86, 87, 112, 113, 117, 118, 119, 126, 127, 128, 129, 131, 133, 134, 135, 137, 143, 145, 146, 149, *224*
—, s. Bruce, R. A. [*187*], 75, *217*
—, u. F. L. Engel [*403*], 3, *224*
—, s. Romano, J. [*1170*], 127, 134, 145, *246*
— — u. T. McLin [*402*], 86, 87, 117, *224*
Engelhardt, H., s. Holtz, P. [*761*], 13, 114, 115, *234*
Engelhorn, R., s. Schmidt, L. [*1227*], 19, *248*
Eppinger, H. [*404—407*], 9, 21, 33, 103, 113, *224*
Epstein, F. H., u. A. S. Relman [*408*], 83, *224*
Erdmann, W. D., u. H. Mercker [*409*], 209, *224*
Erlanger, J. [*410*], 2, *224*
Erlanger, H. S., s. Gasser, J. [*530*], 2, *228*
Esser, H., s. Bernsmeier, A. [*105*], 200, *215*
Essex, H. E., s. Wakim, K. G. [*1470*], 44, *255*
Estes, E. H., s. Doyle, J. T. [*341*], 14, *222*
Etstein, B., u. H. E. Himwich [*412*], 96, 97, *224*
—, u. T. H. Li [*411*], 92, 97, *224*
Euler, U. S. v. [*413—417*], 3, 13, 14, 25, 72, 82, 91, 98, 115, 128, 171, *224*
—, u. G. Liljestrand [*418*], 14, 82, 98, 100, 128, *224*
— — u. Y. Zottermann [*419*], 72, *224*

—, s. Luft, R. [*926*], 72, 115, 185, *239*
Evans, E. J. [*420, 421*], 50, *224*
—, u. H. Butterfield [*422*], *224*
—, M. J. Hoover, G. W. James III u. T. Alm [*423*], 21, 41, *224*
—, s. Salzberg, A. M. [*1194*], 50, *247*
Evans, R. D., s. Gibson, J. G. [*559, 560*], 21, *228*
Everett, G. M. [*424*], 209, *224*
Eversole, W. J., s. Swingle, W. W. [*1399—4001*], 24, 31, 46, 51, *253*
Evringham, A. [*425*], *224*
Ewig, W. [*426*], 49, *224*
—, zit. n. Blalock [*428*], 49, *224*
— u. K. Hinsberg [*429*], 173, *224*
—, u. L. Klotz [*427*], 49, *224*
Exley, K. A. [*430*], 95, *224*
Ey, W., s. Ulmer, W. T. [*1441, 1442*], 99, *254*

Falk, R., s. Hauss, W. H. [*698*], 82, 151, 153, *232*
Fanconi, G. [*431*], 55, 57, *224*
Fazekas, J. F., s. Himwich, H. E. [*742*], 59, *234*
Feder, A., s. Warren, H. D. [*1486*], 102, *255*
Fekete, G. [*433*], 45, *224*
—, u. V. Honig [*432*], 45, *224*
Felix, W. [*434*], 169, *224*
Fenn, W. O. [*435*], 38, *225*
Ferris, B. G., s. Dexter, L. [*324*], 176, *221*
Ferris, E., M. B. Blankenhorn, H. W. Robinson u. G. E. Cullen [*436*], 166, *225*
—, s. Weiss, S. [*1497, 1498*], 86, 128, 145, 146, *255*
Ferris jr., E. B., R. B. Capps u. S. Weiss [*437*], 86, 87, 142, 146, *225*
Ferris, E. B., s. Romano, J. [*1170*], 127, 134, 145, *246*
Fertig, J. W., s. Wang, S. C. [*1480*], 41, *255*
Field, L. E., s. Master, A. M. [*955*], 19, *240*
Fieldman, E. J., R. W. Ridley u. E. H. Wood [*438*], 92, *225*
Fine, D. [*439*], 28, 31, 37, 46, *225*

Fine, J. [*440, 441. 443*], 3, 29, 30, 34, 46, 47, 53, 102, 104, 105, *225*
—, J. Fischmann u. H. A. Frank [*447*], 46, *225*
—, s. Frank, E. D. [*477* bis *480, 482, 485, 486*], 3, 30, 31, 36, 44, 46, *226*
—, H. Frank, F. Schweinburg, S. Jacob u. T. Gordon [*442*], 3, 46, 47, 102, 104, *225*
—, H. A. Frank u. A. M. Seligman [*445*], 3, *225*
—, s. Friedman, E. W. [*515*], 28, *227*
—, s. Gibson, J. G. [*559, 560*], 21, *228*
—, s. Goldberg, M. [*573*], 32, *229*
—, s. Schweinburg, F. B. [*1279*], 102, 105, *249*
—, u. A. M. Seligman [*446*], 3, 37, 49, *225*
—, s. Seligman, A. M. [*1299—1302*], 36, 122, *250*
—, A. M. Seligman u. H. A. Frank [*444*], 3, 30, 34, 47, *225*
Fine, S., s. Frank, E. D. [*488*], 3, *226*
Finnerty, F. A.[*448*],201,*225*
—, u. E. D. Freis [*449*], 203, *225*
Finnerty jr., F. A. s. Freis, E. D. [*503*], 194, 201 bis 204, *227*
Fischer, H., zit. n. Groeningen [*450*], 2, 118, *225*
Fischer, M. B., s. Nahas, G. G. [*1030*], 14, *242*
Fisher, M. R., s. Clarke, A. R. [*262*], 40, 41, 42, 53, *219*
Fischmann, J., s. Fine, J. [*447*], 46, *225*
Fisk, M. E., s. Underhill, F. P. [*1443*], 49, *254*
Flear, C. T. G., s. Clarke, R. [*264*], 40, 41, *220*
Fleckenstein, A. [*451, 454*], 56, 61, 192, *225*
—, R. Muschaweck, u. F. Bohlinger [*452*], 153, *225*
—, E. Wagner u. K. H. Goggel [*453*], 192, *225*
Fleisch, A. [*457*], 9, 76, 120, *225*
—, u. P. Weger [*456*], 9, *225*
Fleisch, A. O. [*455*], 107, *225*
Flock, E. V., s. Bollman, J. L. [*145*], 34, *216*
Foerster, H. R., s. Parade, G. W. [*1069*], 173, *243*

Foldi, M. [*459*], 19, *225*
—, s. Rusznyák, J. [*1191*], 18, 19, 36, 37, 200, *247*
—, J. Rusznyák u. Gy. Szabo [*460*], 19, *225*
—, u. F. Solti [*458*], 18, *225*
Folkow, B. [*461—463*], 13, 25, 26, 33, 113, 114, 115, 119, 120, 122, 123, 130, 134, 140, 148, 149, 161, 172, 202, *225*
—, u. B. Uvnas [*464*], 25, 33, 140, *225*
Foltz, E. L., s. Eckenhoff, J. E. [*381*], 25, 44, 201, *223*
Foman, S. J., s. Assali, N. S. [*31*], 109, *213*
Fontaine, R., u. S. Pereira [*465*], 48, *225*
Fontanini, F., P. L. Prati u. A. Rivi [*466*], 56, *225*
Forbes, H. S., s. Barcroft, J. [*60*], 9, 60, *213*
Foreman, R. C., s. Opdyke, D. F. [*1052*], 44, *243*
Forssmann, W. [*467*], 3, *226*
Foster, M. [*468*], 127, *226*
Fowler, E. P. jr., u. A. Zeckel [*469*], 144, 145, *226*
Fowler, N. O. [*471, 472*], 42, 44, *226*
—, W. L. Bloom u. J. A. Ward [*470*], 42, *226*
—, s. Westcott, R. N. [*1508*], 98, *256*
—, R. N. Westcott, V. D. Hauenstein, R. S. Scott u. J. McGuire [*475*], 200, *226*
— — u. R. C. Scott [*473*], 14, *226*
— — u. J. McGuire [*474*], 18, *226*
Fox, L. M., s. Hickler, R. B. [*737*], 77, 185, *233*
Fozzard, H. A., u. J. P. Gilmore [*476*], 107, *226*
Frank, E. D. [*483, 484*], 3, 4, 6, 19, 20, 23, 24, 27, 28, 29, 30, 31, 34, 35, 36, 38, 39, 42, 43, 44, 45, 46, 53, 54, 55, 63, 79, 102, 106, 142, 146, 151, 203, *226*
—, M. D. Altschule u. N. Zamchek [*487*], 3, 44, *226*
—, u. S. Fine [*488*], 3, *226*
—, H. A. Frank u. J. Fine [*479, 480*], 36, *226*
— — S. Jacob, H. A. E. Weizel, H. Korman u. J. Fine [*477*], 44, *226*

— — H. Korman, J. A. Macchi u. O. Hechter [*481*], 30, 31, *226*
—, S. Jacob, H. A. E. Weizel, L. Reiner, R. Cohen u. J. Fine [*482*], 31, *226*
—, S. W. Jacob, F. B. Schweinburg, J. Goddard u. J. Fine [*485*], 3, *226*
—, D. Kaufman, H. Korman, F. Schweinburg, H. A. Frank u. J. Fine [*478*], 46, *226*
—, H. Seligman u. J. Fine [*486*], 3, 30, *226*
Frank, H., s. Fine, J. [*442*], 3, 46, 47, 102, 104, *225*
Frank, H. A., s. Dexter, L. [*325*], 27, 28, *221*
—, s. Fine, J. [*444, 445, 447*], 3, 30, 34, 46, 47, *225*
—, s. Frank, E. D. [*477* bis *481*], 30, 31, 36, 44, 46, *226*
—, s. Friedman, E. W. [*515*], 28, *227*
—, s. Seligman, A. M. [*1299—1302*], 36, 122, *250*
Frank, O. [*489*], 3, 175, *226*
Franke, F. E. [*490*], 3, *226*
Franke, H. [*495*], 86, 87, *226*
—, H. Bracharz, J. Schroder u. F. Longin [*492*], 86, 87, 142, 146, *226*
—, u. J. Hann [*494*], 86, 87, 127, *226*
—, G. Peppmeier u. T. Hubner [*491*], 86, 87, 142, 146, *226*
—, u. J. Schroder [*493*], 33, 87, *226*
Frankenthal, L. [*496*], 28, 54, *226*
Franklin, K. J. [*497—499*], 27, 120, *226*
—, s. Trueta, J. [*1438*], 27, 121, *254*
Freed, S. C., s. Friedman, M. [*517*], 62, *227*
—, s. Prinzmetal, M. [*1114*], 2, *244*
Freedberg, A. S., s. Altschule, M. D. [*13*], 101, *212*
Freemann, D. J., s. Rowe, G. G. [*1182*], 199—201, 204, *246*
Freis, E. D. [*501*], 194, 201, 202, 203, *227*
—, s. Finnerty, F. A. [*449*], 203, *225*
—, J. C. Rose, E. A. Partenope, T. F. Higgins,

R. T. Kelley, H. W. Schnaper u. R. L. Johnson [500], 194, 199, 200, 203, 227
—, s. Schnaper, H. W. [1234], 202, 204, 248
—, H. W. Schnaper, R. L. Johnson u. G. E. Schreiner [502], 83, 202, 203, 227
—, J. R. Stanton, F. A. Finnerty jr., H. W. Schnaper, R. L. Johnson, C. E. Rath u. R. W. Wilkins [503], 194, 194, 201, 202, 203, 204, 227
Fremont, R. E., s. Luger, N. M. [927], 169, 239
Freund, H., s. Schroeder, W. [1261], 37, 139, 140, 171, 249
Freusberg, A., s. Goltz, F. [587], 2, 143, 229
Frey, H. H., u. K. F. Benitz [504], 92, 96, 227
Frey, J. [505, 506], 79, 156, 227
Frey, R. [507, 508], 108, 198, 199, 200, 201, 203, 208, 227
—, H. Gopfert u. W. Raule [509], 208, 227
Frey, W. [510], 27, 227
Friedberg, Ch. K. [511], 5, 8, 9, 153, 227
Friedberg, L., L. N. Katz u. F. S. Steinitz [512], 12, 15, 44, 100, 171, 227
Friederici, L. [513], 20, 21, 22, 227
Friedlander, A. [514], 2, 227
Friedman, E. W., H. A. Frank u. J. Fine [515], 28, 227
—, u. R. S. Weiner [516], 29, 227
Friedman, M., S. C. Freed u. R. H. Rosenman [517], 62, 227
Frimmer, M., u. H. Gotte [518], 3, 21, 227
—, s. Gotte, H. [572], 3, 21, 229
Frisk, A. R., s. Werko, L. [1507], 200, 256
Froněk, A., u. Z. Piša [519], 92, 95, 173, 227
Frowein, R. A., s. Tonnis, W. [1431], 74, 149, 254
Fulton, G. P. [521], 121, 173, 227
Fulton, J. F. [522], 25, 26, 113, 115, 130, 131, 134, 149, 227

Furchgott, R. F., s. Shorr, E. [1323], 3, 24, 26, 29, 53, 251
Fürstenberg, A. C. [520], 144, 227

Gaddum, J. H., u. H. H. Dale [523], 2, 227
Gadermann, E. [524—526], 65, 72, 121, 165, 184, 187, 198, 199, 227
Gaines, S., s. Cloud, T. M. [267], 46, 220
Gamble, J. L. [527, 528], 36, 55, 58, 227
Garst, E. L., s. Graca, J. G. [599], 97, 230
Gasser, E., s. Clark, G. A. [257], 2, 219
Gasser, H. S. [529], 2, 227
Gasser, J., H. S. Erlanger u. H. Meck [530], 2, 228
Gassman, R., u. H. G. Haas [531], 63, 228
Gasteyer, K. H., s. Gersmeyer, E. F. [551, 553], 9, 29, 98, 172, 199, 209, 228
Gathof, A. G., s. Brehm, H. [172], 8, 65, 116, 139, 148, 158, 217
Gauer, O. H. [532, 534, 536, 538, 542], 9, 12, 19, 22, 28, 37, 69, 71, 79, 131, 228
—, u. J. P. Henry [535], 9, 12, 15, 28, 37, 52, 64, 79, 82, 176, 200, 228
—, s. Henry, J. P. [711, 712], 69, 126, 233
—— E. E. Martin u. P. J. Maher [540], 79, 228
—— u. H. O. Sieker [539], 9, 37, 69, 228
—, u. F. Linder [541], 180, 228
—, s. Scheppokat, K. D. [1214], 176, 247
—, u. H. O. Sicker [537], 64, 228
—, s. Thron, H. L. [1424, 1424a], 176, 253
—, H. L. Thron u. K. D. Scheppokat [533], 64, 228
Gaul, A., s. Weltz, G. A. [1504], 21, 79, 256
Gazes, P. C., J. A. Richardson u. E. F. Woods [543], 83, 228
Geigy [1560], 20, 257
Gellhorn, A., M. Merell u. R. M. Rankin [544], 37, 228
Gersmeyer, E. F. [545, 546], 9, 15, 18, 29, 32, 42, 43,

44, 98, 100, 119, 121, 126, 141, 148, 169, 171, 176, 177, 199, 228
—, s. Duesberg, R. [348], 4, 12, 40—44, 46, 54, 76, 81, 92, 106, 107, 139, 147, 169, 208, 222
—, u. K. H. Gasteyer, [553], 209, 228
—— u. G. Gersmeyer [551], 9, 29, 98, 172, 199, 228
—, u. G. Gersmeyer [552, 554], 9, 15, 29, 32, 98, 119, 169, 172, 228
—, s. Schroeder, W. [1261], 37, 139, 140, 171, 249
—, u. H. Spitzbarth [548], 101, 152, 228
—, s. Spitzbarth, H. [1358, 1361], 14, 94, 100, 177, 198, 199, 251, 252
—, H. Spitzbarth u. H. Bauer [555]. 187, 228
—— , u. H. Weyland [547], 44, 187, 205, 228
—, H. Weyland u. H. Spitzbarth [549, 550], 14, 15, 94, 101, 123, 177, 198, 199, 200, 203, 204, 228
Gersmeyer, G., s. Gersmeyer, E. F. [551, 552, 554], 9, 15, 29, 32, 98, 119, 169, 172, 199, 228
Gest, P. H. [556], 14, 15, 228
Gibbs, E. L., s. Gibbs, F. A. [557], 23, 126, 228
—, s. Lennox, W. G. [899], 126, 128, 238
Gibbs, F. A., E. L. Gibbs u. W. G. Lennox [557], 23, 126, 228
—, s. Lennox W. G. [899], 126, 128, 238
Gilmore, J. P., s. Fozzard, H. A. [476], 107, 226
Gibson, G. G., u. J. Kopp [558], 103, 228
Gibson, J. G., W. C. Peacock, A. M. Seligman u. T. Sack [561], 21, 229
—, A. M. Seligman, W. C. Peacock, J. C. Aub, J. Fine u. R. D. Evans [560], 21, 228
—— — J. Fine, J. C. Aub u. R. D. Evans [559], 228
Gigee, W., s. Raab, W. [1119], 31, 38, 192, 193, 245
Gilchrist, A. R. [562], 117, 229
Gillespie, L. [563], 197, 229
Gilman, A., s. Goodman, L. S. [589], 92, 94, 95, 97, 229

Gisinger, E., G. Grabner u. F. Kaindl [564], 15, 100, 229
Glaser, G. H., s. Wiggers, H. C. [1548], 3, 150, 257
Glasser, O., u. I. H. Page [565, 566], 12, 43, 229
—, s. Reinhard, J. J. [1153], 27, 246
Glaviano, V. V., u. F. Nykiel [567], 179, 180, 229
Glick, M. [568], 75, 76, 229
Glickman, N., F. K. Hick, R. W. Keeton u. M. M. Montgomery [569], 60, 164, 165, 229
Goddard, J., s. Frank, E. D. [485], 3, 226
Goetz, R. H. [571], 65, 229
Goggans, W., s. Richards, V. [1162], 61, 246
Goggel, K. H., s. Fleckenstein, A. [453], 192, 225
Gold, D., s. Ebert, R. V. [373], 55, 102, 103, 223
Goldberg, H., s. Wiggers, C. J. [1538], 203, 257
Goldberg, M., u. J. Fine [573], 32, 229
Goldberg, S. J. [574], 173, 229
Goldfarb, W., s. Himwich, H. E. [742], 59, 234
Goldman, A., s. McShan [974], 29, 240
Goldring, W., s. Smith, H. W. [1343], 108, 201, 251
Golenhofen, K., s. Hensel, H. [717], 124, 233
Goligher, J. C., u. T. A. Reley [575], 80, 229
Gollwitzer-Meier, Kl. [576, 578, 580—585], 4, 9, 20, 34, 64, 65, 66, 76, 107, 120, 130, 141, 143, 172, 173, 229
—, s. Henderson, Y. [709], 2, 20, 233
—, u. E. Lerche [579], 9, 229
—, u. O. Pinotti [577], 20, 229
Goltner, E., s. Schwalm, H. [1276], 41, 249
Goltz, F. [586, 588], 2, 143, 147, 229
—, u. A. Freusberg [587], 2, 143, 229
Goodale, W. T., s. Dexter, L. [324], 176, 221
Goodman, L. S., u. A. Gilman [589], 92, 94, 97, 229
Gopfert, H., s. Frey, R. [509], 208, 227
Gordon, T., s. Fine J. [442], 3, 46, 47, 102, 104, 225

Gorgo, P., L. Ránky u. J. Stefanics [570], 32, 229
Gotte, H., u. M. Frimmer [572], 3, 21, 229
—, s. Frimmer, M. [518], 3, 21, 227
Govier, W. M. M. [590], 35, 229
Gowers, W. R. [591], 70, 137, 229
Grab, W., u. K. Oberdisse [592], 229
—, S. Janssen u. H. Rein [593], 9, 28, 126, 148, 172, 229
Grabner, G. [597], 9, 229
—, u. H. Braunsteiner [596], 15, 229
—, s. Gisinger, E. [564], 15, 100, 229
—, F. Kaindl, P. Kohn u. A. Neumayr [595], 29, 229
—, u. F. Mlczoch [594], 15, 229
— — K. Steinbereithner u. H. Vetter [598], 3, 198, 199, 200, 230
—, s. Vetter, H. [1455], 200, 254
Graca, J. G., u. E. L. Garst [599], 97, 230
Graf, K., W. Graf u. S. Rosell [601], 113, 230
—, u. G. Strom [600], 76, 123
Graf, W., s. Graf, K. [601], 113, 230
Gramlich, F., s. Duesberg, R. [349], 22, 37, 40, 48, 49, 222
Grant, R. T. [602, 605, 606, 608], 12, 46, 70, [230]
—, u. E. F. Bland [607], 12, 230
—, E. F. Bland u. M. Camp [604], 12, 172, 230
—, u. E. B. Reeve [603], 3, 7, 21, 32, 40, 42, 45, 46, 230
Graser, F. [609, 610], 57, 65, 230
Graybiel, A., u. R. A. Mc Farland [611], 66, 230
Grayson, J. [612—614], 125, 230
Greeff, K. [615], 95, 230
—, s. Holtz, P. [761], 13, 114, 115, 234
Green, H. D. [617], 52, 230
—, G. A. Bergeron, J. M. Little u. J. E. Hawkins jr. [618], 52, 230
—, u. B. L. Brofman [619], 45, 230

—, C. P. Deal jr. u. S. Bardhanabaedya [616], 196, 202, 230
—, s. Hoff, E. C. [749], 149, 234
Green, H. N., u. H. B. Stoner [620], 35, 230
Green, J. H. [621], 25, 230
Green, N. M. [622], 110, 230
Green, R. S., s. McGuire, J. [653], 75, 231
Greene, R., s. Sapirstein, L. A. [1198], 38, 247
Greenfield, A. D. M. [623], 120, 123, 133, 230
Greever, C. J., u. D. T. Watts [624], 9, 26, 30, 33, 230
Gregersen, M. J. [626, 628], 36, 40, 230
—, s. Cournand, A. [281], 3, 9, 21, 53, 55, 146, 220
—, s. Noble, R. L. [1044, 1046], 3, 21, 242
—, u. R. A. Rawson [625], 3, 21, 40, 83, 230
—, u. W. S. Root [627], 37, 230
—, s. Root, W. S. [1174], 38, 246
—, s. Wang, S. C. [1480], 41, 255
Greisman, S. E. [629], 9, 30, 33, 230
Greshman, A., s. Master, A. M. [955], 19, 240
Greven, K., s. Wezler, K. [1520], 113, 256
Grob, D., J. L. Lilienthal u. A. M. Harvey [631], 209, 230
—, W. R. Scarborough A. A. Jr. Kattus u. H. G. Langford [630], 199, 230
Groeningen, s. Fischer, H. [450], 2, 118, 225
Groeningen, G. H. [632], 2, 6, 36, 23
Grollmann, A. [633], 163, 231
Groscurth, G., s. Bansi, H. W. [46], 173, 213
Gross, F. [634—636], 27, 28, 31, 46, 200, 231
Grosse-Brockhoff, F. [637 bis 639, 641], 23, 25, 51, 52, 59—61, 79, 85, 112, 113, 118, 147, 158, 159, 161, 162, 164—167, 174, 193, 231
—, u. K. Kaiser [642], 107 bis 110, 231
—, H. Mercker u. W. Schoedel [646], 159, 161—164, 231

Grosse-Brockhoff, F., G. Neuhaus u. A. Schaede [640], 179, 231
—, H. Rein u. W. Schoedel [643], 162, 231
—, M. Schneider u. W. Schoedel [649], 25, 231
—, u. W. Schoedel [644, 645, 647, 648], 52, 79, 231
Grossiord, A., s. Ungar, G. [1444], 155, 254
Gruber, C. M. s. Haury, V. G. [691], 96, 97, 232
Gruber jr., C. M. s. Haury, V. G. [691], 96, 97, 232
Gruber, Ch. M. [650, 652], 92, 94—96, 231
Gruber jr., Ch. M. s. Gruber, Ch. M. [651], 92, 94—96, 231
Gruber, Ch. M., Ch. M. Gruber jr. u. Kwang Soo Lee [651], 92, 94—96, 231
Gurdjian, E. S., u. J. E. Webster [654], 149, 231
Guth, E., s. Hofmann, H. [751], 92, 95, 234
Guttentag, O. E., s. Wennesland, R. [1505], 3, 21, 40, 256
Guyton, A. C., A. W. Lindsey, B. N. Kaufmann u. J. B. Aberathy [655], 12, 231

Haarstad, J., s. Broch, O. J. [179], 83, 217
Haas, H. [656], 194, 231
Haas, H. G., s. Gassmann, R. [531], 63, 228
Habif, D. V. [657], 96, 231
Hachmeister, W. [658], 154, 231
Hackel, D. B., S. M. Sancetta u. J. Kleinermann [659], 109, 231
Haddy, F. J., G. S. Campbell, M. B. Visscher [660], 15, 231
—, s. Nahas, G. G. [1030], 14, 242
Hadorn, W. [661—663], 20, 45, 59, 75, 81, 84, 85, 86, 91, 231, 232
Hafkenschiel, J. H., s. Eckenhoff, J. E. [381], 25, 44, 201, 223
Hagen, P. S., Ebert, R. V. [375], 55, 102, 103, 223
Hahn, F. [665], 100, 232
Hahn, H., u. I. Rossle [666], 99, 232
Haid, B. [667], 201, 232
Haist, R. E. [668, 669], 35, 162, 232

Hall, W. H., s. Ebert, R. V. [373], 55, 102, 103, 223
Hallsted, A. M., s. Davis, H. A. [303], 19, 69, 221
Halmagyi, s. Lagerlof, H. [879], 12, 238
—, s. Lumiere, A. [928, 929], 155, 239
—, s. Ungar, G. [1444], 155, 254
Halmagyi, D [671], 43, 232
Halmagyi, D. F. J. [670], 9, 14, 15, 18, 20, 69, 91, 98, 154, 155, 171, 176, 177, 200, 232
Halpern, A. [672], 75, 232
Hamilton, A. S., u. D. A. Collins [673], 28, 232
Hamilton, P. B., s. Dole, V. P. [339], 28, 54, 222
Hamilton, T. R., u. D. M. Angevine [674], 91, 232
Hamlin, J. T., s. Hickler, R. B. [737], 77, 185, 233
Hanlon, C. R., s. Price, P. B. [1107], 34, 244
Hann, J., s. Franke, H. [494], 86, 87, 127, 226
Hansen, K. [675], 55, 156, 232
—, s. Schmidt, H. [1226], 55, 248
Hansen, R. [676], 55, 232
Hanson, J. F., s. Logue, R. B. [922], 59, 166, 239
Hanze, S. [664], 38, 192, 232
Hara, M., s. Smith, J. R. [1345], 154, 251
Harasawa, M., s. Rodbard, S. [1167], 14, 98, 157, 177, 246
Hardy, D. J. [677], 79, 160, 232
Harkins, H. N. [678, 680, 681, 684—687], 3, 4, 48, 49, 51, 52, 55, 105, 232
—, u. P. H. Harmon [682, 683], 49, 51, 52, 151, 232
—, u. C. N. H. Long [679], 48, 105, 232
Harmon, P. H., s. Harkins, H. N. [682, 683], 49, 51, 52, 151, 232
Harms, H., s. Lochner, W. [915], 91, 129, 154, 176, 239
—, s. Mertens, H. G. [994], 107, 241
Harms, S., s. Mertens, H. G. [994], 107, 241
Harper, A. A., s. Carmichael, E. A. [240], 132, 146, 219
Harrison, H. C., s. Engel, F. L. [399], 34, 35, 36, 224

Harrison, T. [688], 232
Harrison, T. R., s. Burch, J. C. [217, 218], 107, 218
—, s. Daily, W. M. [292], 163, 164, 166, 220
—, W. Dock u. E. Holman [689], 232
Harrison, W., u. A. A. Liebow [690], 232
Harrop, G., s. Barcroft, H. [60], 9, 60, 213
Hartleb, O., s. Michel, D. [1001], 51, 53, 241
Harvey, A. M., s. Grob, D. [631], 209, 230
Harvey, S. C., s. Henderson, Y. [708], 2, 233
Hauenstein, V., s. McGuire, J. [653], 75, 231
Hauenstein, V. D., s. Fowler, N. O. [475], 200, 226
—, s. Westcott, R. N. [1508], 98, 256
Haury, V. G., C. M. Gruber jr., u. C. M. Gruber [691], 96, 97, 232
Hauss, W. H. [692—695], 82, 147, 153, 161, 192, 193, 232
—, u. E. Koppermann [696], 82, 151, 153, 232
—, H. Kreuziger u. H. Asteroth [697], 14, 232
—, K. Tietze u. R. Falk [698], 82, 151, 153, 232
Hawkins jr. J. E., s. Green, H. D. [618], 52, 230
Hayek, H. v. [699, 700], 18, 154, 176, 232
Haynes, F. W., Dexter, L. [324, 325], 27, 28, 176, 221
—, s. Weiss, S. [1495], 116, 128, 255
—, s. Wilkins, R. W. [1552], 127, 257
Hays, R. M., s. Combes, B. [269], 199, 200, 202, 220
Heath, D. [701], 179, 232
Hebb, C. O., s. Daly, J. de Burgh [298], 14, 154, 221
—, s. Konzett, H. [841], 125, 126, 236
Hechter, O., s. Frank, E. D. [481], 30, 31, 226
Heilmeyer, L., s. Schubothe, H. [1271], 119, 166, 249
Heinecker, R. [702, 703], 85, 145, 198, 199, 201, 233
—, s. Schrade, W. [1258], 71, 80, 81, 249
Hellems, H. K., s. Dexter, L. [324], 176, 221
Heller, J. H., s. Mylon, E. [1025], 28, 242

Namenverzeichnis

Henderson, Y. [*704—706*], 2, 3, 20, 33, 38, 45, 64, *233*
—, zit. n. Barcroft [*707*], 2, *233*
—, zit. n. Gollwitzer-Meier [*709*], 2, 20, *233*
—, u. S. C. Harvey [*708*], 2, *233*
Henry, I. P., s. O. H. Gauer [*535*], 9, 12, 15, 28, 37, 52, 64, 79, 82, 176, 200, *228*
Henry, J. P., [*710*], 131, *233*
—, s. Gauer, O. H. [*539, 540*], 9, 37, 69, 79, *228*
— —, S. S. Kety u. K. Kramer [*711*], 69, 126, *233*
— —, E. E. Martin, S. S. Kety u. K. Kramer [*712*], 69, *233*
Hensel, H. [*713—716, 718*], 113, 124, 161, *233*
—, s. Barcroft, H. [*49*], 25, 114, 115, 121—124, *213*
—, s. Bock, K. D. [*139*], *216*
—, J. Ruef u. K. Golenhofen [*717*], 124, *233*
Hensley jr. C. D., s. Powers, W. F. [*1103*], 40, *244*
Henze, C., s. Jarisch, A. [*794, 795*], 116, 151, 152, *235*
Herberg, D., s. Ulmer, W. T. [*1441, 1442*], 99, *254*
Hernandez-Richter, J., u. H. Schwalb [*719*], 201, *233*
Herrington, L. P., s. Winslow, C. E. A. [*1557*], 162, *257*
Hershey, S. G. [*720*], 95, *233*
—, B. W. Zweifach, R. Chambers u. E. A. Rovenstine [*721*], 97, *233*
Hertzman, A. B. [*722*], 26, 33, 124, *233*
Hess, H. [*723*], 177, *233*
Hess, W. R. [*724—726*], 13, 64, 113, 130, 131, 149, *233*
—, zit. n. Barcroft [*727*], 130, *233*
Heuvel-Heymans, C. v. d., s. Heymans, C. [*733*], 14, 110, 140, 142, *233*
Hevesy, G. [*728*], 3, *233*
Hevesy, R., u. G. Dal Santo [*729*], 25, *233*
Heyden, A., s. Thron, H. L. [*1424*], 176, *253*
Heymans, C. [*732, 734*], 140, 208, *233*
—, J. Bouckaert u. L. Dautrebande [*736*], 140, *233*

— — u. P. Regniers [*735*], 9, 12, 25, 110, 140, 142, *233*
—, u. A. L. Delaunois [*731*], 140, *233*
—, u. C. v. d. Heuvel-Heymans [*733*], 14, 110, 140, 142, *233*
—, s. Walker, H. A. [*1472*], 197, *255*
Heymans, C. J. F. [*730*], 12, 110, 140, *233*
Hick, F. K., s. Glickman, N. [*569*], 60, 164, 165, *229*
Hickam, J. B., s. Page, E. B. [*1058*], 65, 107, *243*
Hickler, R. B. [*738*], 77, *233*
—, G. R. Thompson, L. M. Fox u. J. T. Hamlin [*737*], 77, 185, *233*
Hift, St., s. Steinbereithner, K. [*1381*], 195, 196, 202, *252*
Higgins, T. F., s. Freis, E. D. [*500*], 194, 199, 200, 203, *227*
Hild, R. [*739*], 4, 23, *234*
—, K. Mechelke u. E. Nusser [*740, 741*], 4, 14, 131, *234*
Himmelstein, A., s. Motley, H. L. [*1015*], 3, *242*
Himwich, H. E., K. M. Bowman, C. Daly, J. F. Fazekas, J. Wortis u. W. Goldfarb [*742*], 59, *234*
—, s. Etstein, B. [*412*], 96, 97, *224*
Hinsberg, K., s. Ewig, W. [*429*], 173, *224*
Hinshaw, H. C., s. Smith, H. L. [*1341*], 86, *251*
Hippokrates 2
Hirt, L., s. Bezold, A. [*113*], 152, *215*
Hoche, O. [*743*], 174, *234*
Hochrein, M. [*744, 748*], 9, 12, 20, 98, 128, *234*
—, u. Ch. J. Keller [*745* bis *747*], 9, 12, 14, 20, 98, *234*
Hodges, J. L., s. Wennesland, R. [*1505*], 3, 21, 40, *256*
Hoff, E. C., u. H. D. Green [*749*], 149, *234*
van't Hoff 160
Hoffheinz, H. J., s. Lochner, W. [*915*], 91, 129, 154, 176, *239*
Hoffmann, G., W. Keiderling, H. A. E. Schmidt u. W. Schoeppe [*750*], 21, 40, *234*

Hofmann, H., u. E. Guth [*751*], 92, 95, *234*
Hofmann, L., u. H. Stadler [*752*], 87, *234*
Holland, B. C., s. Myers, S. D. [*1024*], 175, *242*
Hollmann, W., s. Venrath, H. [*1452*], 9, 126, *254*
Holman, E. [*753*], 179, 180, *234*
—, s. Harrison, T. R. [*689*], *232*
Holmes, J. H., s. Root, W. S. [*1174*], 38, *246*
Holmgren, A. [*754, 756*], 76, 85, *234*
—, u. G. Strom [*755*], 76, *234*
—, s. Lagerlof, N. [*878, 879*], 3, 12, *238*
Holstein, J. [*757*], 199, *234*
Holtz, P. [*758—760*], 13, 25, 31, 72, 114, 115, *234*
—, F. Bachmann, H. Engelhardt u. K. Greeff [*761*], 13, 114, 115, *234*
—, u. G. Kroneberg [*765*], 114, 115, *234*
—, u. H. J. Schümann [*762—764*], 13, 30, 114, 115, 123, *234*
Honig, V., s. Fekete, G. [*432*], 45, *224*
Hoobler, S. W., s. Smith, J. R. [*1344*], 199, 201, *251*
Hoover, M. J., s. Evans, E. J. [*423*], 21, 41, *224*
Hopper, J., s. Wennesland, R. [*1505*], 3, 21, 40, *256*
Horn, H., s. Master, A. M. [*955*], 19, *240*
Hortenstine, J. C., s. Landis, E. M. [*882*], 37, 120, *238*
Hosli, P., s. Siegenthaler, W. [*1325*], 31, 37, 46, 71, *251*
Hossli, G. [*766*], 77, 85, 99, *234*
—, s. Buhlmann, A. [*202*], 23, 81, *218*
Howard, J. E., W. Parson, K. E. Stein, H. Eisenberg u. V. Reidt [*767*], *234*
Howard, J. M. [*768*], 40, 41, 43, 45, 46, 54, *234*
—, u. M. E de Bakey [*769*], 46, *234*
—, s. Prentice, T. C. [*1104*], 40, 41, *244*
Howarth, S., s. Edholm, O. G. [*384*], 179, 180, *223*
—, u. J. B. Lowe [*771*], 81, *235*

Howarth, S., J. McMichael u. E. P. Sharpey-Schafer [772, 773], 58, 116, *235*
—, u. S. G. Owen [770], 200, *234*
Hübner, T., s. Franke, H. [491], 86, 87, 142, 146, *226*
Hudson, M. F. ,s. Ladell, W. S. S. [877], 59, 165, *238*
Hueber, E. F., H. Saexinger u. K. Wohlrab [774], 199, 201, *235*
Hughes, H., s. Clark, G. A. [257], 2, *219*
Huguenard, P., s. Laborit, H. [872], *238*
Huizenga, K. A., B. L. Brofman u. C. J. Wiggers [778], 46, *235*
Huizenga, M. H., s. Ingle, D. J. [784], 3, *235*
Humerfelt, S. s. Broch, O. J. [179], 83, *217*
Hunziker, A., s. Bühlmann, A. [202], 23, 81, *218*
Hürlimann, A. [777], 13, 121, 172, *235*
—, u. K. Bucher [776], 13, 121, 172, *235*
—, u. C. J. Wiggers [775], 98, 177, *235*
Hürlimann, H. A., s. Bucher, K. [195], 153, *218*
Hurst, W. W. [779], 102, 104, *235*
Hurton, B. T., s. MacLean, A. R. [936], *239*
Hurxthal, L. M., s. Menard, O. J. [988], 177, *241*
Huskins, A. R., s. Youmans, W. B. [1584], 180, 181, *258*
Hutner, S. H., s. Zahl, P. A. [1585], 3, *258*
Hyman, A., s. Burch, G. E. [215], 65, *218*
Hymans, C., s. Zweifach, B. W. [1606], 3, 12, *258*

Iglauer, A., s. McGuire, J. [653], 75, *231*
Iglauer, S., u. B. A. Schwartz [780], 86, 146, *235*
Illig, L. [781, 783], 12, 121, 122, *235*
— in Ratschow [782], 12, 121, 122, *235*
Ing, H. R., s. Barlow, R. B. [62], 194, *214*
Ingle, D. J., u. M. H. Huizenga, zit. n. Wiggers [784], 3, *235*

Ingraham, R. C., s. Wiggers, C. J. [1538], 203, *257*
—, s. Wiggers, H. C. [1547], 3, *257*
Inui, F. K., s. Price, P. B. [1106], 37, 38, *244*
Irmer, W. [785, 786], 197, 198, 202, 203, 208, *235*
—, u. F. H. Koss [787], 197, 198, 202, 203, *235*

Jacob, S., s. Fine, J. [442], 3, 46, 47, 102, 104, *225*
—, s. Frank, E. D. [477, 482], 31, 44, *226*
Jacob, S. W., s. Frank, E. D. [485], 3, *226*
Jalavisto, E., O. Mertens u. W. Schoedel [788], 25, *235*
James III, G. W., s. Evans, E. J. [423], 21, 41, *224*
Janota, M., s. Necheles, H. [1033], 43, *242*
Janssen, S., u. Grab, W. [593], 9, 28, 126, 148, 172, *229*
Jarisch, A. [790—793], 56, 112, 119, 122, 124, 128, 130—134, 137, 138, 151, 153, *235*
—, u. C. Henze [794, 795], 116, 151, 152, *235*
—, u. R. Zottermann [789], 56, 116, 121, 151, 152, *235*
Jessel, H. J. [796], 196, *235*
Johnson, J. A., s. Read, R. C. [1132], 107, *245*
Johnson, J. R., s. Wiggers, C. J. [1540], 34, *257*
Johnson, P. C., s. Selkurt, E. E. [1304], 29, *250*
Johnson, R. L., s. Freis, E. D. [500, 502, 503], 83, 194, 199, 200—204, *227*
—, s. Schnaper, H. W. [1234], 202, 204, *248*
Johnson, S. R. [799], 96, 98, *235*
—, u. L. B. Waldstrom [798], 36, *235*
Jonás, V. [800], 174, *235*
Jones, B. F., s. Dill, D. B. [331], 161, *222*
Jorgensen, G. [797], 201, *235*
—, s. Broglie, M. [182], 198, 199, 201, *217*
Julich, H. [801], 18, 82, 129, 176, *235*
Jungblut, P., s. Kuschinsky, G. [865], 95, 96, *237*
Jungmann, H., s. Mertens, H. G. [994], 107, *240*
Just, O. [802], 199, *235*

Kaempffer, F., s. Aschoff, J. [28], 52, *212*
Kafer, K. [803], 78, *235*
Kagebein, P. [804], 144, 145, *235*
Kaindl, F., s. Auinger, W. [34], 14, *213*
—, s. Gisinger, E. [564], 15, 100, *229*
—, s. Grabner, G. [595], 29, *229*
Kaiser, E., u. H. Michl [807], 112, 182, *236*
Kaiser, K., s. Grosse-Brockhoff, F. [642], 107, 108 bis 110, *231*
Kalckar, H. M., u. O. H. Lowry [808], 35, *236*
—, s. Lowry, O. H. [808], 35, *236*
Kalkoff, W. [809, 810], 113, 198, *236*
Kammerer, H. [806], 55, 56, 156, *235*
—, u. H. Michel [805], 55, 56, 156, *235*
Kapal, E., s. Wagner, R. [1464], 119, *254*
Kaplan, S. A., s. Assali, N. S. [31], 109, *213*
Karl, J., s. Koczorek, Kh. R. [839], 31, 46, *236*
Katz, L. N., s. Friedberg, L. [512], 12, 15, 44, 100, 171, *227*
Katz, N., u. W. v. Strenge [812], 126, *236*
Katzenstein, R., E. Mylon u. M. C. Winternitz [813], 52, *236*
Karády, J., L. Kiss u. K. Thuranszky [811], 21, *236*
Kattus, Jr. A. A. s. Grob, D. [630], 199, *230*
Kaufmann, B. N., s. Guyton, A. C. [655], 12, *231*
Kaufman, D., s. Frank, E. D. [478], 46, *226*
Keener, E. B., s. Millar, R. A. [1003], 25, 31, *241*
Keeton, R. W., s. Glickman, N. [569], 60, 164, 165, *229*
Keiderling, W., s. Hoffmann, G. [750], 21, 40, *234*
Keith, N. M., zit. n. Blalock [814], 2, 3, 20, *236*
Keitzer, W. F., s. Rondell, P. A. [1172], 121, *246*
Keller, C. H., s. Delius, L. [315], 65, 76, *221*

Keller, Ch. J., s. Hochrein, M. [*745—747*], 9, 12, 14, 20, 98, *234*
—, A. Loeser u. H. Rein [*815*], 113, *236*
Kelley, E. B., s. Doyle, J. T. [*340*], 171, *222*
Kelley, R. T., s. Freis, E. D. [*500*], 194, 199, 200, 203, *227*
Kern, E. [*816, 817*], 201, 202, 208, *236*
—, s. Wiemers, K. [*1535*], 33, 34, 44, 205, 208, *257*
Kesteloot, H., s. Venrath, H. [*1452*], 9, 126, *254*
Kety, S. S., s. Henry, J. P. [*711, 712*], 69, 126, *233*
—, u. C. F. Schmidt [*818*], 23, 69, 95, 126, *236*
—, s. Schmidt, C. F. [*1224*], 35, *248*
Keyes, J. W., s. Smith, F. J. [*1340*], 83, *251*
Killian, H., u. H. Weese [*819*], 41, 92, 94, 96, 97, 101, 107, 132, 139, 142, 152, 197, *236*
—, s. Weese, H. [*1491*], 142, *255*
Kim, I. J., s. Wendt, F. [*1506*], 101, 160, 167, *256*
Kipfer, K. [*820*], 44, *236*
Kirchhoff, H. W. [*821*], 65, *236*
—, s. Reindell, H. [*1149*], 4, 5, 9, 19, 25, 26, 55, 56, 64, 68, 76, 153, 159, 166, 184, 203, *245*
Kiss, L., s. Karády, J. [*811*], 21, *236*
Kissen, A. T., s. Brecher, G. A. [*169*], 9, *217*
Kitchin, A. H., s. Barcroft, H. [*49*], 25, 114, 115, 121 bis 124, *213*
Kleiman, A., s. Luger, N. M. [*927*], 169, *239*
Kleinberg, W., s. Swingle, W. W. [*1399—1401*], 24, 31, 46, 51, *253*
Kleinerman, J. [*822*], 109, 110, *236*
Kleinermann, J., s. Hackel, D. B. [*659*], 109, *231*
Kleinschmidt, A. [*823, 824*], 27, 44, 69, 71, 73, 104, 201, 202, *236*
Klensch, H. [*825*], 179, *236*
Klepzig, H., s. Kuhn, H. A. [*861*], 4, 5, 84, *237*
—, H. Reindell u. W. Berg [*826*], 77, *236*
—, s. Reindell, H. [*1148, 1149, 1151, 1152*], 4, 5, 9, 19, 25, 26, 55, 56, 63, 64, 68, 76, 153, 159, 166, 184, 203, *245*
Kline, D. L. [*827*], 36, *236*
Klotz, L., s. Ewig, W. [*427*], 49, *224*
Klussmann, F. W., A. Lutcke u. W. Koenig [*828*], 52, 79, 195, *236*
Knebel, R. [*829—831*], 56, 65, 66, 73, 81, 91, 121, 184, 194, 203, *236*
—, s. Wezler, K. [*1522* bis *1524*], 74, *256*
Knipping, H. W., u. W. Bolt [*832*], 3, 4, 5, 7, 32, 134, *236*
—, s. Bolt, W. [*149*], 4, 102, 107, *216*
Knisely, M. H. [*833, 835*], 91, 121, *236*
—, J. M. Wallace, M. S. Mahaley jr. u. B. S. u. W. M. Satterwhite jr. [*834*], *236*
Knudsen, E. O. E., s. Brun, C. [*189*], 22, 27, 69, 71, 120, 124—126, 130, *217*
Koch, E. [*836—838*], 12, 14, 25, 66, 140, *236*
Koczorek, K. R., s. Buchborn, E. [*192*], 31, 46, 151, *217*
—, s. Wolff, H. P. [*1562, 1563*], 31, 46, *257*
Koczorek, Kh. R., J. Karl, G. Riecker, M. Eicke u. H. P. Wolff [*839*], 31, 46, *236*
Koenig, W., s. Klussmann, F. W. [*828*], 52, 79, 195, *236*
Kogame, M., s. Kyu, K. [*869*], 55, 56, 156, *237*
Kohn, P., s. Grabner, G. [*595*], 29, *229*
König, H., s. Reindell, H. [*1148*], 76, *245*
Konzett, H., s. Barcroft, H. [*53*], 115, 129, *213*
—, u. C. O. Hebb, zit. n. McDowall [*841*], 125, 126, *236*
—, u. E. Rothlin [*840*], 125, 126, 131, *236*
Kopp, I., s. Gibson, G. G. [*558*], 103, *228*
Koppermann, E., u. W. Brendel [*842*], 95, 96, *237*
—, s. Hauss, W. H. [*696*], 82, 151, 153, *232*
Korman, H., s. Frank, E. D. [*477, 478, 481*], 30, 31, 44, 46, *226*
Korner, P. I. [*843*], 14, *237*
Korth, C., s. Spang, K. [*1353*], 173, 175, 177, *251*
Korth, J., s. Derra, E. [*323*], 94, 97, *221*
Koss, F. [*844*], 100, *237*
Koss, F. H. [*845*], 198, 202, *237*
—, s. Irmer, W. [*787*], 197, 198, 202, 203, *235*
Kottenhoff, H., s. Weltz, G. A. [*1504*], 21, 79, *256*
Kracht, J. [*846*], 178, *237*
Kramer, K. [*847, 848*], 25, 27, 115, *237*
—, s. Henry, J. P. [*711, 712*], 69, 126, *233*
Kramers, J., s. Sancetta, S. M. [*1195*], 59, 161, 162, *247*
Krauss, H., u. A. Miehlke [*849*], 208, *237*
Krecke, H. J., s. Bohle, A. [*142*], 56, *216*
Kreuziger, H., s. Hauss, W. H. [*697*], 14, *232*
Krogh, A. [*850, 851, 853*], 99, 161, *237*
—, u. J. Lindhard [*852*], 99, *237*
Krogsgaard, A. R. [*854*], 197, *237*
Kroneberg, G., s. Holtz, P. [*765*], 114, 115, *234*
—, u. E. Potzsch [*857, 858*], 3, 46, 102, 103—106, *237*
—, u. W. Sandritter [*855, 856*], 3, 46, 102—106, *237*
Krug, H., s. Bauereisen, E. [*69*], 171, 176, *214*
Kruger, H. E., s. Prinzmetal, M. [*1112, 1114*], 2, *244*
—, S. F. Quan u. M. Prinzmetal [*859*], 46, *237*
Krzywanek, J., s. Brehm, H. [*172*], 8, 65, 116, 139, 148, 158, *217*
Kucher, R., s. Watschinger, B. [*1489*], 201, *255*
Kuchmeister, H. [*860*], 33, *237*
Kühn, H. A., H. Klepzig u. E. Schildge [*861*], 4, 5, 84, *237*
Kuhn, L. A., u. J. K. Turner [*862*], 52, *237*
Kuhns, K., s. Schwab, M. [*1275*], 36, 46, 58, 60, 192, *249*
Kuida, H., s. Read, R. C. [*1132*], 107, *245*

Kunkel, P., s. Stead, E. A. [*1374*], 44, 116, *252*
Kurland, G. S., u. M. N. Malach [*863*], 83, *237*
Kuschinsky, G. [*864, 867, 868*], 77, 81, *237*
—, P. Jungblut, H. Vorherr u. B. Cullmann [*865*], 95, 96, *237*
—, H. Vorherr u. U. Trendelenburg [*866*], 44, *237*
Kuschke, H. J., s. Zissler, J. [*1590*], 83, *258*
Kutscha, W., s. Barby, K. [*47*], 68, *213*
Kwang, Soo Lee, s. Gruber, Ch. M. [*651*], 92, 94 bis 96, *231*
Kyu, K., J. Yamaguchi u. M. Kogame [*869*], 55, 56, 156, *237*

Laborit, H. [*870, 871, 873, 874, 876*], 26, 27, 30, 33, 36, 37, 38, 42, 44, 53, 54, 102, 138, 148, 194, 195, 197, 202, 205, 207, *237, 238*
—, u. P. Huguenard [*872*], *238*
—, u. L. Morand [*875*], *238*
—, s. Stern, L. [*1384*], 26, *252*
—, s. Wangensteen, O. H. [*1483*], 54, *255*
Ladell, W. S. S., J. C. Waterlow u. M. F. Hudson [*877*], 59, 165, *238*
Lagerlof, H., H. Bucht, L. Werko u. A. Holmgren [*878*], 3, *238*
— — — — zit. n. Halmagyi [*879*], 12, *238*
Laidlaw, P. P., s. Dale, H. H. [*294*], 2, 51, 53, *220*
L'Allemand, H., s. Schonbach, G. [*1251*], 199, *248*
Lambert, E. H., u. E. H. Wood [*880*], 78, *238*
Lambert, J. [*881*], 121, *238*
Lammert, H., s. Stein, E. [*1375*], 52, *252*
Landis, E. M. [*883, 884*], 37, *238*
—, u. J. C. Hortenstine [*882*], 37, 120, *238*
Lang, K., u. H. Schwiegk [*885, 886*], 3, 41, *238*
Lang, N., s. Schwiegk, H. [*1284*], 179, 180, *250*
Langen, C. P. de [*887*], 12, *238*
Langford, H. G., s. Grob, D. [*630*], 199, *230*

Loose, H., s. Stein, E. [*1379*], 65, *252*
Laplane, R., s. Reilly, J. [*1135*], 30, 195, 205, *245*
Lasch, F. [*889*], 31, 107, *238*
Lasch, H. G., K. Mechelke, E. Nusser u. H. H. Sessner [*888*], 4, 23, 36, *238*
Laslett, P. A., s. Pollock, A. Q. [*1100*], 179, *244*
Lassen, N. A. [*890*], 23, 69, 70, 119, 126, 127, 201, *238*
Latta, J., zit. n. C. J. Wiggers [*891*], 2, *238*
Lauda, E. [*892*], 81, 82, 87, *238*
Lauson, H. D., S. E. Bradley u. A. Cournand [*893*], 27, *238*
—, s. Cournand, A. [*280, 281*], 3, 9, 21, 53, 55, 146, *220*
Leastar, C. H., s. Phemister, D. B. [*1084, 1085*], 2, 24, 52, 142, 150, *244*
Lebrun II, J., s. Delaunay, A. [*308*], 104, *221*
Le Dran, H. F. [*894*], 2, *238*
Le Page, G. A. [*900*], 35, *238*
Lee, R., s. Richards, V. [*1162*], 61, *246*
Lee, R. A., s. Doyle, J. T. [*340*], 171, *222*
Lee, R. E., s. Zweifach, B. W. [*1606*], 3, 12, *258*
Lee, W. Ch. [*895*], 43, *238*
Leeds, S. E., J. Puziss u. D. Siegel [*896*], 43, *238*
Leersum, E. C. van [*897*], 171, *238*
Lehmann, H., s. Walters, J. H. [*1476, 1477*], 63, *255*
Lembeck, F. [*898*], 195, 197, 201, 202, 203, *238*
—, s. Steinbereithner, K. [*1381*], 195, 196, 202, *252*
Lennox, W. G., s. Gibbs, F. A. [*557*], 23, 126, *228*
—, F. A. Gibbs u. E. L. Gibbs [*899*], 126, 128, *238*
Lerche, E., s. Gollwitzer-Meier, Kl. [*579*], 9, *229*
Leriche, R. [*901*], 48, 54, *238*
Letterer, E. [*902*], 57, 104, *238*
Levander, M., s. Nylin, G. [*1050*], 3, 12, 109, 184, 185, *243*

Levenson, S. M., s. Tagnon, H. J. [*1404*], 36, *253*
Levinson, S. O., s. Necheles, H. [*1033*], 43, *242*
Lewis, H., M. Cardenas u. H. Sandberg [*903*], 199, *238*
Lewis, R. N., J. M. Werle u. C. J. Wiggers [*904*], 96, *238*
Lewis, T. [*905—908*], 2, 8, 33, 70, 127, 152, *238*, *239*
—, s. Cotton, T. F. [*276*], 2, *220*
—, u. A. N. Drury [*909*], 179, *239*
Lewy, A. [*910*], 144, *239*
Li, T. H., s. Etstein, B. [*411*], 92, 97, *224*
Liebow, A. A., s. Harrison, W. [*690*], *232*
Lilienthal, J. L., s. Grob, D. [*631*], 209, *230*
Liljestrand, G., s. Euler, U. S. [*418, 419*], 14, 72, 82, 100, 128, *224*
Lillehei, R. C. [*911*], 36, *239*
Linden, M. C., s. Clark, J. H. [*258*], 173, *219*
Linder, F., s. Gauer, O. H. [*541*], 180, *228*
Lindhard, J., s. Krogh, A. [*852*], 99, *237*
Lindsay, J. R. [*912*], 144, *239*
Lindsey, A. W., s. Guyton, A. C. [*655*], 12, *231*
Lingen, B. van, s. Comroe jr. J. H. [*270*], 155, *220*
Linzell, J. L., s. Daly, J. de Burgh [*299*], 14, 128, 154, *221*
List, C. F. [*913*], 59, 160, *239*
Little, J. M., s. Green, H. D. [*618*], 52, *230*
Livingstone, H., s. Phemister, D. B. [*1087*], 142, 150, *244*
Lochner, W., s. Mercker, H. [*992, 993*], 19, 44, 69, 132, *241*
—, G. Rodewald, H. J. Hoffheinz, H. Harms u. K. Donat [*915*], 91, 129, 154, 176, *239*
—, u. W. Schoedel [*916, 917*], 9, 14, 129, *239*
—, u. E. Witzleb [*914, 918*], 12, 44, 69, 128, 129, 152, 154, 176, *239*
Loeser, A., s. Keller, Ch. J. [*815*], 113, *236*

Loew, F. [*919—921*], 9, 71, 74, 149, *239*
—, s. Tonnis, W. [*1431* bis *1433*], 74, 149, *254*
Logue, R. B., u. J. F. Hanson [*922*], 59, 166, *239*
Long, C. N. H., s. Engel, F. L. [*399*], 34—36, *224*
—, s. Harkins, H. N. [*679*], 48, 105, *232*
—, s. Wilhelmi, A. E. [*1549, 1550*], 36, *257*
Longin, F., s. Franke, H. [*492*], 86, 87, 142, 146, *226*
Longland, C. J., s. Walker, A. J. [*1471*], 33, 64, 66, 72, *255*
Longmire, W. P., s. Price, P. B. [*1107*], 34, *244*
Lorenz, B., s. Bernsmeier [*105*], 200, *215*
Losse, H. [*923*], 139, *239*
—, s. Schroeder, W. [*1267*], 139, 171, *249*
Love, L., s. Bazett, H. C. [*77*], 162, *214*
Lovejoy, F. W., s. Bruce, R. A. [*187*], 75, *217*
Lowe, J. B., s. Howarth, S. [*771*], 81, *235*
Lowenstein, B. E., s. Zweifach, B. W. [*1605*], 3, 12, 53, *258*
Lowrance, P. B., s. Camp, J. L. [*226*], 125, *219*
Luderitz, B. [*924*], 70, 184, 193, *239*
—, s. Schellong, F. [*1212*], 5, 65, 70, 76, 108, 184, 185, 192, 193, *247*
Luft, R., u. U. S. v. Euler [*926*], 72, 115, 185, *239*
Luger, N. M., A. Kleiman u. R. E. Fremont [*927*], 169, *239*
Lumiere, A., zit. n. Halmagyi [*929*], 155, *239*
—, P. Meyer u. M. Violet, zit. n. Halmagyi [*928*], 155, *239*
Lund, M., s. Mylon, E. [*1025*], 28, *242*
Luscher, E. [*925*], 144, 145, *239*
Lutcke, A., s. Klussmann, F. W. [*828*], 52, 79, 195, *236*
Luthy, E., s. Stucki, P. [*1397*], 75, 76, 80, *252*
Lutz-Dettinger, U., s. Mertz, D. P. [*998*], 71, *241*
Lynn, R. B., s. Mueller, R. P. [*1022*], 109, *242*

MacLean, L. P., u. M. H. Weil [*933*], 102, *239*
MacLean, A. R., u. E. V. Allen [*935*], 185, *239*
— — u. T. B. Magath [*934*], 66, *239*
—, u. B. T. Hurton [*936*], *239*
Macchi, J. A., s. Frank, E. D. [*481*], 30, 31, *226*
Machella, T. E. [*930*], 80, *239*
Machinnon, J. [*932*], 201, *239*
—, C. F. H. Vickers u. E. G. Wade [*931*], 200, *239*
Maes, J. P., s. Pappenheimer, J. R. [*1065*], 37, *243*
Magath, T. B., s. MacLean, A. R. [*934*], 66, *239*
Mahaley jr., M. S., s. Knisley, M. H. [*834*], *236*
Maher, P. J., s. Gauer, O. H. [*540*], 79, *228*
Mainzer, F. [*937*], 69, 109, 128, 138, 139, *239*
Malach, M. N., s. Kurland, G. S. [*863*], 83, *237*
Malamos, B., S. Moulopoulos, B. Bakopoulos u. E. Arealis [*938*], 91, 155, *239*
Mallory, T. B. [*939, 940*], 52, *239*
Manery, J. F., u. D. Y. Solandt [*941*], 38, *239*
Manning, E. L., s. Muller, A. F. [*1018*], 71, *242*
Manning, G. W., s. Anderson, D. P. [*15*], 26, 116, 120, 123, 124, 127, 138, 145, 157, *212*
Manning, J. W., s. Peiss, C. N. [*1082*], 209, *244*
Manzini, E., s. Vaccari, F. [*1448*], 22, *254*
Maraist, F., s. Daley, R. [*296*], 155, *221*
Markle, K. [*942*], 50, *240*
Markowitz, J., u. A. M. Rappaport [*943*], 47, *240*
Marks, P. A., s. Bradley, S. E. [*163*], 98, *217*
Marmor, J., u. M. R. Sapirstein [*944*], 86, *240*
Marquard, H. [*945*], 182, *240*
Marqwardt, H., u. H. Sauer [*946*], 183, 185, 187, *240*
Marriott, W. Mck. [*947*], 57, *240*
Marshall, E. K., s. Barcroft, H. [*59*], 60, 162, *213*

Martin, E. E., s. Henry, J. P. [*712*], 69, *233*
—, s. Gauer, O. H. [*540*], 79, *228*
Martin, M. M. [*948*], 63, *240*
Martini, P., u. A. Pierach [*949*], 192, *240*
Marx, H. H. [*950, 951*], 12, 72, 203, *240*
Marx, H., u. W. Schoop [*952, 953*], 72, 122, 124, *240*
—, s. Schoop, W. [*1254, 1256*], 12, 124, *249*
Marx, L. [*954*], 178, *240*
Master, A. M., S. Dack, A. Greshman, L. E. Field u. H. Horn [*955*], 19, *240*
Mateef, D. [*956*], 72, 124, 165, *240*
Mather, G. W., s. Nahas, G. G. [*1030*], 14, *242*
Matthes, K. [*957—962*], 74, 82, 134, 146, 147, 161, *240*
Matzner, M. J., s. Rosenberg, J. [*1176*], 80, *246*
Maxwell, G. M., s. Rowe, G. G. [*1182*], 199—201, 204, *246*
Mayer, R. J., zit. n. B. Bavink [*963*], *240*
Mayerson, H. S. [*964*], 66, *240*
McCann, W. S., s. Bruce, R. A. [*187*], 75, *217*
McCarell, J. D. [*965*], 162, *240*
McCarthy, M. D., s. Rosenthal, O. [*1177*], 36, *246*
McDowall, R. J. S. [*966* bis *968*], 14, 25, 26, 27, 28, 33, 64, 72, 114, 115, 121, 123, 128, 140, *240*
—, s. Konzett, H. [*841*], 125, 126, *236*
McFarland, R. A., s. Graybiel, A. [*611*], 66, *230*
McFarlane, M. G., u. S. J. Spooner [*969*], 35, *240*
McGregor, M., s. Borst, H. G. [*155*], 155, 171, *216*
McGuire, J., s. Fowler, N. O. [*474, 475*], 18, 200, *226*
—, R. S. Green, S. Courter, V. Hauenstein, J. R. Braunstein, V. Plessinger, A. Iglauer u. J. Noertker [*653*], 75, *231*
—, s. Westcott, R. N. [*1508*], 98, *256*
McIntosh, H. D., s. Page, E. B. [*1058*], 65, 107, *243*

McLaurin, R. L., J. W. Devanney, E. B. Elam u. R. B. Budde [*970*], 69, 70, *240*
McLin, T., s. Engel, G. L. [*402*], 86, 87, 117, *224*
McManus, M. J., s. Altschule, M. D. [*13*], 101, *212*
McMichael, J., s. Barcroft, H. [*56*], 3, 8, 114, 115, 123, 163, *213*
—, zit. n. Davis [*972*], 123, *240*
—, s. Edholm, O. G. [*384*], 179, 180, *223*
—, u. E. P. Sharpey-Schafer [*971*, *973*], 72, 119, 123, *240*
—, s. Howarth, S. [*772*, *773*], 58, 116, *235*
McShan, W. M., V. R. Potter, A. Goldman, E. G. Shipley u. R. K. Meyer [*974*], 29, *240*
McSwiney, B. A., s. Carmichael, E. A. [*240*], 132, 146, *219*
McSwiney, R. R., s. Wardener, H. E. de [*1485*], 126, *255*
Mead, F. B., s. Dragstedt, C. A. [*343*], 53, *222*
Meakins, J. C., s. Barcroft, J. [*60*], 9, 60, *213*
Mechelke, K. [*975*, *978*, *980*], 23, 26, 64, 66, 70, 146, 148, 165, *240*, *241*
—, u. P. Christian [*977*], 26, 64, 66, 70, 148, *240*
—, s. Dittmar, A. [*336*], 64, 66, 148, *222*
—, s. Hild, R. [*740*, *741*], 4, 14, 131, *234*
—, s. Lasch, H. G. [*888*], 4, 23, 36, *238*
—, u. E. Nusser [*979*], 26, 64, 66, 148, *241*
— — u. W. Ulmer [*976*], 64, 98, *240*
Meck, H., s. Gasser, J. [*530*], 2, *228*
Mednik, G. L. [*981*], 56, *241*
Meesmann, W. [*982—984*], 9, 12, 83, 153, *241*
Meessen, H. [*986*], 19, 70, *241*
—, u. R. Schmidt [*985*], 70, *241*
Meier, R., s. Bein, H. J. [*90*], 194, *214*
Melcher jr., G. W. u. W. W. Walcott [*987*], 128, *241*
Menard, O. J., u. L. M. Hurxthal [*988*], 177, *241*

Mendelson, E. S., s. Bazett, H. C. [*77*], 162, *214*
Menière, P. [*989*], 144, *241*
Menkin, H. [*990*], 24, 56, *241*
Mercker, H. [*991*], 19, 25, 44, 69, 128, 152, *241*
—, s. Erdmann, W. D. [*409*], 209, *224*
—, W. Lochner u. H. J. Bretschneider [*992*, *993*], 19, 44, 69, 132, *241*
Merell, M., s. Gellhorn, A. [*544*], 37, *228*
Merrill, A. J., s. Brannon, E. S. [*165*], 32, *217*
—, s. Warren, J. V. [*1487*], 119, 129, 134, 139, 140, 158, *255*
—, J. V. Warren, E. A. Stead u. E. S. Brannon [*999*], 151, *241*
Merker, H., s. Grosse-Brockhoff, F. [*646*], 159, 161—164, *231*
Mertens, H. G., S. u. H. Harms u. H. Jungmann [*994*], 107, *241*
Mertens, O. [*995*], 25, *241*
—, s. Jalavisto, E. [*788*], 25, *235*
Mertens, W. [*996*, *997*], 94, *241*
Mertz, D. P., u. U. Lutz-Dettinger [*998*], 71, *241*
Metcalf, W., s. Price, P. B. [*1107*], 34, *244*
Metz, D. B., s. Zweifach, B. W. [*1600*], 3, 12, 24, 27, 30, 53, 121, *258*
Meyer, P., s. Lumiere, A. [*928*], 155, *239*
Meyer, R. K., s. McShan, W. M. [*974*], 29, *240*
Michael, M., u. W. Buschke [*1000*], 173, 174, *241*
Michel, D., s. Bolt, W. [*147*], 74, 91, *216*
—, s. Burger, M. [*204*], 74, *218*
—, J. Nöcker u. O. Hartleb [*1001*], 51, 53, *241*
Michel, H., s. Kämmerer, H. [*805*], 55, 56, 156, *235*
Michl, H., s. Kaiser, E. [*807*], 112, 182, *236*
Miehlke, A., s. Krauss, H. [*849*], 208, *237*
Miles, A. A., u. J. S. F. Niven [*1002*], 46, *241*
Millar, R. A., E. B. Keener u. B. G. Benfey [*1003*], 25, 31, *241*
Miller, A. J., u. E. A. Moser [*1004*], 83, 91, *241*

Miller, A. T., s. Nichols, J. [*1039*], 162, *242*
Mlczoch, F., s. Grabner, G. [*594*, *598*], 3, 15, 198, 200, 229, *230*
—, s. Vetter, H. [*1455*], 200, *254*
Moeschlin, S. [*1005*], 111, 112, 156, 157, 181, 182, *241*
Mondine, P. G., s. Carlon, C. A. [*239*], 201, *219*
Montgomery, M. M., s. Glickman, N. [*569*], 60, 164, 165, *229*
Moon, V. H. [*1006—1009*], 3, 4, 32, *241*
Moore, F. D. [*1010*, *1011*], 36, 50, *241*
—, s. Cope, O. [*272*], 48, 49, *220*
Morand, L., s. Laborit, H. [*875*], *238*
Morat, J.P., s. Dastre, A. [*301*], 2, 65, *221*
Morgani-Adams-Stokes 85
Moritz, A. R., s. Roos, A. [*1173*], 163, *246*
Moritz, W., u. F. K. Wildhagen [*1012*], 145, *241*
Morris, E. A. [*1013*], 2, *241*
Morris, G. C. R. [*1014*], 113, *241*
Moser, E. A., s. Miller, A. J. [*1004*], 83, 91, *241*
Motley, H. L., A. Cournand, L. Werko, A. Himmelstein u. D. Dresdale [*1015*], 3, *242*
Moulopoulos, S., s. Malamos, B. [*938*], 91, 155, *239*
Mount, L. E., s. Daly, J. de Burgh [*299*], 14, 128, 154, *221*
Moyer, C. A., s. Beecher, H. K. [*86*], 45, 99, *214*
Mueller, R. P., R. B. Lynn u. S. M. Sancetta [*1022*], 109, *242*
Mukherjee, S. R., u. S. Rowlands [*1023*], 53, *242*
Müller, A. [*1016*, *1017*], 182, 187, *242*
Müller, A. F., E. L. Manning u. A. M. Riondel [*1018*], 71, *242*
Muller, Fr. v. [*1019*], 175, *242*
Müller, H., s. Bucherl, K. D. [*199*], *218*
Müller, M. [*1020*], 173, 174, 175, 178, *242*
Muller, O. [*1021*], 12, 161, *242*

Muller, W., s. Romberg, E. [1171], 2, 102, 246
Murphy, Q. R., s. Crumpton, C. W. [288], 199, 220
Murtadha, M., s. Burch, G. [216], 9, 76, 218
Muschaweck, R., s. Fleckenstein, A. [452], 153, 225
Myers, S. D., E. S. Brannon u. B. C. Holland [1024], 175, 242
Myhre, J. R., s. Broch, O. J. [179], 83, 217
Mylon, E., C. W. Cashman u. M. C. Winternitz [1027, 1028], 34, 35, 242
—, s. Katzenstein, R. [813], 52, 236
—, M. Lund u. J. H. Heller [1025], 28, 242
—, u. M. C. Winternitz [1026], 51, 242
— — u. G. J. de Suto-Nagy [1029], 35, 242

Nahas, G. G., M. B. Fischer, G. W. Mather, F. J. Haddy u. H. R. Warner [1030], 14, 242
Nastuk, W. L., u. C. H. Beatty [1031], 38, 242
Nathanson, I. T., s. Aub, J. C. [32], 102, 213
—, s. Zamecnik, P. C. [1586], 102, 258
Nauck, E. G. [1032], 57, 242
Necheles, H., S. O. Levinson, M. Janota u. F. Arimoto [1033], 43, 242
—, L. Walker u. W. H. Olson [1034], 32, 242
Neil, E. [1035], 25, 114, 115, 242
Neter, E. [1036], 173, 174, 242
—, u. K. Schneyer [1037], 173, 175, 242
Neuhaus, G., s. Grosse-Brockhoff, F. [640], 179, 231
Neumayr, A., s. Grabner, G. [595], 29, 229
Newman, G. T. [1038], 55, 242
Newman, H. W., s. Wilkins, R. W. [1553], 123, 257
Nichols, J., u. A. T. Miller [1039], 162, 242
Niden, A. H., u. D. M. Aviado [1040], 155, 242
Nielsen, M., s. Asmussen, E. [30], 65, 213
Nisell, O. J. [1041], 14, 242

Niven, I. S. F., s. Miles, A. A. [1002], 46, 241
Noble, R. L., u. J. B. Collip [1045], 3, 31, 242
—, u. M. J. Gregersen [1044, 1046], 3, 21, 43, 242
—, u. C. G. Toby [1043], 3, 51, 242
—, u. N. B. G. Taylor [1042], 27, 242
—, s. Taylor, N. B. G. [1408, 1409], 27, 71, 125, 130, 253
Noble, R. P., s. Cournand, A. [280, 281], 3, 9, 21, 53, 55, 146, 220
Nocker, J., s. Michel, D. [1001], 51, 53, 241
Noell, W., u. M. Schneider [1047], 69, 70, 95, 110, 112, 126, 127, 201, 242
Noertker, J., s. McGuire, J. [653], 75, 231
Nordenfelt, J., s. Emmelin, N. [397], 208, 223
Nothnagel 70
Nusser, E., s. Hild, R. [740, 741], 4, 14, 131, 234
—, s. Mechelke, K. [976, 979], 26, 64, 66, 98, 141, 240, 241
—, s. Lasch, H. G. [888], 4, 23, 36, 238
Nykiel, F., s. Glaviano, V. V. [567], 179, 180, 229
Nylin, G. [1048, 1049], 3, 109, 243
—, u. M. Levander [1050], 3, 12, 109, 184, 185, 243

O'Brien, G., s. Crumpton, C. W. [288], 199, 220
Oberdisse, K., s. Grab, W. [592], 229
Oberholzer, R. J. H. [1051], 25, 26, 113, 149, 243
Odenthal, F., s. Beiglbock, W. [87], 101, 214
—, s. Delius, L. [315], 65, 76, 221
Olney jr. J. M., s. Prentice, T. C. [1104], 40, 41, 244
Olson, W. H., s. Necheles, H. [1034], 32, 242
Opdyke, D. F., u. R. C. Foreman [1052], 44, 243
—, s. Wiggers, C. J. [1540], 34, 257
Opitz, E., u. M. Schneider [1053], 23, 69, 70, 95, 112, 127, 145, 243
Organe, G., W. D. M. Paton u. E. J. Zaimis [1054], 194, 243

Ornitz jr. E. M., s. Prinzmetal, M. [1111], 12, 244
O'Shaugnessy, W. B. [1055], 2, 53, 57, 243
O'Shaugnessy, L., s. Slome, D. [1335], 53, 103, 251
Osserman, E. K., s. Ellenberg, M. [394], 30, 223
Otto, U., s. Rein, H. [1141], 25, 123, 245
Overman, R. R., s. Swingle, W. W. [1399, 1400], 24, 31, 46, 253
Overman, R. R., u. S. C. Wang [1056], 24, 243
—, s. Wang, S. C. [1479, 1480, 1482], 8, 41, 255
Owen, S. G., s. Howarth, S. [770], 200, 234

Packer, L. [1057], 23, 243
Page, E. B., J. B. Hickam H. O. Siecker, H. D. McIntosh u. W. W. Pryor [1058], 65, 107, 243
Page, J. H. [1060, 1061], 27, 107, 243
—, s. Braun-Menendez, E. [167], 27, 217
—, u. H. P. Dustan [1059], 157, 196, 197, 203, 243
—, s. Glasser, O. [565, 566], 12, 43, 229
—, s. Reinhard, J. J. [1153], 27, 246
—, s. Taylor, R. D. [1410], 51, 253
Paintal, A. S. [1062], 131, 243
Painter, E. E., s. Wang, S. C. [1479, 1482], 8, 255
Pal, J. [1063], 184, 243
Pannier, R., s. Bouckaert, J. J. [158], 75, 216
Papageorgiu, A. [1064], 84, 243
Pappenheimer, J. R. [1066], 37, 243
—, u. J. P. Maes [1065], 37, 243
Parade, G. W. [1067, 1068, 1070], 128, 173, 174, 243
—, u. H. R. Foerster [1069], 173, 243
Parlante, V. J., s. Davis, H. A. [303], 19, 69, 221
Parr, F. [1072], 64, 65, 66, 72, 243
—, K. W. Schneider [1071], 198, 243
—, u. K. J. Ullrich [1073], 71, 243
Parrish, H. M. [1075], 112, 182, 243
—, u. C. B. Pollard [1074], 112, 182, 243

Parry, Ch. [*1076*], 173, *243*
Parsons, E., u. D. B. Phemister [*1077*], 3, 53, *243*
Parson, W., s. Howard, J. E. [*767*], *234*
Partenope, E. A., s. Freis, E. D. [*500*], 194, 199, 200, 203, *227*
Partz, C. P., s. Prentice, T. C. [*1104*], 40, 41, *244*
Paton, W. D. M., s. Organe, G. [*1054*], 194, *243*
Paton, W. D. M., u. H. Steinberg [*1078*], 194, *243*
—, u. E. J. Zaimis [*1079*], 194, *243*
Patras, M. C., s. Boyd, T. E. [*160*], 128, *217*
Patterson, M. B., s. Selkurt, E. E. [*1306*], 29, *250*
Passler, H., s. Romberg, E. [*1171*], 2, 102, *246*
Pauschinger, P., K. Barbey u. K. Brecht [*1080*], 7, 174, *243*
Payne, J. P. [*1081*], 198, 201, 202, *243*
Peacock, W. C., s. Gibson, J. G. [*559—561*], 21, *228, 229*
Pearson, R., s. Bruce, R. A. [*187*], 75, *217*
Peiper, U., s. Bauereisen, E. [*69*], 171, 176, *214*
Peiss, C. N., u. J. W. Manning [*1082*], 209, *244*
Pennes, H. H., s. Schmidt, C. F. [*1224*], 35, *248*
Peppmeier, G., s. Franke, H. [*491*], 86, 87, 142, 146, *226*
Pereira, S., s. Fontaine, R. [*465*], 48, *225*
Perkins, W. M., s. Swingle, W. W. [*1402*], 2, 31, 46, 61, *253*
Petermann, K., s. Schroeder, W. [*1260*], 113, 139, 140, 171, *249*
Peterson, L. H., s. Bazett, H. C. [*77*], 162, *214*
Pfeffer, K. H. [*1083*], 107, 108, 109, 111, *244*
Pfeiffner, J. J., s. Swingle, W. W. [*1402*], 2, 31, 46, 61, *253*
Pfisterer, H., s. Arnold, O. H. [*19*], 38, 194, 196, 197, *212*
Pfleiderer, Ph., s. Schoop, W. [*1255*], 123, *249*
Phemister, D. B. [*1086*], 24, 142, 150, *244*

—, u. C. H. Leastar [*1084*], 2, 24, 52, *244*
— —, L. Eichelberger u. R. J. Schachter [*1085*], 24, 142, 150, *244*
—, u. H. Livingstone [*1087*], 142, 150, *244*
—, s. Parsons, E. [*1077*], 3, 53, *243*
Philips, F. S., s. Clarke, D. A. [*260*], 35, *219*
Phillips, R. A. [*1088*], 53, 54, 119, *244*
Plesch, J. [*1096*], 174, *244*
Plessinger, V., s. McGuire, J. [*653*], 75, *231*
Pierach, A., s. Martini, P. [*949*], 192, *240*
Piiper, J. [*1090—1092*], 13, 121, 154, 161, 172, *244*
—, s. Bostroem, B. [*156*], 18, *216*
—, u. W. Schoedel [*1094*], 13, 121, 161, *244*
—, u. E. Schürmeyer [*1093*], 13, 121, 161, *244*
Pinchot, G. B., s. Cournand, A. [*280*], 3, *220*
Pinotti, O., s. Gollwitzer-Meier, Kl. [*577*], 20, *229*
Pirofsky, B. [*1095*], 21, *244*
Píša, Z., s. Froněk, A. [*519*], 92, 95, 173, *227*
Poche, R. [*1097*], 195, *244*
Pochin, E. E. [*1098*], 175, *244*
Pollack, A. A., u. J. Dornhorst [*1099*], 72, *244*
Pollard, C. B., s. Parrish, H. M. [*1074*], 112, 182, *243*
Pollock, A. Q., u. P. A. Laslett [*1100*], 179, *244*
Poole, L. T., s. Barcroft, J. [*58*], 9, *213*
Porter, R. R., u. R. S. Downs [*1101*], 180, *244*
Post, R. S., P. H. Visscher u. C. J. Wiggers [*1102*], 35, 121, *244*
Potter, V. R., s. McShan, W. M. [*974*], 29, *240*
Potzsch, E., s. Kroneberg, G. [*857, 858*], 3, 46, 102 bis 106, *237*
Powers, W. F., u. C. D. Hensley jr. [*1103*], 40, *244*
Ppillips, R. A., s. Dole, V. P. [*339*], 28, 54, *222*
Prati, P. L., s. Fontanini, F. [*466*], 56, *225*
Preedy, J. R. K., s. Combes, B. [*269*], 199, 200, 202, *220*

Prentice, T. C., J. M. Olney jr., G. P. Partz u. J. M. Howard [*1104*], 40, 41, *244*
Price, H. L. [*1105*], 92, *244*
—, C. R. Hanlon, W. P. Longmire u. W. Metcalf [*1107*], 34, *244*
—, R. L. Tingey u. F. K. Inui [*1106*], 37, 38, *244*
Prichard, M., s. Trueta, J. [*1438*], 27, 121, *254*
Prichard, M. M. L., u. P. M. Daniel [*1108—1110*], 121, *244*
Prinzmetal, M., u. H. C. Bergman [*1113*], 18, *244*
— —, u. H. E. Kruger [*1112*], 2, *244*
—, S. C. Freed u. H. E. Kruger [*1114*], 2, *244*
—, s. Kruger H. E. [*859*], 46, *237*
—, E. M. Ornitz jr., B. Simkin u. H. C. Bergmann [*1111*], 12, *244*
Pronove, P., s. Bartter, F. C. [*67*], 71, *214*
Pryor, W. W., s. Page, E. B. [*1058*], 65, 107, *243*
Pugh, L. G. C., u. C. L. Wyndham [*1115*], 107, *244*
Pulaski, E. J., s. Cloud, T. M. [*267*], 46, *220*
Puziss, J., s. Leeds, S. E. [*896*], 43, *238*

Quan, S. F., s. Kruger, H. E. [*859*], 46, *237*
Quilligan, E. J., u. C. Tyler [*1116*], 79, *245*
Quinby, W. C., u. O. Cope [*1117*], 50, *245*

Raab, W. [*1118, 1120* bis *1122*], 24, 31, 38, 46, 58, 61—63, 106, 180, 192, bis 194, *245*
—, W. Gigee [*1119*], 31, 38, 192, 193, *245*
Raaschou, F., s. Brun, C. [*189*], 22, 27, 69, 71, 120, 124—126, 130, *217*
Radó, J. P. [*1125*], 120, *245*
Rakita, L., u. S. M. Sancetta [*1126*], 200, *245*
Ranges, H. A., s. Smith, H. W. [*1343*], 108, 201, *251*
Ranke, O. F. [*1127—1129*], 59, 78, 79, 160, 161, 175, *245*
—, s. Broemser, Ph. [*180, 181*], 7, 175, 187, *217*

Rankin, R. M., s. Gellhorn, A. [544], 37, 228
Ránky, L., s. Gorgo, P. [570], 32, 229
Rappaport, A. M., s. Markowitz, J. [943], 47, 240
Rath, C. F., s. Freis, E. D. [503], 194, 201—204, 227
Ratschow, M., s. Illig, L. [782], 12, 121, 122, 235
Ratschow, M. [1130], 84, 245
—, s. Schoop, W. [1253], 180, 249
Raudonat, H. W., s. Dengler, H. [318, 319], 55, 106, 112, 182, 221
Raule, W., s. Frey, R. [509], 208, 227
Rawson, R. A., s. Gregersen M. J. [625], 3, 21, 40, 83, 230
Reacarte, P., s. Duomarco, J. L. [364], 128, 223
Read, J. M. [1131], 174, 245
Read, R. C., H. Kuida u. J. A. Johnson [1132], 107, 245
Redfield, A., s. Barcroft, J. [60], 9, 60, 213
Reeve, E. B. [1133], 21, 245
—, s. Grant, R. T. [603], 3, 7, 21, 32, 40, 42, 45, 46, 230
Regan, T. J. [1134], 15, 44, 245
Regniers, P., s. Heymans, C. [735], 9, 12, 25, 110, 140, 142, 233
Reichel, G., s. Ulmer, W. T. [1441, 1442], 99, 254
Reidt, V., s. Howard, J. E. [767], 234
Reilly, J., u. R. Laplane [1135], 30, 195, 205, 245
Rein, H. [1136—1140, 1142 bis 1145], 9, 20, 25, 28, 29, 34, 51, 54, 58, 113, 123, 124, 130, 162, 167, 245
—, s. Grab, W. [593], 9, 28, 126, 148, 172, 229
—, s. Grosse-Brockhoff, F. [643], 162, 231
—, s. Keller, Ch. J. [815], 113, 236
—, u. U. Otto [1141], 25, 123, 245
—, u. R. Rossler [1147], 25, 123, 162, 166, 245
—, u. M. Schneider [1146], 25, 113, 123, 124, 162, 165, 245
Reindell, H. [1150], 19, 68, 245

—, u. H. Klepzig [1151, 1152], 56, 63, 64, 68, 245
—, s. Klepzig, H. [826], 77, 236
—, K. König, H. Klepzig u. E. Schildge [1148], 76, 245
—, E. Schildge, H. Klepzig u. H. W. Kirchhoff [1149], 4, 5, 9, 19, 25, 26, 55, 56, 64, 68, 76. 153, 159, 166, 184, 203, 245
Reiner, L., s. Frank, E. D. [482], 31, 226
Reinhard, J. J., O. Glasser u. J. H. Page [1153], 27, 246
Reley, T. A., s. Goligher, J. C. [575], 80, 229
Relman, A. S., s. Epstein, F. H. [408], 83, 224
Remington, J. W., R. E. Remington u. H. M. Caddell [1154], 57, 246
—, s. Swingle, W. W. [1399 bis 1401], 24, 31, 46, 51, 253
—, N. C. Wheeler, G. H. Boyd jr. u. H. M. Caddell [1155], 43, 203, 246
Remington, R. E., s. Remington J. W. [1154], 57, 246
Restall, P. A., u. F. H. Smirk [1156], 197, 246
Rey, Ch., s. Stucki, P. [1397], 75, 76, 80, 252
Reynell, P. C., s. Bradley, S. E. [163], 98, 217
Richards, A. N., s. Dale, H. H. [295], 21, 51, 53, 220
Richards jr., D. W. [1159 bis 1161], 3, 246
Richards, D. W. [1157, 1158], 38, 40, 41, 246
—, s. Cournand, A. [280], 3, 220
Richards jr., D. W., s. Cournand, A. [281], 3, 9, 21, 53, 55, 146, 220
Richards, V., R. Lee u. W. Goggans [1162], 61, 246
Richardson, A. P., s. Walker, H. A. [1472], 197, 255
Richardson, J. A., s. Gazes, P. C. [543], 83, 228
Riecker, G., s. Koczorek, Kh. R. [839], 31, 46, 236
Ridley, R. W., s. Fieldman, E. J. [438], 92, 225
Riley, R. L., s. Cournand, A. [281], 3, 9, 21, 53, 55, 146, 220

Rimini, R., s. Duomarco, J. L. [363, 364], 128, 223
Riondel, A. M., s. Müller, A. F. [1018], 71, 242
Ritzmann, St. [1163], 144, 145, 246
Rivi, A., s. Fontanini, F. [466], 56, 225
Rizzi, R. [1164], 198, 200, 246
Rhinelander, F. W., s. Cope, O. [273], 49, 220
Robertson, O. H., u. A. V. Bock [1165], 2, 246
Robertson, R. L., I. H. Trincher u. E. W. Dennis [1166], 43, 246
Robinson, H. W., s. Ferris, E. [436], 166, 225
Rodbard, S., u. M. Harasawa [1167], 14, 98, 157, 177, 246
Rodewald, G., s. Lochner, W. [915], 91, 129, 154, 176, 239
Roe, B. B., u. R. H. Bacon [1168], 109, 246
Roemhild, F., s. Wiggers, C. J. [1538], 203, 257
Rogliano, F. T., s. Warren, H. D. [1486], 102, 255
Rohr, H., s. Unterharnscheidt, F. [1445], 145, 254
Romano, J., s. Engel, G. L. [402], 86, 87, 117, 224
—, G. L. Engel, J. P. Webb, E. B. Ferris, H. W. Ryder u. M. A. Blankenhorn [1170], 127, 134, 145, 246
Romberg 104
Romberg, E., H. Passler, C. Bruhns, u. W. Müller [1171], 2, 102, 246
Roncorini, A., s. Comroe jr., J. H. [270], 155, 220
Rondell, P. A., W. F. Keitzer u. D. F. Bohr [1172], 121, 246
Roos, A., J. R. Weisiger u. A. R. Moritz, zit. n. Davis [1173], 163, 246
Root, W. S., J. B. Allison, W. H. Cole, J. H. Holmes, W. W. Walcott u. M. J. Gregersen [1174], 38, 246
—, s. Gregersen, M. J. [627], 37, 230
—, s. Wang, S. C. [1480], 41, 255
Rose, J. C., s. Freis, E. D. [500], 194, 199, 200, 203, 277

Rosell, S., s. Graf, K. [601], 113, 230
Rosenberg, H. [1175], 25, 246
Rosenberg, J., u. M. J. Matzner [1176], 80, 246
Rosenberg, S. Z., s. Eliakim, M. [390], 14, 154, 171, 176, 177, 223
Rosenheim, M. L., s. Arnold, P. [20], 194, 212
Rosenman, R. H., s. Friedman, M. [517], 62, 227
Rosenthal, O., u. M. D. McCarthy [1177], 36, 246
—, H. Shenkin u. D. L. Drabkin [1178], 23, 35, 246
Rosler, H. [1169], 175, 176, 246
Ross, Ch. A. [1179], 102, 246
Ross, J. C. [1180], 9, 246
Rossiter, R. J., s. Walters, J. H. [1476, 1477], 63, 255
Rossle, I., s. Hahn, H. [666], 99, 232
Rossler, R., s. Rein, H. [1147], 25, 123, 162, 166, 245
Rothlin, E., u. A. Cerletti [1181], 25, 246
—, s. Cerletti, A. [245], 201, 219
—, s. Konzelt, H. [840], 125, 126, 131, 236
Rovenstine, E. A., s. Hershey, S. G. [721], 97, 233
—, s. Smith, H. W. [1343], 108, 201, 251
Rowe, G. G. [1183], 171, 173—176, 246
—, C. A. Castillo, G. M. Maxwell, D. H. White, D. J. Freemann u. C. W. Crumpton [1182], 199 bis 201, 204, 246
—, s. Crumpton, C. W. [288], 199, 220
Rowlands, S., s. Mukherjee, S. R. [1023], 53, 242
Rubin, W., J. R. Anderson [1184], 145, 247
Rudolph, A. M. [1185], 91, 247
Ruef, J., s. Hensel, H. [717], 124, 233
Ruf, H. [1186], 131, 149, 247
Ruff, S., u. H. Strughold [1187], 3, 23, 24, 69, 78, 79, 144, 145, 247
Ruef, J., s. Bock, K. D. [139], 216

Rushmer, R. F. [1188, 1189], 124, 151, 171, 247
Ruskin, A. [1190], 192, 247
Russell, J. A., s. Wilhelmi, A. E. [1550], 36, 257
Russell, W. R., s. Denny-Brown, D. [321, 322], 149, 150, 221
Rusznyák, J. [1192], 18, 36, 200, 247
—, M. Foldi u. G. Szabó [1191], 18, 19, 36, 37, 200, 247
—, s. Foldi, M. [460], 19, 225
Ryder, H. W., s. Romano, J. [1170], 127, 134, 145, 246

Sabotto, B., s. Vaccari, F. [1448], 22, 254
Sack, T., s. Gibson, J. G. [561], 21, 229
Saexinger, H., s. Hueber, E. F. [774], 199, 201, 235
Salzberg, A. M., u. E. J. Evans [1194], 50, 247
Salisburg, P. F. [1193], 20, 247
Salzmann, F., s. Auinger, W. [34], 14, 213
Sancetta, S. [1196], 29, 247
Sancetta, S. M., s. Hackel, D. B. [659], 109, 231
—, u. J. Kramers [1195], 59, 161, 162, 247
—, s. Mueller, R. P. [1022], 109, 242
—, s. Rakita, L. [1126], 200, 245
—, s. Traks, E. [1436], 59, 161, 162, 254
Sandberg, H., s. Lewis, H. [903], 199, 238
Sanderson, P. H., s. Barnett A. J. [65], 205, 214
Sandritter, W., s. Kroneberg, G. [855, 856], 3, 46, 102—106, 237
Sanen, F. J. [1197], 84, 86, 247
Sapirstein, L. A., u. R. Greene [1198], 38, 247
Sapirstein, M. R., s. Marmor, J. [944], 86, 240
Satterwhite jr., W. M., s. Knisely, M. H. [834], 236
Sauer, H., s. Marqwardt, H. [946], 183, 185, 187, 240
Sauerbruch 154
Sauve, J. L., s. Blancher, G. [127], 61, 62, 215
Sayen, J. J. [1201], 83, 247
Sarnoff, S. J., s. Case, R. B. [241, 242], 43, 44, 219

Sarre, H. [1199, 1200], 27, 50, 54, 247
Scarborough, W. R. [1202], 92, 94, 95, 97, 98, 247
—, s. Grob, D. [630], 199, 230
Schachter, R. J., s. Phemister, D. B. [1085], 24, 142, 150, 244
Schaede, A., s. Grosse-Brockhoff, F. [640], 179, 231
Schaefer, H. [1203—1206], 25, 56, 69, 73, 82, 113, 114, 115, 123, 131, 148, 151—153, 247
—, s. Bader, W. [39], 137, 213
Schallock, G. [1207, 1208], 36, 42, 131, 247
Schega, H. W. [1209, 1210], 43, 247
Scheifley, Ch. H. [1211], 179, 247
Schellong, F. [1213], 5, 63, 74, 108, 130, 184, 185, 192, 193, 198, 247
—, u. B. Lüderitz [1212], 5, 65, 70, 76, 108, 184, 185, 192, 193, 247
Scheppokat, K. D., s. Gauer, O. H. [533], 64, 228
—, H. L. Thron u. O. H. Gauer [1214], 176, 247
—, s. Thron, H. L. [1424], 176, 253
Scherf, D. [1216], 70, 146, 247
—, u. L. J. Boyd [1215], 65, 70, 82, 84, 85, 91, 151, 152, 179, 180, 181, 183 bis 185, 187, 247
Schleip, J., s. Delius, L. [315], 65, 76, 221
Schlesinger, M. J., s. Blumgart, H. L. [135], 19, 216
Schlicher, L., s. Bauereisen, E. [69], 171, 176, 214
Schlitter, J. G., s. Scholmerich, P. [1245], 9, 248
Schildge, E., s. Kuhn, H. A. [861], 4, 5, 84, 237
—, s. Reindell, H. [1148, 1149], 4, 5, 9, 19, 25, 26, 55, 56, 64, 68, 76, 153, 159, 166, 184, 203, 245
Schimert, s. Wollheim, E. [1573], 151, 258
Schimert, G. [1217—1219, 1221, 1222], 76, 138, 151, 153, 154, 174 bis 176, 247, 248
—, H. Blomer u. W. Schimmler [1220], 138, 151, 153, 248
—, s. Dietrich, S. [328], 82, 151, 153, 221

Schimmler, W., s. Schimert, G. [*1220*], 138, 151, 153, *248*
Schmermund, J. [*1223*], 36, 37, *248*
Schmidt, H. A. E., s. Hoffmann, G. [*750*], 21, 40, *234*
Schmidt, C. F., s. Aviado, D. M. [*35—38*], 25, 48, 115, 129, 131, 151, 154, 155, *213*
—, u. J. H. Comroe jr. [*1225*], 92, *248*
—, s. Kety, S. S. [*818*], 23, 69, 95, 126, *236*
—, S. S. Kety u. H. H. Pennes [*1224*], 35, *248*
Schmidt, H., in K. Hansen [*1226*], 55, *248*
Schmidt, L., u. R. Engelhorn [*1227*], 19, *248*
Schmidt, R. [*1228*], 174, *248*
—, s. Meessen, H. [*985*], 70, *241*
Schmidt-Voigt, J. [*1229* bis *1231*], 66, 77, *248*
Schmier, J. [*1232*], *248*
Schmitt, W. [*1233*], 107, *248*
Schnaper, H. W., s. Freis, E. D. [*500, 502, 503*], 83, 194, 199, 200, 201 bis 204, *227*
—, R. L. Johnson, E. B. Tuohy u. E. D. Freis [*1234*], 202, 204, *248*
Schneider, D., s. Schneider, M. [*1242*], 69, 95, 112, 201, *248*
Schneider, E. C. [*1235*], 76, 134, 145, 157, *248*
Schneider, G. [*1236*], 152, *248*
Schneider, H. [*1237*], 41, 77, 127, *248*
Schneider, J. [*1238*], 198, *248*
Schneider, K. W. [*1239, 1240*], 177, 180, *248*
—, s. Parr, F. [*1071*], 198, *243*
—, s. Wollheim, E. [*1565, 1566*], 82, 83, 147, 151, 153, 154, 166, *258*
Schneider, M. [*1241*], 70, 95, 127, 201, *248*
—, s. Grosse-Brockhoff, F. [*649*], 25, *231*
—, s. Noell, W. [*1047*], 69, 70, 95, 110, 112, 126, 127, 201, *242*
—, s. Opitz, E. [*1053*], 23, 69, 70, 95, 112, 127, 145, *243*

—, s. Rein, H. [*1146*]. 25, 113, 123, 124, 162, 165, *245*
—, u. D. Schneider [*1242*], 69, 95, 112, 201, *248*
Schneider, P. W., s. Bostroem, B. [*157*], 121, *216*
Schneyer, K., s. Neter, E. [*1037*], 173, 175, *242*
Schoedel, W. [*1243, 1244*], 13, 121, 152, 172, *248*
—, s. Grosse-Brockhoff, F. [*643—649*], 25, 52, 79, 159, 161—164, *231*
—, s. Jalavisto, E. [*788*], 25, *235*
—, s. Lochner, W. [*916, 917*], 9, 14, 129, *239*
—, s. Piiper, J. [*1094*], 13, 121, 161, *244*
Schoen, R. [*1248—1250*], 82, 83, 100, 154, *248*
Schoeppe, W., s. Hoffmann, G. [*750*], 21, 40, *234*
Scholer, H. [*1252*], 9, 120, *249*
Scholmerich, P. [*1246, 1247*], 162, 166, *248*
—, u. J. G. Schlitter [*1245*], 9, *248*
Scholz, J., s. Straub, W. [*1391*], 140, *252*
Schonbach, G., H. L'Allemand, K. Devens u. W. Thorban [*1251*], 199, *248*
Schoop, W., u. H. Marx [*1254, 1256*], 12, 124, *249*
—, s. Marx, H. [*952, 953*], 72, 122, 124, *240*
—, u. Ph. Pfleiderer [*1255*], 123, *249*
— in M. Ratschow [*1253*], 180, *249*
—, s. Schroeder, W. [*1265*], 12, 13, 121, 139, 171, *249*
Schostok, P. [*1257*], 196, 198, 201, *249*
Schottler, W. H. A., s. Schwiegk, H. [*1289*], 21, 51, *250*
Schrade, W., u. R. Heinecker [*1258*], 71, 80, 81, *249*
Schreiner, G. E., s. Freis, E. D. [*502*], 83, 202, 203, *227*
Schreiner, W. E. [*1259*], 63, *249*
Schröder, J., s. Franke, H. [*492, 493*], 33, 86, 87, 142, 146, *226*
Schroeder, W. [*1262—1264, 1266, 1268*], 10—13, 37, 88, 90, 95, 96, 121, 122,

124, 139, 140, 152, 161, 171, 172, 186, 190, 203, *249*
—, u. H. F. Anschutz [*1270*], 95, 96, 139, 152, 171, 203, *249*
—, u. H. Brehm [*1269*], 119, 139, 171, *249*
—, s. Duesberg, R. [*347, 356*], 2—4, 6—9, 12—14, 18, 20—22, 40—44, 46, 49, 52, 53, 55, 73, 79, 86, 92, 96, 101—103, 106, 112, 116, 119—127, 129, 130, 132, 135—141, 146 bis 148, 152, 158, 159, 161—169, 171, 172, 174, 183, 204, 208, 211, *222*
—, E. F. Gersmeyer u. H. Freund [*1261*], 37, 139, 140, 171, *249*
—, u. H. Losse [*1267*], 139, 171, *249*
—, u. K. Petermann [*1260*], 113, 139, 140, 171, *249*
—, W. Schoop u. E. Stein [*1265*], 12, 13, 121, 139, 171, *249*
Schubothe, H. in L. Heilmeyer [*1271*], 119, 166, *249*
Schumann, H. J. [*1272*], 114, 115, 139, *249*
Schumann, H. J., s. Holtz, P. [*762—764*], 13, 30, 114, 115, 123, *234*
Schulte, F. J., s. Drewes, J. [*344*], 47, 48, *222*
Schulte, W. [*1273*], 70, 118, 131, *249*
Schultz, J. H. [*1274*], 133, *249*
Schunk, R., s. Bayer, O. [*72*], 77, *214*
Schürmeyer, E., s. Piiper, J. [*1093*], 13, 121, 161, *244*
Schwab, M., u. K. Kuhns [*1275*], 36, 46, 58, 60, 192, *249*
Schwab, W., s. Ulmer, W. T. [*1441, 1442*], 99, *254*
Schwalb, H., s. Hernandez-Richter, J. [*719*], 201, *233*
Schwalm, H. [*1277*], 41, 73, *249*
—, u. E. Goltner [*1276*], 41, *249*
Schwartz, B. A., s. Iglauer, S. [*780*], 86, 146, *235*
Schwartz, L. S., s. Schwartz, S. P. [*1278*], 85, *249*
Schwartz, S. P., u. L. S. Schwartz [*1278*], 85, *249*

Schweinburg, F., s. Fine, J. [442], 3, 46, 47, 102, 104, 225
—, s. Frank, E. D. [478], 46, 226
Schweinburg, F. B., s. Frank, E. D. [485], 3, 226
—, A. M. Seligman u. J. Fine [1279], 102, 105, 249
Schweitzer, A. [1280], 26, 71, 132, 144, 249
—, s. Daly, J. de Burgh [297], 14, 128, 129, 154, 221
Schwiegk, H. [1281—1283, 1285—1288, 1290 bis 1293], 3, 4, 6, 9, 20, 21, 25—32, 36, 37, 41, 49, 51, 52, 57, 59, 64, 66, 70, 82, 83, 85, 91, 114, 126, 129, 141, 147, 152 bis 154, 173, 249, 250
—, s. Dietrich, S. [329, 330], 82, 222
—, s. Lang, K. [885, 886], 3, 41, 238
—, u. N. Lang [1284], 179, 180, 250
—, u. W. H. A. Schottler [1289], 21, 51, 250
Scott, K. G., s. Wennesland, R. [1505], 3, 21, 40, 256
Scott, R. C., s. Fowler, N. O. [473, 474], 14, 18, 226
—, s. Westcott, R. N. [1508], 98, 256
Scott, R. S., s. Fowler, N. O. [475], 200, 226
Scudder, J. [1294], 3, 250
—, s. Zwemer, R. L. [1607], 38, 258
Sedzimir, C. B., s. Wilson, F. [1555], 198, 257
Seeley, S. F. [1295], 43, 250
Seidel, H. H. [1296], 112, 117, 118, 121, 122, 124, 128, 129, 130, 133, 135, 137, 250
Seiffert, A. [1297], 171, 250
Selbach, H. [1298], 26, 71, 122, 131, 132, 135, 136, 143, 144, 148, 150, 157, 250
Seligman, A. M., B. Alexander, H. A. Frank u. J. Fine [1299], 36, 122, 250
—, s. Fine, J. [444—446], 3, 30, 34, 37, 47, 49, 225
—, s. Frank, E. D. [486], 3, 30, 226

Seligman, A. M., H. A. Frank, B. Alexander u. J. Fine [1301], 36, 250
— —, u. J. Fine [1300, 1302], 36, 250
—, s. Gibson, J. G. [559 bis 561], 21, 228, 229
—, s. Schweinburg, F. B. [1279], 102, 105, 249
Selkurt, E. E. [1303, 1307], 27, 28, 29, 34, 44, 53, 54, 97, 105, 250
—, R. S. Alexander u. M. B. Patterson [1306], 29, 250
—, u. G. A. Brecher [1305], 29, 250
—, u. P. C. Johnson [1304], 29, 250
Selye, H. [1308, 1309, 1311], 24, 30, 31, 63, 106, 195, 205, 250
—, u. J. B. Collip [1312], 30, 31, 195, 250
—, u. C. Dosne [1310], 30, 31, 195, 250
Semisch, R. [1313], 18, 82, 129, 176, 250
Sessner, H. H., s. Lasch, H. G. [888], 4, 23, 36, 238
Shannon, J. A. [1314], 28, 250
Sharpey-Schafer, E. P. [1315—1318], 3, 8, 67, 70, 73, 75, 76, 116, 117, 119—124, 127—131, 134, 137, 139, 140, 142, 158, 165, 250
—, s. Barcroft, H. [56], 3, 8, 114, 115, 123, 163, 213
—, s. Brigden, W. [176, 177], 119, 217
—, s. Howarth, S. [772, 773], 58, 116, 235
—, s. McMichael, J. [971, 973], 72, 119, 123, 240
—, u. J. Wallace [1319], 3, 123, 250
—, s. Wallace, J. [1474], 49, 50, 255
Sheehan, H. L. [1320], 63, 193, 250
Shenkin, H., s. Rosenthal, O. [1178], 23, 35, 246
Sherlock, Sh. [1321], 126, 129, 251
—, s. Bearn, A. G. [79, 80], 29, 68, 71, 125, 129, 214
Shipley, E. G., s. McShan, W. M. [974], 29, 240
Shorr, E. [1322], 3, 24, 26, 29, 53, 251
—, B. W. Zweifach, R. F. Furchgott u. S. Baez [1323], 3, 24, 26, 29, 53, 251

Slome, D. [1336], 53, 251
—, u. L. O'Shaugnessy [1335], 53, 103, 251
Slyke, D. D. van, s. Dole, V. P. [339], 28, 54, 222
Siebeck, R. [1324], 57, 102, 251
Siecker, H. O., s. Page, E. B. [1058], 65, 107, 243
Siegel, D., s. Leeds, S. E. [896], 43, 238
Siegenthaler, W., B. Truniger u. P. Hosli [1325], 31, 37, 46, 71, 251
Siegmund, H. [1326], 30, 251
Sieker, H. O., s. Gauer, O. H. [537, 539], 9, 37, 64, 69, 228
Siemons, K., s. Bernsmeier, A. [104], 69, 95, 200, 215
Sikorav, H., s. Bouvrain, Y. [159], 83, 216
Silverstein, A. [1327], 84, 251
Simkin, B., s. Prinzmetal, M. [1111], 12, 244
Simonart, A. [1328], 53, 251
Simpson, K. [1329], 131, 132, 251
Sinn, W. [1330], 9, 15, 66, 251
—, s. Wezler, K. [1511], 9, 15, 18, 19, 66, 83, 94, 108, 110, 119, 141, 171, 173, 176, 177, 199, 201, 256
Sjostrand, T. [1331—1334], 9, 32, 60, 65, 69, 71, 103, 126, 130, 148, 151, 251
Small, H. S. [1337], 251
Smirk, F. H. [1338], 72, 251
—, s. Restall, P. A. [1156], 197, 246
Smith, B. H. [1339], 80, 251
Smith, F. J., J. W. Keyes u. R. M. Denham [1340], 83, 251
Smith, H. L., H. C. Hinshaw [1341], 86, 251
Smith, H. P., s. Whipple, G. H. [1527], 58, 256
Smith, H. W. [1342], 27, 251
—, E. A. Rovenstine, W. Goldring, H. Chasis u. H. A. Ranges [1343], 108, 201, 251
Smith, J. R., u. M. Hara [1345], 154, 251
—, u. S. W. Hoobler [1344], 199, 201, 251

Smith, R. B. [*1346*], 75, *251*
Smith, V. M. [*1347*], 179, *251*
Smith, W. H. [*1348*], 80, *251*
Smith, W. K. [*1349*], 130, *251*
Solandt, D. Y., s. Manery, J. F. [*941*], 38, *239*
Solti, F., s. Foldi, M. [*458*], 18, *225*
Soriano, M. [*1350*], 48, 84, *251*
Spang, K. [*1351, 1352*], 85, *251*
—, u. C. Korth [*1353*], 173, 175, 177, *251*
Spanner, R. [*1354—1356*], 12, 121, 126, 172, *251*
Speransky, A. D. [*1357*], 205, *251*
Spitzbarth, H. [*1359, 1362, 1363*], 76, 101, 120, 198, 199, *251, 252*
—, H. Bauer u. H. Weyland [*1360*], 120, 123, 198, 199, 203, 204, *252*
—, s. Duesberg, R. [*350*], 120, 123, 198, 199, 202, 203, 204, *222*
—, u. E. F. Gersmeyer [*1358*], 14, 94, 177, *251*
—, s. Gersmeyer, E. F. [*547—550, 555*], 14, 15, 44, 94, 101, 123, 152, 177, 187, 198, 199, 200, 203, 204, 205, *228*
—, E. F. Gersmeyer u. H. Bauer [*1361*], 100, 198, 199, *252*
Spooner, S. J., s. McFarlane, M. G. [*969*], 35, *240*
Springorum, W. [*1364, 1365*], 79, 161, *252*
Stadler, H., s. Hofmann, L. [*752*], 87, *234*
Stanton, J. R., s. Freis, E. D. [*503*], 194, 201—204, *227*
Starling, E. H. [*1366, 1367*], 37, 53, *252*
Staubesand, J. [*1368, 1369*], 12, 121, *252*
Stead jr., E. A., [*1370*], 64, *252*
—, s. Brannon, E. S. [*165*], 32, *217*
—, s. Ebert, R. V. [*376 bis 378*], 9, 55, 102, 103, 104, *223*
Stead, E. A., u. R. V. Ebert [*1373*], 64, 72, *252*
—, P. Kunkel u. S. Weiss [*1374*], 44, 116, *252*
—, s. Merryll, A. J. [*999*], 151, *241*

—, s. Wallace, J. M. [*1473*], 52, *255*
—, u. J. V. Warren [*1372*], 65, 180, 184, *252*
—, J. V. Warren u. E. S. Brannon [*1371*], *252*
Stead, E. S. jr., s. Warren, J. V. [*1487*], 119, 129, 134, 139, 140, 158, *255*
Stefanics, J., s. Gorgo, P. [*570*], 32, *229*
Stefanini, M., s. Turpini, R. [*1439*], 23, *254*
Stein, E. [*1376, 1377*], 65, 173, 174, 175, *252*
—, u. E. Betz [*1378*], 75, *252*
—, u. H. Lammert [*1375*], 52, *252*
—, u. H. Losse [*1379*], 65, *252*
—, s. Schroeder, W. [*1265*], 12, 13, 121, 139, 171, *249*
Stein, J. D. [*1380*], 52, *252*
Stein, K. E., s. Howard, J. E. [*767*], *234*
Steinberger, H., s. Paton, W. D. M. [*1078*], 194, *243*
Steinbereithner, K., s. Grabner, G. [*598*], 3, 198, 199, 200, *230*
—, F. Lembeck u. St. Hift [*1381*], 195, 196, 202, *252*
—, s. Vetter, H. [*1455*], 200, *254*
—, s. Watschinger, B. [*1489*], 201, *255*
Steinitz, F. S., s. Friedberg, L. [*512*], 12, 15, 44, 100, 171, *227*
Steinke, H. J. [*1382*], 208, 209, *252*
—, u. G. Vogel [*1383*], 208, 209, *252*
Steinlechner, K., s. W. Beiglbock [*89*], 33, 64, *214*
Stern, L., zit. n. Laborit [*1384*], 26, *252*
Stern, P. [*1385*], 134, 178, *252*
Stewart, J. D. [*1387*], 102, *252*
—, u. F. Warner [*1386*], 3, *252*
Still, J. W. [*1388*], 121, *252*
Stoner, H. B., s. Green, H. N. [*620*], 35, *230*
—, s. Threlfall, C. J. [*1420*], *253*
Storstein, O., u. H. Tveten [*1389*], 200, *252*
Strässle, B. [*1390*], 48, *252*
Straub, W., u. J. Scholz [*1391*], 140, *252*

Strenge, W. v., s. Katz, N. [*812*], 126, *236*
Strisower, R. [*1392*], 184, *252*
Ström, G., s. Graf, K. [*600*], 76, 123, *230*
—, s. Holmgreen, A. [*755*], 76, *234*
Stroud, R. C., s. Comroe jr., J. H. [*270*], 155, *220*
Strughold, H. [*1393*], 3, 78, 79, 144, 145, *252*
—, s. Ruff, S. [*1187*], 3, 23, 24, 69, 78, 79, 144, 145, *247*
Struppler, A. [*1394*], 83, 153, *252*
Stucke, K. [*1395*], 96, *252*
Stucki, P. [*1396, 1398*], 75, 80, *252*
—, Ch. Rey u. E. Luthy [*1397*], 75, 76, 80, *252*
Stuhler, R., s. Broser, F. [*185*], 142, 146, *217*
Sturm, A., s. Veil, H. W. [*1450*], 178, *254*
Suire, P., s. Creyssel, J. [*286*], 2, 3, *220*
Sutó-Nagy, G. J. de, s. Mylon, E. [*1029*], 35, *242*
Swan, H. J. C., s. Barcroft, H. [*50*], 25, 26, 33, 64, 66, 73, 113—115, 117, 120—124, 126—128, 130, 137, 139, 140, *213*
Swingle, W. W., W. Kleinberg, J. W. Remington, W. J. Eversole u. R. R. Overman [*1399*], 24, *253*
—, R. R. Overman, J. W. Remington, W. Kleinberg u. W. J. Eversole [*1400*], 31, 46, *253*
—, J. J. Pfiffner, H. M. Vars, P. A. Bott u. W. M. Perkins [*1402*], 2, 31, 46, 61, *253*
—, J. W. Remington, W. Kleinberg, V. A. Drill u. W. J. Eversole [*1401*], 51, *253*
Szabó, G. [*1403*], 196, 197, *253*
—, s. Rusznyák, J. [*1191*], 18, 19, 36, 37, 200, *247*
Szabó, Gy., s. Foldi, M. [*460*], 19, *225*

Tada, Y., s. Assali, N. S. [*31*], 109, *213*
Tagnon, H. J., S. M. Levenson, C. S. Davidson u. F. H. L. Taylor [*1404*], 36, *253*

Takayasu, M., zit. n. Caccamise [1405], 84, 86, 253
Talbott, J. H. [1406], 166, 253
Tate, F., s. Camp, J. L. [226], 125, 219
Taussig, H. B. [1407], 3, 253
Taylor, F. H. L., s. Tagnon, H. J. [1404], 36, 253
Taylor, N. B. G., u. R. L. Noble [1408, 1409], 27, 71, 125, 130, 253
—, s. Noble, R. L. [1042], 27, 242
Taylor, R. D., u. J. H. Page [1410], 51, 253
Thauer, R. [1411—1415, 1419], 34, 52, 79, 92, 96, 121, 159, 160, 161, 164, 195, 203, 253
—, u. K. Wezler [1416 bis 1418], 34, 92, 121, 139, 160, 162, 163, 164, 171, 203, 253
—, s. Wezler, K. [1513 bis 1518, 1520], 25, 52, 79, 92, 113, 121, 139, 159, 160—164, 171, 256
Thomas, E. T. [1421], 209, 253
Thomas, H. [1423], 185, 253
Thomas, H. M. [1422], 173, 253
Thompson, G. R., s. Hickler, R. B. [737], 77, 185, 233
Thorban, W., s. Schonbach, G. [1251], 199, 248
Threlfall, C. J., u. H. B. Stoner [1420], 253
Thron, H. L. [1425], 9, 176, 253
Thron, H. L., u. O. H. Gauer [1424a], 253
—, s. Gauer, O. H. [533], 64, 228
—, s. Scheppokat, K. D. [1214], 176, 247
—, K. D. Scheppokat, A. Heyden u. O. H. Gauer [1424], 176, 253
Thum, H. J. [1426], 71, 149, 253
Thuranszky, K., s. Karády, J. [811], 21, 236
Tietze, K. H. [1427], 12, 109, 173, 253
Tietze, K., s. Hauss, W. H. [698], 82, 151, 153, 232
Tigerstedt, R. [1428], 23, 253
Tingey, R. L., s. Price, P. B. [1106], 37, 38, 244

Tobian, L. [1429], 253
Toby, C. G., s. Noble, R. L. [1043], 3, 51, 242
Tönnis, W. [1430, 1434], 44, 71, 74, 149, 150, 208, 253, 254
—, u. F. Loew [1432], 74, 149, 254
— — u. H. Bormann [1433], 74, 149, 254
— — u. R. A. Frowein [1431], 74, 149, 254
Tonutti, E. [1435], 30, 31, 254
Toole, J. F., s. Wood, F. A. [1579], 86, 258
Topley, E., s. Clarke, R. [264], 40, 41, 220
Treat, A. E., s. Wiggers, H. C. [1548], 3, 150, 257
Traks, E., u. S. M. Sancetta [1436], 59, 161, 162, 254
Trendelenburg, U., s. Kuschinsky, G. [866], 44, 237
Trincher, I. H., s. Robertson, R. L. [1166], 43, 246
Trueta, J. [1437], 27, 121, 254
—, A. E. Barclay, P. M. Daniel, K. J. Franklin u. M. Prichard [1438], 27, 121, 254
Truniger, B., s. Siegenthaler, W. [1325], 31, 37, 46, 71, 251
Tucker, I. N., s. Wennesland, R. [1505], 3, 21, 40, 256
Tuohy, E. B., s. Schnaper, H. W. [1234], 202, 204, 248
Turner, J. K., s. Kuhn, L. A. [862], 52, 237
Turpini, R., u. M. Stefanini [1439], 23, 254
Tveten, H., s. Storstein, O. [1389], 200, 252
Tyler, C., s. Quilligan, E. J. [1116], 79, 245

Uexküll, Th. [1440], 133, 254
Ullrich, K. J., s. Parr, F. [1073], 71, 243
Ulmer, W., s. Mechelke, K. [976], 64, 98, 240
Ulmer, W. T., W. Ey, D. Herberg, G. Reichel u. W. Schwab [1441, 1442], 99, 254
Underhill, F. P., u. M. E. Fisk [1443], 49, 254
Ungar, G., A. Grossiord u. J. Brincourt, zit. n.

Halmagyi [1444], 155, 254
Unterharnscheidt, F. [1446, 1447], 145, 254
—, H. Rohr u. H. Decher [1445], 145, 254
Uvnas, B., s. Folkow, B. [464], 25, 33, 140, 225

Vaccari, F., B. Sabotto u. E. Manzini [1448], 22, 254
Valentin, H., s. Bolt, W. [147], 74, 91, 216
—, s. Venrath, H. [1452], 9, 126, 254
Valsalva, A. M. [1449], 74, 254
Vars, H. M., s. Swingle, W. W. [1402], 2, 31, 46, 61, 253
Veil, H. W. [1451], 177, 178, 254
—, u. A. Sturm [1450], 178, 254
Venrath, H., s. Bolt, W. [147], 74, 91, 216
—, W. Bolt, W. Hollmann, H. Valentin u. H. Kesteloot [1452], 9, 126, 254
Verney, E. B. [1453], 22, 28, 36, 37, 126, 254
Verstraete, J. R. [1454], 92, 254
Vetter, H., G. Grabner, F. Mlczoch u. K. Steinbereithner [1455], 200, 254
—, s. Grabner, G. [598], 3, 198, 199, 200, 230
Vickers, C. F. H., s. Machinnon, J. [931], 200, 239
Visscher, M. B., s. Haddy, F. J. [660], 15, 231
Visscher, P. H., s. Post, R. S. [1102], 35, 121, 244
Vogel, G., s. Steinke, H. J. [1383], 208, 209, 252
Vogel, K. [1456], 144, 254
Vorherr, H., s. Kuschinsky, G. [865, 866], 44, 95, 96, 237
Vosschulte, K. [1457], 43, 254
Vysloncil, E., s. Watschinger, B. [1489], 201, 255

Wachsmuth, W. [1458, 1459], 180, 254
Wade, E. G., s. Machinnon, J. [931], 200, 239
Wade, G., s. Werko, L. [1507], 200, 256

Wade, J. D., s. Daley, R. [*296*], 155, *221*
Wagner, E., s. Fleckenstein, A. [*453*], 192, *225*
Wagner, H. N. [*1460*], 71, *254*
Wagner, R. [*1461—1463, 1465—1468*], 20, 25, 26, 51, 54, 64, 66, 74, 117, 140, 148, 153, 154, *254*
—, u. E. Kapal [*1464*], 119, *254*
Waites, G. M. H., s. Daly, J. de Burgh [*299*], 14, *128*, 154, *221*
Wakim, K. G. [*1469*], 197, *255*
—, C. Denton u. H. E. Essex [*1470*], 44, *255*
Walcott, W. W., s. Melcher, G. W. jr. [*987*], 128, *241*
—, s. Root, W. S. [*1174*], 38, *246*
Waldström, L. B., s. Johnson, S. R. [*798*], 36, *235*
Walker, A. J., u. C. J. Longland [*1471*], 33, 64, 66, 72, *255*
Walker, H. A., S. Wilson, C. Heymans u. A. P. Richardson [*1472*], 197, *255*
Walker, L., s. Necheles, H. [*1034*], 32, *242*
Wallace, J., u. E. P. Sharpey-Schafer [*1474*], 49, 50, *255*
—, s. Sharpey-Schafer, E. P. [*1319*], 3, 123, *250*
Wallace, J. M., s. Knisely, M. H. [*834*], *236*
—, u. E. A. Stead [*1473*], 52, *255*
Wallisch, R., s. Ehlich, W. [*387*], 118, 130, *223*
Walsh, E. G. [*1475*], 155, *255*
Walters, J. H., R. J. Rossiter u. H. Lehmann [*1476, 1477*], 63, *255*
Walton, R. P. [*1478*], 26, *255*
Wang, S. C. [*1481*], 41, *255*
—, R. R. Overman, J. W. Fertig, W. S. Root u. M. J. Gregersen [*1480*], 41, *255*
—, s. Overman, R. R. [*1056*], 24, *243*
—, E. E. Painter u. R. R. Overman [*1479, 1482*], 8, *255*
Wangensteen, O. H., zit. n. Laborit [*1483*], 54, *255*

Wanke, R. [*1484*], 149, 150, *255*
Ward, J. A., s. Fowler, N. O. [*470*], 42, *226*
Wardener, H. E. de, u. R. R. McSwiney [*1485*], 126, *255*
Warner, F., s. Stewart, J. D. [*1386*], 3, *252*
Warner, H. R., s. Nahas, G. G. [*1030*], 14, *242*
Warren, H. D., V. G. Balboni, F. T. Rogliano u. A. Feder [*1486*], 102, *255*
Warren, J. V., s. Brannon, E. S. [*165*], 32, *217*
—, s. Doyle, J. T. [*341*], 14, *222*
—, s. Ebert, R. V. [*376*], *223*
—, s. Merryll, A. J. [*999*], 151, *241*
—, s. Stead, E. A. [*1371, 1372*], 65, 180, 184, *252*
—, E. S. Stead jr. u. A. J. Merrill [*1487*], 119, 129, 134, 139, 140, 158, *255*
Waterhouse, R. [*1488*], 63, *255*
Waterlow, J. C., s. Ladell, W. S. S. [*877*], 59, 165, *238*
Watts, W. E., s. Ebert, R. V. [*376*], *223*
Watschinger, B., R. Kucher, K. Steinbereithner, E. Vysloncil u. W. Wirtinger [*1489*], 201, *255*
Watten, R. H. [*1490*], 57, *255*
Watts, D. T., s. Greever, C. J. [*624*], 9, 26, 30, 33, *230*
Webb, J. P., s. Romano, J. [*1170*], 127, 134, 145, *246*
Webster, J. E., s. Gurdjian, E. S. [*654*], 149, *231*
Weese, H., s. Killian, H. [*819*], 41, 92, 94, 96, 97, 101, 107, 132, 139, 142, 152, 197, *236*
—, zit. n. Killian u. Weese [*1491*], 142, *255*
Weger, P., s. Fleisch, A. [*456*], 9, *225*
Wehner, E., s. Zissler, J. [*1590*], 83, *258*
Weil, M. H., s. MacLean, L. P. [*933*], 102, *239*
Weiner, R. S., s. Friedman, E. W. [*516*], 29, *227*
Weisiger, J. R., s. Roos, A. [*1173*], 163, *246*
Weiss, A. [*1492*], 107, *255*

Weiss, S. [*1493, 1496*], 87, 142, 143, 146, *255*
—, u. J. P. Baker [*1499*], 87, 142, *255*
—, u. E. Ferris [*1497*], 145, *255*
— — u. R. B. Capps [*1498*], 86, 128, 146, *255*
—, s. Ferris jr., E. B. [*437*], 86, 87, 142, 146, *225*
—, s. Stead, E. A. [*1374*], 44, 116, *252*
—, u. R. W. Wilkins [*1494*], 180, *255*
—, s. Wilkins, R. W. [*1552*], 127, *257*
—, R. W. Wilkins u. F. W. Haynes [*1495*], 116, 128, *255*
Weissbecker, L. [*1500*], 61, 62, 130, 192—194, *256*
Weissel, W., s. Auinger, W. [*34*], 14, *213*
Weisser, K., s. Bucher, K. [*194*], 153, *218*
Weissler, A. M. [*1501*], 85, *256*
Weizel, H. A. E., s. Frank, E. D. [*477, 482*], 31, 44, *226*
Welbourn, R., s. Wells, C. [*1502*], 80, *256*
Wells, C., u. R. Welbourn [*1502*], 80, *256*
Weltz, G. A. [*1503*], 112, 117, 121, 127, 130, 133, bis 135, 137, 138, 145, *256*
—, H. Kottenhoff u. A. Gaul [*1504*], 21, 79, *256*
Wendt, F., u. I. J. Kim [*1506*], 101, 160, 167, *256*
Wennesland, R., E. Brown, J. Hopper, J. L. Hodges, O. E. Guttentag, K. G. Scott, I. N. Tucker u. B. Bradley [*1505*], 3, 21, 40, *256*
Westcott, R. N., s. Fowler, N. O. [*473—475*], 14, 18, 200, *226*
—, N. O. Fowler, R. C. Scott, V. D. Hauenstein u. J. McGuire [*1508*], 98, *256*
Werko, L., s. Lagerlof, H. [*878, 879*], 3, 12, *238*
—, s. Motley, H. L. [*1015*], 3, *242*
—, G. Wade, A. R. Frisk u. H. Eliash [*1507*], 200, *256*
Werle, J. M., s. Lewis, R. N. [*904*], 96, *238*
—, s. Wiggers, C. J. [*1543*], 3, *257*

Wernze, H., s. Zissler, J. [*1590*], 83, *258*
Weyland, H., s. Gersmeyer, E. F. [*547, 549, 550*], *14*, 15, 44, 94, 101, 123, 177, 187, 198, 199, 200, 203, 204, 205, *228*
—, s. Spitzbarth, H. [*1360*], 120, 123, 198, 199, 203, 204, *252*
Wezler, K. [*1509, 1510, 1512, 1519*], 13, 18, 25, 52, 64, 69, 83, 113, 115, 131, 140, 154, 160, 161, 163—165, 173, *256*
—, u. A. Boger [*1521*], 7, 13, 14, 65, 163, 173—176, 187, *256*
—, s. Boger, A. [*141*], 14, 173—175, *216*
—, u. R. Knebel [*1522* bis *1524*], 74, *256*
—, u. W. Sinn [*1511*], 9, 15, 18, 19, 66, 83, 94, 108, 110, 119, 141, 171, 173, 176, 177, 199, 201, *256*
—, u. R. Thauer [*1513* bis *1518*], 25, 52, 79, 92, 121, 139, 159, 160—164, 171, *256*
—, s. Thauer, R. [*1416* bis *1418*], 34, 92, 121, 139, 160, 162—164, 171, 203, *253*
—, R. Thauer u. K. Greven [*1520*], 113, *256*
Wheeler, N. C., s. Remington, J. W. [*1155*], 43, 203, *246*
Wheeler, H. O., s. Combes, B. [*269*], 199, 200, 202, *220*
Whipple, G. H. [*1525,1526*], 22, 58, *256*
—, H. P. Smith u. A. E. Belt [*1527*], 58, *256*
White, D. H., s. Rowe, G. G. [*1182*], 199—201, 204, *246*
White, J. C. [*1528, 1529*], 40, 130, *256*
White, P. D. [*1530*], 133, *256*
Whittenberger, I. L., s. Borst, H. G. [*155*], 155, 171, *216*
—, s. Dexter, L. [*324*], 176, *221*
Whtteridge, D. [*1531* bis *1533*], 129, 131, 151, *256*
Whitman, J. F., s. Cassamise, W. C. [*225*], 84, 85, *219*
Wıemers, K. [*1534*], 197, 200, *257*

—, u. J.Eich [*1536*], 208, *257*
—, u. E. Kern [*1535*], 33, 34, 44, 205, 208, *257*
Wiggers, s. Ingle, D. J. [*784*], 3, *235*
—, s. Latta, J. [*891*], 2, *238*
—, s. Wiggers C. [*1541*], 34, *257*
Wiggers, C., zit. n. Wiggers [*1541*], 34, *257*
Wiggers, C. J. [*1537, 1539, 1542, 1544—1546*], 2—4, 6, 7, 19—21, 24, 27—38, 43—45, 55, 61, 63, 103, 105, 111, 146, 147, 150, 168, *257*
—, s. Duomarco, J. L. [*362*], 3, *223*
—, H. Goldberg, F. Roemhild u. R. C. Ingraham [*1538*], 203, *257*
—, s. Huizenga, K. A. [*778*], 46, *235*
—, s. Hurlimann, A. [*775*], 98, 177, *235*
—, s. Lewis, R. N. [*904*], 96, *238*
—, D. F. Opdyke u. J. R. Johnson [*1540*], 34, *257*
—, s. Post, R. S. [*1102*], 35, 121, *244*
—, u. J. M. Werle [*1543*], 3, *257*
Wiggers, H. C., G. H. Glaser, K. de S. Canavarro u. A. E. Treat [*1548*], 3, 150, *257*
—, u. R. C. Ingraham [*1547*], 3, *257*
Wildhagen, F. K., s. Moritz, W. [*1012*], 145, *241*
Wilhelmi, A. E., u. C. N. H. Long [*1549*], *257*
—, J. A. Russell, F. L. Engel u. C. N. H. Long [*1550*], 36, *257*
Wilkins, R. W. [*1551*], 44, *257*
—, J. Doupe u. H. W. Newman [*1553*], 123, *257*
—, s. Freis, E. D. [*503*], 194, 201—204, *227*
—, s. Weiss, S. [*1494, 1495*], 116, 128, 180, *255*
—, S. Weiss u. F. W. Haynes [*1552*], 127, *257*
Williams, H. [*1554*], 14, *257*
Wilson, F., u. C. B. Sedzimir [*1555*], 198, *257*
Wilson, G. M., s. Barnett, A. J. [*65*], 205, *214*
Wilson, S., s. Walker, H. A. [*1472*], 197, *255*
Winkler, W., s. Birkmayer, W. [*119*], 131, 135, *215*

Winkler, A. W., T. S. Danowski u. J. R. Elkinton [*1556*], 42, *257*
—, s. Elkinton, J. R. [*391, 392*], 36, 37, 62, *223*
Winslow, C. E. A., u. L. P. Herrington [*1557*], 162, *257*
Winter, H., s. Bohn, H. [*143*], 55, 107, *216*
Winternitz, M. C., s. Katzenstein, R. [*813*], 52, *236*
—, s. Mylon, E. [*1026* bis *1029*], 34, 35, 51, *242*
Winzeler, H. [*1558*], 79, 80, 86, 121, *257*
Wirtinger, W., s. Watschinger, B. [*1489*], 201, *255*
Wislicki, L. [*1559*], 173, *257*
Witzleb, E., s. Lochner, W. [*914*], 12, 44, 69, 128, 129, 152, 154, 176, *239*
Wohlrab, K., s. Hueber, E. F. [*774*], 199, 201, *235*
Wolff, F. W. [*1561*], 91, *257*
Wolff, H. P., s. Buchborn, E. [*192*], 31, 46, 151, *217*
—, s. Koczorek, Kh. [*839*], 31, 46, *236*
—, u. K. R. Koczorek [*1563*], 31, 46, *257*
— — u. E. Buchborn [*1562*], 31, 46, *257*
Wollheim, E. [*1564, 1567* bis *1572, 1574—1577*], 7, 9, 19, 21, 28, 33, 65, 72, 74, 82, 83, 92, 94, 103, 104, 109, 120, 147, 148, 151, 153, 166, 180, *257, 258*
—, zit. n. Schimert [*1573*], 151, *257*
—, u. K. W. Schneider [*1565, 1566*], 82, 83, *147*, 151, 153, 154, 166, *258*
Wood, E. H. [*1578*], 78, *258*
—, s. Fieldman, E. J. [*438*], 92, *225*
—, s. Lambert, E. H. [*880*], 78, *238*
Wood, F. A., u. J. F. Toole [*1579*], 86, *258*
Wood, J. E., u. J. W. Eckstein [*1580*], 9, *258*
Wood jr., J. E., s. Camp, J. L. [*226*], 125, *219*
Wood, P. [*1581*], 70, *258*
Woods, E. F., s. Gazes, P. C. [*543*], 83, *228*
Wortis, J., s. Himwich, H. E. [*742*], 59, *234*
Wrong, O. [*1582*], 22, 37, 58, *258*
Wullen, L., s. Bolt, W. [*150, 151*], 5, 102, 107, *216*

Wyndham, C. L., s. Pugh, L. G. [1115], 107, 244

Yamaguchi, J., s. Kyu, K. [869], 55, 56, 156, 237
Yater, W. [1583], 126, 173, 258
Youmans, W. B., u. A. R. Huskins [1584], 180, 181, 258
Yu, P., s. Bruce, R. A. [187], 75, 217

Zahl, P. A., S. H. Hutner u. F. S. Cooper [1585], 3, 258
Zaimis, E. J., s. Organe, G. W. [1054], 194, 243
—, s. Paton, W. D. M. [1079], 194, 243
Zamchek, N., s. Frank, E. D. [487], 3, 44, 226
Zamecnik, P. C., s. Aub, J. C. [32], 102, 213
—, I. T. Nathanson u. J. C. Aub [1586], 102, 258

Zeckel, A., s. Fowler jr., E. P. [469], 144, 145, 226
Zickgraf, H. [1587, 1588], 106—109, 111, 258
Zipf, H. F. [1589], 137, 139, 201, 258
Zissler, J. [1591], 258
—, s. Degkwitz, R. [306], 21, 40, 221
—, H. J. Kuschke, H. Wernze u. E. Wehner [1590], 83, 258
Zissler, R., s. Degkwitz, R. [306], 21, 40, 221
Zondeck, H. [1592, 1593], 173, 174, 177, 178, 258
—, u. H. W. Bansi [1594], 173, 174, 177, 258
Zopff, G. [1595], 67, 69, 74, 98, 128, 258
Zottermann, R., s. Jarisch, A. [789], 56, 116, 121, 151, 152, 235
Zottermann, Y., s. Euler, U. S. [419], 72, 224

Zweifach, B. W. [1597 bis 1599, 1601—1604], 3, 12, 24, 29, 52, 53, 104, 121, 122, 258
—, u. B. Benacerraf [1596], 22, 258
—, s. Chambers, R. [246 bis 248], 3, 24, 26, 29, 53, 121, 122, 219
—, s. Hershey, S. G. [721], 97, 233
—, R. E. Lee, C. Hymans u. R. Chambers [1606], 3, 12, 258
—, B. E. Lowenstein u. R. Chambers [1605], 3, 12, 53, 258
—, u. D. B. Metz [1600], 3, 12, 24, 27, 30, 53, 121, 258
—, s. Shorr, E. [1323], 3, 24, 26, 29, 53, 251
Zwemer, R. L., u. J. Scudder [1607], 38, 258

Sachverzeichnis

Kursive Seitenzahlen weisen auf die ausführlichere Besprechung des betreffenden Stichworts hin

Acceleratorglobulin 36
Acetaldehydvergiftung 157
Acetylcholin 12, 122, 153, 156, 159, 169
Acetylcholinesterase 140
Acetylcholinkollaps *139*
Acidose 36, 57
Aconitin 153
Acromegalie 192, 194
ACTH 31, 46, 56
Adams-Stokes-Syndrom 85, 87
Adaptationssyndrom 30
Addisonkrise 210
Adenosintriphosphat 23
Aderlaß 15
Adiuretin 27, 69, 126
Adrenalin 12, 62, 72, 85, 106, 115, 123, 153, 159, 186, 204
Adrenalinreaktion 97
Adrenalinüberempfindlichkeit 185
Äthernarkose 110
Affektstupor 134
afferente Fasern im Herzen 131
— — im Lungenkreislauf 131
— Impulse 152
Afferenzen, sympathische 129
Aggression 195, 207
Alarmreaktion 24
Albumin 29
Albuminlösungen 42
Aldosteron 27, 31, 38, 71, 161, 192
Alkalose, respiratorische 128
Alkoholdelir 196
Alkoholismus 157, 180
Allergie *155*
Aludrin 85
Amaurose 197
Amblyopie 24
Aminosäuren 36
—, markierte 36
Aminooxydaseblocker 197
Aminooxydasehemmer 157
Aminophyllin 85
Aminosäureoxydase 35
Ammoniak 28
Anaerobier-Myositis 103

Analgetika 45
anaphylaktischer Schock 156
Anaphylaxie *155*
Anastomosen, arteriovenöse 12, 129
Aneurin-Mangel 180
Aneurysma, arteriovenöses 179
Aneurysma dissecans aortae
Anoxie 34
—, anämische 34
—, anoxische 34
—, histotoxische 34
Anspannungszeit 19, 68, 96, 127
Antabus 157
Antibiotica 46
Antidiurese 125, 130
Antigen-Antikörper-Reaktion 155
Antihistaminica 56, 144, *194, 197*
Antimonvergiftung 111
Antipyretika 169
Anurie 27
Aortenbogensyndrom 84, 86
Aortenstenose 84
Apomorphin 116
Apomorphinkollaps 119, 130
Apomorphinvergiftung 157
Aorteninsuffizienz 179
Apresolin 196
Aramin 204
Arrhythmie, absolute 84
Arsenvergiftung 111
Arteria carotis interna, Durchblutung 75
— hepatica 172
— pulmonalis 69, 91, 175
— —, Druck 98, 100, 176, 200
— —, Strömungsgeschwindigkeit 171
Arteriomotoren 107, 203
Arteriosklerose 187, 194
arteriovenöse Anastomosen 121, 161, 172
— Fisteln *179*
Asphyxietoleranz 196
Asthma bronchiale 82
Äther 196
arterielles System 7

Ascites 37
Asciteswasser 37
Asthenie 117
—, neurozirkulatorische 66, 68, 70
Asthma bronchiale 196
— cardiale 84
Asthmazustände 196
Asystolie 118
Atemfrequenz 69
Atemlähmung 92
Atem-Minutenvolumen 69, 164
Atempumpe 110
Atemstillstand 91
Atemtiefe 69
Atemzentrum 92, 94, 96
Atemzentren 99
Atmung 6
Atosil 196
ATP 35, 153
Atropin 87, 91, 186
Austreibungszeit 19, 68, 96, 127
Axillarvenenthrombose 48
Axonreflexe 115

Bakteriotoxikose 47, 101
Ballistokardiogramm 95
Ballonkatheter 80
Ballonsonde 86
Bang-Bakterien 102
Barbiturate 85, 153, 196
—, sauerstoffhomologe 95
Barbituratkollaps *92*
Barbituratnarkose 95
Bariumvergiftung 157
Baroreceptoren 15, 65, 107, 115, 140, 194
Basedowkoma 178
Basedowkrise 178
Bauchverletzungen 40
Beinödeme 67
Benzedrinsulfat 157
Beri-Beri 180
Beschleunigungskollaps *78*
Bewußtlosigkeit 81
Bewußtseinsverlust 112
Bezold-Jarisch-Effekt 131, 138
Bezold-Jarisch-Reflex 82, *152*
Bicarbonat 38

Blausäure-Vergiftung 181
Bleivergiftung, akute 111
Block, atrio-ventriculärer 85
—, sinu-auriculärer 85
blue phlebitis 47
Blut 20
Blutdepots 9
Blutdruck, Amplitude 7
—, arterieller 163
—, diastolischer 174
—, willkürliche Änderungen 133
Blutdruckmessung, auskultatorische 7
Blutdruckregelung 66
Blutmenge, aktive 83, 94
—, zirkulierende 65, 173
Blutreserve 68
Blutreserven 9
Blutspender 116, 139
Bluttransfusion 83, 168
Blutverlust 6, 52
Blutverluste bei Operationen 41
Blutvolumen 7, 36, 60, 63
—, zentrales 98
Bohreffekt 35
Boraxvergiftung 181
Borsäure-Vergiftung 181
Boyle-Mariottesches Gesetz 145
Bradykardie 82, 112
Brechreflex 85
Brechweinsteinvergiftung 111
Brenztraubensäure 36, 180
Brenztraubensäuregehalt im Blut 110
Bretylin 157, 197
Bretylium-Tosylat 197
Bromsulfaleinmethode 28, 71
Bronchialspasmus 82
Budd-Chiari-Syndrom 48
Bulbärparalyse 187
Bywaters-Syndrom 42

Calcium 153
Calorimetersonde 124
Camphidonium 196
Capillaren 53, 161, 174
Capillarpermeabilität 37
Capillarpuls 180
Capillarsystem 12
Cardiazol 44, 99
Carotisschlingenhund 177
Carotisschlingenhunde 15, 139
Carotissinus 142
Carotissinusentlastung 12, 95, 96
Carotissinusreflex 199
Carotissinussyndrom 86, 118
—, kardiale Form 85
—, kardiales 86

—, vasale Form 141
circulatory collapse 3
Chemoreceptoren 37, 69, 115
Cheyne-Stokesscher Atemtyp 166
— -Stokessche Atmung 52
Chininvergiftung 157
choc 3, 207
Cholera 57
cholinergische Nervenfasern 114
— Vasodilatoren 115
Cholinesterase 140
Chlorpromazin 196
Chylothorax 58
Clostridien 46, 102
Clostridium-Toxin 104
coach legs 67
Cocain 156
Cocarboxylase 35, 180
„Cocktail lytique" 196
Codeinvergiftung 157
Colibacillen 102
Coliendotoxin 105
collapse 3
—, circulatory Definition 146
Colitis ulcerosa 48
Colubriden 182
Coma diabeticum 58
common faint 116
Commotio cerebri 148
Constrictorenzentrum 94
Contusio medullae 150
Coramin 44
Coronardurchblutung 19, 201
Coronargefäße 82, 115, 156
Coronarinsuffizienz 19
Coronarsklerose 142
Cor pulmonale 91, 154
— —, akutes 82
— — acutum 40, 84, 154
— — chronicum 81, 84
Cortex 153
Corticoidproduktion 192
Corticosteroide 162
Cozymase 35
Crotalusarten 182
Crush-Syndrom 42, 52, 54
Curare 196, 208
Cutantest 156
Cyankalium-Vergiftung 181

Da Costa-Syndrom 70
Darenthin 197
Darmkanal 105
Dastre-Moratsche Regel 125
„Déchocage" 195
Decholin-Äther-Zeit 173
Definition, Kollaps 4
—, Schock 4
Dehnungsreceptoren 25, 69
Dehydratation 57, 61, 165

Dekompressionskrankheit 145
Depressorgebiete, zentrale 131
Dermatosen 196
Depot-Novadral 187
Desoxycorticosteron 192
Dextran 42
Diabetes insipidus 58, 194
— mellitus 58
Dibenamin 43, 196
Diethazin 196
Digitalis 85, 91
Digitalispräparate 83
Dilatol 203
Diparcol 196
Diphtherietoxin 104
Doca 38, 77
Dolantin 196
Drosselvenen 172
Druck-Stromstärke-Kurve 171
Druckanstiegszeit 19
Druckgradient, pulmonaler 15
d-Tubocurarin 208
Ductus Botalli 179
— thoracicus 19
Dumping-Syndrom 80
Dystonie, neurozirkulatorische 68, 70
—, vegetative 68

Ecolid 194, 196
Effort-Synkope 81
Effortil 15, 44, 76, 83, 100, 107, 169
Eisen 22
Elastizitätsmodul 159
Elektrokardiogramm 19, 68, 95, 201
—, sympathicotones 68
Elektrencephalogramm 70, 127, 185
Elektrolytausscheidung 96
Elektrolytkonzentration 192
Elektrolytlösungen 42
Elektrolyttherapie 60
Elektrolyte 38
Embolus 154
Emphysem 82
Emphysembronchitis 75
endokrine Krankheiten 192
— Störungen 185
Endothel 156
Entspannungskollaps 4, 71, 94, 112, 210
—, Therapie 138
Entziehungskur 196
Ephedrin 91
Ephedrin 91, 186
Epilepsie 70, 85
Erbrechen 58
Erdbeschleunigung 78
Erfrierung 51

Ergotropie 13, 113, 178
Erythrocyten 20, 97
—, markierte 40
—, Zerstörung 50
Erythrocytenzahl 21
Eserinvergiftung 157
Eukraton 99
Eunarcon 92
Evipan 92, 96
Exsiccose 57, 59, 210
—, saloprive 57
Extrasystolie 82
extravasaler Raum 21
Extremitätenvolumen 97
Extremitätenunterbindung 51

faint, Definition 146
fainting, Definition 146
Faktor VII 36
— IX 36
Farbstoffmethoden 20
Ferritin 29
Fette 36
Fettembolie 36
Fibrinogen 29
Fieberzustände, infektiöse 167
fight-flight-Reaktion 134
Filtrationsdruck 37
Fleischvergiftung 112
Flexner-Endotoxin 104
Flexner-Ruhr-Bakterien 102
Fließgleichgewicht 1
Flüssigkeitsbedarf 58
Flüssigkeitsräume 36, 165
Fluoridvergiftung 111
Formaldehydvergiftung 111
Fremdreflexe 115
Frequenz, kritische 85

Galactose 30
Ganglien, autonome 159
Ganglienblockade 120, 198, 210
Ganglienblocker 43, 95, 123, 194, 183
Ganglion-stellatum-Blockade 91
Ganglioplegica 197
Gangrän, periphere 7
Gasaustausch 20
Gasbrand 46, 102
Gasbranderreger 102
Geburt 74
Gefäßgeräusche 179
Gefäßinsuffizienz 83, 101, 210
Gefäßintima 156
Gefäßkrisen 184
Gehirn 23, 69
Gerinnungspotential 23
Gerinnungszeit 97
Gesamtblutmenge 193

Gesamtwiderstand, peripherer, arterieller 110, 199
Gifte, tierische 182
Giftspinnen 182
Gigantismus, lokaler 179
Globulin, antihämophiles 36
Glomerulumfiltrat 27, 201
Glucocorticoide 193
Glucose 29
Glucosegehalt des Blutes 129
Glykogenvorrat 35
Glykoneogenie 35
Goltzscher Versuch *142*
Gravidität 60
Grenzstrangresektion 107
Grippeviren 102
Grubenottern 182
Grundumsatz 160, 175, 185
Grundumsatzsteigerung 173
Guanethidin 157, 197
Gyrus cinguli 131

Hämatokrit 21, 40, 49, 97
Häminfarbstoffe 36
Hämoglobin 97
Hämoglobingehalt 20
Hämokonzentration 83, 94
Hämolyse 54
Hämoperikard 84
Hämorrhagine 112
Halbzentren, depressorische 73
—, pressorische 73
Harnsäure 36
Harnsekretion 79
Harnstoff 28, 36
Haut 33, 124
Hautdurchblutung 123, 173
Hautgefäße 161
Hautorgan 6, 72
head-up-bed 185
Hemianopsie 197
Heparin 83
Hepaticareflex 29
Herz 19
Herzdynamik 68
Herzfrequenz 40, 84, 159, 162, 198
Herzinsuffizienz 83
Herzkatheter 175
Herzkatheterismus 3
Herzzeitvolumen 119, 159, 175
Hexamethonium 194
Hibernal 196
Hibernation, artifizielle 195
Hirnchirurgie 196
Hirndurchblutung 23, 78, 95, 109, 126
Hirngefäße 115
Hirnischämie 70
Hirnkreislauf 118, 200

Hirnödem 196
Hirnreizversuche 130
Hirnrinde 69, 113
Hirnschädigung *148*
Hirnverletzte 74
Hirnverletzung 71
—, gedeckte 149
Hirnzirkulation 23
Histamin 12, 53, 56, 153
Histiotropie 13, 113
Hitze 59, *160*
Hitzekollaps 59, *165*
Hitzekrämpfe 59, 161, *165*
Hitzschlag 59, *165*, 166
Hochdruck, pulmonaler 81
Hohlvenen 15
Homöostase 64
— der Gewebe 195
Homöothermie 159
Hydergin 196
Hydrazinophthalazine 196
Hydroperikard 84
Hydrotherapie 139
Hyperaldosteronismus, sekundärer 31
Hyperglykämie 35
Hyperkaliämie 38
Hyperparathyreoidismus 63
Hyperpyrexie 165
Hypertensin 27, 76, 168, 206
— II 15, 44, 100, 186, 187
Hypertension, arterielle 83
—, pulmonale 154
Hyperthermie *164*
—, febrile 168
—, pyrogene 167
Hypervolämie 42
Hypocortizismus 61, 192
Hypoglykämie 106
Hypophyse 22
Hypophysenvorderlappen 30
—-Insuffizienz 63, 193
Hypophysin 76
Hypopituitarismus 63
Hypoproteinämie 49
Hypotension, asympathicotone 184
—, asympathicotonische 185
—, orthostatische 78
Hypothalamus 113, 114, 131, 149, 183
Hypothyreose 192
hypotone Regulationsstörung 184
Hypotoniker 65
Hypovolämie 83, 209
Hypoxämie 185
Hypoxie 98
Hysterie 137

ictus laryngué 81
Ileus 54

Ilidar 196
Impotenz 185
Inanition 63
Indochinakrieg 195
Infekt, Kollaps bei 101
Infektion 46
Infektionsschock 101
Infundibulum 131, 149
Insecticide, Vergiftung durch 157
Insolation 60
Insuffizienz, kardiale 179
Insulinhypoglykämie 185
Insulte, cerebrale 197
interstitieller Raum 22
Intoxikationen *111, 181*
Intoxikationsschock 101
Ischämie, cerebrale 75, 78
Ismelin 197
Jod-131-Albumin 36
Jodbehandlung 179

Kachexie 63
Kälte *79*
Kälteurticaria 146
Kalium 28, 38, 153
Kaliumchloratvergiftung 111
Kaliumchlorid 86
Kaliumgefälle, intra-extracellulares 192
Kammerflattern 85
Kammerflimmern 52, 82, 85, 152
Kammertachykardie 85, 152
kardiale Insuffizienz 82
kardiale Kollapsformen, primäre *83*
Katecholamine 83
Katecholaminproduktion 185
Katovit 77
Kennradius 176
Kernhyperthermie 208
Kinetosen *143*
Kippmechanismus 71, 157
Kippschwingungen 136
Kipptisch, Untersuchung auf dem 66
Klapperschlangen 182
Klimakammer 163
Knollenblätterpilz-Vergiftung 112
Körperschale 79
Körpertemperatur 6
Kohlenhydrate 35
Kohlenhydratstoffwechsel, anaerober 34
Kohlenmonoxyd-Vergiftung 157
Kohlensäurespannung 75
Kohlensäurevergiftung 157
Kohlenoxydvergiftung 181
Kollaps 210
—, febriler 159, 164

—, hyperdiastolischer 184
—, orthostatischer *66*
—, paralytischer *159*, 164, 181
—, posttraumatischer 52
—, vagokardialer 146
Kollapsforschung, Geschichte der 2
Kollapspuls 140, 174
Kollapstest 41, 73
Konvergenzprinzip 171
Kopf-Fuß-Beschleunigung 185
Koreakrieg 41
Krampfpotentiale 90
Krämpfe 70, 118
Kreatin 36
—-Phosphat 35
Kreislauf, kleiner 14
Kreislaufanalyse, physikalische 79
Kreislauffunktionsprüfung 70
Kreislaufhomoiostase 110
Kreislaufkontrollorgane 114
Kreislaufzentren 25, 99, 159
Kreislaufzügler 115, 153
Krise, thyreotoxische 178
Kugelventilverschluß bei Thromben im linken Vorhof 84
Kupfersulfat 111
Kurzschlußdurchblutung 121, 174

Labilität, vasomotorische 68, 70
—, vegetative 66
Lachschlag 76
Lactate 28
Lähmungsform bei Morgagni-Adams-Stokes-Syndrom 85
Largactil 196
Latibon 196
Laugeeinwirkung 111, 157
Leber 28, 68, 71
Leberdurchblutung 129, 202
Leberstoffwechsel 129
Lebervenenkatheterismus 125
Leberzellschädigung 96
Leukopenie 96
Leukocytose 22
Liquordruck 23, 78
Liquorraum 75
Lösungen, kristalloide 43
Lobelin 100
Lorchelvergiftung 112
Luftdruckkrankheit *145*
Luftfeuchtigkeit 162
Lumbalanaesthesie *183*
Lungen 19
Lungenarterien 14

Lungenblutvolumen 14, 129
Lungenembolie 48, 131, *154*
—, Kollaps bei *90*
Lungenentlastungsreflex 91, 154
Lungenkreislauf 98
Lungenödem 43, 56, 91, 167, 196
—, zentrogenes 150
Lungenstrombahn, Anastomosen der 18
Lungenvenen 69
Lungenwiderstand 177
Lymphgefäßsystem 18
Lymphocytose 97
Lymphzirkulation 200

Magen-Darm-Kanal 32
Magenresektion 80
Magnesiumsulfat 196
Marsilid 197
Martorell-Fabre-Syndrom 84
Mecamylamin 194
Mediastinalblutung 84
Mediastinalemphysem 40, 84
Mediastinum 84
medical shock 101
Medikamente 43, 76
Medulla 25, 69, 113, 149
Megaphen 196
Megaphen-Atosil 91
Megimide 99
Membranpotential 192
Meningitis 60
Meningokokkensepsis 63
Metrotonin 77
Migräne 144
Micoren 100
Mikroembolie 155
Mikrozirkulation 12, 53, 97, 104, 122
Milchsäure 36, 153
Milchsäuredehydrogenase 35
Milchsäuregehalt im Blut 110
Milchsäuregehalt des Blutes 129
Milieu, inneres 195
Milzvolumen 96
Mineralocorticoide 31, 192
Minutenvolumen 83, 117, 163, 199
Mistel 153
Mitralstenose 84
Mitteldruck, arterieller 83
Monophenolvergiftung 181
Morbus Addison 60, 165, 192, 193
— Basedow 171, *173*, 177, 179, 196
— Menière 144
— Paget 179

Morbus Simmonds-Sheehan 192, 193
Morphin 45
Morphinvergiftung 157
Multergan 196
Muskeldurchblutung 97, 163
Muskelinnendruck 72
Muskelpumpe 64
Muskeltonus 33
Muskulatur 32
—, glatte 156
—, quergestreifte 72
Myokard 19
Myokardinfarkt 40, *82*, 128, *151*, 153
Myokardinfarzierung 69
Myokardstoffwechsel 109
Myxödem 63
Myxome 84

Nardil 197
Narkose 45, 94
—, potenzierte 183, 196
Narkotica 181
Natrium 28, 38, 58, 71
Nebenniere 30, 105
Nebenniereninsuffizienz, chronische 60
Nebennierenmark 30, 61, 193
Nebennierenrinde 31, 61
—, Hormone der 31
Nebennierenrindenhormone 46, 56, 106
Neosynephrin 187
nephritis, salt losing 59
Nepresol 196
Nervenleiden, organische *183*
Nervensystem, animalisches 24
—, autonomes 24, 113
—, peripheres 24
—, sympathisches 25, 107
Netzcapillaren 12, 122
Neurohormone 192
Neurone, postganglionare 183
Neuroplegica 43, 160, *194*, 197
Neuroplegie 194
neurologischer Kollaps *182*, 194
Neurose 135
Neurotoxine 182
Niederdrucksystem 9, 15, 171
Niere 27, 71
—, Durchblutung der 53
Nierenfunktion 201
Nierendurchblutung 104
Nierengefäßwiderstand 109
Nierenrinde, Durchblutung der 96
Nierensyndrom, akutes 28, 42, 51, 83

Nikotinvergiftung 181
Nitrite 91, 116
Nitritvergiftung 181
Nitrobenzolvergiftung 181
Nomenklatur 3
Noradrenalin 12, 15, 44, 62, 72, 76, 83, 91, 95, 100, 106, 111, 115, 153, 159, 168, 169, 186, 187, 204
noradrenergische Nervenfasern 114
Norephedrin 106
Notfallsreaktion 13, 133
Novadral 106, 111, 168, 169, 186, 204
Novalgin 153
Novocain 196
Novocamid 85
Nuclei anteriores 131
Nuclei supraoptici 131

Obstipation 75
Oesophagusdivertikel 58
Oesophagusdehnung 86
Ohnmacht 158
—, banale 8, 72
—, einfache *116*
—, Sinn der 130
Oligamie *6*, 209
—, endokrine *60*
Oligurie 126
Orbitalhirn 131
Orthostase 72
—, Belastbarkeit 65
Orthostaseversuch 67
orthostatische arterielle Zentralisation 184
Osmoreceptoren 28, 37
Oxalsaurevergiftung 157
Oxford-Shunt 27

Pacatal 199
Padisal 196
PAH-Clearance 126
Paget-v. Schroettersches Syndrom 48
Pallidum 69
Panthesin-Hydergin 48
—, Überdosierung 182
Pantocainvergiftung 182
Paradoxreaktion 157
paralytischer Kollaps 4
— —, Minusformen 198
— —, Sonderformen 198
Pararauschbranderreger 102
Parasympathicolytica 144
Parasympathicotonie 113
Parasympathicus 26
parasympathische Vasodilatoren 115
Paratyphus 57
Parathyreotoxicose 63
Paredrin 187
Pendiomid 194

Periston 42
Pentamethonium 194, 196
Pentobarbital 92
Peridural-Anaesthesie 107
Perikard 84
Peripherin 77
Peritonitis 54, 103, 106
Perspiratio insensibilis 58, 160
Pervitin 100, 186
Pfortader, Durchblutung der 29
Pfortaderthrombose 48
Pfortaderstromgebiet 97
Phaochromocytom 196, 204
Pharmaka 206
Phenergan 196
Phenothiazinbehandlung 179
Phenothiazinderivate 194
Phenothiazine 44, 204
pH-Wert 35
phlebite bleue 47
Phlegmasia coerulea 47, 73
Phosgenvergiftung 111
Phosphate 28
—, anorganische 39
Phospholipasen 112
Phosphorvergiftung 111, 157
Phosphorwasserstoffvergiftung 181
Phosphorylierung 23
Physostigmin 140
Physostigminvergiftung 157
Picrotoxin 44, 99
Piloerektion 185
Pilzvergiftung 112
Plasmaersatz 22
Plasmamenge 92
Plasmapeptidase 35
Plasmatransfusion 168
Plasmaverlust *48, 52*
Plasmavolumen 81, 199
Plasmorrhagie 48, 51, 53
Pleurareizung *151*
Plexus solaris 143
Pneumokokken 102
Pneumokokkentoxine 102
Pneumonie, lobare 103
Polyglobulie 47, 82
Pons 113, 149
postural hypotension 108, 184, 192
Prednison 77
Preludin 77, 100
Preßluftanzüge 78
Pressoreceptoren 95
Pressorfoci, zentrale 131
Preßversuch 74
Presuren 101
Procain 85, 196
Procainvergiftung 182
Promethazin 196

Pronestyl 85
Properdin 105
Prostigmin 140
Prostigminvergiftung 157
Protein 36
Proteine 22
Prothrombin 29, 36
Prothrombinzeit 97
Psychoplegie 194
Psychosen 102, 108, 196
Pulmonalarterie 15
Pulmonalarteriendruck 20, 42
Pulmonalkreislauf 128, 169
pulseless disease 86
Pulsfrequenz 7
Pulswellengeschwindigkeit 7, 119, 163
Pylorusstenose 58

Quecksilbervergiftung 111
Querschnittsläsion 53
Quinckesches Ödem 144

radioaktive Markierung 50
— Substanzen 3
Radiatorengefäße 34
Radiusdimension 110
Radiusdruckkurve 176
Raumfahrtmedizin 78
Raum, interstitieller 36, 37
—, intracellularer 37
Reaktion, postaggressive 195
Receptoren 155
Rechtsinsuffizienz 91
Reflex, pulmonopulmonaler 155
—, oculokardialer 199
Reflexbradykardie 18, 129
Reflexe, Irradiation autonomer 26
—, irradiierende 71, 132
—, intrapulmonale 91
—, kardiale 154
—, proprioceptive 115
—, pulmocoronare 91
—, pulmonale 154
—, vagovasale 81
Reflextod 138
Reflux, venöser 66, 203
Regel der 9% 50
Regeleinrichtungen 26
Regelkreis 153
Regelvorgänge 64
Regitin 196
Regulationsstörung, hypodyname 108
—, —, orthostatische 62
Reizform bei Morgagni-Adams-Stokes-Syndrom 85
Reizleitungssystem 85
Relaxationsschwingungen 136

renale Filtration 96
— Durchblutung 96
Renin 27
Reserpinbehandlung 179
Reservecapillaren 154
RGT-Regel 160, 195
Resorptionsleistung 32
Retina 69, 78
Rhizinvergiftung 112
Ritalin 77, 100
Rontgenstrahlen 48
Rückenmarkanaesthesie 107, 183
Rückenmarksdurchtrennung 95
Rückenmarkschädigung 148
Ruhr 57

Saugling 57
Sauglingserbrechen 196
Säureeinwirkung 111, 157
Salicylatvergiftung 111
Salmonellen-Endotoxin 102
Salzverlust, extrarenaler 57
—, renaler 57
Sanarelli-Shwartzman-Phänomen 56
Sauerstoff 45, 91
—, Konsumption 34
Sauerstoffdifferenz, arteriovenöse 34
Sauerstoffkapazität 20
Sauerstoffmangel 82, 153
Sauerstoffpartialdruck 145
Sauerstoffsättigung 15
Sauerstoffverbrauch 95, 96, 110
Santoninvergiftung 181
Scheintod 133
Schilddrüsenfunktion 177
Schlafzentrum 130
Schlagvolumen 8, 85, 159, 163, 174, 199
Schlangengifte 112, 182
Schmerzzustände 196
Schock 151, 207, 210
—, anaphylaktischer 55
—, hypoglykämischer 59
—, neurogener 8
—, primärer 8
—, protoplasmatischer 103
Schockniere 28
Schocksyndrom 82, 83
Schreckbasedow 178
Schrecklähmung 137
Schrecksekunde 135
Schrecktod 132
Schrittmacher, elektrischer 85
Schutzreflexe, venoarterielle 48
Schwangerschaft 74, 80, 180
Schwefelkohlenstoffvergiftung 181

Schwefelwasserstoffvergiftung 181
Schweißausbruch 210
Schweißdrüsen 162
Schweißsekretion 160, 165
Schwerelosigkeit 144
Schwerkraft 65
Schwermetallvergiftung 181
Scopolaminvergiftung 181
Sedativa, zentrale 144
Sedativtherapie 77
Sekundärinfarkt 83
Sepsis 55, 103
septischer Schock 101
Serotonin 91, 155
Serumkrankheit 55, 156
Serumproteine 164
shock 3
Simmonds-Sheehan-Syndrom 63
Sinusbradykardie 82
Sinusknoten 82
Skeletmuskulatur 123, 202
Sklerose 111
Sofortdepot 68
soldier's heart 70
Sonnenstich 60, 166
Spannungskollaps 4, 6
— bei Isovolämie 64
—, orthostatischer 73
—, pulmonal bedingter 81
Spinalanaesthesie 107, 109
Spinalblockade 107
Splanchnicusgebiet 125
Splanchnicusgefäße 29, 172
Staphylokokken 102
Status asthmaticus 82
Staumanschetten 73
Stauüberdruck 174
Stellatumblockade 110
Stickoxydulmethode 23
Stigmatisation, vegetative 68
Stigmatisierung, vegetative 70
Stoffwechsel 20, 34, 129
Streptokokken 102
Stress 31, 195, 207
Stressmechanismus 63
Stromcapillaren 12, 122
Stromstärke 8
Strömungsgeschwindigkeit 8, 15, 173
Strömungsgesetz 110
— des Kreislaufes 108
Strömungswiderstand, peripherer 175
Strophanthin 91, 153
Strychnin 77, 153
Sulfate 39
Supine hypotensive syndrome 79
Sympathektomie 125
Sympathicus 26
Sympathicusblocker 194

Sympathicusblockierung 197
Sympathicushemmer 194
Sympathicushemmung 197
Sympathicolytica 43, *194*, *197*
Sympathicomimetica, vasodilatierende 208
Sympathicusresektion 183
Sympathicotonie 113
sympathische Nervenfasern 114
Sympatol 44, 186
synkopaler Anfall 116
Synkope 116
—, Definition 146
—, oculovagale 143
—, vagovasale 8, 67 71, 72, 116
Syringomyelie 187

Tabes dorsalis 183, 184
Taboparalyse 184
Tachycardie 165, 175
—, paroxysmale 82
—, supraventrikuläre 84
—, ventrikuläre 84
Temperaturregulation 165
Temporallappen 131
Terminalschlaf 70
Tetanus 196
Tetrachlorkohlenstoffvergiftung 181
Thanatose 137
Theophyllin-Coffein-Injektion 85
Therapie 39, 50, 76, 99
—, physikalische 46
Thiazinamin 196
Thiaminmangel 180
Thiobarbiturate 92, 95
Thiozyanatraum 37
Thoraxsog 98
Thrombose 47, 152
Thrombocyten 155
„Thymustod" 131
Thyreotoxikose 159
Thyroxin 106
Tricuspidalinsuffizienz 82
Totstellreflex 135
toxamischer Schock 101
toxemic circulatory collapse 101
Toxine 159
Transfusion, intraarterielle 43
Trauma 132
Trophotropie 13, 113
Tuber cinereum 131, 149
Tubocuravin 209
Typhus 169, 210
Typhusbakterien 102
Tyrode-Infusion 43

Überdruckbeatmung 209
Überwarmungsschaden 59
Umformungszeit 19
Umlaufzeit des Blutes 173
Unterkuhlung 52, 158, 195
Uramie 54, 57
Urinkonzentration 96
Urinmenge 96
Urinproduktion 42
Urticaria 144

vagovasale Attacke, Definition 146
— Synkope 120
vagovasaler Anfall 116
Vagus 155
Vagusreizung 85
Vagusschlinge beim Hund 96
Valsalva-Burger-Versuch 74
Varicose 73
Vasculat 101, 208
Vasoconstrictorentonus, zentraler 113
vasoconstrictorische Nervenfasern 114
Vasodilatoren 94
vasodilatorische Nervenfasern 114
—, parasympathische Fasern 113
Vasomotion 97
Vasomotoren 113
Vasomotorenschwache 210
Vasomotorenzentren 130
Vasomotorenzentrum 25
Vasopressin 15, 44, 100, 120, 126, 153, 194
vasovagale Attacke 116, 152
vasovagales Syndrom 127
VDM 29, 53
VEM 27, 53
Vena cava inferior, Stromungsgeschwindigkeit 169
— — -Kompressions-Syndrom 78, 79
— — superior-Syndrom 48
— portae 98
— —, Druck 172, 199
Venendruck 62, 174
—, peripherer 199
—, zentraler 92
Venenplexus 109
—, subcutane 65
—, subpapillärer 33
Venentonus 98
Venoconstriction 65
Venomotoren 107, 203
venöser orthostatischer Kollaps 184
venöses System 9

Veratrin 153
Veratrinvergiftung 157
Verbrennungen 48
Verbrennungskrankheit 49
Verdampfungswarme 161
Vergiftungen *157*
vertigue laryngué 75
Verwirrtheitszustände 196
Virushepatitis 42
Viscositat 21
Vitamin B_1-Mangel 180
Volumenbestimmung 40
Volumenerstzmittel 3
Volumenmangel 41
Volumenreceptoren 37, 69, 82
Volumenreduktion 158
Volumenspeicherung 67
Volumensubstitution 40
Voodoo death 132
Vorhof, linker 69
Vorhoftachykardie 85
Vorhofdruck 119

Warmeabgabe 160
Warmebilanz 160, 167
Warmebildung 160
Warmeversuch, autogener 133
Wasserexkretion 96
Wasserhammerpuls 180
Wasserverdunstung 160
Wasserverlust, extrarenaler 57
—, renaler 57
Waterhouse-Friderichsen-Syndrom 63
Widerstand, arterieller 164
—, elastischer 8
—, peripherer 8, 159
Windkessel 159
Wudutod 132
Wundschock 73, 132, 158

Zellstoffwechsel 35
Zentralisation *6*, 8
—, dissoziierte 64
—, finale 86
—, generalisierte 64
—, irreversible 208
— bei Kälteeinwirkung 52
—, orthostatische 69, 116, 165
—, reversible 208
Zentralnervensystem 23
Zentren medullare 158
Zentrifuge 78
Zinkvergiftung 111
Zirkulationsgeschwindigkeit des Blutes 109
Zirkulationszeit 180, 199
Zungenbiß 118
Zwangspolyurie 59
Zwischenhirn 153

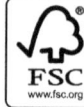

If you have any concerns about our products,
you can contact us on
ProductSafety@springernature.com

In case Publisher is established outside the EU,
the EU authorized representative is:
**Springer Nature Customer Service Center GmbH
Europaplatz 3, 69115 Heidelberg, Germany**

Printed by Libri Plureos GmbH
in Hamburg, Germany